한국특수건강진단협회 직업병 총서 1

소음성 난청

Noise-induced Hearing Loss

한국특수건강진단협회 직업병 총서 1

소음성 난청
Noise-induced Hearing Loss

김규상 지음

청력정도관리와 청력보존 프로그램
**Audiometric Quality Control and
Hearing Conservation Program**

이담북스

추천사

소음성 난청은 특수건강진단에서 가장 중요한 질병입니다. 2022년 우리나라에서 소음 노출로 인해 특수건강진단을 받은 근로자는 783,009명이고, 이 중 소음성 난청 유소견자 (D1)로 판정을 받은 근로자는 23,166명으로 전체 직업병 유소견자의 98.3%였으며, 요관찰자 또한 157,507명으로 전체 요관찰자의 91.8%였습니다.

이와 같이 소음성 난청이 특수건강진단에서 차지하는 비중은 절대적입니다. 그럼에도 불구하고 특수건강진단에서 청력검사 결과는 워낙 다양해서 소음성 난청을 판정하는 것은 쉽지 않습니다. 특히 노령 근로자나 다른 귀질환을 동반한 경우는 더욱 어렵습니다.

안전보건공단에서는 특수건강진단의 질을 높이기 위해 정도관리를 실시하고 있으며, 이 중 소음 노출 근로자들의 청력검사와 판정에 대한 정도관리 역시 가장 중요한 것 중의 하나입니다.

한국특수건강진단협회 회원 기관들을 비롯해 많은 특수건강진단 기관들이 청력정도 관리에 어려움을 느끼고 있으며, 특히 신설되는 기관은 더욱 어려움을 느끼고 있습니다.

이에 한국특수건강진단협회에서는 소음성 난청의 대가이신 김규상 선생님을 모셔 이 책을 발행하게 되었습니다. 이번에 발간한 『소음성 난청 – 청력정도관리와 청력보존프로그램』은 특수건강진단기관에서 꼭 알아야 할 청력정도관리에 관한 이론과 실제의 모든 것을 담고 있을 뿐 아니라 소음성 난청의 이해를 위한 제반 이론과 실무적인 지침은 물론이고, 사업장의 소음 측정과 평가, 청력보호구의 착용 등 도움을 줄 수 있는 청력보존 프로그램에 대한 상세한 설명을 담고 있습니다.

이 책이 한국특수건강진단협회 회원 기관들뿐 아니라 특수건강진단을 실시하는 모든 기관, 그리고 소음성 난청에 관심을 갖고 있는 사업장의 보건관리자 여러분들과 산업보건을 전공하는 학생 및 전공의들에게 큰 도움이 될 것으로 생각합니다.

저희 협회에서는 이번 『소음성 난청』을 필두로 특수건강진단과 밀접한 관련이 있는 '직업병 총서'를 차례로 발간하여 산업보건 영역에 일익을 담당할 것을 약속드립니다.

관계자 여러분의 많은 성원을 부탁드립니다.

한국특수건강진단협회 회장 원종욱

머리말

저자가 『소음과 청각: 직업인의 난청』, 『소음과 이명』을 출간한 지 10여 년이 벌써 지났다. 아직도 산업 현장에서 소음은 직업적 노출의 주요 위험요인으로 여전히 높은 노출 수준을 보이고 있으며, 또한 특수건강진단에서 소음으로 인한 난청 유소견자와 업무상질병으로서 소음성 난청 장해 청구 건은 급증하고 있다.

최근 이와 같은 소음성 난청의 급증 배경으로는 높은 소음 노출수준 외에 근로자의 장기간 소음 노출 근무, 높은 평균연령 및 우리나라 인구의 평균수명 증가와 고령화, 대법원의 장해급여 청구권의 소멸시효에 대한 해석, 그리고 비전형적인 소음성 난청(비대칭-일측성의 난청, 고도/심도 난청, 혼합성 난청, 노인성 난청)의 업무상질병 인정 경향을 들 수 있다.

저자는 이에 『소음과 청각: 직업인의 난청』(이담북스 출판)에서 다루었던 다양한 환경 소음과 작업장 소음, 소음의 제반 청력 영향, 청력에 영향을 미치는 요인, 직업에 따른 청력 영향 등과는 별개로 현재 소음성 난청의 현황, 소음성 난청과 직업성 난청의 특성 및 기전의 최근 연구 결과를 살펴보고자 하였다.

그리고 소음성 난청의 진단과 평가를 위한 실무적이며 전문적인 배경지식으로 필요한 기본적인 검사로서 순음청력검사, 그 외 다양한 청각검사, 이에 기반한 난청 평가 및 난청 유형에 따른 특성을 기술하였다. 산업안전보건법에 따른 특수건강진단상의 소음성 난청 유소견자(D1)의 판정과 산업재해보상보험법에 따른 업무상질병으로서 소음성 난청 장해 판정의 구체적 사례를 들어 설명하였다.

우리나라의 특수건강진단 정도관리(분석, 청력 및 진폐 분야)는 일찍이 1995년에 안전보건공단에서 최초로 실시되어, 현재 30년 가까이 제반 검사 및 진단 평가의 높은 신뢰도와 정확도를 구축하는 데 많은 기여를 하였다. 청력정도관리는 청력검사실의 배경소음, 청력검사기의 음향보정 등의 표준화와 개선을 이루었으며, 청력검사자와 평가자 교육을 통한 질관리를 수행해 오고 있다. 청력정도관리의 구체적인 이해를 위해 절차, 방법, 정도관리를 통한 실태와 개선의 구체적인 내용, 그리고 이와 관련한 국내외의 규격을 제시하였다.

청력보존 프로그램은 제2차 세계대전과 한국전쟁 및 베트남전쟁 시기를 거치며 공군에서부터 소음 위해성에 대한 규제와 (순음)청력검사가 도입되며 해군, 육군, 그리고 산업장 근로자에 대한 청력보존 프로그램으로서 적용 확대되어 왔다. 청력보존 프로그램은 소음 측정, 공학적 소음제어와 행정적 관리, 청력보호구 착용, 청력검사 및 의학적 판정, 보건교육 및 훈련, 기록보관 및 프로그램 효과 평가 등으로 구성되어 있다. 이 구성 요소 중 소음 측정/평가는 소음 노출에 대한 첫 번째 관문으로 중요하지만 여러 문제(노출기준, 측정/평가방법 – 특히 충격소음 등)가 가로놓여 있다. 이는 건설업종 종사자의 경우 소음성 난청의 위험이 아주 높지만 소음 측정과 소음으로 인한 청력감시가 잘 이루어지지 못한 배경으로 작용한다. 저자는 건설업종의 소음 노출과 소음성 난청을 통해 소음 측정과 평가의 문제를 이론적으로 살펴보고자 하였다. 청력보호구는 청력보호를 위한 완전한 대책이 아니지만 많은 사업장에서 쉽게 대처해 나가는 수단이다. 그러나 청력보호구 유형에 따른 착용상의 일반적인 주의 사항과 더불어 차음효과와 관련한 착용방법, 착용시간과 효과를 높이기 위한 밀착도 검사의 의의를 고찰하였다.

생의학과 과학기술의 발달로 연결된 인구통계학적 변천은 인구 노령화 측면에서 현저하게 나타나 노인성 난청은 노인 만성질환 중 하나로 많이 발생한다. 난청은 연령, 귀질환과 기타 기저질환, 유전적 요인 및 소음 등 여러 원인에 의해 발생한다. 과거 오래전 3년 이상의 소음 노출력만으로 소음 노출로부터 오랜 기간이 경과하고 현재 고령인 상태에서 난청을 진단받아 청구한 소음성 난청의 업무상질병 인정과 이에 따른 장해보상은 논란이 많다. 과거 소음에 노출되었다고 하더라도 고령자의 난청은 과거 소음 노출로 인한 청력 손실의 영향이 있을 수 있어 업무상질병을 적용할 수 있지만 연령에 의한 영향이 큰 만큼 난청 장해의 질병 특성을 고려하여 적정 평가가 되어야 한다. 이를 위한 제도적 개선이 시급히 마련되어야 할 것이다.

이 책의 구성과 관련한 주요 출처로 「1장 난청: 소음성 난청과 직업성 난청」 중 청각계의 구조 및 소리 전달 경로, 소음성 난청의 발생기전 등은 Natarajan 등(2023)의 Noise-Induced Hearing Loss에 대한 최근 연구 결과를 참조하였으며, 직업성 난청은 저자의 종설 『산업청각학과 직업성 난청』의 내용과 자료(그림)를 보완하고 증례를 추가하였다. 저자가 최근 수행한 고용노동부, 근로복지공단, 인사혁신처의 소음성 난청 관련 연구로서 진행한 『소음성 난청 업무개선 방안 마련을 위한 연구』, 『소음성 난청 장해판정 가이드라인 마련』, 『난청 관련 공무상질병 인정기준 개선』, 『소음성 난청 처리기간 단축을 위한 연구』(책임연구자: 채성원)의 일부 연구 결과를 「2장 소음성 난청의 현황」, 「4장 소음성 난청의 청각학적 평가」 내용 중 [소음성 난청 장해 판정 가이드라인], 「7장 난청의 원인으로서 연령/노화」에 인용하고 보완하였다.

「3장 청력평가: 순음청력검사」, 「4장 소음성 난청의 청각학적 평가」, 「5장 청력정도관리」는 저자가 지난 20년 가까이 안전보건공단 산업안전보건연구원에서 업무를 수행하며 정착한 청력정도관리 관련으로 대한산업보건협회의 월간 『산업보건』과 대한직업환경의학회, 한국산업보건학회, 대한청각학회, 한국청각언어재활학회 등 여러 학술지에 게재된 내용도 있으나, 다만 이 책을 만드는 데 전반적으로 일부를 수정 보완하여 인용하였음을 밝혀 둔다.

「6장 청력보존 프로그램」은 '청력보존 프로그램 수립시행 지침(KOSHA GUIDE, H-61-2012)', '청력보존 프로그램의 시행을 위한 청력평가지침(KOSHA GUIDE, H-55-2012)', '청력보존 프로그램의 효과 평가지침(KOSHA GUIDE, H-7-2012)', 청력평가와 관련한 '순음청력검사에 관한 지침(KOSHA GUIDE, H-56-2023)'의 최초 제안 작성자로서 청력보존 프로그램에 대한 일반적인 소개와 더불어 소음 측정/평가의 문제와 청력보호구의 착용과 관련한 최근 연구와 논점을 두루 고찰하였다.

이 책의 각 장은 독립적으로 구성되어 어느 장에서든지 독자가 관심 있는 부분부터 접근할 수 있다. 이 책은 소음성 난청에 대한 전반적인 이해와 진단/평가 및 관리, 그리고 행정적 제도(청력정도관리 및 청력보존 프로그램) 등을 구체적으로 살펴보는데 직접적인 직업환경의학과와 이비인후과(이과) 의사만이 아니라 산업장의 산업보건의, 보건관리자 등 보건의료인에게도 도움이 되었으면 하는 바람이다. 그리고 청각학 전공의 대학생과 석·박사 과정의 연구자들에게 산업청각학 교재로도 참고가 될 것이다. 그러나 무엇보다도 직업, 산업장에서의 노출 유해인자(화학적·물리적 인자)와 소음에 의한 청각학적 영향과 난청 등을 이해하고 그로 인한 질병의 예방과 건강의 보호·유지·증진을 위한 실천적인 서적으로도 활용되기를 바라는 마음에 산업보건 종사자에게 널리 읽히기를 바란다.

끝으로 한국특수건강진단협회의 지원으로 이 책을 출간하는 저자로서 원종욱 회장과 임직원 여러분께 심심한 감사의 말씀을 전한다. 또 이 책이 한국특수건강진단협회에서 기획한 직업병 총서 첫 번째로, 앞으로 계속 다른 직업병의 안내로 이어지기를 기원한다.

2024년 12월
저자 김규상

목차

제1장　난청: 소음성 난청과 직업성 난청

제2장 소음성 난청의 현황

제3장 청력평가: 순음청력검사

제4장 소음성 난청의 청각학적 평가

제6장 청력보존 프로그램

제7장 난청의 원인으로서 연령/노화

부록

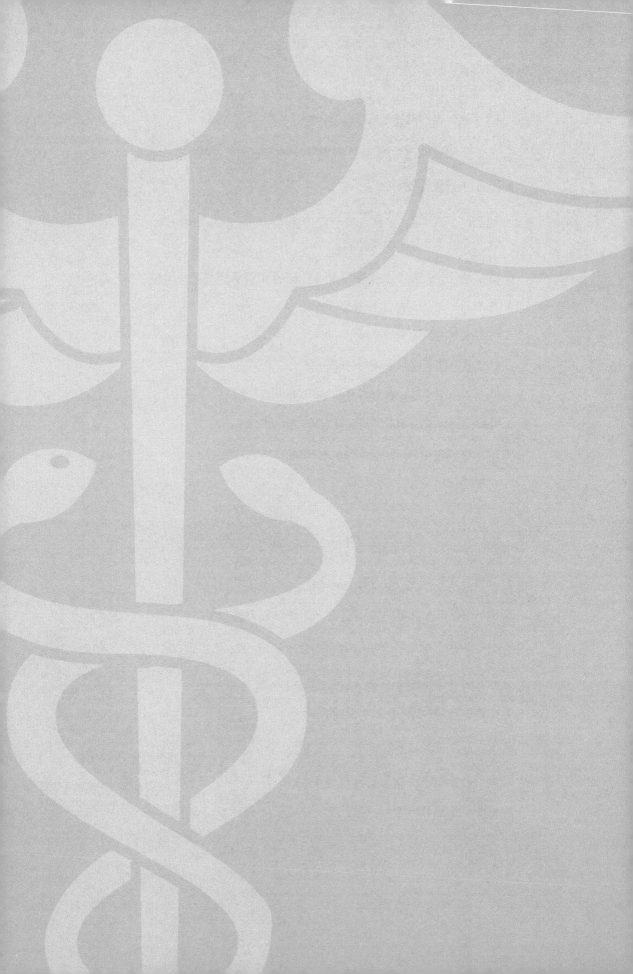

1장

난청: 소음성 난청과
직업성 난청

1

...

청각계의 구조 및 소리 전달 경로

청각계는 외이(external ear), 중이(middle ear) 및 내이(inner ear)의 세 부분으로 구분할 수 있으며(그림 1), 외이의 이개(귓바퀴, pinna)는 연골조직으로 이루어져 있다. 외이도(external acoustic meatus)는 외부로부터 고막(tympanic membrane)까지 약 2.7cm 정도 떨어져 있고, S자 모양으로 이루어진 관이다. 외이의 이개와 외이도는 소리를 모아서 얇고 투명한 고막을 진동시키는 역할을 한다.

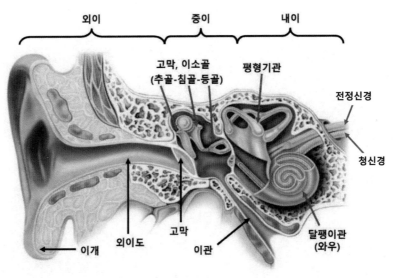

그림 1. 귀의 구조

고막은 외이도를 통한 공기 진동의 압력을 강하게 하고, 음 에너지에 의한 진동을 중이에 있는 3개의 작은 뼈(이소골)로 전달하는 역할을 한다. 한쪽 끝은 고막에 의해 닫혀 있고 측면 끝은 열려 있는 외이도의 독특한 모양은 소리를 중이로 전달하는 1/4 파장의 공진관 역할을 한다. 외이도의 공명은 파장이 외이도 길이의 약 4배인 음향 주파수의 증폭을 생성하며, 이는 인간의 경우 약 4kHz의 주파수 향상을 초래한다.

고실(tympanic cabity) 속에는 세 개의 이소골(auditory ossicle)이 있다. 즉, 추골(malleus)은 한쪽이 고막의 위에 부착되어 있고, 다른 한쪽은 중심부로 향하여 붙어 있으며, 이 뼈의 다른 끝이 침골(incus)에 연결되고, 이것이 다시 등골(stapes)과 붙어 있다. 등골의 아랫부분은 내이의 난원창(oval window)에 연결되어서 그 구경을 막고 있는 형태를 보인다. 또 중이에는 인두(pharynx)와 연결된 중이관 또는 유스타키오관(Eustachian tube)이라고 불리는 관이 있어 고실 내 압력을 대기의 압력과 항상 같게 유지하고 있다.

세 개의 이소골은 각을 이루고 있는 지렛대와 같은 형태인데, 고막의 크기에 비해서 난원창의 면적이 상당히 작기(20:1 비율) 때문에 고막을 통해서 들어온 음압이 이소골을 통해서 난원창으로 들어갈 때에는 압력이 약 20배로 증폭되게 된다. 음압 증폭은 중이에서 내이로 소리를 전달하는 핵심 기능으로, 등골이 난원창 뒤의 내이에 있는 더 높은 저항의 유체를 밀어낼 수 있게 해준다. 만약 이소골이 없어서 고막을 통해서 음압이 내이에 직접 전달된다면 고막의 바깥쪽은 공기로, 내부는 액체로 채워져 있어서 매질 임피던스의 큰 차이로 소리를 비효율적으로 전달하게 된다. 또한, 이소골에는 이소골근이 붙어 있는데, 고막에 연결된 고막긴장근(musculi tensor tympani)과 등골에 연결된 등골근(musculi stapedius) 등 두 개가 있다. 고막긴장근은 추골에 부착되어 있는데 고막이 고실 내로 당겨져서 고막의 진동을 제한하고, 등골근은 등골과 난원창 사이에 부착되어 있다. 이 두 근은 내이에 손상을 일으킬 수 있는 강한 낮은 주파수의 소리가 들어오면 수축을 해서 귀의 감수성을 저하시킴으로써 귀를 보호하는 역할을 한다.

내이는 전달된 소리 진동을 신경흥분으로 전환하는 수용기, 즉 와우와 평형감각에 관여하는 수용기인 전정기관으로 구분할 수 있다. 전정기관에는 난원창이 있고, 난원창은 중이의 등골 끝이 접촉되어 있어 소리가 들어와서 등골이 진동하면 그 진동이 전정기관의 외림프에 전파된다. 여기서 다시 청각수용기가 있는 와우각과 평형감각 수용기가 있는 반규관으로 전달된다. 사람의 와우각은 마치 달팽이 모양으로 이루어져 있는 나선형 구조로 약 $2_{1/2} \sim 2_{3/4}$ 바퀴 회전의 꼬여 있는 관을 펼치면 35mm 정도의 길이를 가진다. 전체 길이는 기저막(basilar membrane)과 라이즈너막(Reissner's membrane; 안뜰막, vestibular membrane)에 의하여 3개의 구획으로 분리되어 있는데, 전정계(scala vestibuli)와 와우관(scala media; 중간계), 그리고 고실계(scala tympani)이다. 전정계는 달팽이관 정점(helicotrema)에 있는 고실계와 통신하는 반면, 중간계는 각각 라이즈너막과 기저막에 의해 두 방에서 분리되어 있다.

와우관 내부에는 내림프(endolymph)가 채워져 있고 전정계와 고실계에는 외림프(perilymph)가 들어 있다. 와우관 속에는 기저막이 있어서 주파수를 선별해서 소리를 감지할 수 있는 필터 역할을 하고 있고, 그 위에 내외 유모세포라고 불리는 감각세포들이 있는데, 유모세포는 소리자극의 수용세포이다. 특정 영역은 다양한 소리 주파수에 반응하여 진동한다. 이는 길이에 따른 강성과 너비의 변화에 의해 달성된다. 달팽이관의 기저부는 얇고 단단하며 정점으로 갈수록 더 넓고 유연하다. 따라서 낮은 주파수의 소리(저음)는 달팽이관 정점에 더 가까운 기저막을 진동시키는 반면, 더 높은 주파수의 소리(고음)는 난원창 근처의 기저부에 진동을 생성한다. 이 배열은 tonotopic 조직으로 알려져 있다. 따라서 다양한 크기와 음조의 소리를 구별하는 능력은 전송된 소리의 진폭과 주파수에 적절하게 반응하는 달팽이관의 능력에 달려 있다. 기저막을 보면 고음에 의해 와우의 기저(basal) 부위가 진동하고 저음에 의해 와우 첨부(apex)가 진동하며 기저막에서 가장 많이 전위되는 곳을 최적 주파수(best frequency)라고 한다. 그러므로 와우 기저부의 유모세포는 고음에, 첨부의 유모세포는 저음에 반응한다.

와우의 중간계에는 소리 진동을 뇌에서 해석할 수 있는 신경신호로 변환하는 세포 장치인 코르티기관(organ of Corti)이 있다. 코르티기관은 감각 유모세포와 비감각 지지세포의 모자이크이다. 와우신경은 유모세포의 하단에 분포되어 있어 소리가 들어오면 유모세포를 통해서 뇌로 전달된다. 이렇게 기저막 위의 복잡한 상피를 코르티기관이라고 하는데 이것이 음파를 신경흥분으로 전환한다. 각 유모세포에 대한 신경의 분포는 동일하게 되어 있지 않고 95%에 이르는 대부분의 청신경이 내측 유모세포(inner hair cell, IHC)에 있고, 나머지 5% 정도가 외측 유모세포(outer hair cell, OHC)와 연결되어 있다. 감각 유모세포에는 두 가지 유형이 있다: 한 줄의 내유모세포(IHC; 인간의 경우 ~3,500)와 3~5줄의 외유모세포(OHC; ~12,000). 두 유형의 유모세포 모두 부동섬모라고 불리는 3~4줄의 액틴이 풍부한 '털'을 가지고 있으며, 이 털은 기저막을 따라 기저부에서 정점까지 높이가 증가한다. 지지세포의 역할은 일반적으로 코르티기관에 구조적, 대사적, 면역적 지원을 제공하는 것이며 유모세포 생존에 필수적이다. 여기에는 내유모세포와 외유모세포를 분리하여 Corti의 터널을 형성하는 기둥 셀과 Deiters, Hensen 및 Claudius 셀이 포함된다.

소리의 전도와 수용을 보면 전달파에 의해서 개막(tectorial membrane)과 유모세포의 상면과의 사이에서 생기는 전단력(shearing force)에 의해 가장 긴 섬모가 외측으로 구부러질 때 발생하여 기계적 에너지를 신경신호로 변환한다. 이와 같은 비틀림에 의해 유모세포로부터는 마이크로폰(microphone) 전압이라고 하는 자극음과 같은 파형의 전압이 발생한다. 이 전압이 청각의 수용기 전압으로 와우신경말단에 작용해서 구심성의 흥분충동을 일으키며, 이 흥분충동이 대뇌피질에 도달하여 소리의 감각이 일어난다(그림 2).

와우는 기계적 에너지를 전기에너지로 변환시키는 수동적인 감각기가 아니라 소리를 증폭시키는 기능을 가지며 이러한 능동적인 기능은 소리에 대한 비선형적인 반응 특성으로 나타난다. 즉, 자극의 강도를 증가시킬 때 기저막의 진동 폭이 비례적으로 증가하지 않는다는 것이 증명되었다. 이것은 저강도의 자극에서 조율(turning)의 정도가 증가되어 있기 때문인데, 그 이유는 외측 유모세포가 기저막의 움직임에 의해서 수동적으로 움직일 뿐만 아니라 능동적 움직임으로 증폭에 기여하기 때문이다.

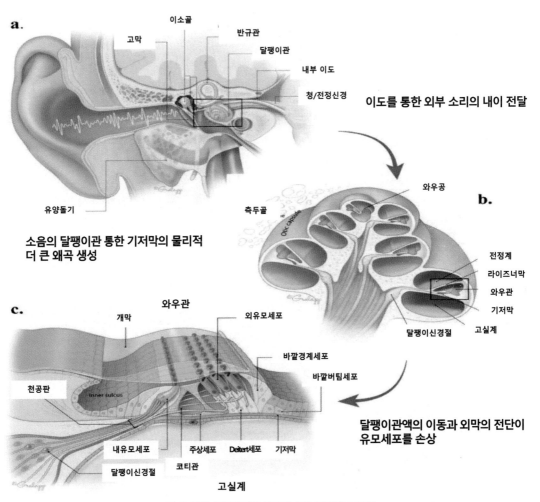

a.

이소골

고막

반규관

달팽이관

내부 이도

청/전정신경

유양돌기

이도를 통한 외부 소리의 내이 전달

소음의 달팽이관 통한 기저막의 물리적 더 큰 왜곡 생성

b.

측두골

OHC capsule

와우공

전정계

라이즈너막

와우관

기저막

달팽이신경절

고실계

c.

와우관

개막

외유모세포

바깥경계세포

바깥버팀세포

천공판

Inner sulcus

내유모세포

주상세포

Deitert세포

기저막

달팽이신경절

코티관

고실계

달팽이관액의 이동과 외막의 전단이 유모세포를 손상

그림 2. 인체 청각기관의 구조와 소음 전달경로 영향

2
...
소음성 난청

가. 소음성 난청의 발생기전

소음성 난청은 감각세포의 손상이며 청력손실의 원인이 되는 코르티기관(organ of Corti; 청신경종말기관)의 총체적인 파괴이다. 소음에 의한 내이의 조직학적 소견을 보면, 와우 기저부의 청각세포와 청신경의 광범위한 퇴행성 변화로 청력의 저하를 보이는 감음성 난청에 속한다.

가장 분명한 손상은 내이의 음수용기인 코르티기관의 외유모세포 윤모(stereocilia; 소리 에너지를 전기화학 에너지로 전환)에 발생하는 것으로 음성학적으로 발생된 힘을 왜곡 또는 차단하게 된다. 이 신경 수용기에 도달하는 자극이 너무 강력하면, 두 가지 현상이 나타난다. 첫째는 소음에 노출되어 일시적으로 신경의 전도성이 저하되는 신경세포의 가역적인 피로현상이고, 둘째는 코르티기관 내의 신경 수용기의 비가역적인 파괴현상이다(그림 3).

전자는 일시적 난청(temporary threshold shift, TTS)이라고 하며, 후자는 영구적인 소음성 난청(permanent threshold shift, PTS)이며, 감음성 난청의 일종이다.

소음 노출로 인한 청력손실의 기전은 첫째, 신경세포에 대한 소음의 직접적인 영향인 기계적 손상(mechanical injury), 둘째, 소음으로 인한 신경세포의 대사이상으로 인한 대사성 손상(metabolic injury), 셋째, 신경세포의 혈액순환의 손상 등 세 가지로 구분하고 있다(Saunders 등, 1985).

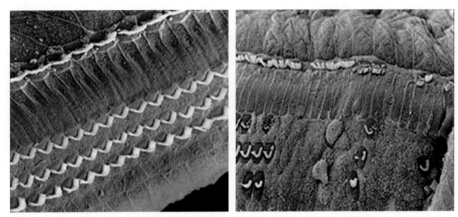

그림 3. 정상 외유모세포(좌측) 및 소음에 의해 손상된 외유모세포(우측)

소음에 노출되면 외유모 세포핵의 경도 종창과 내이종말기관의 완전소실, 라이즈너막의 파열에 이르기까지 해부학적 변화가 다양하다. 지금까지 알려진 소음에 의한 막와우의 병변은 소음의 여러 가지 형태에 의해서 다소 다른 양상으로 관찰되나 결국 난청을 유발하는 기본적인 기전은 유모세포가 입는 직접적인 기계적 손상과 신진대사의 손상 또는 물리화학적 손상에 의한다(그림 4).

음향외상을 포함한 소음성 난청 시 유모세포가 입는 기계적 손상에 대한 양상을 종합해 보면, 첫째, 소음에 의해서 생긴 강력한 내이액의 파동이 라이즈너막의 파열을 초래하여 내림프와 외림프가 혼합됨으로써 유모세포가 변성된다는 것, 둘째, 소음에 의한 기저막의 심한 진동이 코르티기관의 망상막의 분열을 야기시키고 그 결과 내림프와 외림프가 섞이게 되고 화학적 불균형으로 인해 유모세포에 영향을 초래케 된다는 것이며, 셋째로, 소음에 의해서 Hensen 세포와 Deiter 세포의 경합부가 분리되거나, 넷째로, 기저막이 찢어지지 않으면 기저막으로부터 코르티기관이 떨어지거나 느슨해짐으로써, 다섯째로, 유모세포의 감각모와 개막이 분리되어 청력역치의 변화를 야기시켜 난청이 초래되는 것으로 알려져 있다. 또한 신진대사 손상에 의한 양상은 과도한 소음 또는 축적된 소음이 나선문도관 및 혈관조 내 혈관의 내피세포 팽윤을 일으켜 혈관이 수축되어 혈액순환에 장애를 초래하여 유모세포가 손상을 받게 된다. 이 혈관수축의 기전은 아직까지 확실치 않으나 와우혈관에 분포하는 무수신경섬유가 혈관수축에 관여하는 자율신경인지 또는 직접적인 기계적 진동에 의한 것인지, 아니면 화학적인 매개물질이 있어서 일으키는지 논

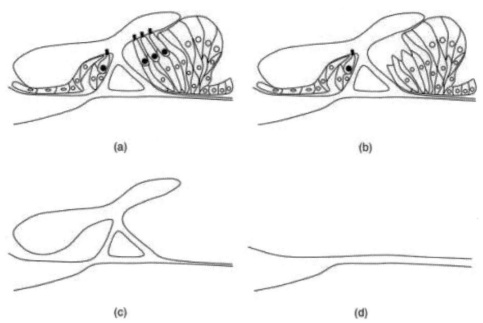

a) 정상, b) 외유모세포 소실, c) 외/내유모 세포 소실 및 지지구조의 와해, d) 전 코르티기관의 와해

그림 4. 소음 노출에 따른 코르티기관의 손상

란의 대상이 되고 있다.

시끄러운 소음이 청력손실을 유발하는 메커니즘에는 소음으로 인한 달팽이관 구조의 기계적 손상, 혈류 감소, 무균 염증, 유모세포 및 청신경의 과도한 자극으로 인한 산화 스트레스 및 흥분 독성이 포함된다(그림 5)(Natarajan 등, 2023). 세포사멸을 통한 유모세포의 손실은 궁극적으로 가장 심각한 손상이며 영구적인 청력손실에 기여한다. 특정 주파수의 소음은 개별 영역의 유모세포 손상을 유발할 수 있어 주파수별 청력손실로 나타난다.

지지세포(supporting cells)도 소음으로 인해 물리적으로 손상될 수 있다. 높은 수준(160dB)의 강력한 충격음과 지속적인 소음(100~120dB SPL) 노출 후에 기둥세포(pillar cell) 손상이 관찰되었다. Dieters 세포와 Hensen 세포는 외유모세포 보호 효과가 있는데, 음향외상으로 인해 외유모세포가 달팽이관 회전의 중심으로 옮겨져 청력 감도가 상실될 수 있다. 지지세포, 특히 기둥세포의 좌굴은 소음성 난청 친칠라 모델에서 외유모세포 부동섬모가 기저막에서 분리되는 결과를 가져오는 것으로 나타났다. 이는 유모세포 자극을 감소시키고 일시적 난청을 초래한다. 소음 노출은 미세화학적 변화를 초래하여 기둥세포의 강성을 감소시킬 수도 있다.

크렙스 주기 기능 외에도 미토콘드리아는 세포사멸과 산화 스트레스에 필수적인 역할을 한다. 이러한 맥락에서 감염, 외상 및 소음으로 인한 외상, 세포 손상 또는 세포 연결 저하로 인해 유모세포의 세포사멸 경로가 활성화될 수 있다. 활성산소종(ROS, 예: 과산화물, 수산기 이온, 과산화수소)은 불안정한 수의 전자를 획득하여 세포사멸 촉진 경로를 유발할 수도 있다. NO와 초산화물에서 파생된 반응성이 높은 질소종(RNS)인 퍼옥시니트리트(ONOO-)는 유모세포에 가장 유해한 자유라디칼 중 하나이다. 소음에 의한 RNS 및 ROS 생성은 노출 직후뿐만 아니라 노출 후 10일 이상 생화학적 과정을 통해 활성화된다.

혈관조(stria vascularis)는 달팽이관의 측벽을 형성하고 변연, 중간, 기저의 3개 세포층으로 구성되어, 와우 내 전위를 유지하는 역할을 하며 혈액 공급이 풍부하다. 유해한 소음에 노출되면 손상을 유발하며, 특히 중간세포에 영향을 미쳐 달팽이관 내 전위의 일시적 또는 영구적 변화와 유모세포의 기계적 전달 장애를 초래한다. 더욱이, 혈류의 붕괴는 세포 저산소증을 유발하거나 내이의 이온 평형을 변화시킬 수 있다. 내림프의 K^+ 수준과 외림프의 Na^+ 수준의 증가는 세포 부종과 구조적 손상을 초래한다. 또한, 고강도 소음에 반응하여 자유 라디칼이 형성되면 달팽이관 세포의 혈관 수축 및 재관류가 발생하여 세포사멸이 일어날 수 있다.

중추 및 말초 신경계의 항상성을 유지하는 데 중요한 구성 요소인 신경염증은 소음성 난청을 포함한 광범위한 병리학적 과정과 관련되어 있다. 종양괴사인자-알파(TNF-α), 인터루킨, 케모카인(즉, CCL2)과 같은 전염증성 사이토카인이 소음 외상 후 포유류 달팽이관에서 유도된다는 것을 보여주는 광범위한 증거가 있다. 또한 소음 노출로 인해 대식세포와 같은 염증 세포가 달팽이관으로 유입된다. 이러한 염증 과정이 소음성 난청과 관련된 역치 변화를 유발하거나 악화시키는지는 현재 확실하지 않지만, 이들 분자 중 일부는 이독성을 나타낸다.

이처럼 청각계 손상의 심각도에 영향을 미치는 변수에는 소리 자극(예: 강도, 소음 노출의 스펙트럼 에너지 및 지속 시간)과 외이, 중이 및 내이의 물리적, 기계적, 화학적 특성에 기인하는 요인이 포함된다.

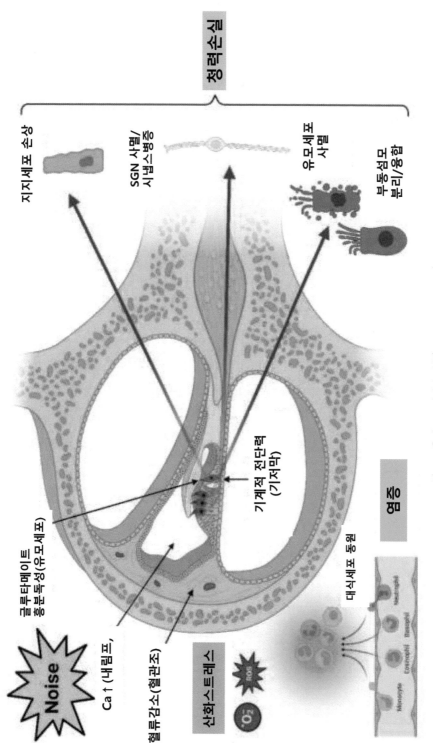

청력손실

지지세포 손상

SGN 사멸/
시냅스병증

유모세포
사멸

부동섬모
분리/융합

Noise

Ca↑ (내림프,

혈류감소(혈관조)

글루타메이트
흥분독성(유모세포)

기계적 전단력
(기저막)

산화스트레스

염증

대식세포 동원

그림 5. 소음이 코르티기관 영향(Natarajan 등, 2023)

나. 소음에 의한 청력손실 유형

소음에 의한 청력의 영향으로 나타나는 청력손실 유형은 ① 일시적인 청력손실(temporary threshold shift), ② 영구적인 청력손실(permanent threshold shift), ③ 음향성 외상(acoustic trauma)의 세 가지가 있다.

일시적인 청력손실은 소음에 노출된 후 휴식시간을 가지면 청력이 회복되는 일시적이며 가역적인 청력손실을 말한다. 소음에 노출된 후 청력손실이 4,000~6,000Hz에서 가장 많이 나타나며, 소음에 노출된 지 2시간부터 발생하며 하루 작업이 끝날 때에는 20~30dB의 청력손실을 초래한다. 일시적인 청력손실은 청신경세포의 피로현상으로 이것이 회복되려면 그 정도에 따라서 12~24시간을 요하는 가역적인 청력저하이나 영구적 소음성 난청의 경고 신호로 볼 수 있다. 소음에 의한 일시적인 청력손실은 소음 특수건강진단에서 순음청력검사의 신뢰성에 영향을 미친다. 따라서 일시적 청력손실로부터 회복되는 일정한 소음 격리(회피)시간이 필요하다.

영구적인 청력손실은 하루 작업에서 일어나는 충분하게 회복이 되지 않은 상태에서 계속 소음에 노출됨으로써 발생하며 회복과 치료가 불가능하다. 일시적인 청력손실과 영구적인 청력손실과의 사이에 직접적인 생리적 관계가 확인된 것은 아니나 일시적인 청력손실이 반복되고 불안전한 회복상태가 계속되면 축적효과 때문에 영구적인 청력손실이 발생한다.

소음 노출로 인한 청력 영향은 노출 소음의 주파수와도 밀접한 관련이 있다. 주어진 자극음보다 높은 대역의 음, 반 옥타브 또는 한 옥타브 높은 주파수 대역에서 일시적인 역치변화가 최대로 나타난다. Hirsh와 Bilger(1955)는 1,000~2,000Hz 음에 의한 일시적 역치변화가 1,000~2,000Hz보다 반 옥타브 높은 1,400~2,800Hz에서 더 크게 나타남을 증명하고 있다. 이는 어떤 특정한 소음에 대한 역치변화는 주어진 음의 주파수의 상방향으로 전위한다. 이와 같이 일시적 역치변화는 노출되는 소음 주파수역의 상방으로 청력손실이 크게 나타남에도 불구하고 광대역 소음에 노출되는 경우 3,000~6,000Hz에서 더 민감하게 나타난다. 그림 6은 소음 노출 2분 후 측정한 각 주파수별 청력역치(TTS2)로서 일시적 역치변화(dark area)가 4~6kHz 영역에서 최대치를 보여주고 있다(Irle 등, 1999).

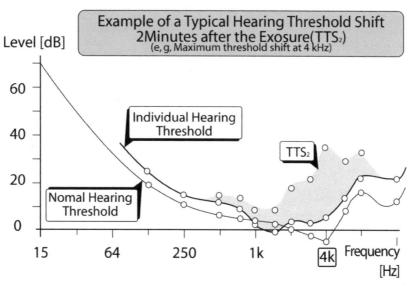

그림 6. 소음 노출 2분 후 주파수별 일시적 역치변화(Irle 등, 1999)

저음역대의 소음 노출로 인한 일시적 청력손실의 영향은 그리 크지 않다. 소음에 의한 일시적 청력손실은 일반적으로 보다 높은 주파수 대역의 소음에 의해 발생한다. 2,000Hz 이하 대역의 강한 음에 대해서는 청각반사(aural reflex)로 고막장근과 등골근의 수축에 의한 이소골에서 내이로의 음의 전달이 감쇄되기 때문이다. 그림 7은 다양한 주파수 음에 100분간 노출되고 2분 후 측정된 일시적 역치변화를 보여준 것이다.

강의실에서 큰 목소리 크기인 70~75dBSPL에 1시간 노출 시에도 청력역치에 약간의 변화가 일어난다. 소음 노출 강도는 강도의 크기가 증가함에 따라 일시적 청력손실이 크게 나타난다. 특히 노출 시간이 증가함에 따라 그 영향은 더 크게 나타난다. 노출 강도에 따른 일시적 역치변화는 어느 레벨 이상이면 급격하게 증가하는데, 이에 지속적으로 노출되면 영구적인 난청을 야기한다. Hood(1950)는 2,000Hz 음의 노출로부터 10초 후 2,000Hz에서의 일시적 역치변화를 측정한 결과 90~100dBSPL 사이의 자극 음부터 급격한 일시적 역치변화가 나타남을 보여주고 있다.

일시적 난청 또는 역치변화는 소음 노출 방법과 회복 시간의 측정 방법에 따라 다양한 양상을 보인다. 일시적 난청의 회복 과정은 일시적 역치손실의 발생 양상의 영향을 받는다. 일시적 난청의 청력손실 회복은 초기에 보다 빠르며 후기에 서서히 진행된다. 회복은

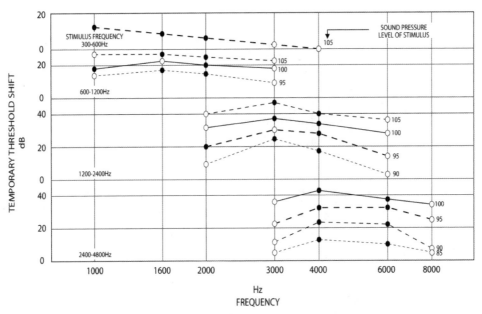

그림 7. 다양한 주파수 음의 노출 강도에 따른 일시적 역치변화(Ward 등, 1959)

소음 중단 이후의 시간대수비(logarithm of time)와 선형관계를 갖는다. 최종 소음 노출 시간으로부터 2분 이내에 청력역치 변화의 회복이 나타난다. 일시적 역치변화에서 소음 노출 수준(음압)이 클수록 회복의 속도가 빠르게 나타난다. 그러나 105dB의 소음 노출인 경우에는 회복이 현저하게 늦춰진다.

일시적/영구적 역치변화와 회복은 소음 노출수준, 기간(시간)과 관련이 있다. 그림 8은 귀에 예민한 2,800~4,000Hz 대역의 연속음으로서 소음에 노출되는 경우 4,000Hz에서 측정한 역치손실을 최악의 시나리오로 보여준 것이다. 12~24시간 시점에서 역치손실은 편평하게 안정적으로 나타나는데, 이를 무증상 역치변화(asymptomatic threshold shift, ATS)라고 한다. 보다 강한 소음은 더 큰 ATS를 야기한다. 85dB보다 작은 소음은 수 시간 후에야 측정 가능한 일시적 역치손실이 나타나지만, 120dBSPL의 음은 5분 만에 30dB 이상의 일시적 역치손실을 보인다. 그림 9는 ATS로부터 회복을 나타낸 것인데, 약한 강도의 소음 노출이나 또는 짧은 시간의 노출로 인한 일시적 역치변화는 거의 로그 시간과 선형적으로 1일 이내에 완전히 정상화된다. 어느 정도의 심한 노출이라도 1주일 이내에 정상으로 회복된다. 그러나 아주 강한 소음에 노출되는 경우에는 역치손실로부터 회복되지 않고 영

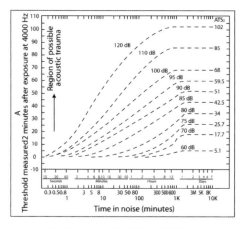

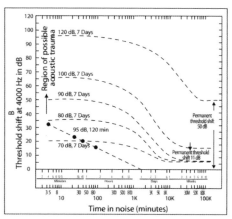

그림 8. 소음노출에 따른 일시적 역치변화와 ATS   그림 9. ATS로부터 시간경과에 따른 회복

구적 역치변화가 지속되는 소음성 난청을 야기한다(Miller, 1974).

일시적 청력손실의 영구적 청력손실로의 변화 기전을 Patuzzi(1998)는 그림 10과 같이 모식화하여 설명하고 있다.

작은 강도의 소음 노출은 내유모세포 바로 아래의 제1차 구심성 시냅스(primary afferent synapse)와 내유모세포 자체를 일시적으로 방해한다. 모든 주파수역에서의 역치변화는 짧은 시간 내에 회복된다(A). 중도의 자극 음에 대해 외유모세포의 말단(apex)에 있는 활동전압(strech-activated channel)이 비활성화되고 외유모세포 수용체 전위가 감소한다. FTC(frequency threshold curve)만의 첨단부를 상승시키고, 역치변화로부터 회복 시간은 다중지수모형에 따른 시간 경과(multi-exponential time course)를 보인다(B). 좀 더 강한 자극음에 대해 털 다발(hair bundle)과 개막(tectorial membrane)은 파괴되고 FTC 첨단부의 역치상승으로 나타난다. 회복 시간 경과는 지연되며 단순지수 시간 경과를 보인다(C). 아주 심한 자극은 영구적인 형태학적 파괴와 세포사로 나타난다. 역치변화로부터 회복되지 않고 영구적 청력손실로 나타난다(D).

총기 사격, 해머, 프레스, 리벳 작업 시 노출되는 충격음은 돌발적으로 아주 짧은 소음 노출 시간 특성을 갖는다. 충격음은 체내의 청각 반사기전으로서 소음에 대한 방어 효과가 적절하게 작용하지 못하여 더 큰 영향을 미친다. 충격음은 최대음압(peak pressure), 충격음의 노출 시간, 상승-하강 시간, 충격음의 간격, 방향성, 충격음의 노출 횟수, 반복률 등

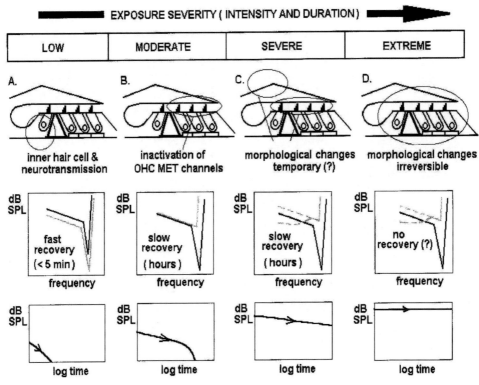

그림 10. 노출 소음 강도와 기간에 따른 일시적/영구적 난청의 변화 기전

의 노출 특성에 따라 다양한 일시적 역치손실을 보인다.

음향외상은 폭발음과 같은 강력한 음에 단기간 노출된 후 일어나며 돌발성 감각신경성 난청으로 나타난다. 음향외상은 순간적 폭발음에 의해 고막 또는 이소골 등의 중이 구조와 난원창막, 정원창막 또는 코르티기관 등 내이의 구조물이 기계적 손상을 받아 초래되는 반면, 소음성 난청은 강도는 약하지만 오랜 기간 소음에 규칙적으로 노출되어 와우 외 유모세포 등의 미세구조물이 서서히 파괴되어 초래된다. 음향외상은 소음성 난청보다 청력손실 정도가 심할 수 있고 저음역에서도 함께 나타날 수 있다.

다. 소음성 난청의 특성

손상된 부위는 소음 노출의 형태에 따라 다르다. 주파수 정합(matching) 지역에 따른 감각세포 손상은 소음성 난청과 유의한 관련성이 있다. 대부분 산업장 환경에서 발생하는 소음은 와우의 기저회전(upper basal turn) 부위의 손상을 야기시키는데, 이는 3,000~6,000Hz 음역에 해당하는 부위이다(그림 11).

좁은 음역의 소음(narrow-band noise)은 소음의 진동수에 해당하는 영역의 손상을 초래하며, 저주파음은 고주파음보다 기저막의 가장 넓은 부분을 포함하므로 광범위한 감각기관의 손상을 초래할 수 있다. 이러한 현상은 연속음일 경우에 해당된다. 충격음의 손상 부위에 대해서 상당히 다양한 반응을 초래한다. 충격음의 상승 시간(rise time of impulse)이 중요한 요소로 여겨진다.

소음성 난청의 주요 특성으로 청각도상 C5-dip 또는 notch를 보인다. C5는 여러 주파

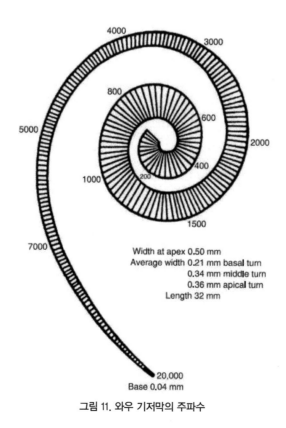

Width at apex 0.50 mm
Average width 0.21 mm basal turn
0.34 mm middle turn
0.36 mm apical turn
Length 32 mm

그림 11. 와우 기저막의 주파수

수에 대해 (순음)청력검사를 시행하였을 때 4,000Hz 대역을 지칭하며, dip 또는 notch는 극히 국한된 주파수대에서 청력손실이 크고 다른 주파수대는 수평형을 보이는 경우를 말한다. 따라서 일반적으로 C5-dip은 고음역대인 4,000Hz에서 청력이 떨어지는 현상으로 소음성 난청의 초기 소견으로서 중요하게 다루고 있다. C5-dip의 병인으로 ① 외이도의 공명 특성(그림 12), ② 중이 구조의 특성상 특정 주파수를 투과, ③ 등골반사에 의한 2kHz 주파수 이하 음의 희석, ④ 기저막의 비대칭적 진동 특성, ⑤ 와우 혈관의 분포상 기저막 4kHz 부위가 손상받기 쉬운 특성 등으로 설명된다.

그러나 C5-dip은 소음성 난청의 주요한 특성이나 소음성 난청만의 고유한 특성은 아니다. 돌발성의 양측 감각신경성 난청의 원인으로서 뇌막염에 의한 심도의 비가역적인 양측성의 농이랄지, 성홍열, 장티푸스, 홍역이나 결핵 등에 의한 전신 감염성 질환에서도 돌발적인 양측성의 감각신경성 난청을 야기하기도 한다. 또 이러한 바이러스성 감염에 의한 내이염은 4,000Hz dip 등의 다양한 청각학적 특성을 보이는 일시적 또는 영구적 감각신경성 난청을 유발한다. 두부외상에 의한 와우골절은 심도 또는 농을 유발한다. 좌상에 의해 내이에 경미한 상해를 입힌 경우에도 4,000Hz dip을 보이며, 이때 소음성 난청에 의한 측두부의 병태와 비슷하며, 실험적인 측두부 상해에 의해서도 이를 관찰할 수 있다. 다음

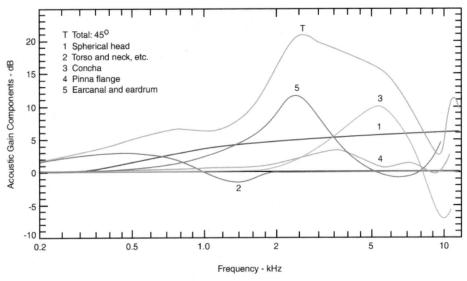

그림 12. 음향신호에 대한 외이의 효과(음향 이득)

으로 약물 또는 화학물질에 의한 이독성 난청에서도 양측성의 감각신경성 난청으로서의 특징과 고음역에서의 청력손실의 경향을 보여주고 있다. 말라리아 치료제인 키니네, 관절염 치료제인 acetylsalicylic acid 등의 복용으로 인해 내이 신경독성으로 와우 기저부의 외유모세포에 영향을 미치고 뒤이어 내유모세포에도 영향을 끼친다. 따라서 청력의 변화는 처음에 고음역의 감각신경성 난청 장해로 나타나게 된다. 이 외에도 유전적인 감각신경성 난청이나 청신경 종양, 원인불명의 돌발성 난청, 그리고 다발성 경화증 등의 다양한 원인으로 인한 C5-dip을 보이는 감각신경성 난청을 들 수 있다. 따라서 4,000Hz dip은 그 자체로 소음성 난청의 충분한 증거가 되지 못한다고 볼 수 있다. 이에 소음성 난청의 진단은 청각도상의 특성과 더불어 청력손실을 야기할 만한 소음 강도의 직업 노출력이 반드시 고려되고 다른 원인을 시사하는 병력이 없어야 한다.

소음성 난청의 특성에 대하여 미국산업의학회(American College of Occupational Medicine, ACOM)에서 기술한 것을 보면 첫째, 항상 내이의 모세포에 작용하는 감각신경성 난청이다. 둘째, 거의 항상 양측성이다. 청력검사상 소견도 일반적으로 비슷하게 양측성이다. 셋째, 농(profound hearing loss)을 일으키지 않는다. 일반적으로 저음한계는 약 40dB HL이며, 고음한계는 약 75dB HL이다. 넷째, 소음 노출이 중단되었을 때 소음 노출의 결과로 인한 청력손실이 진행하지 않는다. 다섯째, 과거의 소음성 난청으로 인해 소음 노출에 더 민감하게 반응하지 않는다. 청력역치가 증가할수록 청력손실률(the rate of hearing loss)은 감소한다. 여섯째, 초기 저음역(500, 1,000 및 2,000Hz)에서보다 고음역(3,000, 4,000 및 6,000Hz, 특히 4,000Hz)에서 청력손실이 현저히 심하게 나타난다(초기에는 8,000Hz의 청력손실이 없어 노인성 난청과 감별할 수 있다). 일곱째, 지속적인 소음 노출 시 고음역에서의 청력손실이 보통 10~15년에 최고치에 이른다. 여덟째, 지속적인 소음(continuous noise) 노출이 단속적인 소음(interrupted noise) 노출보다 더 큰 장해를 초래하는데, 단속적인 소음 노출은 휴식 기간 동안 회복되기 때문이다(ACOEM, 2012).

노출 시간/기간과 와우손상의 조직학적 소견의 진행과의 관계는 중요한 관심사이다. 손상된 부위의 물리적인 또는 대사성 구조적 변화의 일부는 가역적으로 회복되나, 나머지는 퇴행으로 진행한다. 소음 노출이 멈춘 뒤에는 단지 손상받은 청각세포 부위에만 국한해서 청신경의 퇴행성 변화가 나타나며, 그 주변이나 이외의 부위로는 더 이상 진행되지 않는다. 따라서 소음성 난청이 소음 노출 차단 이후에는 이미 손실된 청력 이상으로 악화되지 않는다.

일반적으로 85dB 이상의 소음에 장기간 노출되면 손상을 받을 잠재성이 있다. 위해성이 있는 소음에 계속해서 노출되면 와우의 고주파수 부위에 최대의 영향을 미치는 경향이 있다. 소음 노출의 초기에 발생하는 고음역의 청력손실, 특히 4,000Hz을 중심으로 한 C5-dip이라는 형으로 나타난다. 심한 소음이나 장기간 지속적으로 소음에 노출되면 청력손실이 근접 음역으로 확대되어 회화음역(500~3,000Hz)까지 확장된다. 여기에 나이와 관련된 청력 변화가 추가된다. 따라서 소음성 난청은 85dB 이상 소음에 장기간 노출되는 경우에 발생하는 감각신경성 난청으로서 소음에 의한 청력장해는 초기에는 근로자가 자각하지 못하고 장해가 심해지면 고음역의 말을 잘 이해하지 못하다가 나중에는 보통 회화에서도 장해를 보이게 된다(그림 13, 14).

소음성 난청의 노치(notch, 절흔) 청각도의 정의는 현재 임상 경험을 기반으로 하지만 소음성 난청의 청력 측정 표현형은 매우 이질적으로 나타난다. 중국 동부에 있는 한 조선소의 소음에 노출된 근로자의 소음성 난청의 청각도 특성을 정상 청력을 보인 군과 비교하여 4개, 즉 4~6kHz 날카로운 노치(sharp-notched), 4~6kHz 편평한 노치(flat-notched), 3~8kHz 노치 및 1~8kHz 노치 청각도로 명명하여 제시하였다(그림 15). 그중 소음성 난청

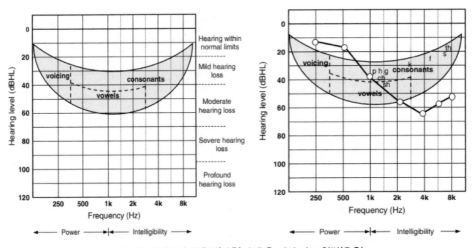

그림 13. 청각도상 어음역(좌측)과 우측 귀의 기도 청력(우측)

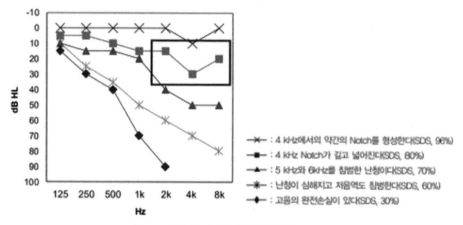

그림 14. 소음성 난청의 청력상

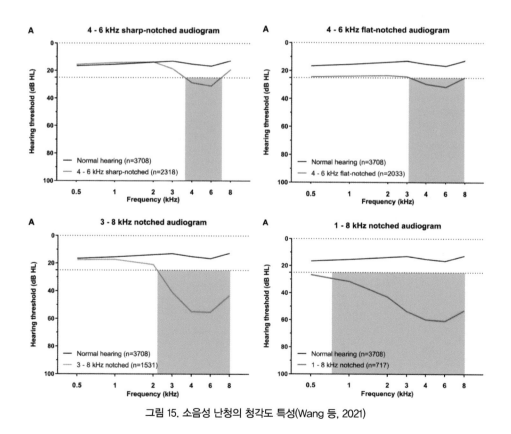

그림 15. 소음성 난청의 청각도 특성(Wang 등, 2021)

과 큰 관련이 없는 4~6kHz 편평한 노치 청각도를 제외하고 특성이 다른 세 가지 표현형은 소음 노출과 밀접한 관련이 있어 청각도의 자료 기반 위에 소음성 난청의 정확한 진단 및 치료에 기여할 수 있다고 하였다(Wang 등, 2021).

이와 같은 소음성 난청의 노치 유형은 소음성 난청의 진행에 따른 초기(4~6kHz sharp-notched), 중기(3~8kHz notched), 말기(1~8kHz notched) 소견으로 보인다.

라. 소음 노출수준과 기간에 따른 영향

영구적인 청력손실의 위험은 소음 노출의 강도 및 기간과 큰 관련이 있다(표 1).

즉, 음압이 클수록, 소음 노출기간이 길수록 청력저하는 크게 나타난다(그림 16, 17, 18, 19, 20). 그림 16은 연속 소음에 하루 8시간 10년 노출 후 주파수별 역치변화를 나타낸 것이다. 이 결과 80dB(A)는 무해하고, 85dB(A)는 가장 민감한 3, 4, 6kHz의 청력 주파수에서 10dB 정도 평균 청력역치 변화를 일으키며, 90dB(A) 이상에서만 비소음성 청력 영향에 의한 역치의 변화가 부가될 때 난청을 유발하는 값에 도달하는 평균 청력역치 변동을 보인다. 그림 17은 0dB HL로 일하기 시작했다는 가정하에 45년까지 다양한 수준에 노

표 1. 연령, 노출기간 및 노출강도에 따른 평균역치 25dB 초과율[a]

Age(yr)	30	40	40	50	50	50	60	60	60	60
Exposure(yr)	10	10	20	10	20	30	10	20	30	40
Percentage Exceeding 25 dB Average A-weighted Sound Level dB(A)										
Control	0	0	0	2	2	2	10	10	10	10
75	0	0	0	2	2	2	10	10	10	10
80	0	0	0	3	3	3	12	12	12	12
85	0	1	1	6	6	5	16	16	17	17
90	1	3	4	11	12	13	23	25	26	27
95	5	9	12	19	23	27	32	36	41	44
100	15	21	28	32	40	47	45	53	62	69

[a]Adapted from Johnson DL, "Derivation of Presbycusis and Noise-Induced Permanant Threshold Shift (NIPTS) to be Used for the Basis of a Standard on the Effects of Noise on Hearing", Technical Report 78-128 (Aerospace Medical Research Laboratory, Wright Patterson Air Force Base, Ohio, 1978).

출된 근로자의 **4kHz**의 기대되는 평균 청력역치이다. 소음성 난청을 일으킬 수 있는 소음의 정도는 **85dB**(A) 이상으로 이 정도의 소음에 **10년** 정도(8시간/일, 250일/연) 근무 시 **10dB** 내외의 청력역치 손실이 나타난다. 청력손실은 **4kHz**에서 가장 크며 차차 **3, 6, 8, 2, 1kHz** 및 **500Hz** 순으로 청력손실이 온다. **80dB**(A) 이하 소음의 청력손실 효과는 무시할 수 있다. 충격음은 파행의 최고치, 지속 시간, 발생 간격, 발생 횟수가 영향을 미치는 주요 요인이다.

국제표준화기구(ISO), 미국 환경보호국(Environmental Protection Agency, EPA), 미국 국립 직업안전보건연구원(National Institute of Occupational Safety and Health, NIOSH)에서 소음 노출 강

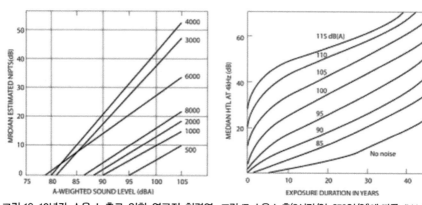

그림 16. 10년간 소음 노출로 인한 영구적 청력역치손실 추정치

그림 17. 소음 노출(8시간/일, 250일/연)에 따른 4kHz에서의 청력역치수준(Burns와 Robinson, 1970)

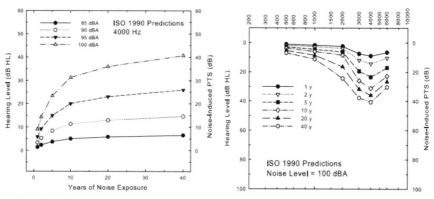

그림 18. 소음 노출 수준 및 기간에 따른 4,000Hz 청력 (ISO-1999, 1990)

그림 19. 100dBA의 소음 노출 기간에 따른 각 주파수별 청력 (ISO-1999, 1990)

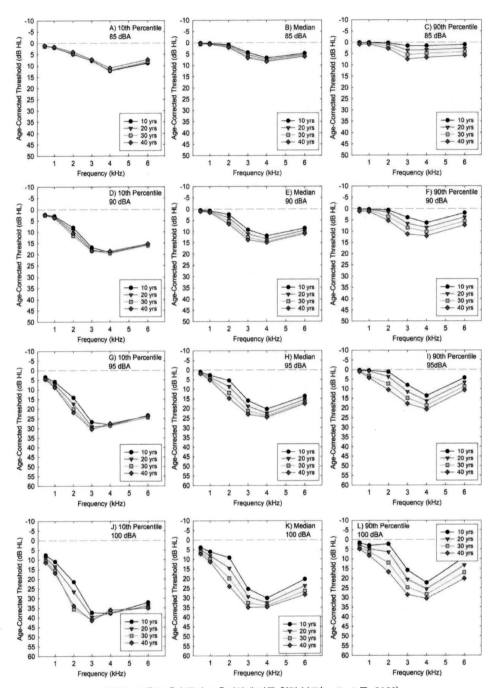

그림 20. 소음 노출수준과 노출기간에 따른 청력 분포(Le Prell 등, 2022)

소음성 난청

도(수준)에 따라 40년 노출 시 500, 1,000, 2,000Hz의 3분법 평균 25dB 이상 청력손실 위험률을 아래 표 2와 같이 제시하였다(ISO, 1971; EPA, 1973; NIOSH, 1998). 이를 기반으로 미국 산업안전보건청(Occupational Safety and Health Administration, OSHA)은 85dBA (8-hr TWA) 이상 노출되는 경우 청력보존 프로그램의 적용 대상으로 규정[46 Fed.Reg. 4078(1981)]하고 있다(OSHA, 1981).

표 3은 소음 노출기간과 연령에 따른 청력장해 초과 위험을 추정한 것(NIOSH, 1997)이고 표 4는 40년의 직업적 소음 노출 후 60세의 청력손실 초과위험 추정을 한 ISO, EPA, NIOSH의 모델을 비교한 것으로, 1-2-3-4kHz 정의를 제외하면 1990-ISO 모델에서 파

표 2. 40년 근무기간 동안 일일 평균 소음 노출에 따른 청력손실이 발생할 초과위험 추정

Reporting organization	Average daily noise exposure (dBA)	Excess risk (%)
ISO	90	21
	85	10
	80	0
EPA	90	22
	85	12
	80	5
NIOSH	90	29
	85	15
	80	3

표 3. 소음 노출기간과 연령에 따른 청력장해 초과 위험 추정(NIOSH, 1997)

	5–10 years of exposure								>10 years of exposure							
	Age 30		Age 40		Age 50		Age 60		Age 30		Age 40		Age 50		Age 60	
Average daily exposure (dBA)	Risk (%)	95% CI	Risk (%)	95% CI	Risk (%)	95% CI	Risk (%)	95% CI	Risk (%)	95% CI	Risk (%)	95% CI	Risk (%)	95% CI	Risk (%)	95% CI
90	5.4	2.1-9.5	9.7	3.7-16.5	14.3	5.5-24.4	15.9	6.2-26.2	10.3	5.8-16.2	17.5	10.7-25.3	24.1	14.6-33.5	24.7	14.9-34.3
85	1.4	0.3-3.2	2.6	0.6-6.0	4.0	0.9-9.3	4.9	1.0-11.5	2.3	0.7-5.3	4.3	1.3-9.4	6.7	2.0-13.9	7.9	2.3-16.6
80	0.2	0-1.1	0.4	0-2.2	0.6	0.01-3.6	0.8	0.01-4.7	0.3	0-1.8	0.6	0.01-3.3	1.0	0.01-5.2	1.3	0.01-6.8

*1997-NIOSH model for the 1-2-3-4kHz definition of the hearing impairment

표 4. 40년의 직업적 소음 노출 후 60세의 청력손실 초과 위험 추정 모델 비교

Average exposure level (dBA)	0.5–1–2–kHz definition					1–2–3–kHz definition			1–2–3–4–kHz definition	
	1971– ISO	1972– NIOSH	1973– EPA	1990– ISO	1997– NIOSH	1972– NIOSH	1999– ISO	1997– NIOSH	1990– ISO	1997– NIOSH
90	21	29	22	3	23	29	14	32	17	25
85	10	15	12	1	10	16	4	14	6	8
80	0	3	5	0	4	3	0	5	1	1

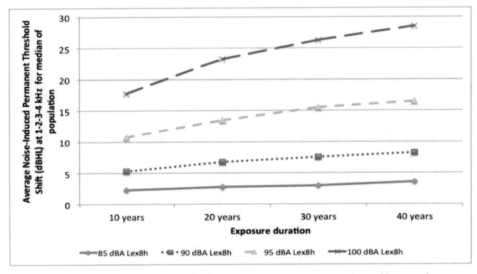

그림 21. 소음 노출수준 및 노출기간에 따른 1–2–3–4kHz 평균 청력손실(중위값)(ISO 2013)

생된 초과위험 추정치는 다른 모델보다 상당히 낮았다(ISO, 1990). 이러한 차이는 통계 방법론이나 사용된 기본 데이터의 차이로 인해 발생할 수 있다. 그럼에도 불구하고 이들 5개 모델은 85dBA 이상에서 청력손실의 위험을 확인할 수 있다.

위에 보고된 정보를 고려할 때 세계보건기구 실무 그룹이 제기한 가장 중요한 질문은 소음의 권장 노출한계를 설정할 때 위험을 수용할 만한 기준이다. 예측된 소음성 난청의 위험을 어음역(회화음역, 1–2–3–4kHz 청력역치 평균)의 청력손실 역치와 난청 위험률은 표 5이고, 소음에 민감한 주파수역인 3, 4, 6kHz에서 예측된 청력 역치변화를 소음성 난청에 가장 민감한 집단인 10번째 및 5번째 인구 백분위 수에 해당하는 값을 10년과 40년 노출 시

표 5. 소음 노출수준(75-85dB)에 따른 1-2-3-4kHz 역치변화 및 25dBHL 이상 난청 장해 위험

Exposure limit (8 hour L_{EQ})	10 years of exposure		40 years of exposure	
	Risk of material impairment >25 dBHL at 1,2,3,4 kHz (NIOSH)	Predicted median threshold shift at 1,2,3,4 kHz (dBHL) (ISO 1999)	Risk of material impairment >25 dBHL at 1,2,3,4 kHz (NIOSH)	Predicted median threshold shift at 1,2,3,4 kHz (dBHL) (ISO 1999)
75	0	0	0	0
76.4	0	<5	0	<5
80	-	-	1	-
81.4	-	-	-	-
85	-	2.25	14	3.5

표 6. 소음 노출수준(75-85dB)에 따른 소음 민감 인구집단(5th, 10th)의 소음 민감 주파수역(3, 4, 6kHz)의 역치변화

Exposure limit (8 hour L_{EQ})	10 years of exposure		40 years of exposure	
	10th Percentile, predicted threshold shift at 1,2,3,4 kHz (dBHL) (ANSI S3.44)	5th Percentile, predicted threshold shift at 1,2,3,4 kHz (dBHL) (ANSI S3.44)	10th Percentile, predicted threshold shift at 1,2,3,4 kHz (dBHL) (ANSI S3.44)	5th Percentile, predicted threshold shift at 1,2,3,4 kHz (dBHL) (ANSI S3.44)
75	0	0	0	0
76.4	0	0	0	0.1
80	0.8	0.9	1.0	1.2
83	2.4	2.7	3.3	3.7
85	4.1	4.6	5.5	6.2

표 6에 제시하고 있다(ANSI S3.44, 1996).

이처럼 여러 기구에서 제시한 자료를 통해서 살펴본 바와 같이 85dBA 이상의 소음 노출 시 소음에 의한 역치변화의 위험은 있으나 크지 않고, 또한 85dBA 미만에서의 청력 영향은 거의 무시할 수 있는 수준임을 알 수 있다.

마. 소음성 난청에 영향을 미치는 요인 – 개인적 감수성

소음이 미치는 영향을 결정하는 많은 요소가 있다. 예를 들면 소음이 발생하는 곳으로부터 근로자가 일하는 곳 사이의 거리, 작업장 내의 소리 흡수능력, 실내가 꽉 닫혀 있는 공간인지 열려 있는 공간인지의 여부, 중간에 소리를 흡수하거나 막을 수 있는 장애물이

있는지의 여부 등을 들 수 있다.

소음성 난청에 영향을 미치는 요인은 ① 소리의 강도와 크기(intensity or loudness of noise), ② 주파수(spectrum or frequency of noise), ③ 매일 노출되는 시간(period of exposure each day), ④ 총 작업 시간(total work duration), ⑤ 개인적 감수성(individual susceptibility)이 있다(Henderson과 Hannernick, 1976).

소음성 난청에 대한 감수성은 매우 다양하다. 어떤 사람들은 상당히 높은 소음에 장기간 노출되어도 이에 견딜 수 있지만, 동일한 환경에서도 빨리 난청이 생기는 사람도 있다. 감수성 요인으로 심혈관계질환 위험요인, 흡연, 혈액점도, 홍채의 색소 침착 정도, 외이도의 형태, 혈액 백혈구수, 여성의 생리주기, 음주습관, 전해질 및 비타민의 부족 그리고 정신적인 요인 등이 있다(Ward, 1995).

종족, 성, 연령에 따른 청력의 영향은 다르다. 백인과 흑인 근로자의 청력에 대한 비교 결과 흑인이 유의하게 더 좋은 평균청력을 보이고 있다. 이 차이가 사회음향적 노출에 있어서의 차이인지, 피부색소와 마찬가지로 인종에 따른 와우의 색소형성과 관련이 있는지 명확하지 않다(Royster 등, 1980).

일반적으로 모든 주파수역의 청력역치는 연령의 증가에 따라 증가하지만 여성에 비해 남성의 청력손실이 더 크며, 고주파수역의 역치손실이 저주파역보다 더 크게 나타난다(그림 22, 23).

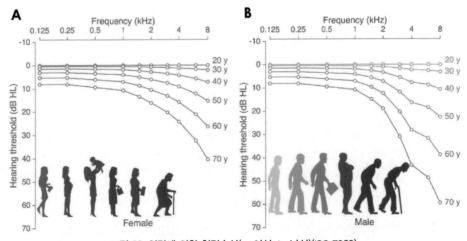

그림 22. 연령에 의한 청력손실(a. 여성, b. 남성)(ISO 7029)

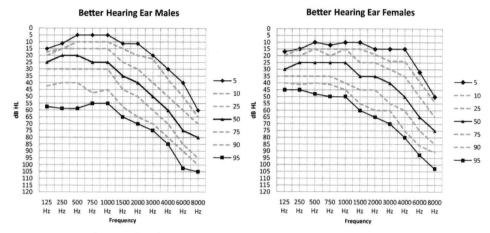

그림 23. 80세 이상 남녀의 기도청력 퍼센타일 분포(De Raedemaeker 등, 2022)

연령과 소음 노출 사이의 관계가 가산적인지 상호작용이 있는지에 대해서는 많은 논란이 있으나 제한적이지만 가산적이라는 의견이 많다. 소음 노출과 연령 증가 중 어느 한 요인만 작용하더라도 어느 정도 청력기관의 병태생리학적인 또는 조직병리학적인 이상을 초래하기에는 충분하다고 한다(Corso, 1980). 특히 연령 증가와 관련된 소음성 난청은 동물실험 결과에서도 소음성 난청의 민감도를 높이는데, 이는 스트레스에 대한 민감도 증가와 스트레스 후 저하된 조직 회복속도의 기초가 되는 대사장애와 관련이 있다(Miller 등, 1998).

Toppila 등(2001)의 연구에서 나이, 소음 노출력, 혈압 및 콜레스테롤치를 짝지워 분석한 결과 젊은 연령의 근로자보다 고연령층의 근로자에서 소음성 난청이 더 많았으며, 98dB(A) 이하의 소음에 노출되는 근로자에서 나이가 소음성 난청의 발생에 중요한 요인이었지만 상호 독립적이었다. 연령과 소음 이 두 가지 요인을 제외한 상태에서 개인의 감수성에 영향을 미치는 인자인 성, 유전적 인자, 흡연 등은 잘 통제된 연구에서 소음성 난청의 변동에 관해 극히 일부만 설명해 줄 수 있을 뿐이라고 한다(Handerson 등, 1993).

남성과 여성이 일하는 사업장에서의 청력 연구는 변함없이 평균적으로 여성이 유의하게 남성보다 좋은 청력을 가지고 있음을 보여준다. Garstecki와 Erler(1995)의 노인들에 대한 연구에서는 남성의 청력역치가 여성보다 연령에 따라 높게 나타났는데, 남성은 여성보다 1,000Hz 이상의 주파수역에서 보다 점진적으로 청력손실을 크게 보이나 1,000Hz 이

표 7. 난청(청력손실) 위험요인(Lie 등, 2016)

	위험	과학적 근거	비고
개인적 요인			
연령	+++	***	High age is strongly related to hearing loss
남성	++	***	Men lose more hearing than women
유전적 요인	++	**	Explains a great part of the individual variation in hearing loss
사회경제적 요인	+	**	Low social class, income and education related to reduced hearing
인종	+	**	White Caucasians lose more hearing than Afro-Americans
건강 요인			
이(귀)질환	++	***	
심혈관질환	+	*	
고혈압	+	*	
당뇨	+	*	
흡연	+	*	
콜레스테롤	?	*	
중성지방	?	*	
직업			
제조업	++	**	Depending on noise exposure level and use of protection
조선업	++	**	
건설업	++	**	
직업 운전	+	**	
소방(화재진압)	+	**	
군인	++	**	
민간항공	+	**	
철도종사자	+	**	
농업	++	**	
음악가	+	**	
조리종사자	+	*	Probably too low noise exposure
소음 노출			
연속음	+/+++	***	High risk with unprotected noise exposure L>90 dB, Low risk <85 dB
충격소음	+++	***	
총/포	++	***	
여가활동 소음	+	**	Probably of minor importance at a group level
청력보호구	−	**	
기타 노출			
진동	+	*	vibration may increase the NIHL
화학물질	+	*	Styrene, CS2, toluene, lead, mercury and CO
약물	+/+++	***	Cisplatin, aminoglycosides

위험 평가: +++, 고위험; ++, 중등도 위험; +, 저위험; ?, 불확실한 위험; −, 위험 저감
과학적 근거 수준: ***, 높음; **, 중간; *, 낮음

하 주파수역에서는 여성이 더 역치가 높게 나타났다. 이는 남성의 소음 노출 등의 환경적 요인과 여성의 높은 혈관성 질환(혈관조(stria vascularis)의 위축 등)의 생리적 요인으로 설명하고 있다.

이와 같이 소음성 난청에 대한 연구와 관련하여 소음 노출 외에 연령, 성, 음주/흡연 등 건강행태, 이상지질혈증, 고혈압, 당뇨 등 심혈관질환과 같은 여러 요인이 유의한 혼란변수로 작용한다(표 7). 이와 같은 요인은 부분적으로 청력손실에 대한 소음의 영향을 감추고, 혼란변인이 많을수록 청력손실의 발생에 대한 소음 노출의 유의성이 기각될 수 있다.

바. 소음성 난청의 증상

1) 난청

난청을 자각하는 것은 장해가 진행되었을 때이나, 소음에 노출된 지 얼마 되지 않은 초기에는 난청을 자각하지 못하지만 청력검사를 하면 청각역치의 상승, 특히 고음역에서의 청력저하를 아는 때가 많다. 청력저하는 대부분 양측성이지만 소음이 편측의 귀에 강하게 노출되었을 때는 좌우의 청력 차이가 많이 나타날 수 있다. 이러한 비대칭적인 청력역치 저하는 사격이나 군대 시절 총성 및 폭격음에 노출된 과거력이 있는 경우와 한쪽으로 편중된 작업공구의 소음 노출로 인해 발생할 수 있다.

2) 이명

이명은 외부의 청각 자극 없이 소리를 의식적으로 인식하는 것으로, 종종 울리거나 윙윙거리는 소리로 경험한다. 이명은 일반적으로 자가보고되며 주로 주관적이다. 이명은 난청과 동반되는 예가 많아 난청과 함께 신체적 장애를 유발할 수 있으며, 특히 소음 작업 근로자에서 향후 발생할 수 있는 신체장애의 경고 증상이 될 수 있다.

이명의 정확한 메커니즘은 아직 활발한 연구 분야로 남아 있지만, 달팽이관의 구심성 상실이 중요한 역할을 하는 것으로 생각된다. 구심성 장애로 이어지는 달팽이관 손상의 가장 흔한 원인은 환경소음 과다 노출이다. 달팽이관이 소음에 노출되면 기계적 압력이 개막에 전위를 일으켜 전정와우신경의 자극을 증진시키기 때문이라 한다. 소음성 난청과 유사하게, 청각피질의 신경 염증도 이명에 기여할 수 있으며, 쥐 모델에서 입증된 전염증성 사이토카인 및 소교세포 활성화가 증가한다.

청력손실은 이명 환자의 약 60%에서 나타나며, 이는 유해한 소음 노출 후 유사한 병리학적 과정을 암시한다. 소음에 노출된 피험자의 이명과 청력손실 사이의 다양성은 소음 노출의 지속 시간과 강도에 대한 달팽이관 및 중추 구성요소의 차별적 취약성으로 인해 발생할 수 있다.

소음성 난청을 가진 환자의 이명은 주로 양측성이며, 이명 발생 및 중증도와 관련하여 양이의 차이는 없으며, 이명 발생률과 청력손실 정도와는 직접적인 관련성을 보이지 않으나, 충격소음에 노출된 경우 이명 발생률이 더 높았다(Alberti, 1987). 청각도상 고음점경형, 4,000 또는 6,000Hz에서 전형적인 청력손실을 보이며, 객관적인 청각검사(고막운동성계측, 뇌간유발반응검사 등) 결과 와우성 난청이 대부분을 차지한다. 고음역의 난청 혹은 C5-dip을 보인 경우는 난청 주파수와 이명 주파수의 일치도가 높게 나타나고(최대청력손실을 보이는 주파수보다 낮은 음조에서 이명 주파수를 보임), 이명도상 dip 유형(the high-pitched tone obliquely dip type and the dip)을 보인다. 대부분 집중력 장애, 불면증, 낮은 어음 판별력을 보인다(Axelsson과 Sandh, 1985). 이명 주파수와 소음성 난청과의 관련성에 대해서 1,000Hz 이하의 이명 주파수는 소음에 의한 이명에서는 보이지 않으며, 이는 다른 원인에 의한 청력손실의 존재를 나타내며 직업병으로서의 이명으로 고려하지 않아야 한다고 보고하고 있다(Negri와 Schorn, 1991).

Fujitani(1990)는 소음성 난청자의 이명 검사 결과, 구체적인 몇 가지 특성을 보고하고 있다. 첫째, 이명이 양측성으로 나타나며, 둘째로 pitch match 검사상 81%에서 4kHz 이상의 이명 주파수 특성을 보이고, 평균 이명 주파수는 5,500Hz였으며 최대청력손실을 보이는 주파수보다 낮은 음조에서 이명 주파수를 보였으며, 셋째로 loudness balance 검사상 86%에서 이명의 강도가 5dB을 넘지 않았다. 넷째로 이명의 자각적 표현 검사상 의성어로 표현되는 여러 유형의 소음으로 구성되어 있으며, 다섯째로 이명도상 dip 유형(the high-pitched tone obliquely dip type and the dip type)이 80%였다.

일반적으로 소음 노출 근로자의 소음성 난청에는 주의를 갖고 있지만 이명에 대해서는 관심이 덜한 편이나 이와 같이 소음 노출과 이명의 관련성이 큰 만큼 청력보존 프로그램에 이명 발생 가능성의 환기를 요한다고 볼 수 있다.

3) 전정기능 장해

음향외상은 전정질환을 발생할 수 있는 소지를 미로에 남게 한다고 생각하고 있다. 전정계는 각각 중력과 수평 및 수직 평면 움직임을 감지하는 난형낭과 구형낭, 그리고 세 개의 수직 반고리관으로 구성된다. 전정시스템의 주요 기능은 시선과 자세 안정성을 유지하고 머리 위치와 공간적 방향을 알려주는 것인데, 이는 균형에 중요하다.

전정미로(vestibular labyrinth)는 청각시스템에 근접하여 상호 연결되어 있으며, 전정시스템의 체액은 달팽이관과 어느 정도 개통성을 가지고 있다. 달팽이관과 전정 유모세포는 유사한 미세구조를 가지고 있다. 균형과 청각수용체는 막성 미로와 공통 동맥 혈액공급을 공유한다. 이러한 요인은 소음성 난청과 동시에 전정 외상의 가능성을 증가시킨다. 달팽이관과 유사하게, 소음에 의한 전정 말단기관 손상은 직접적인 기계적 파괴, 감각 변성을 통한 대사부전, 흥분독성 및 자유라디칼 손상을 통해 발생할 수 있다. 실제로, 신경생리학적 연구에 따르면 달팽이관과 유사하게 전정기관, 특히 구형낭과 난형낭이 소음에 취약한 것으로 나타났다. 여러 연구에서 소음성 난청과 전정기능 장애 또는 현기증, 진동 시 자세 불안정 및 운동 불내증과 같은 균형장애 사이의 연관성이 보고되었다.

신경생리학적 연구에서는 전정유발근전위(VEMP)를 통해 전정계에 대한 소음의 영향을 측정하였다. 전정구심성은 공기전도 또는 골전도 진동에 반응하여 짧은 대기 시간의 근원성 전위인 VEMP를 발생시킨다. 양측 비대칭 청력손실이 있는 43명의 군인에 대한 단면 관찰연구는 소음성 난청의 중증도가 경추 VEMP와 연관되어 있음을 발견했으며, 이는 구형낭경부(sacculocollic) 경로가 소음 손상에 취약함을 시사한다(Akin 등, 2012).

연구에 따르면 강한 소음에 잠깐 노출되거나, 중등도 이상의 저주파 연속음에 지속적으로 노출되면 전정기능의 손상이 발생할 수 있다. 258명의 군인을 대상으로 한 연구에서는 강렬한 소음 노출로 인한 전정기능 손상이 비대칭 소음성 난청과 상관관계가 있음을 발견하였다. 추가적으로, 전정기능 장애의 증상은 비대칭 청력손실의 21%에 비해 대칭적 청력손실을 가진 개인의 11.2%에서 관찰되었으며, 이는 대칭 진행성 손상에 대한 전정시스템의 보상에 기인할 수 있다(Golz 등, 2001). 또한 청력손실 수준이 높은 개인(순음청력검사 [PTA] >40dB)은 소음성 난청이 없는 개인보다 전정검사 결과가 더 비정상적이고 이 중 작업수행능력이 더 나빴다(Soylemez와 Mujdeci, 2020).

3

...

직업성 난청[1]

직업성 난청은 근로자가 종사한 업무와 노출되는 환경으로 인해 난청이 발생한 것으로 그 정도는 경도에서 심지어 전농이 발생할 수 있고, 난청의 유형은 전음성, 감각신경성 그리고 혼합성 난청의 모든 형태가 가능하다. 산업장 근로자는 근로자 특수건강진단에서의 소음성 난청 유소견자와 산업재해보상보험법의 업무상질병으로서 소음성 난청의 전형적인 사례만이 아니라 비전형적인 소음성 난청과 기타 다양한 직업성 난청의 문제에 직면할 수 있다.

직업성 난청의 경우에는 양측성으로 오는 것이 일반적이지만 일측성으로 올 수도 있다. 원인에 따라서는 소음성 난청이 가장 대표적이나 그 외 주로 중추신경독성의 특성을 갖는 여러 산업화학물질에 의한 이독성 난청, 음향외상성 난청, 이상기압으로 인한 난청, 외상성 난청으로 분류할 수 있다. 그리고 노출 소음수준, 발생시점과 관련하여 소음이 원인으로 추정되는 돌발성 난청을 들 수 있다.

직업성 전음성 난청으로 외이도의 이물질, 두부의 외상, 폭발, 날카로운 물체나 금속조각 또는 불꽃(metal spark)으로 인한 고막천공을 들 수 있으며, 감각신경성 난청으로 지속적인 소음 노출로 인한 소음성 난청, 외상 또는 압력손상 등으로 인한 내이, 정원창막의 파

---

1 「김규상. 산업청각학과 직업성 난청. Korean J Audiol 2003; 7(1): 3-14.」의 내용과 관련 자료(그림)를 보완하고 사례「김규상, 정태기. 용접 불꽃에 의한 고막 천공 증례. 대한산업의학회지 1999; 11(1): 113-8.」을 추가하였음.

열 및 외임파 누공, 음향외상, 이독성 물질로 인한 난청을 들 수 있다.

현재 청력손실에 관해 업무상재해/업무상질병으로 인정되고 있는 것은 ① 외상에 의해 발생하는 급성 재해성 난청, ② 갑자기 큰 소음에 노출되어 발생되는 급성 음향외상성 난청과, ③ 장기간 소음에 노출되는 소음성 난청이 있다. 귀의 외상성 손상은 음압이 120dB 이상의 소음에서는 청각기관에 고통을 느끼게 하며 물리적 외상을 줄 수 있다. 귀의 외상성 재해는 폭발음이나 두부외상으로 인한 청력손실을 말하며, 미국의 경우 모든 주에서 산재보험법에 의해 보상되고 있다. 또한 일본에서는 장기간 소음에 노출되다가 갑자기 청력손실이 오는 소음성 돌발성 난청을 인정하고 있기도 하다.

주요 직업성 난청으로 소음성 난청 이외에 널리 알려지지 않은 ① 여러 가지 산업화학물질에 의한 이독성 난청, ② 음향외상성 난청, ③ 외상성 난청, ④ 이상기압에 의한 난청, ⑤ 진동에 의한 난청, 그리고 ⑥ 이 외에 소음으로 추정되는 돌발성 난청을 중심으로 원인, 기전과 난청의 특성을 기술한다.

가. 산업화학물질에 의한 난청

이독성 난청은 치료약물에 의한 경우와 산업용으로 사용되고 있는 여러 가지 화학물질에 의해서 발생할 수 있다. 이독성 약물들은 내이의 구조물 중 특히 청각과 평형기능을 관장하는 말초감각세포나 신경세포 또는 중추신경에 기능적 장해를 초래하거나 손상을 야기하기도 한다. 대부분의 이독성 난청은 독성물질에 의한 유모세포의 손상과 미로의 항상성 기전이 파괴되어 발생한다.

특정 약물들은 선택적 이독성을 가지고 있고 와우나 전정기관에 가역적 혹은 비가역적 변화를 준다. 일반적으로 와우 증상인 이명이 난청보다 먼저 출현하여 더 이상의 심한 내이 손상을 방지할 수 있다. 현훈은 항생제가 전정계를 우선적으로 침범하는 경우에서 발생한다. 가역적인 이독성을 초래하는 약제로는 이뇨제(loop diuretics)와 살리실산 제제(salicylate, nonsteroidal antiinflammatory drugs, NSAID)가 대표적인 약물이며, 비가역적인 이독성을 야기시키는 약제로는 아미노글리코사이드계 약물과 항암제가 대표적인 약물이다.

작업장에서의 산업화학물질에 노출되어 나타나는 청력손실은 다양하고 복합적이며 또한 논란이 있다. 최근에 동물실험 연구만이 아니라 화학물질에 노출된 인간에 대한 청각학적 영향을 밝혀내고 있다. 청력손실을 가져올 수 있는 산업용 이독성 물질로는 다음과 같은 것이 보고되고 있다. 중금속으로는 비소(Bencko와 Symon, 1977), 코발트, 납(Forst 등, 1997), 리튬, 메틸수은(Wassick과 Yonovitz, 1985), 카드뮴, 망간 등이 있고, 화학물질로는 시안화합물, 벤젠, 아닐린 염료, 요오드, 일산화탄소(Young 등, 1987), 이황화탄소(Morata, 1989), 트리클로로에틸렌(Crofton과 Zhao, 1997), 크실렌, 톨루엔, 스타일렌(Sass-Kortsak 등, 1995), 헥산, 디메틸설폭사이드, 사염화탄소 등이 있다(Rybak, 1992).

수은중독의 경우에 Hunter-Russell 증후군과 미나마타병으로 진단되어 발견되었고, 청각장애와 관련하여 청력손실이 초기에는 와우, 말기에는 후미로성 병변에 의해 진행 발전된다. 일산화탄소는 소음과는 상승적으로 작용하여 난청을 일으키는 가장 명확한 물질이다. 일산화탄소와 소음에 대한 동시 노출은 단독노출의 합보다 더 큰 영구적 난청을 유발하고, 무산소증은 소음성 난청을 악화한다. 이와 같은 산업화학물질에 의한 이독성 난청의 특징적인 증상으로 고음역의 청력손실, 이명 및 전정기능장애가 있다. 이독성 위험에 영향을 미치는 소인으로는 용량, 신독성, 임신, 약물의 상승효과 작용, 유전적 소인, 소음 노출, 연령, 성과 과거의 청력손실 등이 있다(D'Alonzo와 Cantor, 1983).

동물실험상 병리조직학적 연구와 뇌간유발반응에서 톨루엔은 와우각(Johnson 등, 1988), 노말헥산은 중추 청신경 경로(Rebert 등, 1982)에 주로 영향을 미치는 것으로 나타났다. 톨루엔에 노출된 쥐에서 영구적인 고음 청력손실과 와우각 기저부의 유모세포의 손상을 보였고, 특히 어린 쥐에서 어른 쥐보다 더 심한 영향을 받은 것으로 나타났다(Pryor 등, 1983; Pryor 등, 1984). 즉, 유기용제가 감각세포와 와우신경말단에 손상을 줄 수 있다는 데 대한 논의가 있었다. 유기용제와 관련된 효과가 뇌에 영향을 미쳐 청력에 있어서 후미로성 영향의 가능성 또한 주목되고 있다.

아래 그림은 Lataye와 Campo(1997)의 동물실험에서 톨루엔 2,000ppm에 4주간(5일/주, 6시간/일) 공기 중 노출 결과 전자현미경 사진으로서 소음성 난청처럼 와우 외유모세포의 손상을 특징적으로 보여주고 있다(그림 24).

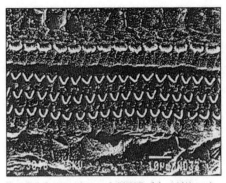
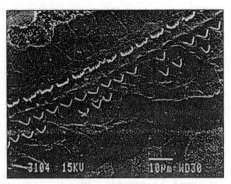

Scanning electron micrograph (X1000) of the 16 kHz region of the organ of Corti (OC) from a control rat.

Scanning electron micrograph (X1200) of the 16 kHz region of OC from a toluene-treated rat.

그림 24. 톨루엔 흡입 노출에 따른 청각 영향(Lataye와 Campo, 1997)

소음과 더불어 톨루엔, 에틸아세테이트, 에탄올 등의 혼합용제에 노출되는 그라비아 인쇄공장 근로자를 대상으로 한 Morata 등(1997)의 연구에서 나이와 톨루엔 노출의 생물학적 지표인 마뇨산만이 청력손실에 영향을 미치는 요인으로 나타나 톨루엔이 청각계에 영향을 미치는 독성을 가지고 있는 것을 시사하고 있다. 비노출군, 소음 노출군, 소음 및 톨루엔 노출군, 혼합 유기용제 노출군으로 분류하여 청력에 미치는 영향을 조사한 결과에서 비노출군에 비해 소음 노출군의 위험비가 4, 유기용제 노출군이 5, 소음과 톨루엔 노출군이 11이었다(Morata 등, 1993). 이는 유기용제가 청각계에 독성을 가짐을 보이고 있으며, 중추청신경로에 소음과 유기용제의 상호작용으로 영향을 미침을 시사하고 있다. 우리나라 신혜련 등(1997)의 연구에서도 톨루엔, 메틸에틸케톤, 메틸이소부틸케톤 등 혼합유기용제에 노출된 비디오테이프 제조공장 근로자에 대한 청력검사 결과 비노출군에 비해 기도 골도 청력 모두에서 평균 청력역치가 더 높게 나타났음을 보고하고 있다.

급성으로 납에 노출된 근로자는 현훈과 심한 난청을 경험하며 특히 고주파수에서, 노출 기간이 긴 근로자에게서 청력손실의 정도가 더 크다. 혈액에서 납이 검출되며, 일반적으로 납 농도의 증가에 따라 500Hz, 1, 2, 4kHz의 청력역치가 증가되었다. 납중독은 난청뿐만 아니라 아동의 걷기, 말하기, 행동에도 영향을 준다고 밝혀졌다. 또 중금속 중 혈중 납 농도와 4,000Hz 청력역치의 상관성을 통해 소음 노출과 납의 상호작용을 보고(Forst 등, 1997)하거나 혈중 납 농도와 아동기/청소년기의 청력역치의 상관성을 보고(Schwartz와 Otto, 1987)하고 있다. 그림 25는 14~19세의 4,519명의 NHANES II 자료를 이용하여 청소년

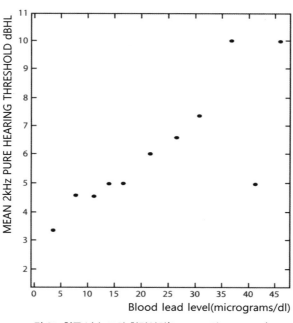

그림 25. 혈중 납 농도와 청력역치(Schwartz와 Otto, 1987)

의 2kHz 청력역치와 혈중 납 농도와의 관계를 본 결과로 용량-반응관계를 뚜렷하게 보여주고 있다.

이와 같이 유기용제와 소음의 청력에 대한 복합작용은 노출기준 미만이라도 충분히 고려되어야 함을 보이고, 난청 예방 프로그램이 전환점에 위치함을 시사한다. 미국산업위생사협회(American Conference of Governmental Industrial Hygienists, ACGIH)는 현재의 화학물질 노출기준이 소음과 복합노출로 소음성 난청을 강화할 가능성을 최소화하는 데 적정한지 검토하고 있으며, 톨루엔, 납, 망간 등의 이독성 화학물질과 소음에 복합 노출되는 근로자에 대한 주기적인 청각학적 검사를 권고하고 있다(ACGIH, 1999).

이전의 중공업 등의 소음 작업장이 컴퓨터 및 고도 기술산업으로 전환되어 가는 시점에서 화학물질은 청력장애의 주요인으로서 소음을 대체할지 모른다. 또한 고령의 산업장 근로자들은 특히 이독성 물질에 더 취약하다는 점에서 지금까지의 소음의 청력에 대한 집단검진에도 주의를 요한다고 볼 수 있다. 이전에 실제적인 주의를 주지 못하였지만 최근 소음과 상호작용 하거나 산업화학물질 노출이 청력에 영향을 미친다는 보고가 많다. 소음과 화학물질에 노출되는 근로자의 규모와 작업장에서 쓰이는 다양한 유해화학물질로 말미암아 우리의 주의를 요한다. 특히 물리적 요인과 화학물질의 복합 노출에 대한 기준이 없는 마당에 이에 대한 연구의 필요성은 크다 할 것이다.

나. 음향외상성 난청

1957년 Davis는 소음으로 인한 청력장애의 형태를 일시적 난청(temporary threshold shift)과 소음에 오랫동안 노출되어 초래되는 지속성 청력장애, 즉 소음성 난청 및 강대음에 단시간 또는 순간적으로 노출되어 유발되는 음향외상성 청력장애의 세 가지로 분류하고 있다. 음향외상성 난청에 대한 연구는 1907년 Wittmaack에 의해서 병리학적으로 다루어져 구체화되기 시작하여 소음성 난청의 연구와 더불어 계속 그 기전을 밝히고자 노력하고 있다.

음향외상성 난청의 주소는 주로 난청, 이루, 이통, 이명, 현훈이 대부분이며 이루는 고막이 천공된 예에서 이통은 외이도 열상이나 이부 파편상을 입어 이차감염된 예에서 많이 나타난다.

음향외상성 난청은 강대음에 노출되었다고 모든 사람이 난청을 일으키는 것이 아니라 음향외상을 일으킬 만한 소음의 물리성상, 즉 소음의 유해도와 개개인의 수상성 등의 개체 요인에 의해서 청력장애의 출현이 좌우된다. 첫째, 고주파음역의 소음이 저주파음역의 것보다 더욱 유해하고, 둘째, 소음의 강도가 클수록 청력장애는 더욱 심하고 그리고 빨리 유발되며, 셋째, 음에 노출되는 시간의 장단(즉, 소음 환경하의 일일 노출 시간)이 난청의 밀접한 요인의 하나가 되며, 넷째, 소음의 리듬에 따라 유해도가 상이하며, 다섯째, 작업장의 구조 및 재료에 따라 소음이 청기에 미치는 영향이 다르고, 여섯째, 난청의 발병은 개개인의 수상성에 의해서 영향을 받으며, 일곱째, 소음에 처음 노출되는 시기가 40세 이후일 때 일반적으로 더욱 수상되기 쉽고, 여덟째, 이질환의 기왕력을 가진 사람은 난청을 일으킬 소인이 농후하다(박순일 등, 1978).

청력장애는 산업장의 직업적인 위해요인뿐만이 아니라 군에서의 충격 소음 노출이 중요한 역할을 한다. 군복무 시 사격 및 포격 훈련에 의한 소음 노출력이 청력에 미치는 영향에 관해서는 외국에서 많은 연구가 있어 왔다.

급성 음향외상은 젊은 신병에서 주요한 문제이다. 급성 음향외상은 군에서 사격 등의 강력한 충격음으로 내이에 기계적인 손상이나 대사장애에 기인하다. Labarere 등(2000)의 연구에서는 사격 등 충격소음에 기인한 와우 손상의 음향외상성 난청이 많았으며, 발병빈도는 10만 명당 156명이었다. 신병과 31세 이하의 군인에서 빈도가 더 높았으며, 음향외상 난청 발생 시 57%는 청력보호구를 착용하고 있었다. 급성 음향외상 발생 시 노출되는 사격/폭발음의 노출 수, 원인인 화기로부터 상해 측 귀까지의 거리 및 청력보호구의 착용 등에 초점을 맞춘 Savolainen과 Lehtomaki(1997)의 전향적 연구에서는 87%가 전투훈련 기간 동안 발생하고, 41%가 단발의 발포 또는 폭발 충격음에 기인하며, 92%가 2m 이내의 거리에서 발생하고, 14%가 청력보호구를 착용한 상태에서도 발생-그러나 3분의 1이 착용상태가 불량했거나 안전수칙을 무시하여 충분하게 보호되지 않음-하였음을 보고하고 있다. Ylikoski(1989)의 군복무 시 사격으로 인해 급성 음향외상을 경험한 361명의 핀란드 신병에 대한 연구 결과에서는 대부분 청력보호구를 착용하지 않고 개인용화기(hand-held weapon)로 사격 시 발생(50%)하고, 25%가 대전차화기(antitank guns), 12%가 대포, 10%는 폭발에 의하였다. 22명(6%)에서 고막천공을 동반하였으며, 6kHz에서 가장 큰 청력손실을 보이며 그다음 8kHz, 4kHz의 순으로 진행하였다. 청력손실 유형으로 편평형(flat type)이 20%, 점강형(rising type; low-tone loss)은 약 5%였다. Temmel(1999)의 연구에서는 급성 음향외상의 75% 이상이 2kHz 이상의 고음역 청력손실을 보이고, 청력손실 정도는 화기의 종류, 발포 수와 청력보호구의 착용과는 독립적으로 영향을 미쳤으며, 일측 방향의 소음 노출 때문에 청력손실은 양이가 불균형하나, 이명은 양측성을 보였다. 급성 음향외상의 결과로 대부분 청력손실과 함께 이명을 동반하였으며, 6.2%에서 이명만을 호소하였다. 이명은 청력손실과 더불어 급성 음향외상의 중요한 증상으로서 보고하고 있다. Ylikoski와 Ylikoski(1994)도 청력손실과 함께 이명을 거론하고 있다. 32%에서 이명을 경험하고, 17%는 계속 이명이 있으며, 이명은 청력손실이 심한 자에서 특히 대부분 나타났다.

이와 같이 군 경력과 관련한 청력손실의 특성을 문헌을 통해 정리해 보면, 음향외상성 난청, 초기의 고음역(특히 6~8kHz)의 청력손실, 좌우 청력의 불일치, 와우와 중추청신경로에 영향을 미친 감각신경성 난청, 평균 청력역치 평가에 따르면 초기의 경도 난청을 보이고, 군 병과와 밀접하게 관련이 있으며, 청력보호구는 난청 예방에 큰 영향을 미치지 못함을 알 수 있다. 그리고 이명을 동반하는 경우가 많음을 알 수 있다.

다. 외상성 고막천공 및 이소골연쇄 단절

외상에 의한 난청은 두부외상, 고막을 통한 직접적인 손상 등 여러 가지 원인에 의해 초래될 수 있으며, 주로 중이, 즉 고막천공과 이소골연쇄의 단절을 일으키는 전음성 난청의 특성을 보인다.

외상성 고막천공과 이소골연쇄 단절의 원인으로는 두부외상, 폭발, 외이도의 세척, 유양동 삭개술 등 여러 가지가 있으나, 대부분의 저자들은 두부외상이 가장 흔한 원인이라고 한다(장선오 등, 1993).

두부외상은 오늘날 자동차 사고 이외 산업재해에서 중대사고(추락 등)로 수상의 위험이 높은 부상이다. 두부는 신체에서 가장 가동성이 많은 부위이고 따라서 중대사고 시 두부의 손상이 많이 동반된다. 두부가 손상될 때, 귀는 가장 흔히 손상받는 감각기관으로, 1956년 Thorburn에 의해 최초로 생체에서 두부외상으로 인한 이소골연쇄의 단절이 발표된 이후, 두부손상 후 이소골연쇄의 단절로 인한 전음성 난청에 관한 관심이 집중되어 왔다.

외상성 고막천공은 개달성과 직달성으로 나누며, 개달성 외상은 구타, 운동, 교통사고, 폭발사고 등으로 외이도의 급격한 기압상승에 의하며, 직달성 외상은 귀이개, 머리핀, 성냥 등으로 귀를 후비다가 과오로 고막을 찔러서 발생한 경우 등이 있다. 손상을 받은 직후에는 이명, 난청이 있고 심할 때는 이통이 있다. 특히, 두부외상의 경우, 귀는 가장 흔히 손상받는 감각기관으로 이소골 탈구 및 골절, 고막파열 및 중이강, 유양동의 혈종, 청각신경의 손상, 현훈 등을 유발시키며, 내이 손상 또는 청신경 손상으로 감각신경성 난청이 올 수 있지만 흔히 전음성 난청이 동반되어 나타난다. 외상성 고막천공은 적절한 치료로 대부분 고막의 재생과 정상 청력을 회복하게 되나 간혹 청력장애는 물론 중이염의 잦은 재발 및 진주종 형성의 가능성이 임상적인 문제로 야기되기도 한다(이승주 등, 1990).

두부외상 시 두부에 가해진 충격이 중이 전체에 영향을 주고, 이것은 이소골연쇄의 이상, 고막의 파열 등을 유발한다. 그 기전은 두개골 진탕으로 인한 이소골연쇄의 순간적인 분리 또는 약화, 충격이 가해질 때 관성으로 인한 이소골연쇄의 와해, 중이 내 근육의 순간적인 강축으로 인한 힘, 충격으로 인한 서로 다른 두 회전축이 만나는 침등관절의 뒤틀림 등을 들 수 있다.

이소골연쇄 이상의 가장 특징적인 증후는 전음성 난청이다. 난청의 정도는 이소골연쇄 단절의 양상과 고막상태에 따라 20dB에서 50dB까지 다양하다(이승주 등, 1990; 장철호와 강금위, 1997). 두부외상의 경우 Hough와 Stuart는 흔히 나타나는 증상 및 증후로 의식의 상실, 혈액성 이루, 난청의 3요소를 강조했다. 와우계의 증상으로는 감각신경성 난청, 이명, 현훈 등이 올 수 있으며 이들은 주로 측두골의 횡골절에서 많이 나타난다. 그러나 이명은 와우의 이상뿐만 아니라 순수한 중이의 이상에서도 나타날 수 있으며, 순수한 감각신경성 난청은 보통 와우의 병변을 시사한다.

고막을 통한 직접적인 외상의 경우 특징적인 초기 소견을 보여, 고막의 후상부에 특징적인 외상성 천공의 소견을 보이며, 천공을 막았을 때도 천공이 좋아지지 않는다. 반면 두부외상에 동반된 중이 손상의 경우 진찰소견은 일정하지 않다. 고막은 정상일 수도 있고, 혹은 골절선이 연장되어 고막륜이 찢어지기도 한다.

외상성 천공은 만성 중이염에 의한 천공과는 감별을 요한다. 외상성 천공은 천공의 형상이 방추형, 반원형, 삼각형 등 예리한 천공연을 보이며 출혈이나 혈괴가 있고 천공을 통해 본 고실점막은 창백하여 정상적인 점막 소견인 것을 볼 수 있다. 그러나 시일이 경과된 후의 고막 손상은 천공연이 둥글게 무디어지고 이통도 없어지게 되어 만성 중이염의 소견과 감별이 곤란할 때가 있다(노관택, 1995).

직업적 원인에 의한 이손상은 용접공에서도 간혹 일어난다. 용접작업 중 용접불꽃의 화상으로 인한 고막 및 중이장애는 매우 드물지만 1953년 Beselin에 의해 보고된 이래 Griffin과 Alberti(1977), Frankiel과 Alberti(1977), Stage와 Vinding(1986), Lukan(1991) 등 외국에서의 보고와 국내에서 김규상과 정태기(1999)의 보고가 있다.

용접공에서의 이손상의 위험은 좁은 공간에서 머리 위로 작업을 하거나 다른 용접공과 인접하여 작업을 하는 경우에서 거의 대부분 발생한다. 이와 같은 장애는 주로 제강, 고로, 주조, 압연작업 시에 용해된 금속의 불꽃과 용접작업에 주로 기인한다. 용접작업 중 발생한 용접불꽃 또는 용해금속으로 인한 이손상의 위험은 크지 않지만 그 영향은 심각할 수 있다. 거의 대부분 어떤 특정한 작업자세에서 용해된 금속이 외이도를 통과하여 고막에 닿아 화상을 일으킨다. 화상을 입은 조직은 열응고에 의한 괴사와 조직 내 혈관의 손실이 있다. 또한 금속물질이 고막과 중이강에 이물질로 남아 있거나 또는 드물게 내이의 외상성 열성파괴와 안면신경마비(Frenkiel과 Alberti, 1977; Panosian과 Dutcher, 1994)를 일으키기도 한다. 화상, 고막천공과 만성 이루가 가장 잘 나타나는 건강영향이다(Fisher와 Gardiner, 1991). 직업적 이손상의 정확한 발생률은 알려져 있지 않으며, 아마 과장되었겠지만 Mobius(1964)의 용접공에 대한 후향성 연구에서 28%에 이를 만큼 높았다(Stage와 Vinding, 1986 재인용). Mertens 등(1991)은 용접으로 인한 이손상 중 12%에서 직접적인 내이의 손상을 보고하고 있다.

고막천공은 용접작업 시의 용접불꽃으로 인해 외이도를 통해 고막과 접촉하여 순간적으로 일어나며 천공은 대체적으로 크다(Kaufman, 1971). 그러나 반드시 손상 후 곧바로 고막의 천공이 일어나지 않는다. 화상을 입은 조직은 손상 2주 후에 괴사하기 시작한다. 이 시기로부터 4~6일째에 고막천공의 크기가 명확해진다(Lukan, 1991). 이러한 부식작용 때문에 천천히 치유되며 감염되기 쉽다. 천공의 치유과정은 2차적인 감염으로 인하여 매우 복잡하며, 외상성 천공과는 달리 고막의 자연적 치유가 어렵다고 한다. Hough(1973)는 2차적 감염이 85%에 이른다고 하였다.

무균하에서는 고막천공의 완전한 자연적 치유가 이루어지며, 천공의 크기에 따라 치유기간이 다르다(McIntire와 Benitz, 1970). Smallman 등(1988)은 기계적 또는 열성 손상으로 인한 외상성의 작은 천공은 치유기간에 있어서의 어떠한 차이도 발견하지 못했다. Singh와 Ahluwalia(1968)는 고막의 3분의 1 이하의 천공 시에는 90%에서 자연적으로 치유된 반면, 3분의 1 이상의 천공 시에는 20%만이 자연적으로 치유되었다.

Griffin(1979)에 의하면 조기 수술적 치료가 좋은 결과를 가져오지는 않으며, 오랜 기간의 보존적인 치료가 고막천공 결손 부위의 자연적 폐쇄를 가져온다고 한다. 수술적 치료는 손상 12주 내에는 권고되지 않으며, 열성 손상 시 보존적인 치료가 더 선호된다. 반면에 보존적인 치료와 조기 수술적 치료에도 불구하고 열손상 후 고막 손상이 커지는 경우에는 고실성형술이 요구된다. 그러나 그럼에도 불구하고 다른 원인에 의한 고막 손상 시의 고실성형술에 비해 천공의 흔적과 재발의 가능성은 높다. 이는 화상에 의한 광범위한 상처에 의해 영양공급에 장애가 생기기 때문이다(Mertens 등, 1991).

청력검사는 가장 중요한 진단방법으로 순수한 전음성 난청 또는 혼합성 난청 등이 있을 때 적절한 병력 청취와 고막소견 등과 함께 수상 부위 쪽에 난청이 국한되어 있고, 난청이 계속 지속될 경우 이소골연쇄의 이상을 의심할 수 있다. 고막운동성 계측에 의한 비정상적으로 가동적인 고막(Ad형)의 관찰은 이소골연쇄 단절의 특징적인 소견이다. 그러나 고막천공이 있는 경우 고막의 운동성 계측에 의한 tympanogram 소견에서 이소골연쇄 이상의 의의가 없고, 이소골이 아탈구 되었거나 이소골연쇄 단절 상태를 나타내는 전형적인 Ad형 소견이 나타나지 않기 때문에 큰 도움이 되지 않는다고 장선오 등(1993)은 보고하였다.

외상성 이소골연쇄 단절의 진단은 먼저 확실한 외상의 병력이 있어야 한다. 이에는 두부외상, 고막을 통한 직접적인 손상, 폭발로 인한 손상, 혹은 유양동 삭개술의 과거력 등이 포함되고 여기에 전형적인 증상 및 징후, 검사 소견, 방사선 소견 등을 참고로 하여 진단을 내릴 수가 있다. 그러나 이상의 방법만으로는 확진이 어려워 이소골연쇄의 이상이 의심되면 즉시 시험적 고실개방술을 시행하여 중이 내의 병변을 확인하고 이를 교정해 주어야 한다.

용접작업 중 이 손상의 위험성은 일반적으로 올바르게 인식되어 있지 못하고, 또한 용접용 안보호구는 귀를 보호하지 못한다. 따라서 용접공에서는 눈만이 아니라 귀 또한 방호되어야 한다. 이는 귀마개 등의 청력보호구 착용으로 소음성 난청뿐만이 아니라 이와 같은 용접불꽃에 의한 중이, 중이강 및 내이의 손상을 예방할 수 있다.

라. 압력손상(barotrauma)에 의한 이질환

최근 스포츠잠수나 직업잠수의 기회가 증가하면서 잠수에 의한 신체장애의 빈도가 점차 증가하고 있다. 기압의 변화로 인한 감압병, 공기색전증 등은 심각하나 다행히 드물게 발생하고 있다. 그러나 심각성에 있어서는 덜하나 가장 발생 빈도가 높은 의학적 문제는 중이, 부비강 등 이비인후과 영역의 압력 변화에 의한 개체조직의 손상(barotrauma)이다.

압력손상은 주위압이 증가되는 하강 시나 주위압이 감소되는 상승 시에 Boyle의 법칙에 의한 기체의 변화에 인체가 적응치 못하여 야기되는 것이다. Neblett(1985)는 압력손상을 주위환경압의 변화에 따른 신체공기공간 내 기체부피 변화의 결과로 인체조직 내에 손상이 오는 것이라 정의하고 있다. 압력손상은 압력의 변화 양상에 따라 압착(squeeze)과 역압착(reverse block, expansion injury) 두 가지로 나눌 수 있는데, 이과적 압력손상은 외이, 중이, 내이, 안면신경 등에 단독 또는 동시에 발생할 수 있으며 부위에 따라 압착 또는 역압착의 형태로 나타날 수 있다(Bove와 Davis, 1990).

외이의 압력손상은 외이도와 주위압의 압력차가 150mmHg, 즉 수심 1.97m에서도 외이도 압착의 증상이 생길 수 있다(Edmonds, 1985). 외이도의 압력손상 시 주증상은 이통이고 편측 외이도 압착만 있을 때는 양쪽 귀의 온도자극 불균형으로 현훈도 생길 수 있다. 진찰소견상 외이도나 고막의 충혈, 출혈, 수포 형성 등이 보이며 심하면 고막파열도 올 수 있다. 중이의 균압생리와 압력손상의 기전은 수중으로 하강 시 주위압은 수압에 의해 상승되며 중이강 내의 압력은 상대적 음압상태가 되어 균압이 필요한데 이때 구씨관은 자동으로 개방되지 않기 때문이다.

중이 압력손상의 원인으로서는 구씨관을 통한 중이강의 균압이 안 되는 조건에 의해 올 수 있는데, 의학적 원인으로는 구씨관 기능장해, 상기도 감염, 알레르기성 비염, 비폐색이 심한 비용, 비중격만곡증, 급성 화농성 중이염, 급성 삼출성 중이염 등이 주원인이고, 다이버의 기술적인 원인으로는 하강 및 상승 속도를 너무 빨리하였을 때, 또 하강 시에 도립상태로 하강하는 경우에 혈관충혈에 의해 균압에 문제가 되어 중이의 압력손상이 올 수 있다. 중이의 압력손상은 거의 대부분 하강이나 상승 시에 압박감과 이충만감을 느끼고 이통, 난청, 출혈, 현훈 등의 증상을 동반한다.

진찰소견상 이경검사로 고막의 함몰과 발적, 충혈, 출혈을 볼 수 있고 운동이경검사에서 고막의 운동성이 저하되어 있다. 내이의 압력손상은 빈도가 높지 않으며, 고압과 감각신경성 난청의 연관관계는 논란의 대상이 되고 있다. 지금까지 알려진 내이 압력손상의 주된 기전으로는 정원창, 난원창의 누공, 내이막파열, 내이출혈 등이 단독 또는 동반되어 발생할 수 있다. 내이 압력손상의 증상으로는 전형적인 내이 증상인 감각신경성 난청, 이명, 현훈이 나타나고 중이의 압력손상이 동반되는 경우 혼합성 난청이 올 수 있다(Neblett, 1985).

마. 진동에 의한 난청

일반적으로 진동 수공구는 진동병을 유발하는 것으로 알려져 있다. 그러나 많은 역학적 연구에서 진동 수공구는 진동만이 아니라 소음에 의한 소음성 난청과 진동병을 유발하고 진동병 근로자군에서 유의하게 더 높은 소음성 난청을 보여, 장기간의 진동 노출이 소음성 난청을 발생시키는 데 기여하거나 청력에 소음과 더불어 복합작용 또는 상승작용을 한다. 진동의 청각에 대한 영향은 아직 완전히 규명되어 있지 않으나 진동의 말초혈관에 미치는 영향이 소음성 난청의 악화에 영향을 미치는 것으로 추정하고 있다.

소음과 진동의 동시 노출은 교감신경계에 영향을 미쳐 와우의 혈관 수축과 혈류의 감소로 청력의 일시적 난청을 야기하는 것으로 설명하고 있다. 그러나 복합 노출보다는 크지 않으나 진동 노출만으로도 이러한 교감신경계 영향을 미치지만 현재까지 진동 단독의 난청을 거의 야기하지 않는다. 따라서 소음이 청력에서 일시적 난청의 역치 증가에 더 근원적으로 작용한다고 볼 수 있으며, 소음 노출과 더불어 진동이 내이의 혈관 수축을 야기하는 교감신경계의 영향을 더 증강시키는 작용을 한다.

Kaimio 등(1970)에 의하면 쥐에서 전신진동과 소음은 평균 5dB의 청력을 증가시키고, Guignard와 Coles(1965)는 이와 같은 영향이 등골근반사의 이완에 기인하고, 4,000Hz에서 10~15dB의 감각신경성 난청을 유발한다고 하였다. Hamernik 등(1981)의 chinchilla의 실험연구에서 진동 단독으로는 일시적 난청의 영향이 없으나 소음 단독 노출과 비교하여 소음과 진동의 복합 노출의 경우에 10dB의 일시적 난청을 보고하고 있다. Zhu 등(1997)의 연구에서도 90dB(A)의 소음과 60Hz 30m/s2의 진동에 노출된 근로자들에게 행한 실험에서 진동 단독으로는 실험 전후 모든 주파수역의 청력역치의 변화가 없었다. 그러나 소음과 진동 동시에 노출하였을 때 4,000 및 6,000Hz에서 유의한 일시적 난청에 의한 역치

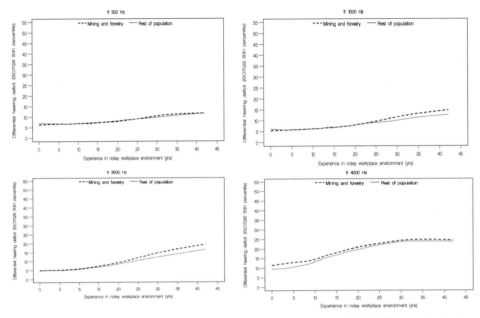

그림 26. 임업/광업 종사자의 국소진동증후군 여부에 따른 500, 1K, 2K, 4KHz 청력손실(Turcot 등, 2015)

증가를 보였으며, 소음에 의한 4,000 및 6,000Hz의 일시적 난청보다 유의하게 역치가 증가하였다.

소음과 진동의 만성 영향에 대한 연구는 그리 많지 않다. Pinter(1973)의 트랙터 운전자에서 소음 노출에 의한 감각신경성 난청의 예측보다 높은 유병률을 보였는데 이는 트랙터에 의한 전신진동으로 추정하였다. 그러나 Pyykko 등(1987)의 산림벌목공의 감각신경성 난청 발생에 대한 연구에서 노화가 15.4%의 설명력을 보여주는 가장 주요한 위험요인이었으며 진동병 여부가 5.2%로 두 번째의 위험인자이나 소음과 진동의 복합 노출에 의한 청력손실의 위험 악화는 관찰되지 않았다. 그리고 소음 노출수준이 비슷한 조선업 근로자와 산림요원 간의 충격소음 및 소음과 진동의 동시 노출 중 감각신경성 난청의 발생에 영향을 미치는 요인을 살펴본 Starck 등(1988)의 연구에서는 충격소음의 노출빈도가 높은 조선업 근로자에서 감각신경성 난청이 많았는데 이는 동일한 에너지양(수준)에서는 충격소음이 더 청력에 영향이 크다고 하였다. 이처럼 단기적인 실험연구에서는 소음과 진동의 복합 노출에 의해 더 유의하게 역치가 증가하는 일시적인 난청 영향을 보여주고 있으나, 장기적인 만성 영향과 관련해서는 일관된 결과를 보여주지는 못하고 있다.

그러나 최근 연구에서는 진동 노출과 관련되어 나타난 진동병(vibration white finger, VWF)을 보인 광업 및 산림업 근로자에서 전 주파수역(500, 1,000, 2,000, 4,000Hz)에서 뚜렷한 청력 차이를 보여주고(그림 26), 90dBA 이상의 소음에 25년 노출 시 90dBA 미만 노출군보다 2.21배, 90dBA 이상의 소음과 VWF 동반한 진동에 25년 노출 시에는 3배의 청력손실(500, 1,000, 2,000, 4,000Hz의 평균청력 30dBHL 이상)을 보였다(Turcot 등, 2015).

바. 직업성 돌발성 난청

원인 불명의 돌발성 난청은 1944년 De Kleyn이 처음으로 발표한 이후 많은 연구자들에 의해 연구되어 왔으나 그 병인과 치료를 비롯하여 정의조차 확실히 인정된 것이 없는 모호한 질환으로 이과 임상에서 드물지 않게 보는 질환이다. 이 질환은 수 시간 내지 수일 이내에 발생하는 원인 불명의 감각신경성 난청으로 Jaffe(1967)는 특별한 원인 없이 24~48 시간에 걸쳐서 빠르게 진행하는 경우라고 하였고, Willson 등(1980)에 의하면 3일 이내에 적어도 3개 이상의 연속 주파수에서 30dB 이상의 청력손실이 있는 감각신경성 난청이라 하였고, Byl(1978)은 과거에 이질환이 없던 사람에게 12시간 이내 갑자기 발생한 난청이라고 정의하였고, Anderson과 Meyerhoff(1983)는 즉석에서 발생하거나 수 시간 내지 수일에 걸쳐 발생하는 청력감소라 하였다.

발생 원인에 대해서는 확립된 정설은 없지만 바이러스 감염설과 혈관 장애설을 연관지어 설명하거나(Jaffe, 1978), 문헌 고찰을 통해 바이러스 감염과 자가면역 기전에 의해 증가하는 발생 경향을 보고하고 있다(Cole과 Jahrsdoerfer, 1988). 반면에 돌발성 난청의 정도가 연령, 전정 장애 및 혈관 질환, 당뇨, 흡연과는 독립적이며, 이러한 지표와 예후가 무관하다는 점에서 혈관장애설이 적절하지 않다는 보고도 있다(Welleschik 등, 1987). 그 외에 과로, 두부 외상, 내이 압력의 변화에 의한 누공 형성의 외임파 누공설(Simmons, 1968), 급성 세균 감염, 다발성경화증, 대사성질환, 이독성 약물, 외상 및 종양, 음향성 외상, 수술 및 전신마취, 매독, Corgan 증후군, 지방전색증 및 메니에르병 등을 보고하고 있다(Sataloff와 Sataloff, 1993). 그러나 대부분의 저자들은 원인불명의 경우가 더 많다고 한다. 논란은 있으나 자주 거론되는 심혈관계 위험요인으로는 고혈압, 고지방혈증, 흡연, 과혈당증, 과뇨산혈증 및 비만 등이 있다(Friedrich, 1985). 또는 고혈압, 갑상선질환 등의 과거 병력, 식이, 육체적 피로 및 정신적 스트레스 등이 있으나, 흡연, 음주 및 환경 소음은 유의한 관련성은 없는 것으로 보고하고 있다(Nakashima 등, 1997).

일본에서는 장기간 소음에 노출되다가 갑자기 청력손실이 오는 소음성 돌발성 난청을 인정하고 있다. 돌발성 난청은 일반적인 정의대로 원인불명이나 과거 청력수준, 작업 시의 소음수준, 청력손실의 발현 시간, 청력손실 발생 시점에서의 진찰 소견과 청각검사 결과 및 그 외 원인의 배제를 통해서 소음에 의한 것인지를 추정할 수 있을 것이다.

소음에 의한 돌발성 난청으로는 Kawata와 Suga(1967)가 단일한 강력한 소음에 노출된 일정 시간 후 급작스럽게 발생한 농형 청력손실을 보고하였다. 대부분 일측성으로 발생하며 청력손실의 형태는 U자형 또는 수평 형태였다. 직업적인 감각신경성 돌발성 난청으로서의 발생 원인으로 잠수부 또는 비행사의 압력상해 및 음향외상을 보고하고 있으며, 이는 대부분 난원창 및 정원창 막의 누공 형성과 관련되고 있다(Lyons 등, 1978; Pullen 등, 1979).

Lenarz와 Gzow(1983)는 청각검사 중 하나인 등골근반사에서 500, 1,000, 2,000, 4,000Hz에서 125dB HL의 순음에 의한 검사 후 바로 돌발성 난청이 발생한 두 사례를 보고하였다. 중이강 또는 난원창 및 정원창 막 구조물의 파괴는 관찰되지는 않았으나, 기존에 와우의 미소순환장해와 더불어 음향충격이 돌발성 난청의 유발원인으로 작용하지 않았나 추정하였다. 그래서 등골근반사검사에서의 자극강도를 105dB HL로 제한할 것을 주장하였다.

음향외상성 난청의 발생기전은 강력한 소음의 노출로 인해 내이의 손상(특히 기저막 파열, 개막 파열, 유모세포의 손상 등의 코티기관의 손상)으로 돌발적으로 또는 일시적으로 감각신경성 난청을 초래하나 일반적으로 청력이 정상적으로 회복된다. 청력손실의 형태는 소음성 난청의 형태와 비슷한 고음역 손실(high-frequency dip)을 보인다. 폭발음에 노출된 경우에는 고막 손상이나 이소골연쇄의 손상을 일으켜 전음성 난청 혹은 혼합성 난청을 초래할 수 있다(Sataloff와 Sataloff, 1993). 그러나 충격음이나 폭발음과 같은 높은 소음 수준에 갑자기 노출되어 발생하는 음향외상성 난청과 달리 평소 소음에 계속적으로 노출되었으나 어느 순간 노출 소음의 강도가 증가되든지 소음 노출하의 체위 변화에 의해서 야기되는 돌발적인 청력손실이 있을 수 있다. 즉, 소음성 난청이 발생하는 정도의 소음 수준에서도 돌발적으로 난청이 발생할 수 있다.

일반적인 돌발성 난청과의 구분은 돌발성 난청은 돌발성 난청이 주로 기상 시에 발생하고, 소음으로 인한 돌발성 난청은 소음 작업 중에 발생하는 발생 시점의 차이로 구분한다고 규정하고 있으나, 발생 시점의 차이는 근거가 부족하다. 김규상 등(1998)의 보고 사례의 경우에서는 전형적인 음향외상성에 의한 난청을 유발할 만한 아주 높은 충격음 또는 폭발음에 노출되었다기보다는 평소 소음(90dB(A) 내외)에 노출되었다가(건측 귀의 초기 소음성 난청의 청력손실을 보임) 순간적인 소음 강도의 증가(120dB(A) 내외)로 작업 중 나타난 돌발성 난청으로 보았다. 이과적 진찰 및 청각검사상 음향외상 또는 내이 압력의 변화로 인한 고막천공, 이소골연쇄의 손상 또는 외임파누공은 볼 수 없었다.

돌발성 난청의 발생빈도는 Byl(1977)은 10만 명 중에 10.7명, Jaffe(1967)는 0.0005%, Meyerhoff(1976)는 5천 명 중에 1명이라 하였다. 매년 미국에서는 4,000명, 세계적으로는 15,000명 정도의 환자가 발생한다(Hughes 등, 1996). 국내에서는 임호성 등(1986)에 의하면 내원 환자의 약 0.2%, 이과 환자의 0.85%, 임권수 등(1988)에 의하면 내원 환자의 1.82%, 임귀채 등(1995)은 내원 환자의 0.067%를 차지하는 것으로 보고하고 있다.

성별 빈도는 Shaia와 Sheehy(1976), Mattox와 Simmons(1977)는 남녀 비가 비슷하다고 하였으나 국내 보고에서는 남자 혹은 여자가 더 많은 빈도를 보이고 있었다. 연령별 빈도는 Shaia와 Sheehy(1976)는 환자의 75%에서 40세 이상이라고 하였으며 Mattox와 Simmons(1977), 이종담 등(1982)은 40대에 주로 발생한다고 하였다.

발생 부위는 대부분이 일측성으로 발생하나 드물게는 양측성으로 발생한다. 일측성의 빈도는 Jaffe(1967)는 97.2%, Fetterman(1996)은 1989년부터 1993년까지의 823 환례 중 14명(1.7%)만이 양측성으로 나타났으며, 우리나라의 이재행 등(1990)은 일측성으로 95%를 보고하고 있다. 좌·우측의 빈도는 Hallberg(1956), Mattox와 Simmons(1977)는 거의 동일하다고 하였으나 보고자에 따라 좌·우측의 빈도는 차이가 있었다.

동반 증상으로는 난청과 함께 이에 선행하는 이폐쇄감, 두통, 이통이 나타날 수 있고 이명을 동반하는 경우가 많으며(Anderson과 Meyerhoff(1983), 70%; 이재행 등(1990), 88.3%), 때로는 현훈을 동반(Anderson과 Meyerhoff(1983), 50%; 이재행 등(1990), 38.3%)하기도 한다.

진단방법으로는 병력 청취와 임상진찰이 중요하며, 자세한 문진을 통해서 외상, 청신경 종양 및 외임파누공 등 원인적 치료가 가능한 질환을 감별 진단한다. 필요한 검사로는 청력검사, 즉 순음청력검사, 어음청력검사, 누가현상 및 자기청력검사 등이 있고 전정기능검사로는 안진검사, 냉온교대검사, 미로검사 등을 시행한다. 그 외 혈장, 핼액응고, 적혈구 침강속도검사, 측두골 방사선 촬영 및 컴퓨터 단층촬영이나 자기공명영상 촬영도 필요하다.

돌발성 난청에 있어서 예후에 영향을 미치는 인자로서 환자의 연령(Byl, 1977; Wilson, 1983; 김상민 등, 1994), 치료 시작까지의 기간(Simmons, 1973; 임귄수 등, 1988), 초기 청력 손실의 형태(Byl, 1984; 전경명과 노환중, 1988), 현훈 동반의 유무(Shaia와 Sheehy, 1976; 이재행 등, 1990), 고혈압 및 당뇨 등 동반 질환의 상태(Byl, 1977) 등 여러 가지로 보고되고 있다. 기존의 난청, 내이 질환 및 돌발성 난청의 재발은 비교적 낮은 회복률을 보인다고 하였으나(Weinaug, 1985; Linssen과 Schultz-Coulon, 1997) 이명의 유무는 청력 회복에 영향을 미치지 않는다고 보고되고 있다(이재행 등, 1990). 각 연구자들에 따라 주요 예후 인자로 분류되는 것에 약간의 차이는 있으나 일반적으로 치료가 1주일 이상 지연된 경우, 현훈이 동반된 경우, 하강형의 청각도를 가진 경우, 초기 청력손실이 심한 경우, 15~20세 이하의 소아나 50~60세 이상의 고령자에서는 예후가 좋지 않다는 결론에는 대부분 동의하는 실정이다(Laird와 Wilson, 1983; Megighian 등, 1986; Leong과 Loh, 1991). 돌발성 난청의 전체적인 예후는 Siegel(1975)은 50%에서 청력 회복이 안 되었고, 나머지 50% 중에서 3분의 1은 경도 회복, 3분의 1은 부분 회복 그리고 3분의 1은 완전 회복을 보였다고 하였다. Linssen과 Schultz-Coulon (1997)은 저음역 손실(low-tone hearing loss) 환자에서 68.8%의 완전 회복과 25%의 부분 회복을 보인 반면, 고음역의 청력손실 및 수평형 손실 환자에서는 각각 41.9%와 45.5%의 완전 회복과 52.4%와 36.3%의 불완전 회복을 보였다고 보고하였다. Wilson(1983)은 자연 회복이 발병 후 수일 내지 수주 이내 일어나며, 발병 후 1개월이 경과하면 회복이 잘 되지 않는다고 하였다. 임귀채 등(1995)의 우리나라 사례에서도 비슷한 예후 결과를 보이고 있다.

김규상 등(1998)의 사례로 보고된 2명은 남자로서 나이는 각각 45세, 52세로 이명을 동반한 청력손실은 일측(우측)으로만 발생하였으며, 수평형으로 중등고도 난청과 고도 난청으로 급작스러운 청력손실이 있은 다음 날 또는 3일 후에 치료를 받아왔으나 청력손실 이후 3개월 또는 1년 후의 추적관찰에서 청력 회복이 관찰되지 않았으며 청력의 변화가 거의 없었다.

사. 직업성 난청 사례

주소는 이루와 청력장애, 현 병력으로 증상의 발현은 발판용 피스를 용접하던 중 용접 불티가 좌측 귓속으로 들어가 타는 냄새와 함께 이통 및 이충만감을 느꼈다. 청력검사 결과 우측 귀 7dB HL, 좌측 귀 32dB HL의 청력손실이 있는 전음성 난청으로 진단받았다. 좌측 귀의 air-bone gap은 30dB, 중이를 검사하는 임피던스검사 중 고막운동성 계측에서 우측은 중이강 상태가 정상임을 의미하는 A형(peak pressure, 15daPa; static compliance, 1.3ml; canal volume, 1.3cc)을 보였으나, 좌측은 천공형(static compliance, NP; canal volume, 3.6cc)이었다(그림 27).

사고 시점으로부터 6개월여의 시간적 경과에 의해 좌측 귀의 천공 크기는 줄어들어 청력역치는 변화가 있었다(좌측 귀 18dB HL). 그러나 이통과 이루가 호전되지 않아 전원시켜 진찰과 방사선학적 검사를 시행한 결과 만성중이염으로 진행하여 유양돌기절개술 및 고실성형술을 시행하였다. 좌측 귀의 유양돌기절개술 시 고막은 전상부 중심대의 중등도의 천공 상태를 보였으나 이소골은 온전하였고, 유양동과 하고실 및 중고실은 육아조직으로 차 있었다(김규상과 정태기, 1999).

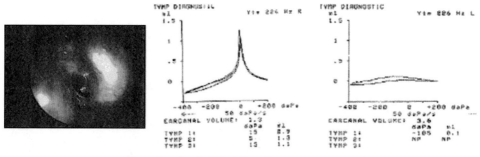

그림 27. 용접불꽃에 의한 난청 사례(김규상과 정태기, 1999)

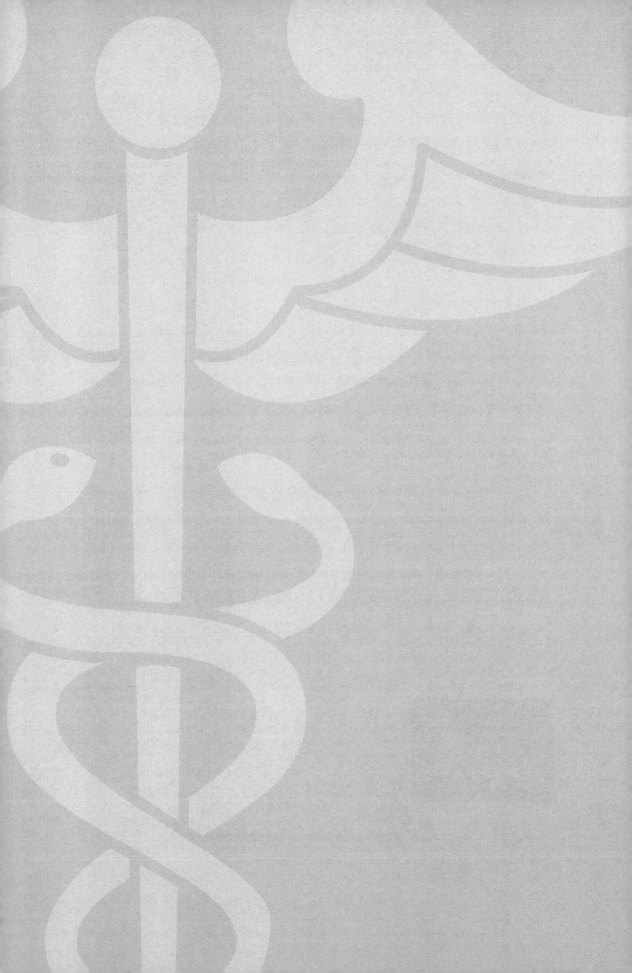

2장

소음성 난청의 현황

1

…

소음성 난청 발생의 증가 배경

　최근 소음성 난청의 업무상질병 인정과 장해보상 청구건이 급증하고 있으며, 이러한 배경으로는 근로자의 높은 소음 노출수준, 장시간/장기간의 소음 노출 근무, 근로자의 높은 평균연령 및 우리나라 인구의 평균수명 증가와 고령화, 2014년 대법원(2014.9.4. 선고 2014두7374)의 장해급여 청구권의 소멸시효에 대한 해석, 그리고 비전형적인 소음성 난청 (비대칭-일측성의 난청, 고도/심도 난청, 혼합성 난청, 노인성 난청)의 업무상질병 인정을 들 수 있다.

가. 소음 노출

1) 높은 소음 노출수준, 장시간 근무 및 장기간의 소음 노출

　우리나라의 작업환경측정 결과를 보면 높은 소음 노출수준을 보이고, 소음의 노출기준 인 8시간 시간가중평균인 90dB(A)를 초과하는 초과율도 다른 유해인자에 비해 아주 높은 편이다('소음 노출 규모와 소음 노출수준' 참고).

　우리나라의 평균 근로시간은 꾸준히 감소하는 추세이긴 하나, 2020년 기준, 경제협력 개발기구(OECD)에 보고된 우리나라의 연간 근로시간은 1,908시간으로 OECD 국가들 의 평균인 1,687시간보다 221시간이 길고, 유럽연합(EU)(27개국)은 1,513시간, G7의 독일 1,332시간, 영국 1,367시간, 프랑스 1,402시간, 이탈리아 1,559시간, 일본 1,598시간, 캐나

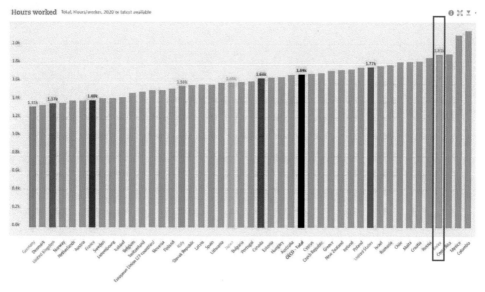

그림 28. OECD 2020 회원국별 근로시간(OECD, 2021)

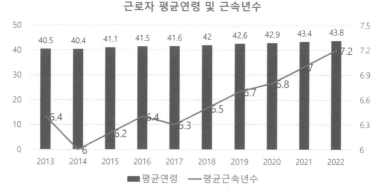

출처: 고용노동부「고용형태별근로실태조사(상용 5인 이상 사업체의 사용근로자 부분)」

그림 29. 근로자의 평균연령 및 근속연수(고용노동부, 2023)

다 1,644시간, 미국 1,767시간이다(OECD, 2021)(그림 28).

또한 평균 근로시간뿐 아니라 장시간 근로자의 비율 역시 높아 2022년 기준 주 48시간을 초과한 한국의 장시간 근로자 고용 비율은 17.5%로 주요국과 비교하면 높은 수준이다. 유럽연합(EU) 국가들의 평균 장시간 근로자(주 49시간 이상) 비율은 지난해 기준 7.3%에 불과하다(한국노동연구원, 2023).

우리나라 근로자의 평균연령 및 근속연수는 그림 29와 같이 매년 증가하는 추세이다 (고용노동부, 2023).

2) 광업, 제조업, 건설업 종사자

가장 높은 소음 노출기준 초과율을 보인 업종은 광업이며, 우리나라의 탄광 내 막장 소음수준은 90~119dB(A)이었다(이종성 등, 1977). 석탄 광산에서 사용되는 기기별 노출 소음 수준에 대한 연구에서 석탄 광산 작업 모두 노출기준을 초과하며, 잔여소음 수준(residual noise level)조차 최소 80~82dB(A)에 이르고 있음을 보여주고 있다(Sharma 등, 1998). 탄광에서의 소음성 난청에 대한 보고로는 600여 명의 광부를 대상으로 시행한 청력검사상 41% 에서 경도 이상의 청력장애를 보인다고 보고하였으며(박동균 등, 1967), 탄광 근로자의 9.4% 에서 소음성 난청이 발생한다고 하였고(박상용, 1967), 50세 전후 일반 남성의 9%가 청력손실을 겪는 것과 비교하여 같은 나이대의 광부 91%가 청력에 손상을 겪었다는 보고서도 있다.

제조업종에서는 제재업, 섬유제조업, 비금속광물제품제조업, 선박건조수리업, 금속재료품제조업에서 20% 이상이 노출기준을 초과하고 있었다(김규상 등, 2010). 소음 노출기준인 90dB(A)를 초과한 업종으로 가장 많은 업종은 섬유제품제조업이었으며(노영만과 피영규, 2003), 섬유제조업의 소음 노출수준 평균값은 92.7dB(A)이었다(김규상 등, 2010).

보통 건설 근로자는 위해한 수준의 소음에 노출되어 있다고 알려져 있으며, 소음 노출로 발생한 소음성 난청은 건설 근로자에게서 가장 흔한 질환 중 하나이다. 코호트 연구 결과에 따르면 38세에서 40세의 건설 근로자 중에 26%만이 정상 범위의 청력을 가지고 있다(Ringen 등, 1995). 워싱턴주 연구 결과에 따르면 약 3분의 2의 건설 근로자가 85dB(A) 이상의 소음에 노출되어 있고, 약 3분의 1의 건설 근로자가 90dB(A) 이상의 소음에 노출되어 있다고 한다. 미국에서 두 개의 건설현장을 15개월 동안 측정한 결과 평균 소음이 90.25dB(A)이었으며 워싱턴주에서 건설업에 종사하는 목수와 비숙련공의 소음 노출을 측정한 결과는 평균 소음 89.7dB(A)이었다. 113명의 건설 근로자로부터 측정한 338개의 소음 측정 표본을 평가한 결과 평균 82.8dB(A) 노출수준을 보였으며, 그중 40%는 85dB(A)를 넘었고 13%는 90dB(A)를 초과하였다(Neitzel 등, 1999).

3) 남성의 군 경력

우리나라는 의무 군복무제를 시행하고 있는 국가로서 군복무 중 노출되는 충격 소음은 내이에 기계적인 손상이나 대사장애에 영향을 주게 되며 급성 음향외상이 발생할 수 있다. 군에서 발생하는 소음의 근원은 주로 총/포, 탱크와 같은 무기와 장비에 의한 것으로, 소음의 종류 및 거리에 따라 수치화하기는 어려우나, 7.5m 거리에서 단발사격 음압은 M16의 경우 150dBSPL이며, 야포의 경우 180dBSPL이며(Ylikoski, 1994), 이는 140dBSPL을 초과하는 것으로 단 한 발의 사격으로도 와우(cochlea, 달팽이관)의 손상에 크게 영향을 미친다(Odess, 1972; Axelsson과 Hamernik, 1987; Ylikoski, 1989). 또한 군대에서 복무하는 기간 중 18년 된 직업군인의 경우 218,000회의 사격 소음에 노출되었을 때, 61년 동안 85dB(A)의 소리에 주 40시간 동안 노출된 것과 일치한다고 보고하였다(Ylikoski, 1994).

소음 노출 작업장에서 근무하고 있는 근로자 중 과거 군에서 소음에 노출된 경우 각 주파수별 역치가 가장 높게 나타났으며, 특히 소음이 영향을 많이 끼치는 2~8kHz 주파수에서 청력역치가 높게 나타난다. 이는 과거의 군복무 시 소음의 노출이 현재 소음 노출 작업장에서의 청력의 역치 상승에 영향을 준 것이다. 충격 소음에 노출된 과거 군 경력은 현재 사업장에서의 소음 노출에 부가적으로 청력에 영향을 미친다. 소음성 난청을 판단하는데 과거 및 현재 사업장에서 소음 노출만이 아닌 과거 군복무 시의 소음 노출이 아주 중요한 영향을 미치며, 이때 비소음 부서의 근로자라 하더라도 군 소음 노출에 따른 청각학적 영향은 지속된다(김규상과 정호근, 2003).

나. 인구학적 변화 – 평균수명의 증가와 고령화

의학의 발달과 함께 인간의 수명이 점차 증가함에 따라서 노인 인구가 차지하는 비율이 갈수록 증가하고 있는 추세이며, 기대수명은 2009년부터 80세를 넘고 있다(그림 30).

우리나라는 이미 2000년에 65세 이상의 노인 인구가 전체 인구의 7.3%를 차지함으로써 고령화 사회(aging society), 2018년에 65세 이상의 인구가 14.3%에 이르러 고령 사회가되어 다른 어느 나라보다도 빠르게 고령화가 진행되고 있으며, 2025년에는 20%를 넘는

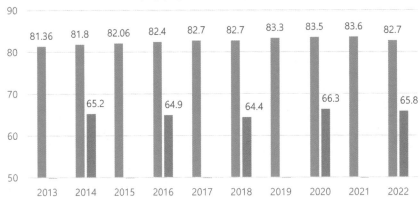

기대수명 및 건강수명 차이

출처: 통계청,「생명표, 국가승인통계 제101035호」

그림 30. 기대수명 및 건강수명 추이(통계청, 2023)

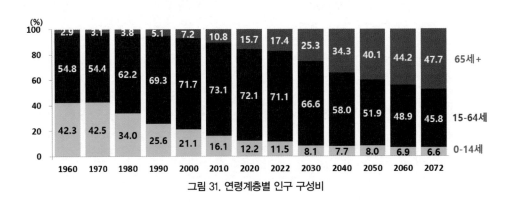

그림 31. 연령계층별 인구 구성비

초고령 사회로 진입할 것으로 예상되고 있다.

　연령계층별 인구 구성비 추계 2024년 현재 15~64세 생산연령 인구는 전체 인구의 70.2%(3,632만 명), 65세 이상 고령 인구는 19.2%(993만 명), 0~14 유소년 인구는 10.6%(548만 명)를 차지하고 있으며, 2070년 생산연령 인구는 46.1%, 고령 인구는 46.4%, 유소년 인구는 7.5%를 차지할 것으로 예측되어 갈수록 고령 인구가 늘어난다(그림 31).

　사회가 고령화됨에 따라 노인 인구의 건강에 대한 관심이 증폭하고 있다. 난청은 노인에 있어서 세 번째로 많이 나타나는 문제이다. 65세 인구의 25~40%가 어느 정도의 난청을, 90세 이상에서는 90%에서 난청을 가지며, 이는 노령화 자체만이 원인이 아니고 젊을 때의 소음 노출, 혈관 혹은 전신질환, 영양부족, 주위 환경의 악영향, 이독성 약물 투여 등이 복합적으로 작용한다.

다. 장해급여 청구권의 소멸시효에 대한 해석

최근의 가속화하는 소음성 난청 장해보상 청구건의 급증은 대법원의 장해급여 청구권의 소멸시효에 대한 해석을 들 수 있다. 소음성 난청의 장해급여 청구권의 발생과 관련한 3년의 소멸시효를 난청이 유발되는 작업장을 떠난 때로부터 아닌 치료의 효과를 기대할 수 없다는 확진을 받은 때부터 기산된다고 보았다. 소음성 난청은 소음으로부터 벗어난다고 해서 치료되지 않고 단지 악화를 방지할 뿐이며, 현재의 의료수준으로는 치료할 방법이 없으므로 치료의 효과를 더 이상 기대할 수 없는 상병의 증상이 있음을 확진받은 시점에 그 증상이 고정된 상태에 이르렀다고 볼 수 있어, 이를 '치유시점'으로 보고, 이때 장해급여 청구권이 발생하고, 소멸시효가 진행된다고 보았다(대법원 2014.9.4. 선고 2014두7374 판결; 원심판결, 서울고등법원 2014.4.18. 선고 2012누21248 판결).

소음성 난청 치유시기는 소음작업장을 떠난 날이 아닌 진단일(대법원 2014두7374 판결)로 판결함에 따라 근로복지공단은 소음성 난청 진단일을 보험급여 지급 대상이 된다고 확인될 당시에 발급된 진단서나 소견서 발급일로 소음성 난청 업무처리기준을 마련하였다(2016.1. 소음성 난청 업무처리기준). 산재보험법 시행령 및 시행규칙 개정(2016.3.28.) 시행으로 '직업성 난청의 치유시기는 소음사업장을 떠난 날로 한다'는 문구는 삭제되고, 또한 소음성 난청 치유시점은 진단일 원칙이나 2016.3.28. 이전이라도 소음성 난청 진단받은 자에 대하여 소멸시효 완성 주장은 신의성실의 원칙에 반하는 권리남용에 해당한다고 판결하였다(대법원 2017두63184 판결; 2018.1.11.). 이에 2016.3.28. 이전 진단서 발급받은 경우(장해급여 청구권을 행사하지 못한 자에 대해선) 소멸시효를 주장 않고, 이미 장해급여 청구를 행사했으나 소멸시효 완성 사유만으로 부지급한 경우 재검토 대상으로 행정해석을 변경하였다(2018.1.25.). 그리고 85dB 미만의 노출수준이거나 3년 미만 노출기간이더라도 상당인과관계가 있으면 인정 가능하고(다만, 80dB 미만인 경우에는 불인정), 난청의 원인이 업무와 업무 외 원인이 혼합되었더라도 소음 직업력(85dB 이상 연속음, 3년 이상 노출)이 인정기준을 충족하면 명백한 업무 외 원인에 따른 난청임을 입증하지 못할 경우 업무상질병으로 인정 가능한 것으로 개선되었다(소음성 난청 업무처리기준 개선. 2020.2.).

소음성 난청의 진단서, 소견서 발급일로 정하는 장해진단(진단일)은 건강증진 및 예방을 목적으로 실시하는 건강검진과는 그 개념이나 목적이 다르므로 건강검진결과 C1(요관찰자) 또는 D1(유소견자)으로 진단받은 날을 진단서 또는 소견서 발급일로 볼 수 없고, 산재보험법시행령 제34조제3항 [별표3]의 제7호 차항에 따라 업무상질병 인정기준에 해당하는 장해진단을 받은 날을 기준으로 판단한다. 장해급여 청구권의 소멸시효는 현재 산재보험법 제112조제1항에 따라 기존 3년에서 5년으로 연장된 상태이다(2018.12.13. 시행).

라. 비전형적인 소음성 난청의 업무상질병 인정

소음성 난청의 업무상질병 인정기준은 85데시벨[dB(A)] 이상의 연속음에 3년 이상 노출되어 한 귀의 청력손실이 40데시벨 이상으로, 다음 요건 모두를 충족하는 감각신경성 난청. 다만, 내이염, 약물중독, 열성 질병, 메니에르증후군, 매독, 머리 외상, 돌발성 난청, 유전성 난청, 가족성 난청, 노인성 난청 또는 재해성 폭발음 등 다른 원인으로 발생한 난청은 제외한다고 정하고 있다(산업재해보상보험법 시행령 제34조 제3항 관련 별표3).

과거 근로복지공단은 실무적인 차원에서 요양신청 대상의 여부와 업무상질병의 판단에서 1) 산업위생학적으로 소음 노출의 위험성이 없다는 판단에서 배제된 경우로 가) 비소음부서로 전출(작업전환)되어 장기간 지나거나, 나) 작업환경측정 대상 작업장이 강렬한 소음이 발생되는 옥내작업장에 해당되지 않아 작업환경측정을 전혀 하지 않거나, 다) 소음에 대한 작업환경측정이 이루어졌다 하더라도 연속음으로 85dB(A) 이하인 경우에 일차적으로 업무상질병으로서의 소음성 난청의 위험성을 낮게 보는 경우가 많으며, 그리고 2) 의학적으로 소음성 난청의 인정기준에 미치지 못한 경우로 가) 소음에 노출되는 작업장에서 3년 이상 종사하지 못한 경우에서 발생한 소음성 난청, 나) 한 귀의 청력손실이

40dB HL 이상이 되는 감각신경성 난청으로서 순음청력검사 결과 기도 청력역치와 골도 청력역치 사이에 뚜렷한 차이가 없어야 하며, 청력장해가 저음역보다 고음역에서 큰 아주 전형적인 소음성 난청만을 대상으로 하여 비전형적인 소음성 난청인 경우 업무상질병으로서 관련성을 낮게 판단하였다.

비전형적인 소음성 난청(비대칭-일측성의 난청, 고도/심도 난청, 혼합성 난청, 노인성 난청)은 업무상질병으로 인정되지 않았으나 대법원의 소멸시효 해석 이후 최근 판례와 이에 따른 기준의 개정으로 인정되는 추세이다. 소음성 난청과 노화에 의한 노인성 난청의 병합에 따른 청력손실의 업무관련성 판단과 또한 이 외에도 전형적인 소음성 난청이 아니어도 인정된 판례가 다음과 같이 다수 뒤따르고 있다.

원고의 감각신경성 난청은 사업장에서 퇴사한 이래 약 23년 경과되고 진단받아 노화의 진행을 부정할 수 없지만, 착암업무에 종사하였던 탄광은 산재보험법 시행령이 정한 업무상질병 인정기준에 부합하는 소음 작업장에 해당되는 등 소음성 난청으로 노인성 난청이 자연경과적 진행 속도 이상으로 진행되어 현재의 난청에 이르렀고(서울고등법원 2017누81733), 소음으로 인해 감각신경성 난청이 발생한 사람에게는 노인성 난청이 자연 경과보다 빠르고, 중하게 나타날 수 있으며(서울행정법원 2018구단72959), 원고는 다년간 채탄작업을 하면서 지속적으로 소음에 노출되어 난청이 발생, 노인성 난청이 자연적 진행 경과 이상의 속도로 악화되었으며(서울행정법원 2018구단73112), 원고는 광산업무를 하면서 최소한 약 20년 이상 85dB 이상 소음에 노출되고, 양측 귀의 청력손실 차이(우측 61dB, 좌측 46dB 악화)가 지나치게 큰 사정에 비추어 노화와 소음 노출 모두에 의한 것으로 판단하였다(서울행정법원 2016구단66400).

또한 원고가 85dB 이상의 소음사업장에서 약 19년 이상 근무한 사실과 검사 결과, 양측 감각신경성 난청(우측 귀의 청력손실치: 농, 좌측 귀의 청력손실치: 55dB)으로 오른쪽 귀는 업무와 직접 관련 없이 어느 정도 청력손실이 된 상태에서 원고가 소음 사업장에서 장기간 근무하여 악화되었으며(서울행정법원 2017구단64944), 소음성 난청과 노인성 난청이 혼재되어 있는 것으로 보이는 이 사건에서 청성뇌간유발반응검사 결과 좌측 60dB, 우측 80dB의 비대칭적 청력손실 수치를 보였다는 점만으로 업무관련성을 부정할 수 없다고 판단하였다(서울행정법원 2018구단73112).

비대칭 난청, 편측성 난청, 수평형 난청, 고도/심도 난청 등 비전형적인 소음성 난청에 대해 소음 직력이 업무상질병 인정기준을 충족하면서, 난청의 다른 원인이 명백하지 않으면 업무상질병이 인정 가능하게 변화되었다.

다만, 소음성 난청의 특성을 고려하여 세부 장해 판정기준을 표 8과 같이 가이드라인(2023.9. 소음성 난청 장해판정 가이드라인)으로 제시하고 있다.

표 8. 비전형적인 소음성 난청 세부 장해 판정기준

구분	기존(현행) 업무처리기준 〈대원칙〉	세부 장해판정기준 〈가이드라인〉
비대칭 난청	소음 직력이 업무상질병 인정기준을 충족하면서, 난청의 다른 원인이 명백하지 않으면 업무상질병 인정 가능	양측 청력역치 차이가 15dB 이상인 난청 ☞ 대원칙(현행 업무처리기준) 동일 - <u>양측 청력역치 차이가 20dB을 초과하면 양호한 역치를 양측에 적용</u>
편측성 난청	소음 직력이 업무상질병 인정기준을 충족하면서, 난청의 다른 원인이 명백하지 않으면 업무상질병 인정 가능	편측 25dB 이하, 반대쪽만 40dB 이상인 난청 ☞ 대원칙(현행 업무처리기준) 동일 - <u>양측 청력역치 차이 20dB 이내이면 인정 가능(20dB 초과하면 불인정)</u>
수평형 난청	소음 직력이 업무상질병 인정기준을 충족하면서, 난청의 다른 원인이 명백하지 않으면 업무상질병 인정 가능	저~고주파 역차 차이가 20dB 이내인 난청 ☞ 대원칙(현행 업무처리기준) 동일 - <u>저주파수 청력역치가 고주파수 청력역치보다 양호한 경우 인정 가능</u>
고도·심도 난청	소음 직력이 업무상질병 인정기준을 충족하면서, 난청의 다른 원인이 명백하지 않으면 업무상질병 인정 가능	고도 난청: 71~90dB, 심도 난청: 91~100dB ☞ 대원칙(현행 업무처리기준) 동일 - <u>청력역치는 최대 70dB까지 인정</u> - <u>다만, 소음노출 기간 10년 이상이면 70dB 초과하는 난청도 인정 가능</u>

2

...

소음 노출 규모와 소음 노출 수준

가. 소음 노출 규모

직업적 소음 노출 규모를 추정한 김승원 등(2018)의 연구에 의하면, 소음에 대한 노출 인구는 전체 산업에서 291,793개 사업장에서 일하는 2,539,890명이 노출되어 사업장의 15.7%, 종사자의 16.0%가 노출되는 것으로 추정하고 있다.

이를 다시 제조업과 비제조업으로 분류하면 제조업에서는 136,559개 사업장에서 일하는 1,317,645명이 노출되어 사업장의 40.0%, 종사자의 32.7%가 노출되는 것으로 추정되고, 비제조업에서는 155,234개 사업장에서 일하는 1,222,245명이 노출되어 사업장의 10.2%, 종사자의 10.3%가 노출되는 것으로 추정하였다(표 9).

노출분율을 기준으로 정리하면, 제조업에서 종사자 소음 노출분율이 가장 높은 업종은 목재 및 나무제품 제조업; 가구 제외(분류코드16) 및 기타 운송장비 제조업(분류코드31)으로 두 업종 모두 52.4%이고, 담배제조업(분류코드12)이 51.0%로 그 뒤를 잇고, 비제조업에서 종사자 소음 노출분율이 가장 높은 업종은 금속 광업(분류코드6)으로 52.1%의 노출분율을 보이며, 석탄, 원유 및 천연가스 광업(분류코드5) 및 비금속광물 광업; 연료용 제외(분류코드7)가 각각 41.9% 및 33.0%의 노출분율을 보였다.

표 9. 제조업과 비제조업의 소음 노출 사업장과 근로자 수 추정(김승원 등, 2018)

Industry	Hazard	(Unit: #)				%	
		Business	Employee	Exposed business	Exposed employee	Exposure fraction for business	Exposure fraction for employee
Manufacturing	Chemical	341,449	4,028,789	168,345	1,562,571	49.3	38.8
	Noise			136,559	1,317,645	40.0	32.7
	Total			185,953	1,809,103	54.5	44.9
Non-manufacturing	Chemical	1,519,023	11,810,137	223,523	1,860,845	14.7	15.8
	Noise			155,234	1,222,245	10.2	10.3
	Total			252,816	2,136,731	16.6	18.1
Total	Chemical	1,860,472	15,838,926	391,869	3,423,415	21.1	21.6
	Noise			291,793	2,539,415	15.7	16.0
	Total			438,769	3,945,834	23.6	24.9

나. 소음 노출 수준

청력에 영향을 미치고 일반적인 청력 건강감시를 수행하는 85dB(A) 이상의 소음에 노출되는 주요 업종은 제조업 이외에도 광업, 건설업 및 운수업 등 다양하다. 우리나라의 작업환경측정 대상 유해인자 중 소음이 노출기준 초과 사업장의 90% 이상을 차지하고 있다.

작업 환경 중 소음의 노출기준 초과율은 감소 추세에 있으나 유해인자 중 소음이 가장 높은 초과율을 보이고 있다. 100dB(A)을 초과하는 건수는 1.3% 존재하며, 80dB(A) 미만의 소음은 11.1%를 차지하고 있다(장재길, 2007).

우리나라 대상 사업장 전체의 소음 노출기준 초과율(소음 작업환경 측정 건수 대비 소음 노출기준인 8시간 90dB(A) 초과 건수 비율)은 12.19%, 소음 노출수준은 8시간 가중 노출 평균값으로 84.68dB(A), 중앙값으로는 83.91dB(A), 초과 사업장[사업장별 소음 작업환경측정 결과 8시간 노출량(TWA)이 측정 건수 중 하나 이상이라도 초과한 사업장 수]은 4,723개 사업장(26.3%), 측정 건수 중 초과한 건수가 50% 이상의 초과율을 보인 사업장은 2,045개 (11.4%), 1/4~3/4분위 값인 25~75% 범위의 소음 노출수준은 81.51~87.90dB(A)이었다 (그림 32).

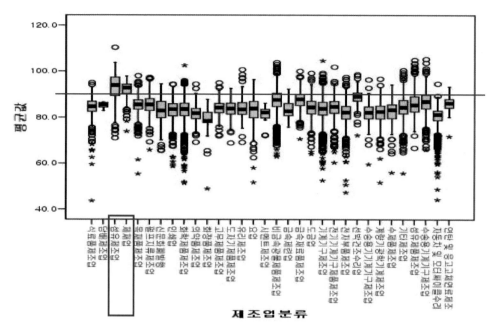

그림 32. 제조업의 중분류에 따른 소음 노출수준(평균, dB(A))(김규상 등, 2010)

　사업장의 규모가 작을수록 노출기준 초과율과 노출수준이 높았으며, 특히 근로자 수가 10~49인 사업장이 높게 나타나고, 제재업, 섬유제조업, 비금속광물제품제조업, 선박건조수리업, 금속재료품제조업이 20% 이상의 소음 측정 초과율을 보였다. 높은 소음 노출수준과 노출기준 초과율을 보이며 청력에 영향을 미치는 85dB(A) 이상의 소음에 노출되어 소음성 난청의 위험이 높았다(김규상 등, 2010).

　소음 노출 사업장의 소음 노출수준과 기준 초과율 현황을 살펴본 김규상 등(2020) 연구에서도 조사 대상 사업장 전체의 소음 노출수준 평균값은 83.6dB(A), 25~75% 범위값의 소음수준은 80.7~87.3dB(A)이었다. 일 사업장 단위로 산출한 소음의 기하평균값의 소음 노출기준 초과율은 15.1%, 사업장 내 전체 소음 측정 건 중 어느 하나라도 소음 노출기준을 초과한 사업장의 비율은 35.5%이었으며, 측정 건 중 소음 노출기준을 초과한 측정 건이 50% 이상을 보인 사업장은 13.7%이었다. 2015년 소음 노출 환경은 최근의 2008년과 비교하면 높게 나타나 개선이 이루어지지 않고 오히려 악화된 측면이 있고, 또한 여전히 15% 내외의 노출기준 초과율과 과반의 근로자가 85dB(A) 이상의 소음에 노출되고 있다 (표10).

표 10. 2008년과 2015년의 소음 노출수준 및 노출기준 초과율 비교(김규상 등, 2020)

		소음 노출 수준				소음 노출기준 초과율			
		평균(표준편차), dBA		IQR, dBA		초과율(%), 평균(표준편차)		50% 이상 초과 측정 사업장 수, 빈도(%)	
		2008	2015	2008	2015	2008	2015	2008	2015
지역	서울/광역시	84.95 (5.70)	84.32 (6.59)	81.96-88.32	81.42-88.09	13.83 (27.20)	19.68 (30.33)	1,078 (13.1)	985 (18.7)
	광역도	84.21 (5.55)	83.27 (6.02)	81.21-87.50	80.50-86.89	10.81 (23.59)	12.91 (24.60)	967 (9.9)	1,263 (11.4)
업종	광업	85.90 (8.72)	81.97 (9.45)	80.36-89.58	78.03-87.03	15.46 (26.94)	16.72 (27.41)	7 (12.3)	14 (14.4)
	제조업	84.68 (5.51)	84.10 (5.79)	81.63-87.96	81.30-87.46	12.44 (25.58)	15.94 (27.32)	2,000 (11.6)	2,178 (14.5)
	건설업	80.84 (9.16)	79.77 (6.69)	79.01-87.00	76.24-84.44	4.85 (11.19)	7.25 (19.12)	0 (0.0)	8 (5.1)
	기타	81.18 (7.08)	77.64 (7.98)	78.06-85.85	73.14-83.15	5.51 (17.22)	4.53 (15.22)	38 (5.7)	48 (4.4)
규모	1-49인	84.56 (5.71)	84.36 (6.15)	81.45-87.91	81.55-87.88	12.79 (26.84)	17.18 (29.36)	1,787 (12.8)	1,925 (16.9)
	50-299인	84.75 (5.16)	82.40 (5.74)	82.12-87.97	79.66-85.99	10.56 (19.60)	10.99 (19.45)	249 (6.7)	311 (7.1)
	300-999인	81.89 (6.50)	79.05 (6.68)	79.37-85.73	75.57-83.49	5.50 (13.70)	6.61 (13.58)	9 (3.2)	11 (2.5)
	1,000인 이상	81.64 (6.19)	75.64 (6.87)	78.89-83.37	71.83-80.67	4.07 (9.66)	2.79 (7.12)	0 (0.0)	1 (0.6)
전체		84.55 (5.63)	83.61 (6.23)	81.51-87.90	80.74-87.28	12.19 (25.35)	15.10 (26.77)	2,045 (11.4)	2,248 (13.7)

3

...

소음성 난청 유소견자와 업무상질병자의 추이

소음성 난청은 1991년 이후 특수건강진단에 의해 발견되는 직업성 질환 유소견자 중 가장 많은 비율을 차지한다. 2014년 특수건강진단은 56,873개소 사업장에서 근로자 1,410,335명이 실시하고 그중 소음 특수건강진단 대상자 609,339명 중 소음성 난청 요관찰자(C1)는 126,300명, 소음성 난청 유소견자(D1)는 8,428명이었으며, 2022년 특수건강진단은 104,343개소 사업장에서 근로자 2,453,466명이 실시하고 그중 소음 특수건강진단 대상 근로자 783,009명 중 소음성 난청 요관찰자는 157,507건(20.1%, 직업병 요관찰자의 91.8%), 소음성 난청 유소견자는 23,166건(3.0%, 직업병 유소견자의 98.3%)으로 크게 증가하고 있다. 소음성 난청이 직업병 질병 분류에서 차지하고 있는 비율이 90%를 초과하고 있다 (고용노동부, 2023).

산업재해보상보험법에 의한 업무상질병으로서 소음성 난청은 2015년 372명으로 1993년부터 매년 200~300건 정도가 발생하다, 2016년 472명, 2017년 1,051명, 2018년 1,414명, 2019년 1,986명으로 폭증하고 있다(그림 33).

소음성 난청에 대한 업무상질병 장해급여 청구접수 건수는 2018년 3,294건에서 매년 급격히 증가하여 2020년에는 9,090건으로 급격히 증가하였으며, 2021년 9,840건, 2022년 12,590건(2023년 10월 현재, 14,273건)에 달하여 5년 동안 5배 이상 증가하였다(그림 34).

연도별 소음성 난청 장해급여 청구 처리 건과 승인 현황은 그림 35와 같다. 2016년 이후 소음성 난청 장해 신청 및 승인이 급증하며 2014년 143명 대비 약 40배 급증하고,

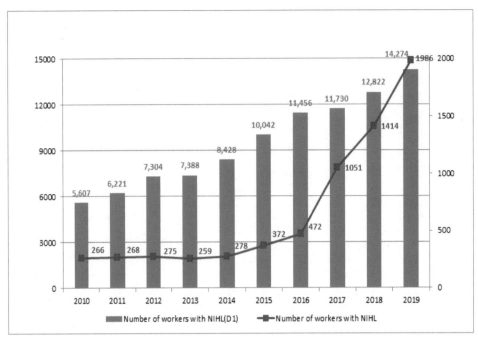

그림 33. 최근 10년간의 소음성 난청 유소견자(D1)와 업무상질병자의 추이

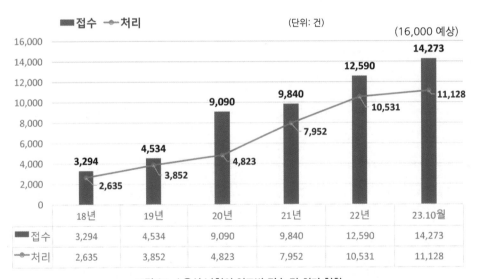

	18년	19년	20년	21년	22년	23.10월
접수	3,294	4,534	9,090	9,840	12,590	14,273
처리	2,635	3,852	4,823	7,952	10,531	11,128

그림 34. 소음성 난청의 연도별 접수 및 처리 현황

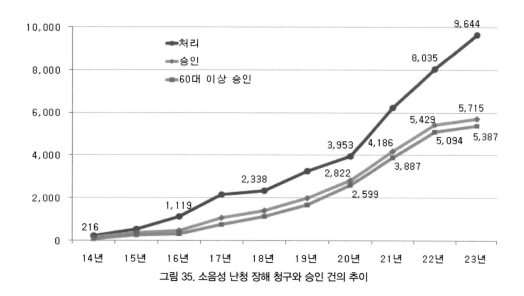

그림 35. 소음성 난청 장해 청구와 승인 건의 추이

고연령층이 차지하는 비율은 최근 10년간 60대 이상 소음성 난청의 장해 승인 인원이 21,147명으로 89.7%, 70대 이상은 10,459명으로 44.4% 차지하며, '23년 60대 이상 승인 인원은 5,387명(94.3%)으로 '14년 69명(48.3%) 이후 고령층의 인원과 비율이 지속적으로 증가하고 있다. 소음성 난청의 장해등급은 최근 10년간 장해 10등급 이하 인원이 18,925 명(80.3%)으로 상대적으로 경증 장해를 보이나 증등도 이상의 장해가 증가 추세를 보이며, 장해급여 지급이 '14년 100억 원에서 '23년 2,180억 원으로 약 22배 증가하였다(그림 35).

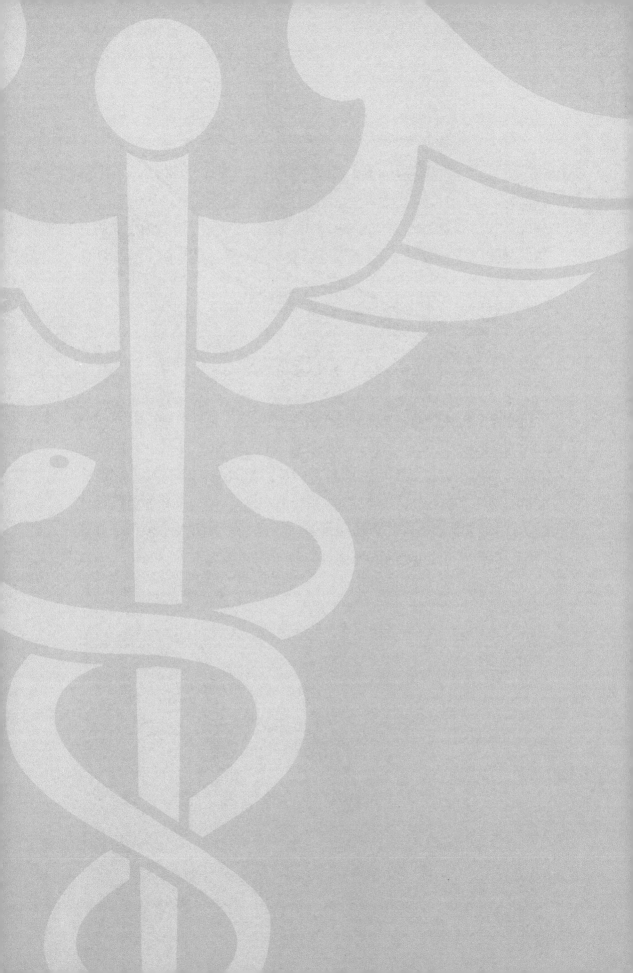

3장

청력평가: 순음청력검사

1

...

인간 청력의 특성

주파수별로 소리(音, 음)을 겨우 들을 수 있는 음압의 크기를 최소가청역치라 하는데 그 값은 주파수에 따라 차이가 난다. 대개 500Hz 이하에서는 청각의 민감도가 감소되어 그 최소가청역치는 커지게 된다(그림 36).

음을 크게 하면 강한 음에 대해 통증을 느끼게 되는데 이때의 값을 최대가청역치라 한다. 일반적으로 주파수별 최대가청역치의 값에 별 차이가 없으며 순음에 있어서 110dB 이상에서는 불쾌감을 느끼게 되며, 140dB에서는 통증이 있고, 150dB 이상에서는 즉시 귀가 손상을 입게 된다. 최소가청역치와 불쾌역치 간의 차이를 역동범위(dynamic range)라 하는데, 정상 청력자는 이 역동범위가 일반적으로 크지만 청력장애, 특히 감각신경성 난청은 작다.

일반적으로 정상 청력을 가진 사람의 가청음역은 20Hz에서 20,000Hz이며, 이 범위에서 2^n 관계로 변화하는 음계가 11개이다. 이 중 어음의 이해와 관련되는 주파수인 125 또는 250Hz부터 8,000Hz까지 6~7개의 음계를 검사하고 있으나, 어음 이해에 영향을 미치고 청력장애의 보상 결정(AMA/AAO-HNS) 등 법의학적 측면에서 청력손실의 정도를 명확하게 하고 진단적 정보 가치를 높이기 위하여 3, 6kHz의 중간음계를 검사하는 추세이다. 또 최근에는 8kHz 이후 순음역치를 통해 이독성 약물에 의한 영향을 조기 평가하거나 와우 및 청신경의 병태생리에 대한 연구를 시도하고 있다.

음의 강도별로는 0dB에서 130dB까지를 청각범위로 본다. 이 가운데 40dB에서 80dB은 가장 듣기 좋은 음의 크기로 쾌적역치(most comfortable level, MCL)라고 한다. 청각식별력은 주파수별로 60~3,000Hz 범위는 2~3Hz의 차이도 변별이 가능하나 60Hz 이하와 3,000Hz 이상에서는 식별역치가 높아진다(그림 37).

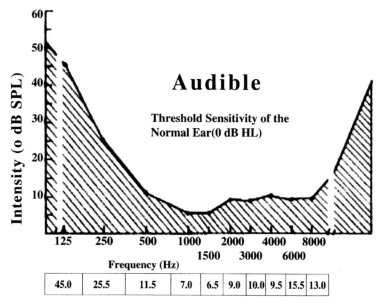

45.0	25.5	11.5	7.0	6.5	9.0	10.0	9.5	15.5	13.0

그림 36. 정상 건청인의 TDH 39 헤드폰으로 측정한 0dB HL의 기준청력(dB SPL) (ANSI, 1996)

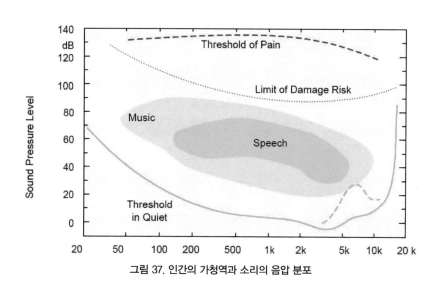

그림 37. 인간의 가청역과 소리의 음압 분포

2

...

청각도(audiogram) 표시 방법

순음청력검사는 방음실에서 청력검사기로 실시하며, 각 주파수별 순음의 자극 후 피검자가 약 50% 정도 반응하는 가장 약한 소리인 역치(hearing threshold)를 찾아내어 결과를 청각도에 기록하는 검사법이다.

청각도는 가로축에 소리의 고저를 표시하며 단위가 헤르츠(Hertz, Hz)인 주파수, 세로축에 소리의 강약을 구분하며 단위가 데시벨(decibel, dB)인 강도로 구성되어 있다. 물론 이때의 데시벨은 임상적으로 정상 청력을 기준으로 정의된 dB HL이다. 주파수 간의 간격과 강도 간 간격의 관계는 1 octave와 20 dB HL이 같은 길이가 되도록 그려야 하고, 청각도는 수량을 나타내는 동시에 청각도의 모양에도 큰 의미가 있기 때문에 횡축 및 종축의 관계가 항상 일정해야 한다. 청각도에 나타난 0dB HL은 정상 청년 연령층의 최소가청역치(minimum hearing threshold)의 평균치로 주파수별 기준음압이 다르다. 각 검사의 결과는 국제적으로 통용되는 기호로 청각도의 적절한 공간에 표기하며, 빨간색은 오른쪽 역치를, 파란색은 왼쪽 역치를 나타낸다. 그 외 기록은 검정색으로 표기하는 것이 원칙이다(그림 38, 39).

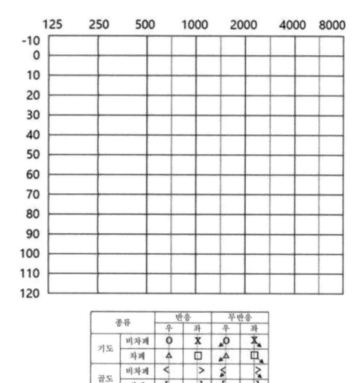

그림 38. 표준 청각도와 기도, 골도역치 표기방법

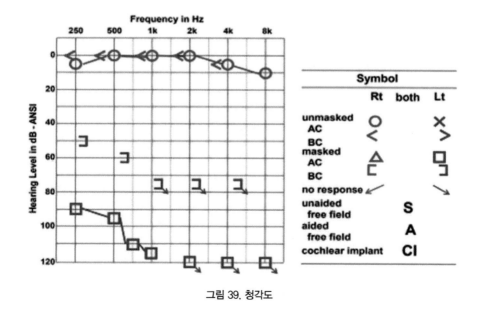

그림 39. 청각도

3

...

순음청력검사의 준비

가청역치를 측정하는 데에는 수동식이나 자가기록식 청력측정계를 이용하는 방법이 있다. 자가기록 청력측정이 수동에 비해 측정자에 의한 오차를 근본적으로 제거할 수 있고, 피검자의 반응이 명백하게 나타나며 측정치를 옮겨 적을 때 발생되는 오차가 없는 영구기록을 남기고 피검자가 검사를 수행하는 질을 높여주는 등의 이점이 있으나 수동청력 측정계가 비교적 값이 싸고 고정된 검사의 진행과정을 피검자가 예측함으로써 야기되는 오차의 가능성이 수동청력측정에서 본질적으로 작아진다(Lutaman 등, 1989). 여기서는 수동청력측정에 한정해서 논하고자 한다.

검사를 실시하기 전에 준비하여야 할 사항으로 청력과 관계된 병력을 확인하고, 이경을 통해 외이도의 막힘과 귀지, 이물질, 상처, 그리고 고막상태 등을 관찰한다. 귀지는 이도를 75% 이상 막지 않는 경우 역치에 영향을 미치지 않는다고 한다(Roeser와 Ballachanda, 1997). 하지만 완전히 이도가 막힌 경우 와우로 음 에너지가 전달되는데 약 45dB의 감소, 즉 기도청력역치에서 45dB의 상승효과를 보인다.

다음으로 피검자가 역치에서 반응할 수 있도록 친숙한 관계를 형성하면서 주지 사항을 일러둔다. 방음실에서 피검자 혼자 들어가 안락한 의자에 앉은 자세로 검사를 받도록 하고, 검사자는 방음실 밖에서 방음창을 통해 피검자를 관찰하면서 검사하지만, 경우에 따라서 검사자와 피검자가 함께 방음실에 들어가는 경우도 있다. 피검자에게 청력검사의 목적과 역치(threshold, 들을 수 있는 가장 낮은 소리 또는 겨우 들을 수 있는 소리의 강도)에 대해서 설명한 뒤 검사 도중 일련의 음을 듣게 될 것이라고 알려 주며, 음을 들었거나 들었다고 생각할 때마다 단추(response button)를 누르거나, 손을 들어 즉시 반응하도록 한다. 검사 시행 전에 피검자에게 미리 충분한 설명을 하였을 경우에 약 5dB 내외의 좋은 청력역치를 구할 수 있는 것으로 알려져 있다(Rodda, 1965).

검사하는 동안 피검자의 얼굴을 측면에서 관찰하도록 하고, 직접적인 눈의 접촉은 피해야 한다. 즉 청력검사기로부터 90도 각도로 떨어져 앉아 검사한다. 검사 전에 피검자의 귓바퀴(pinna)에 헤드폰을 정확하게 장착하기 위하여 안경, 머리핀, 헤어밴드, 클립, 껌 등은 제거하고, 헤드폰과 귓바퀴 사이에 머리카락이 끼지 않도록 한다. 헤드폰(headphone)의 중심이 외이도를 향하도록 해서 외이도가 막히지 않도록 한다. 헤드폰이 귓바퀴에 제대로 착용이 되었더라도 헤드폰의 무게로 인하여 이도가 닫힐 수 있다. 이러한 경우가 생기면 청력검사상 기도역치가 2,000Hz와 6,000Hz 사이에서 높게 나타난다. 외이도의 중심에 헤드폰이 위치하지 않는 경우에 25~30dB 이상의 역치변화를 야기하기도 한다. 그리고 각 개인에 맞게 헤드폰이 조정 착용된 후 헤드폰이 귀에 잘 밀착되었는지 다시 한번 검사하는 것이 좋다. 헤드밴드(headband)가 헐거워 귀에 완전히 밀착되지 않은 상태인 경우는 특히 저음에서 그 영향이 고음에 비해 더 크다. 즉, 저음역의 청력역치를 크게 상승시킨다. 헤드폰은 청력검사기(audiometer)와 함께 재보정이 되지 않았다면 헤드폰은 다른 청력검사기와 교환되어 사용되지 않아야 한다. 검사하기 20분 내지 30분 전에 청력검사기의 전원 스위치를 넣어 정상 기능을 하도록 준비한다.

4

...

순음청력검사의 방법

순음청력검사는 전기적으로 발생시킨 순음(pure tone)을 사용하여 각 주파수에 따라 음의 강도를 조절하여 청각(청력)역치를 측정하는 방법이다. 청각장애의 유무와 정도 및 유형 등을 알아보는 검사로 각 주파수에서 순음을 제시한 후 피검자가 약 50% 정도 반응하는 가장 약한 소리의 강도를 찾아서 청각도에 기록한다. 자극음의 전달방법에 따라 공기전도검사(air conduction threshold)와 골전도검사(bone conduction threshold)로 나눌 수 있다. 기도검사는 음이 공기를 통하여 외이도를 거쳐 내이에 전달되는 과정을 측정하며, 골도검사는 음이 두개골을 통해 내이에 전달되는 과정을 검사하는 방법으로(그림 40), 이 순음청력검사가 소음 특수건강진단의 기본이 된다.

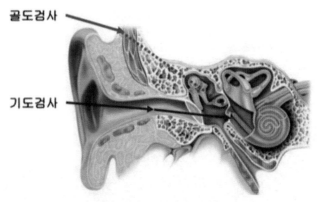

그림 40. 기도/골도검사의 원리

가. 공기전도 검사(air conduction)

소리의 공기전도(기도) 과정은 외이도, 고막, 이소골을 거쳐 와우에서 전기생리적인 에너지로 변환되어 말초신경을 통과하여 중추신경계에서 인지된다. 따라서 헤드폰이나 삽입형수화기(insertphone)를 사용하는 공기전도 검사는 간단하지만 외이도에서 청신경계까지의 전 과정, 즉 종합적인 청력 정보를 제공하며, 전체 경로 중 한 곳만 이상이 있어도 비정상적인 청력으로 나타난다. 삽입형수화기 기도검사법은 외이도 깊게 삽입하여 기도검사를 실시함으로써 양이감쇠(interaural attenuation, IA)를 상승시키고, 배경음, 자극음이 반대 귀로 전달되는 현상(crossover)으로 인한 문제를 해결하는 데 도움을 준다.

기도청력검사는 보통 청력이 좋은 쪽부터 시작하며, 어느 쪽이 더 좋은지 모르는 경우나 양쪽 청력이 비슷한 경우라면 오른쪽 귀부터 실시한다. 좋은 쪽 귀부터 검사를 하는 경우에 차폐에 따른 시간을 절약할 수 있다. 청력이 나쁜 귀를 검사할 때는 자극음이 반대 귀로 교차하여 들릴 수 있으므로 양측의 청력 차이가 35~40dB 이상이면 좋은 쪽 귀(검사하지 않는 귀)를 차폐(masking)해야 한다.

주파수는 가청주파수 범위(audible range; 20~20,000Hz) 중 언어의 인지와 이해를 고려하여 250Hz부터 8,000Hz까지 검사하는데, 사람이 가장 잘 들을 수 있는 최적진동수인 1,000Hz부터 시작하여 한 옥타브 단계로 2,000Hz, 4,000Hz, 8,000Hz의 순으로 검사하고, 다시 1,000Hz에서 재검사를 한 후 500Hz, 250Hz의 순으로 측정한다. 1,000Hz에서 두 번 검사한 결과가 10dB 이상의 차이를 보이면 재검사를 시행해야 하고, 10dB 이하의 차이를 나타내면 낮은 역치를 사용하거나, 선행 검사의 결과를 인정한다. 각 주파수 사이의 검사 결과가 20dB 이상 차이 나는 경우는 반 옥타브(750Hz, 1,500Hz, 3,000Hz, 6,000Hz)에서도 검사를 해야 한다.

소리 크기는 가청범위를 고려하여 -10dB HL부터 120dB HL까지 측정하며, 검사 방법에는 상승법(ascending method), 하강법(descending method), 수정상승법(modified Hughson-Westlake technique) 등이 있다. 검사의 신뢰도는 증가하지만 시간이 오래 걸리는 상승법과 신속하지만 신뢰도가 감소하는 하강법을 혼합한 수정상승법이 널리 사용되고 있다. 상승법은 가장 작은 소리에서 시작하여 처음 듣기 시작하는 강도를 역치로 정하며, 하강법은 충분히 들을 수 있는 강한 소리에서 시작하여 자극음을 낮추면서 역치를 정하는 방법이다. 보통 상승법으로 측정한 결과가 하강법보다 5~10dB 높게 나타난다. ASHA가 제안한 수정상승법은 30dB HL에서 시작해서 피검자가 들을 수 있을 때까지 20dB씩 상승하여 일단 검사음에 대해 피검자가 친숙하도록 한 다음 검사할 레벨을 정한 뒤, 못 들을 때까지 보통 10dB씩 강도를 줄여 나간다. 피검자가 못 듣게 되면 다시 들을 때까지 5dB씩 강도를 올려주면서 역치가 결정될 때까지 이러한 과정을 반복한다.

자극음의 지속시간(on-time)은 보통 1~2초가 적당하고, 자극간격(off-time)은 3초 이상으로 불규칙적이어야 하는데 유소아 또는 노인의 경우 짧게 두 번씩 자극하는 것이 좋다. 자극음으로 연속적으로 들려주는 연속음(continuous tone)과 단속하여 들려주는 단속음(interrupted or pulse tone)이 있다. 역치가 가장 낮게 측정되는 것은 단속 하강법이며 가장 높게 측정되는 것은 연속 상승법이다. ASHA는 순음청력검사에 의한 역치 결정 시 1 내지 2초의 연속음 사용을 제안하고 있는데, 이명을 가진 환자의 청력역치 평가에서는 오히려 pulsed tone(200ms on/200ms off) 사용이 위양성반응을 줄인다고 한다(Mineau와 Schlauch, 1997). 이명 환자의 경우 이명 주파수와 검사 주파수 사이의 음을 구분하여 응답할 수 있도록 warble tone을 사용하기도 한다. 청각세포가 자극에 반응하기 위해서는 소리 입력신호가 유한 시간 동안의 누적이 있어야 한다. 0.2초보다 짧은 시간의 순음은 시간이 짧을수록 음압은 감소하며, 0.2초보다 긴 소리의 경우는 지속시간에 의존하지 않는다. 이 차이는 저음이 고음보다 음압의 감소치가 더 크다(그림 41). 검사음을 주는 방법에 있어서는 청신경의 피로를 덜고 중추신경계의 음감지반응도에 좋은 영향을 줄 수 있도록 불규칙한 간격으로 단속음을 준 경우에 약 2dB 정도 좋은 청력역치를 얻을 수 있다(Skinner와 Jones, 1968).

최소가청역치(minimum hearing threshold)는 피검자가 약 50% 정도 들을 수 있는 가장 약한 음을 의미하며, 동일한 주파수에서 3회의 신호를 보낸 것 중 적어도 2회 이상의 반응을 보이는 가장 낮은 수준으로 결정한다.

순음청력검사는 피검자에게 상당한 긴장을 필요로 하기 때문에 장시간 경과되면, 청각피로현상(auditory fatigue)이 발생되어 검사의 정확도가 나빠질 수 있다(Newby와 Popelka, 1992). 그러므로 단시간 내에 빠르고 정확하게 실시해야 하며, 특히 유소아 환자인 경우에는 필수적인 내용이다.

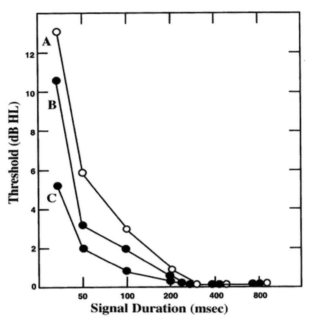

그림 41. 신호음 지속시간에 따른 주파수별 음압 감소량

나. 골전도 검사(bone conduction)

골전도(골도)에 의해서 전달되는 소리의 경로는 다음 세 가지로 분류해 볼 수 있으며, 이 경우 모두 골도 진동이 결과적으로 모두 유모세포(hair cell)의 자극을 유발시킨다. 첫째, 압축 골도(distortional/compressional stimulation)로서 압축과 신장을 반복하는 두개골의 진동은 내이에서도 동일하게 일어나는데, 이러한 측두골의 진동이 진정계와 고실계의 내림프 액 양의 차이로 서로 달리 변화되어 기저막의 움직임을 유발한다. 둘째, 관성 골도(inertial stimulation)는 두개골 진동 시 고막과 난원창 그리고 골벽에 부착된 이소골의 관성운동이 내이로 전달되는 것을 말한다. 셋째, 골고실 전도(osseotympanic stimulation)는 외이도로 누설된 두개골 진동 에너지가 기도 전달 경로를 통해 내이로 전달되는 것을 말한다. 이러한 골도전달 경로 중 압축 골도를 일반적인 골도로 이해한다.

골전도 검사는 진동기(vibrator)를 유양돌기(mastoid bone)에 고정시켜, 그 진동이 외이나 중이를 거치지 않고 곧바로 두개골을 진동시켜 내이를 자극하기 때문에 공기전도와 달리 고막이나 이소골의 상태에 거의 영향을 받지 않고, 직접 내이 및 그 이상의 청각경로의 기능을 반영할 수 있다. 오랫동안 귀 뒤의 유양돌기 부분을 골전도 측정부위로 사용해 왔는데 그 이유는 첫째로 정상 청력자에 있어서 유양돌기로부터 골전도 음이 제일 크고, 둘째로 이 부분이 검사하는 귀에 가까운 부분이기 때문이다. 유양돌기 부분의 골도전도 음이 제일 큰 이유는 중이 이소골의 지렛대 원리의 축이 유양돌기에 직접 연결되어 있기 때문이다. 그러나 어떤 임상의의 경우 전두부(forehead) 장착형의 골전도검사를 선호한다. 전두부 장착 시 위치 차이에 검사 결과가 큰 영향을 받지 않아 개인차나 검사-재검사의 오차가 적어 신뢰성이 높다. 그러나 전두부 장착형을 이용한 골도검사는 와우를 자극하기 위해 10~15dB의 추가적인 에너지가 필요하기 때문에 역동범위(dynamic range)와 최대출력수준을 감소시킨다.

골전도 검사는 외이나 중이를 우회하여 내이의 반응을 직접 검사하여 역치를 결정하기 때문에 외이나 중이가 비정상이라도 내이에 이상이 없으면 정상을 나타낸다. 그러므로 기도-골전도 역치차(air-bone gap, ABG)의 존재 유무가 외이나 중이의 이상 유무를 판정하는 결정적인 단서가 되며, 기도전도와 골전도의 역치차가 10dB 이상이면 외이나 중이에 이상이 있는 것으로 간주할 수 있다.

검사 방법은 공기전도검사와 같은 방법으로 측정하되, 검사 주파수는 250Hz에서 4,000Hz까지이며, 두개골의 어떤 부위를 진동시키든 자극음이 거의 비슷하게 양쪽 귀에 전해지기 때문에 차폐를 해야 한다. 125와 8,000Hz는 검사하지 않는데, 그 이유는 검사계기의 성능도 문제이나 임상적으로 의미가 없기 때문이다. 골전도 검사에 영향을 주는 요인에는 진동기의 종류나 부착 위치, 닿는 면적, 외이도의 폐쇄효과(occlusion effect) 등이 있다. 따라서 골도 진동자의 장착 시에 접촉 부위가 일정해야 하는데 머리카락을 피한 이개 바로 뒤에서 외이도 입구 부위의 높이를 기준으로 하며, 골도 receiver가 이개에 닿지 않도록 주의하며, 헤드밴드(headband)로 장착하도록 하고 손에 쥐어서는 안 되며, 검사 중에 위치나 접촉면의 각도가 변하지 않도록 하며, 적당한 압력으로 반드시 피부에 밀착되도록 하되 접촉압력의 표준은 300~400g 전후이다.

비록 골도검사가 진단학적으로 필요한 검사임에도 불구하고 골도검사 자체의 요인이 골도검사 결과에 영향을 미친다. 첫째, 두개골의 크기와 두개골 및 피부의 두께 차이로 인해 기도검사보다 개인 간 개인 내 차이가 더 크다. 기도검사의 검사-재검사의 오차가 5dB

표 11. 순음청력검사기의 주파수별 최대 측정치 (ANSI S3.6-1996)

| Frequency(Hz) | Hearing Levels(dB HL)* | | | | | | |
| | Type 1† | | Type 2 | | Type 3 | | Type 4† |
	Air	Bone	Air	Bone	Air	Bone	Air
125	70	-	60	-	-	-	-
250	90	45	80	45	70	35	-
500	120	60	110	60	100	50	70
750	120	60	-	-	-	-	-
1000	120	70	110	70	100	60	70
1500	120	70	110	70	-	-	-
2000	120	70	110	70	100	60	70
3000	120	70	110	70	100	60	70
4000	120	60	110	60	100	50	70
6000	110	50	100	-	90	-	70
8000	100	-	90	-	80	-	-

* Maximum HL shall be ≥ tabled value; minimum HL shall be ≤-10dB for types 1 to 4; no minimum or maximum HL for type 5

‡ Maximum HL shall be extended to 90dB HL for type 4 if used for hearing conservation purposes

† Maximum HL may be 10dB less than tabled values for type 1 using circumaural or insert earphones

NOTE: Maximum HL for type HF shall be ≥90dB HL from 8,000 to 11,200Hz and 50dB HL from 12,000 to 16,000Hz; minimum HL shall be -20dB HL at all frequencies above 8,000Hz

인 반면 골도검사의 경우에는 종종 10~15dB에 이른다. 둘째, 골도검사의 경우 더 많은 에너지가 필요하기 때문에, 최대측정강도가 250Hz에서 40dB, 500Hz에서 50dB, 1,000에서 4,000Hz는 60~70dB로 제한되어 있다(표 11). 따라서 기도역치가 이보다 10~15dB 상회한다면 감각신경성 난청과 혼합성 난청 사이의 차이를 결정하기 어렵다. 셋째, 35~55dB HL 강도의 250~500Hz의 골도 자극음은 촉각적인 반응을 일으킬 수 있다. 즉, 청력검사기의 저주파수의 골도 자극음의 강도 상한선에서 얻어진 반응은 청각적인 것에 의해서 얻어지기보다는 촉각적인 것에 의해서 얻어질 가능성이 높다. 피검자의 경우 어떤 음이 제시될 때 골도 진동자의 진동을 느껴서 반응하는 것을 검사자로 하여금 그 음을 들어서 반응한 것처럼 믿게 할 수 있다. 이러한 경우에 최중도의 감각신경성 장애는 청각도 상에 혼합성 장애로 나타날 수 있다. 넷째, 골도음의 양이감쇠는 0~10dB이다. 따라서 약간이라도 양이 청력이 동일하지 않다면 자극음이 반대 귀로 전달되는 crossover 현상 때문에 차폐검사가 이루어져야 한다. 차폐검사가 이루어지지 않으면 난청의 정도와 유형을 진단하는 데 심각한 오류를 발생시킬 수 있다. 다섯째, 외이도를 폐쇄하지 않고 검사가 이루어지기 때문에 골도검사의 경우에는 배경소음의 영향이 더 크다(Roeser 등, 2000).

골도에 의한 청력은 기도에 의한 청력보다 낮은 경우는 생기지 않는다고 한다. 그러나 골도전도 역치가 몇 가지 이유 때문에 기도전도 역치보다 약간 낮을 수도 있다. 그 이유 가운데 일부는 귀의 이상적인 상태에 의해서 야기된 관성 골도전도와 막고막 골도전도 유형의 변화에서 일어날 수 있다.

5

...

역치 변화의 반응 요인

가. 거짓반응

거짓반응은 검사 시에 언제나 일어날 수 있으며 검사결과에 결정적인 영향을 미친다. 가장 흔히 있는 거짓반응은 음자극을 듣고도 반응을 나타내지 않는 경우이다. 거짓반응은 피검자의 실제 청력보다 낮게 나타나는 거짓 음성반응(false negative response)과 높게 나타나는 거짓 양성반응(false positive response)이 있다. 거짓 음성반응은 거짓 양성반응보다 흔치 않으며, 들리는데도 의도적으로 안 들린다고 반응해서 자기의 청력손실 정도를 과장하여 의도적으로 축소하려는 경우로 일관된 역치를 유지하기 어려워 보통 신뢰성이 없는 결과를 보인다. 그러나 거짓 양성반응은 이명 환자에서 빈번하게 많은데, 안 들리는데도 들린다고 반응해서 자기의 청력손실을 의도적으로 축소하려는 경우이다. 이명 주파수역 근처에서 이명의 간섭 때문에 거짓 양성반응을 보이지만 전형적으로 일관된 역치반응을 보인다.

나. 기능적 청력손실

기능적 청력손실(pseudohypoacusis)이라 함은 청기의 기질적인 손상에 의해 야기되는 청력손실의 정도와 일치하지 않는 청력손실을 의미한다. 이러한 기능적 청력손실은 다른 말로 비기질적 청력손실, 위난청, 심인성 난청 등으로 불린다. 사청도 이 정의 내에 포함되며 이는 피검자 자신이 의도적으로 어떠한 책임을 면하거나 경제적인 이득을 목적으로 난청의 정도를 과장되게 표현하는 경우이다. 사청검사방법에는 대상이나 상태에 따라서 적절한 방법을 선택해야 하며 때로는 여러 가지 방법을 병용해야 하는 번거로움이 있다. 피검자의 태도관찰 및 심리파악에서부터 시작하여 Stenger법, Doerfler-Stewart법, Lombard법, Meyer법, Hummel법, 골도를 이용하는 SAL(sensori-neural acuity level)법, 음영곡선을 이용한 방법이 있고, 등골근반사를 이용하는 SPAR(sensitivity prediction from the acoustic reflex)법 등이 있다. 쉽게 시행할 수 있고 비교적 측정이 간단한 순음청력기를 이용한 사청판정법으로는 순음청력역치를 일주일 간격으로 3회 측정하여 각각의 역치 간의 일치성 여부를 관찰하여 그 신뢰성 여부를 알아내는 반복순음청력검사가 있으며, 청력형에 따른 사청판정법, 음영곡선(shadow curve)법을 이용한 방법이 있다. 반복순음청력검사에서는 그 역치차가 10dB 이상이면 사청의 기준치로 규명하고 있으며, 5dB 이하를 측정오차로 하고 있다. 순음청각도상 사청에서는 수평형, 쟁반형이 많다고 하나 사청판정에는 큰 도움을 주지 못한다고 한다. 간편하면서도 빠른 사청판정법의 하나로 상승법과 하강법을 같이 시행하여 구한 순음청력 역치차를 이용하기도 한다. 10dB의 역치차가 있을 때 사청을 의심할 수 있고, 15dB 이상의 역치차가 있을 때 사청으로 판정할 수 있을 것으로 보고 있다 (박춘근 등, 1991).

다. 역치 동요

청력검사기기, 검사조건 및 주변 소음의 영향, 검사방법, 피검자의 조건과 의식 문제 등이와 같은 모든 요인을 일정하게 하고 안정시켜도 피검자의 주관이나 생리적 동요 등의 바이오리듬(biorhythm)에 의한 순음청력역치의 변동이 있는데 주로 피검자의 연령, 일차, 월차, 여성에 있어서의 임신, 산욕, 월경 시의 청력동요가 있다. 이러한 바이오리듬에 의한 생리적 역치의 동요를 병리적 진행으로 인한 청력의 변화와 감별이 필요할 때가 있다. 하루 24시간 중 청력역치는 일정한 주기로 변동하고 최대변동폭은 25dB까지 이르며 역치변화는 저음역, 고음역에서의 변화가 중음역보다 크다고 한다. 생리적 역치의 동요라고 판단할 수 있는 폭을 정상 청력의 경우 1,000 및 4,000Hz에서 95% 신뢰도로 10dB 이상 차이가 있으면 청력의 변동으로 보고, 난청 귀의 경우는 15dB 이상 차이가 있어야 청력 변화로 간주하고 있다. 감각신경성 난청군 및 만성중이염군의 역치동요가 정상 청력군보다 크며, 감각신경성 난청군보다 전음성 난청군이 역치의 동요가 크고, 초회 검사 때의 역치가 재검사 때보다 비교적 큰 값으로 측정된다고 한다(권용진과 전경명, 1986).

청력측정방법은 몇백 년 전부터 여러 계기를 이용하여 시행되어 왔다. 그 후 난청의 정도 및 유형의 감별진단방법으로 음차를 이용한 청력검사로 발전되었으며, 1875년에 이르러 Alexander Graham Bell의 전화 발명이 계기가 되어서 오늘날 우리가 사용하고 있는 전기용 청력계기가 등장하게 되었다. 주관적 검사법으로 순음청력검사는 오랫동안 사용되어 왔음에도 불구하고 또한 최근의 객관적인 여러 검사방법이 개발되어 사용되고 있음에도 불구하고 순음청력검사가 아직까지 기본적인 검사로서 진단학적 도구로 사용되는 이유는 청력을 정량적으로 측정이 가능하기 때문이다. 그러나 간단한 검사도구 같지만 검사 결과의 정확성과 신뢰성을 확보하는 것이 그리 쉽지 않음을 알 수 있다.

정확한 청력검사를 수행하기 위한 순음청력검사 방법과 검사 결과에 영향을 미치는 요인으로 검사자와 피검자의 상호작용, 피검자 요인, 검사방법에서의 역치 이해, 헤드폰의 종류, 헤드폰의 위치, 신호음의 종류, 자극시간과 간격, 역치결정방법, 기도/골도검사 결과의 의의와 반응요인으로 거짓반응 및 역치동요에 대해 살펴보았다. 청력검사의 최종 목적은 측정하는 '청력'이 아니고, 청력을 나타내는 청각적 자극에 대한 '반응능력'임을 알 수 있다. 이와 같이 청력검사의 신뢰도는 검사기의 정교성, 검사환경, 피검자의 이행, 검사자의 검사기술 등의 영향을 받을 수 있어 청력검사자뿐만 아니라 최종적으로 검사 결과를 평가하는 의사에서 순음청력검사와 관련한 제반 지식에 대한 숙고를 요구한다.

6

...

순음청력검사에서 음차폐의 원리와 적용

　현재 특수건강진단기관의 순음청력검사에서 난청장애의 유형과 난청의 정도를 보기 위한 음차폐 검사는 중요하지만 아직도 개선의 여지가 필요하다.

　차폐(masking)는 나쁜 쪽 귀를 검사할 때 좋은 쪽 귀가 반응하지 않도록 소음(잡음)을 주어 차단시키는 것을 말한다. 청력검사는 청력장애의 원인을 규명하기 위해 각각의 귀에 대해 검사 시에 검사 측 귀(test ear)는 반대 측 귀(contralateral or opposite nontest ear)와 독립적으로 평가되어야 한다. 즉, 전기적 신호가 검사 반대 측 귀에 영향을 미쳐서는 안 된다. 그러나 음영청취(cross hearing 또는 cross over) 현상 때문에 기도 · 골도 검사 모두 적절한 차폐방법을 적용하여 검사가 이루어질 수밖에 없다. 음영청취 현상은 양쪽 귀의 청력을 검사할 때, 각각을 독립적으로 검사하고자 하지만 두 개의 귀가 측두골로 연결되어 있어서 소리의 전달 경로상에 서로 간섭할 수 있고 이때 반대 측 귀로 음이 전달되는 현상이다. 이 현상은 주로 양쪽 귀의 들리는 정도가 많이 차이가 날 때, 검사하는 나쁜 쪽 귀에 들려준 검사음이 그 귀에 들리지 않는데도 불구하고 검사하지 않는 반대 측 귀로 들려서 음영청력(나쁜 쪽 귀의 비차폐 청력역치, shadow audiogram), 즉 가짜 청력역치를 구할 수 있기 때문에 유의하여 차폐검사를 시행하여야 한다. 기도검사의 경우 좋은 쪽 귀가 정상인 경우에는 음영곡선(shadow curve)이 대개 55~80dB 근처에 나타난다. 때문에 음영곡선이 나올 가능성이 있는 경우에는 좋은 쪽 귀에 잡음을 주어서 검사 측 귀에 들려준 검사음이 반대 측 귀에 들리지 않게 해야 하는데 이를 차폐라고 한다. 본론으로 들어가기 전에 기도 · 골도 순음청

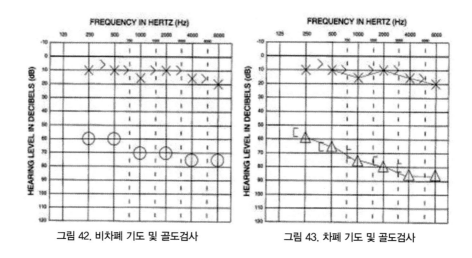

그림 42. 비차폐 기도 및 골도검사　　　　　　　그림 43. 차폐 기도 및 골도검사

력검사 시의 차폐검사를 시행하지 않았을 때와 시행하였을 때의 결과를 사례를 통해 보기로 하자. 그림 42는 차폐를 시행하지 않은 기도 및 골도 결과(우측 골도역치가 그림에 표시되어 있지 않으나 골도의 이간감쇄 효과 때문에 좌측과 비슷한 결과를 보임)이며, 그림 43은 차폐검사를 시행한 기도 및 골도검사 결과이다. 차폐검사로 실시한 우측 기도역치는 비차폐 기도역치보다 평균 7dB 증가하였다. 차폐를 실시하지 않은 골도검사 결과 우측 귀의 난청장애를 전음성 난청으로 판단할 수 있으나 차폐를 실시한 결과에서는 감각신경성 난청이었다. 이처럼 기도검사의 차폐 여부는 역치 결과에 영향을 미치며, 골도검사의 차폐 여부는 난청장애의 유형 판단에 영향을 미치게 된다(그림 42, 43).

　　이 글은 전반적으로 Roeser 등의 ‘Audiology: Diagnosis’와 Katz의 ‘Handbook of clinical audiology’의 차폐(clinical masking) 관련 내용과 Yacullo의 ‘Clinical masking procedures’를 참고로 하여 정리 기술하였다.

가. 차폐(masking)

　　음향학적으로 어떤 소리가 또 다른 소리를 들을 수 있는 능력을 감소시키는 현상을 소리의 차폐효과 또는 마스킹 효과(masking effect)라고 한다. 즉, 사람이 A의 소리를 들을 때 B라는 소리가 클수록 A 소리는 듣기 어려워지거나 경우에 따라서는 A의 소리가 안 들리

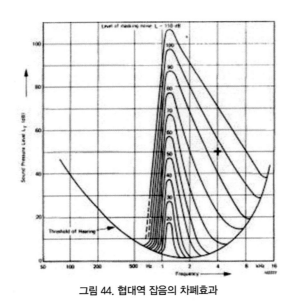
그림 44. 협대역 잡음의 차폐효과

게 된다. 동일한 대역의 높은 음압은 근접한 낮은 소리를 인식하지 못하게 하는 현상인 마스킹을 유발한다. 사람의 순음에 대한 인지 정도가 주파수별로 다른데 50dB의 4,000Hz 순음은 1, 2kHz의 중심주파수를 둔 90dB에 달하는 소음하에서도 인식을 할 수 있으나 1,200Hz 중심대역의 음압이 100dB일 경우 4,000Hz의 50dB의 소음은 인식할 수 없다. 이 경우 4,000Hz 대역에서는 약 66dB의 순음이 대응되기 때문이다(Hassal과 Zaveri, 1988)(그림 44).

청각학적 차폐는 음을 주거나 듣지 못하게 하는 이러한 음향학적 차폐효과를 주어 피검자가 본래의 청각 신호에 반응하게끔 하는 것으로 다른 음의 존재하에 어떤 음에 대한 청력역치가 증가되거나 변하는 것으로 정의하고 있다(ANSI, 1996). 이 차폐는 음영청취가 발생할 우려가 있을 때, 즉 소리가 반대 측 귀에 전달되는 것을 방지하기 위해 좋은 쪽 귀에 소음을 제시하는 것으로 피검자의 정확한 청력을 측정하기 위해서 실시한다.

나. 이간감쇠(interaural attenuation)

차폐에서 우선 양 귀 사이의 음감쇠(interaural attenuation, IA)와 외이도의 폐쇄효과(occlusion effect)를 첫 번째로 고려해야 한다. 양 귀 사이의 음감쇠는 청력검사 시 검사 측 귀에 음 자극을 주면 두개골을 통해서 반대 측 내이의 달팽이관(와우)에서도 듣게 되는데 이러한 전달과정에서 음이 약해지는 현상으로 감소되는 소리의 크기를 말한다. 이 전달과정은 두 경로, 즉 골도와 기도경로를 통해 음이 약화되어 반대 측 귀의 와우에 전달된다. 첫 번째로 기도검사음은 진동으로 골도 경로를 통해 두개골에 물리적으로 영향을 미칠 수 있다. 청력검사용 이어폰(supra-aural earphones)은 반대 측 두개와 짝을 이뤄 높은 음압에는 골진동자로 작용할 수 있다. 두 번째는 검사 측 이어폰에서 새어 나온 음이 머리를 돌아 반대 측 귀의 기도 전달 경로를 통해 영향을 미친다. 이러한 이간감쇠(IA)는 양이 사이의 음에너지 감쇠치로 검사 측 귀의 신호 음압에서 반대 측 와우의 음압 차이이다(IA = dB level$_{test ear}$ - dB level$_{nontest cochlea}$). 또는 명확히 편측으로 감각신경성의 농에서 비차폐의 기도역치를 구하여 정상과 비정상 귀 사이의 차이를 계산함으로써 IA를 측정한다(IA = Unmasked AC threshold$_{impaired ear}$ - AC threshold$_{normal ear}$). 물론 여기에는 정상 측 귀의 기도·골도 역치가 같다(no air-bone gaps)는 가정이 있어야 한다. IA는 개인 특성, 검사 신호음의 주파수 특성 및 변환기 유형(transducer type)에 따라 다르다.

IA는 변환기가 닿는 피검자 두개 면적이 작을수록 커지며, circumaural earphone보다 supra-aural earphone이 IA가 더 크고, 귓속형폰이 가장 IA가 크다. 표 12는 이어폰(supra-aural earphone)을 이용한 기도 순음청력검사에서의 IA이다. 연구자 및 주파수에 따라 대략 40~80dB의 IA로 매우 넓은 범위의 값을 보여 가장 작은 IA값인 40dB을 차폐검사의 필요성에 대한 결정 시에 사용할 것을 권장하고 있다(Studebaker, 1967). 이는 다른 연구자나 기관에서도 지지되고 있으며 가장 널리 사용되고 있다.

골도검사는 골진동자의 장착 부위에 따라 전두부와 유돌부 두 가지가 있으며, 전두부 방법이 유돌부 방법보다 어느 면에서는 검사의 타당성과 정확성에서 좋지만 대체로 유돌부 방법이 많이 쓰인다. 이러한 골도검사에서는 비록 골 진동자가 어느 한쪽의 검사 측 귀에 위치하지만 동일한 두개골의 측두골 내에 와우가 놓여 있기 때문에 골 진동자의 위치에도 불구하고 골 진동이 양측의 와우에 전달된다. 비차폐 검사 시의 골도역치는 좀 더 좋은 쪽의 와우 반응에 기인한다. 일반적으로 골전도의 IA는 무시되거나 0dB이다.

표 12. 순음 기도전도신호에서의 이간감쇠 값

Study	Transducer		250	500	1000	2000	3000	4000	6000	8000	Mean
Chaiklin, 1967	TDH-39	Mean	51	59	69	61	68	70	65	57	62.5
		Range	44-58	54-65	57-66	55-72	56-72	61-85	56-76	51-69	
Coles & Priede, 1970	NA	Mean	61	63	63	63		68			63.6
		Range	50-80	45-80	40-80	45-75		50-85			
Killion et al, 1985	TDH-39	Mean	50	60	60	60	60	65			59.1
		Range	45-65	52-65	52-65	50-68	50-68	52-74			
Liden et al., 1959	NA	Mean	58	60	57	60		61		63	59.2
		Range	45-75	50-70	45-70	45-75		45-75		45-80	
Sklare & Denenberg, 1987	TDH-49	Mean	54	59	62	58	57	65	65		60.0
		Range	-	45-60	45-75	60-65	45-70	45-70	60-75	50-80	
Zwislocki, 1953	NA	Mean	45	50	55	60		65			55.0
		Overall	-	-	-	-	-	-	-	-	
		Mean	55	59	61	60	62	66	65	60	

다. 폐쇄효과

폐쇄효과(occlusion effect)는 외이도 밀폐 시 골도역치의 상승이 발생하는 것을 말하는 것으로 골전도 검사 시 반대 측 귀를 차폐할 때, 이어폰 때문에 음압이 증가되어 더 잘 듣게 되는 현상이다. 이어폰 등(earphone, earplug, earmold)으로 이도를 폐쇄한 상태의 차폐 골도 검사 시에 저주파수 대역의 골도역치가 특히 1,000Hz 이하에서 유의한 역치 증가가 있을 수 있다.

전음성 난청인 경우 중이 병변으로 인하여 이미 역치 상승이 있어서 폐쇄효과가 발생하지 않으며, 외이와 중이가 정상인 경우에만 발생한다. 그러므로 감각신경성 난청의 차폐 시에는 상승된 골도역치를 감안하여 폐쇄효과만큼의 차폐량을 추가해야 한다.

표 13은 정상인의 평균 폐쇄효과 (dB)이며 폐쇄 시와 비폐쇄 조건에 따른 골도역치의 차이 값이다. 골도검사 시에 폐쇄효과로 인해 역치에 영향을 미치기 때문에 차폐검사 시 비검사 측 귀의 이어폰에 의한 이도의 폐쇄 시 막히지 않은 검사 측 귀에 있어서 폐쇄효과를 고려해야 한다.

표 13. 정상 건청인의 평균 폐쇄효과 (dB)

Study	Mean Occlusion Effect				
	Frequency (Hz)				
	250	500	1000	2000	4000
Elpern & Naunton, 1963	30.0	20.0	10.0		
Goldstein & Hayes, 1965	12.2	13.1	4.9	0.0	0.0
Hodgson & Tillman, 1966	22.0	19.0	7.0	0.0	0.0
Dirks & Swindeman, 1967	23.7	19.3	7.5	-0.6	0.0
Martin et al., 1974	20.0	15.0	5.0	0.0	0.0
Berger & Kerivan, 1983	20.3	21.6	7.5	-1.3	0.0
Mean	21.3	18.0	6.9	-0.3	0.0
Recommended occlusion effect values	20.0	15.0	5.0		

라. 차폐음의 종류

차폐음의 효과는 거의 전적으로 임계대역(critical band)에 의존한다. 세 종류의 차폐음이 대분분의 오디오메터에 사용된다. 광대역의 백색잡음(broad band 또는 white(thermal) noise), 협대역의 잡음(narrow band noise), 어음잡음(speech(spectrum) noise)이 있다. 차폐음이 효과적이기 위해서는 검사 신호음과 근접한 대역의 잡음을 선택해야 한다. 기본적인 차폐 원리는 적은 에너지양으로 최대의 역치값을 차폐(masker)로서 산출하는 것이다.

광대역 백색잡음은 전 주파수에 같은 정도의 에너지 강도를 가진 차폐음을 말하며, 6,000Hz 이상에서 출력이 급격하게 약해져서 어음역 이후의 고음역에 대한 차폐효과는 떨어지는 것으로 알려져 있다. 협대역 잡음은 순음청력검사에서 차폐효과가 높아 주로 사용하는 잡음으로 해당 검사 주파수를 중심 주파수로 하기 위해서 백색잡음을 여과해서 사용한 것이다. 어음잡음은 백색잡음에 비하여 500Hz 범위를 약 10dB 가까이 강조하며, 1,000Hz 이상에서는 음계마다 12dB씩 낮아지도록 여과(filtering)한 잡음으로 어음청력검사(speech audiometry)에서는 거의 대부분 이 잡음을 사용한다.

마. 차폐 시기

차폐 시기와 관련하여 첫째로 검사 측 귀 신호의 음 강도수준, 둘째로 IA(이간감쇠, 보통 40dB), 셋째로 비검사 측 귀의 청력역치를 고려하여야 한다. 이는 기도검사 시에 검사 측 귀의 비차폐 기도역치, IA, 비검사 측 귀의 골도역치가 고려되어야 함을 말한다. 앞서 기술한 IA를 고려하면, 기도검사의 차폐 시기는 측정 주파수에서 검사 귀(T)와 비검사 귀(NT)의 기도역치가 IA 이상 차이가 나거나(AC$_T$-AC$_{NT}$≥40dB), 혹은 측정 주파수에서 검사 귀의 기도역치와 비검사 귀의 골도역치가 IA 이상 차이가 날 때(AC$_T$-BC$_{NT}$≥40dB) 시행한다. 골전도의 IA는 0이므로 이론적으로는 차폐검사가 요구된다. 그러나 골도검사의 목적, 즉 난청장애 병변의 위치와 관련하여 기도-골도 차이(air bone gap)로서 전음성 난청을 시사하는 요인를 확인하기 위해 골도검사 방법이 유용하기 때문에 양 귀의 차폐 골도검사가 언제나 필요하지는 않다. 즉 검사 측 귀에 가능한 기도-골도 차이가 있을 때 비검사 측 귀의 차폐를 실시하여야 한다. 기도-골도 차이는 비차폐 골도역치와 각각의 기도역치와 비교하여 유의한 차이가 있을 때 반대 측 귀의 차폐가 필요하다. 통상적으로 측정하는 귀의 기도역치와 골도역치 차가 10dB 이상 날 때 차폐를 제안하고 있다(ASHA, 1978). 골도검사의 변이를 고려할 때 10dB은 너무 엄격하여 15dB을 제안하기도 한다(AB Gap$_T$≥15dB, AB Gap$_T$=AC$_T$ - Unmasked BC)(Martin, 1994).

바. 차폐량 결정방법

차폐량 결정방법에는 음향심리적 방법과 공식을 이용한 방법이 있다. 우선 공식을 이용한 방법에 대해 설명하겠다.

차폐량 결정에는 우선 첫째로 비검사 측 귀의 음영청취를 차폐하는 데 필요한 잡음의 최소량이 어느 정도인가, 즉 과소차폐(undermasking)를 피하기 위한 최적의 최소차폐수준(minimum effective masking level, M$_{min}$)과 둘째로 검사 측 귀의 참 역치를 변화시키지 않을, 즉 과대차폐(overmasking)를 하지 않기 위한 비검사 측 귀의 최대수준(maximum effective masking level, M$_{max}$)이 중요하다. 차폐음은 신호음에 대해 음영청취가 발생할 수 없게끔 하는 것만이

표 14. Martin 공식에 따른 최소·최대 차폐수준

Initial Minimum Masking Level	
Air Conduction	AC_{NT} + 10dB safety factor
Bone Conduction	AC_{NT} + OE + 10dB safety factor
Maximum Masking Level	
Air Conduction	BC_T + IA - 5dB
Bone Conduction	BC_T + IA - 5dB

아니라 차폐 자극으로서 기능해야 하기 때문이다. 순음청력검사에서 최소차폐수준은 1) 검사 신호의 제시 음압 수준, 2) 신호음의 IA, 3) 비검사 측 귀(차폐 귀)의 기도-골도 차이의 존재 여부, 4) 골도검사 시의 폐쇄효과의 네 가지 요인에 영향을 받는다. 최대차폐수준은 1) 검사 측 귀의 골도역치, 2) 기도 차폐 신호의 IA에 영향을 받는다.

기도에서의 최소차폐수준으로 M_{min}=AC_T - IA + AB Gap_{NT}과 같은 공식을 적용할 수 있다(Liden 등, 1959; Studebaker, 1964). Martin(1967, 1974)은 이와 같은 공식이 청력역치 측정에 불필요하여 간략하게 비검사 측 귀의 기도 청력역치와 동일한 값(M_{min}=AC_{NT})을 최초 최소차폐수준(initial minimum masking level)으로 제시하고 있다. 더불어 차폐수준의 효율을 감안하고 개인 간 변이를 고려하여 이 값에 대략 10dB의 안전계수(safety factor)를 더하여 줄 것을 제안하고 있다(M_{min} = AC_{NT} + 10dB (safety factor)). Liden 등(1959)은 최대차폐수준으로 M_{max} = B_t + 40을 제안하고 있다. 그러나 B_t + 40은 과대차폐로 5dB을 뺄 필요가 있고, 기도음의 IA를 40dB로 가정하고 있으나 더 작은 IA의 추정치를 이 공식에 대신할 수 있게끔 M_{max} = B_T + IA - 5dB을 일반적으로 사용하고 있다.

골도에서의 최소차폐수준은 골전도의 IA가 0이므로 Liden 등(1959)이 제시한 기도에서의 공식과 비슷하다(M_{min} = BC_T + AB Gap_{NT}). 그러나 골도검사에서 폐쇄효과 때문에 과소차폐의 우려가 있어 Martin(1967, 1974, 1994)은 최초 최소차폐수준으로 다음 식을 제시하고 있다(M_{min} = AC_{NT} + Occlusion effect + 10dB(safety factor)). 일반적으로 임상적인 차폐 기도·골도검사에 많이 쓰이고 있는 Martin 공식은 표 14와 같다.

공식을 적용한 방법에는 몇 가지 문제점이 있다. 가장 먼저 문제로 지적될 수 있는 것이 시간 소모가 크다는 점이고, 둘째로 완전한 계산을 위해 요구되는 정보가 크게 이용가치가 없다는 점이다. 따라서 일상적으로 이루어지는 차폐의 임상 적용에는 공식이 실용

적인 도구가 되지 못해 기도검사 시에 최초 차폐수준으로 AC_{NT} + 10dB(Hood, 1960) 또는 AC_{NT} + 15dB(Studebaker, 1979), 골도검사는 기도 차폐량에 폐쇄효과량만큼 추가(AC_{NT} + OE)하는 심리음향학적 방법을 제안하고 있다. 대략 비검사 측 귀의 역치보다 30dB 이상의 차폐면 충분하다고 한다(Martin, 1972).

사. 차폐 역치 결정방법

차폐 역치는 수평법을 통해 결정된다. 이 방법은 다음과 같이 수행된다. 첫 차폐음 수준에서 검사 측 귀에서 반응하면, 차폐음을 5~10dB 올리고, 반응이 없으면 검사 측 귀의 자극음의 강도를 5dB 올린다. 반대 측 귀를 차폐한 상태에서의 검사 측 귀의 역치는 반대 측 귀의 차폐음 수준을 올릴 때, 세 번 연속 반응한 검사 측 귀의 자극음의 강도를 말하고, 이러한 방법을 수평법(plateau method)이라고 한다.

차폐검사에서 역치결정 방법인 수평법에서 shadowing과 changeover point의 개념을 그림 사례를 통해 살펴보기로 하자(그림 45). 1,000Hz의 비차폐 기도역치가 좌우 각각 50dB HL과 0dB HL이며, 비차폐 골도역치는 0dB HL이다. 두 귀의 기도역치 차이가 40dB 이상으로 좌측 귀의 기도역치 검사 시 반대 측 귀의 차폐가 필요하다. 좌측 귀의 차

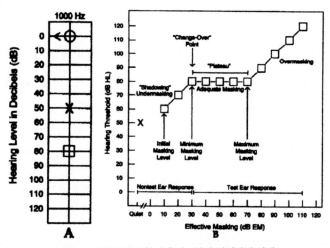

그림 45. 수평법에 의한 순음기도역치 결정방법 사례

폐 기도역치를 구하기 위한 Hood 또는 shadowing procedure를 사용한 결과가 그림 45이며, 우측 귀(비검사 측 귀)의 효과적인 차폐수준에 따른 좌측 귀(검사 측 귀)의 순음 기도역치이다.

차폐검사에 따른 역치결정 방법인 Hood의 shadowing technique의 주요 구성요소를 사례를 통해 순서대로 기술하면,

1. 우측 귀의 비차폐 순음역치는 50dB HL이다.

2. 비검사 측 귀에 대한 차폐음의 수준은 기도역치보다 10dB 이상이 효과적인 차폐수준(initial effective masking level, EM)이다. 이 수준은 10dB EM(AC$_{NT}$ + 10dB safety factor, 0dB HL + 10dB = 10dB EM)이다.

3. 순음역치에 대한 재조사 시 60dB HL로 변동되었다. 차폐음이 20dB EM과 30dB EM으로 순차적으로 증가됨에 따라 순음역치는 10dB씩의 변동이 진행되었다. 즉 차폐음과 순음역치의 강도 사이에 shadowing effect가 있음을 보여준다. 차폐에 따라 역치는 변화하기 때문에 차폐음과 검사음은 비검사 측 귀에 제약을 받는다. 30dB EM보다 작은 차폐수준은 과소차폐로 검사 측 귀의 참 역치를 측정하는 데 충분하지 못한 차폐라고 볼 수 있다.

4. 차폐음의 강도가 증가함에 따라 다른 현상이 나타난다. 차폐음을 30dB EM에서 80dB EM까지 10dB씩 변화함에도 순음역치는 80dB HL에서 변하지 않고 유지되는 "plateau"(condition of stability)를 형성한다. Studebaker(1964)는 plateau를 검사 반대 측 귀의 차폐음의 강도 변화에도 불구하고 변하지 않는 검사 측 귀의 역치로 정의하고 있다. Hood는 차폐음의 증가에도 변하지 않고 유지되는 순음역치에서 차폐의 최초 지점을 전환점(changeover point)이라고 기술하고 있다. 이 사례에서 전환점은 80dB HL이며 검사 측 귀의 참 역치에 대응한다.

5. 차폐수준이 80dB EM을 초과할 때 다시 순음청력역치의 변동을 볼 수 있다. 사실 역치의 변동은 직접적으로 차폐수준의 증가에 대응한다. 차폐수준에서 10-dB의 증가는 10dB 순음역치의 변동을 일으킨다. 과대차폐(overmasking)에 따른 현상이다. plateau에서도 계속 차폐량을 증가시켜 가면 과대차폐가 된다. 즉, 음영청취 때문에 차폐효과(역치변화)를 발생하기에 충분한 강도의 차폐음이 검사 측 귀에 전달된다.

표 15. 이어폰과 귓속형폰의 이간감쇠 차이

Study	Frequency (Hz)						
	250	500	1000	2000	3000	4000	6000
	dB						
Studebaker(1962)		14	12	14.5		10.5	
Konig(1962)	28	25	24	18	22	28	17
Larson et al.(1983)	31	26	15	8		13	
Killion et al.(1985)	40	38	22	10	18	18	

비록 Hood(1960)는 차폐수준을 10dB씩 변화할 것을 권하고 있지만 순음청력역치 측정에 신호음을 5dB씩 증가하는 것처럼 5dB의 차폐음의 증가를 권하고 있다(Silman과 Silverman, 1991). 10dB의 차폐음 증가는 검사의 속도를 높이고, 5dB은 비교적 정확도를 높인다고 한다(Martin, 1980). 양측성의 전음성 난청과 같이 masking plateau의 너비가 좁은 경우, 이는 매우 중요한데 10dB은 매우 커서 masking plateau를 정확히 측정할 수 없다.

아. 차폐 시 유의 사항

차폐 시 유의할 사항으로 차폐 딜레마(masking dilemma)와 중추성 차폐현상(central masking)이 있다. 골도역치가 정상이고 기도-골도 차이가 IA와 같거나 더 클 때에는 과대차폐의 가능성 때문에 차폐가 불가능하다. 즉, 이어폰(supra-aural earphone)으로 검사할 때, 양측 모두 전음성 난청장애가 심한 환자의 경우 최소차폐수준이 최대차폐수준을 초과하여 효과적인 차폐를 할 수 없는 경우가 있다. 이러한 문제를 해결하는 방안으로 SAL(sensory-neural acuity level) 검사법이나 귓속형폰을 이용하는 방법, 또는 중이검사 방법이 있다. 귓속형폰을 이용하면 IA가 더 증가되어 효과적인 차폐범위가 더 커진다(표 15). 즉, 비검사 측 귀를 차폐하면서도 검사 측 귀 와우는 차폐하지 않을 수 있다.

중추성 차폐현상이란 비검사 측 귀에 차폐음(effective masking noise)으로 자극하면 비검사 측 와우의 역치가 상승하여 검사 측 귀의 자극음을 못 듣게 되는 현상이 차폐인데, 이 과정에서 상올리브핵(superior olivary nucleus)과 원심성 섬유(efferent fibers)의 상호작용으로 검사 측 귀의 자극음으로 인하여 발생되는 구심성 청신경 반응을 약화시킴으로써 결국 검사

표 16. 20∼80dB HL의 500에서 4,000Hz 사이 순음 기도 · 골도 자극음에 대한 중추성 차폐효과

	Presentation Mode							
	Pure Tone Air Conduction				Pure Tone (mastoid) Bone Conduction			
dB	500	1000	4000	Mean	500	1000	4000	Mean
20	0.2	1.2	0.6	0.7	0.5	0.9	0.6	0.7
40	1.8	3.0	2.2	2.3	2.9	4.5	1.6	3.0
60	3.6	4.5	3.1	3.7	5.0	5.9	2.1	4.3
80	7.2	8.8	6.2	7.4	7.8	10.6	7.3	8.6
Mean				3.5				4.2

측 귀의 역치 상승이 발생되는 것을 말한다. 차폐수준이 높으면 더 많은 역치 상승이 발생하며 주파수의 영향도 받는다. 중추성 차폐효과로 인한 평균 역치변화는 5dB 정도로 추정되고 있다(표 16).

우리나라에서 소음 특수건강진단은 거의 순음청력검사 결과에 따라 평가되어 판정된다. 이 글은 순음청력검사에서 정확한 청력역치를 측정하기 위한 방법 중 차폐에 대해 기술하였다. 차폐란 무엇인가, 순음청력검사 시 차폐를 왜 수행해야 하는가, 차폐는 언제 실시하는가, 차폐음의 종류, 차폐음압 등 차폐를 어떻게 시행하고, 최종적으로 차폐에 따른 참 청력역치를 어떻게 결정할 수 있는가를 다루었다. 또 차폐 시 문제점 등 유의 사항에 대해서도 간략히 논하였다. 여기서 차폐음에 대한 음향 보정 방법은 다루지 못하였다. 여기서 강조할 점은 이러한 차폐의 이론적 지식, 차폐검사에 대한 완전한 이해와 더불어 실제 적용상의 오류가 없는 수기가 특수건강진단기관의 청각검사자에게 요구된다는 점이다. 다시 말하지만 난청장애의 선별과 난청장애의 유형 및 난청장애 정도에 따른 관리가 거의 전적으로 순음청력검사에 의존하여 이루어진다는 점에서 차폐검사의 의의가 있다.

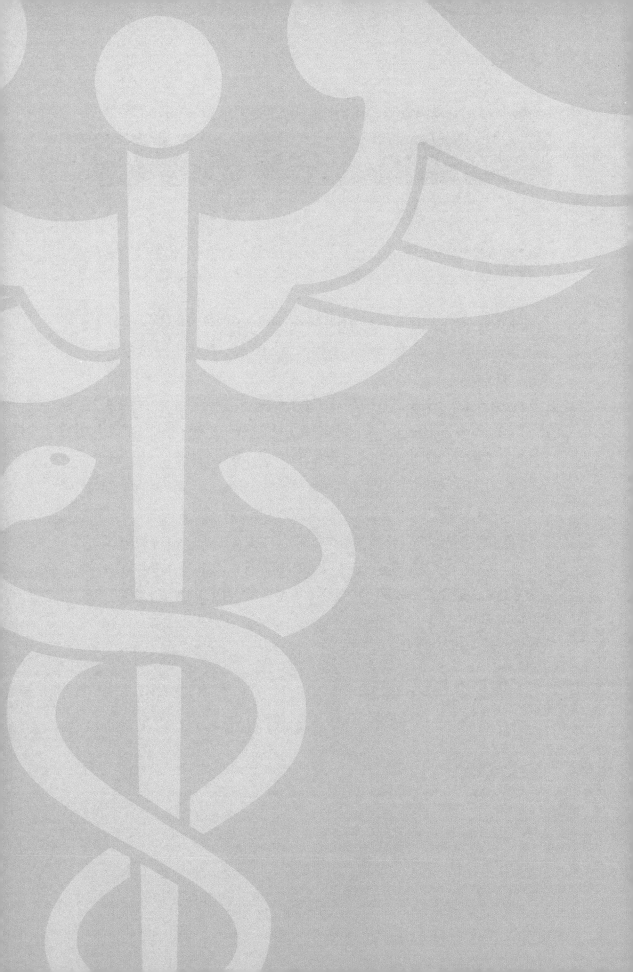

4 장

소음성 난청의
청각학적 평가

소음성 난청의 판정과 관련한 순음청력검사의 결과에 있어서 그동안 논란이 많았다. 이는 청력검사방법, 청력검사 환경 및 청력검사기의 보정과 관련한 단순한 문제만이 아니라 피검자의 역치에 대한 기관 간, 시기별, 검사자 간 결과에서 차이가 커 평가에 큰 혼란을 주고 있다. 이에 일부 객관적 검사를 추가적으로 시행하여 청력역치와 난청장애의 유무 판단에 적용하기도 한다. 작업장 소음 노출 근로자의 난청장애의 예방과 청력의 보호를 위한 순음청력검사 외의 특수 청각학적 검사의 건강진단 실시의 타당성과 사업장에서의 청력보존 프로그램에서 상대 청력역치의 변화에 따른 기준 적용의 문제점은 깊이 있는 논의를 요한다. 현재 많이 개선되고 있지만 전반적으로 소음 특수건강진단은 청력검사상 방법에 따른 과대 측정과 검사 결과 청력역치의 평가에 있어서 유소견자(D₁, D₂) 판정의 부적정성(과소평가) 등의 문제는 여전히 있다고 볼 수 있다.

　　현재 산업재해보상보험법 시행령의 업무상질병 중 소음성 난청에 대한 구체적인 인정기준(제34조제3항 관련)에서 순음청력검사는 의사의 판단에 따라 48시간 이상 간격으로 3회 이상(음향외상성 난청의 경우에는 요양이 끝난 후 30일 간격으로 3회 이상을 말한다) 실시하여 해당 검사에 의미 있는 차이가 없는 경우에는 그중 최소가청역치를 청력장해로 인정하되, 순음청력검사의 결과가 신뢰할 수 없으면 1개월 후 재검사를 한다. 다만, 요건을 충족하지 못하는 경우라도 청성뇌간반응검사, 어음청력검사 또는 임피던스청력검사 등의 결과를 종합적으로 고려하여 순음청력검사의 최소가청역치를 신뢰할 수 있다는 의학적 소견이 있으면 재검사를 생략할 수 있다.

이 장에서는 소음성 난청을 중심으로 난청장애의 청각학적 진단방법과 평가를 위한 청각학적 특성 및 소음성 난청 진단기준에 대해 살펴보고자 한다.

1

...

난청의 진단방법

이(耳, 귀)질환에서 가장 중요하면서 흔한 증상인 난청(청력장애)의 진단은 외이, 중이, 내이, 청신경의 각 청각 경로에서의 병변을 밝혀내고 그 원인을 찾는 데 있다. 최근 측두골 단층촬영과 자기공명영상촬영의 개발로 여러 가지 청력장애를 일으키는 질환이 밝혀지고 있지만 우선 문진, 진찰 및 시행 가능한 청력 임상검사를 통해 진단에 유용한 정보를 수집하는 것이 중요하다.

청각학적 임상검사를 시행하기 전에 임상증상, 작업경력 및 작업조건, 과거병력, 작업 이외의 소음 노출력을 알아본다. 그리고 난청의 발병 시기 및 형태, 선천성 여부, 유전적 성향, 난청의 변동 또는 진행 여부, 난청과 동반되는 증상 및 징후, 기타 질환 및 일반적 생활 여건을 자세히 물어본다. 또한 충분한 문진으로 비직업성 원인을 감별해야 한다. 비직업성 원인으로는 군복무 시 발생한 재해성 난청, 헤드폰을 이용한 음악감상, 약물에 의한 이독성 등이 있다(표 17).

청각 임상검사로는 ① 이경검사, ② 음차검사, ③ Bekesy 청력검사, ④ 순음청력검사, ⑤ 어음청력검사, ⑥ 중이검사(impedance audiometry), ⑦ 청각유발반응검사, ⑧ 이음향방사가 있다. 청력검사는 주관적인 방법과 객관적인 방법으로도 나눌 수 있다(표 18). 주관적인 청력검사는 방음실 또는 조용한 방에서 여러 가지 종류의 소리, 즉 저 · 고음 언어, 환경음 및 소음 등을 이용하여 환자가 직접 반응하도록 하거나 환자의 반응을 관찰하는 방법을 말하며, 환자의 우호적이고 적극적인 협조가 필수적이다. 객관적인 청력검사는 안정된 자

표 17. 청력장애의 감별진단을 위해 필요한 문진

1. 당신은 현재 귀가 잘 안 들린다고 생각하십니까?
2. 안 들린 지는 얼마나 되었습니까?
3. 만약 당신이 두부손상과 관련한 청력손실을 알아차렸다면, 정확히 언제 인지하였습니까?
4. 당신의 청력손실을 누가(자신, 가족, 동료 등) 알았습니까?
5. 청력손실이 천천히, 빠르게, 또는 갑작스럽게 진행되었습니까?
6. 현재의 청력은 안정되어 있습니까?
7. 또는 청력이 끊임없이 변동하고 있습니까?
8. 음의 고저가 찌그러져 있지 않습니까?
9. 고음의 찌그러짐은 없습니까?
10. 양 귀로 전화 통화를 하실 수 있습니까?
11. 당신 귀가 꽉 차 있음을 느낍니까?
12. 당신의 청력이 호전 또는 악화와 관련한 어떤 것(음식, 날씨, 소리)을 의식할 수 있습니까?
13. 긴장할 때, 허리를 굽혔을 때, 코를 풀 때, 또는 들어 올려졌을 때에 청력의 변화가 있습니까?
14. 어렸을 때 귀에 문제가 없었습니까?
15. 귀의 농 배액을 한 적이 있습니까?
16. 귀가 최근에 또는 자주 감염된 적은 없었습니까?
17. 귀 수술 하신 적은 없었습니까?
18. 귀 수술을 수행하지 않았다면, 귀 수술을 권유받은 적은 없었습니까?
19. 당신 귀가 직접적인 손상을 받은 적은 없었습니까?
20. 금번 손상 이전에 현재의 질병(증상)과 비슷한 문제가 있었던 적은 없었습니까?
21. 이통은 없습니까?
22. 최근에 치아 치료를 받은 적이 있습니까?
23. 어떤 질병(당뇨, 고혈압 등)은 없습니까?
24. 성병(임질, 매독) 또는 AIDS는 없습니까?
25. 당신 가족 중에 청력장애가 있는 분은 없습니까?
26. 당신 가족 중에 청력 문제 때문에 수술을 받은 분은 없습니까?
27. 매독을 가진 부모형제 또는 자매가 있습니까?
28. 상대방 말을 듣기 위하여 큰 소리로 말해야 할 만큼 소음이 심한 작업에 종사하십니까?
29. 귀걸이를 합니까?
30. 시끄러운 작업환경을 벗어났을 때 일시적인 청력손실이 있습니까?
31. 예를 들면, 라이플총 사격, 로큰롤 음악 청취, 스노모빌, 모터사이클링 등 소음이 심한 환경에서 여가활동을 하십니까?
32. 소음 노출 시 귀마개 등 보호구를 착용하십니까?
33. 자주 스쿠버 다이빙을 하십니까?
34. 개인 비행기를 타거나 스카이 다이빙을 하십니까?
35. 귀에서 소리가 나거나 어지러움증을 느끼십니까?

세를 취하고 있는 환자에게 소리를 들려주고 고막, 이소골, 와우, 뇌간 등의 생리적인 변화를 측정하여 청각장애를 진단하는 방법으로 난청의 유형과 정도를 파악하여 정확한 진단, 예방, 치료 및 재활의 근본적인 자료를 제공하는 목적이 있다.

그리고 이(귀)질환에 따른 임상화학검사, 영상의학적 검사(측두골 단층촬영, 자기공명영상촬영 등)가 있으며, 청력장애 이외의 이명, 현훈, 안면신경마비 등 기타 이과적 증상에 따른 진단 도구를 사용하여 진단할 수 있다. 이와 같은 청력검사를 통하여 청력장애의 정도, 유형 및 병변 부위를 알 수 있다.

순음청력검사에서 전음성 난청은 정상 골도청력을 가지며, 기도-골도 청력 차이(Air-Bone Gap; A-B Gap)가 10dB 이상이며, 감각신경성 난청은 비정상적인 기도 및 골도청력을 가지며 A-B Gap이 없다. 반면에 혼합성 난청은 비정상적인 기도 및 골도청력을 가지나 A-B Gap이 15dB 이상이다. 난청의 유형에 따른 기도 및 골전도역치와 A-B Gap의 관련성은 다음 표와 같다(표 19, 20).

감각신경성 난청으로서 소음성 난청은 순음청력검사에서 기도에서 고음역의 역치손실(high-tone dip), 기도와 골도 청력의 차이가 없는(no gap) 동일한 역치손실(BC=AC)을 보인다.

어음청력검사는 크게 두 가지로 분류될 수 있는데, 어음청취역치검사와 어음명료도검

표 18. 청각검사의 분류

청각검사	주관적인 검사	객관적인 검사
선별검사	순음청력검사(pure tone audiometry): 기도검사(air) 음차검사(tuning fork)	이미턴스검사(Immittance): 고막운동성검사(tympanometry) 음향반사역치검사(ART)
진단검사	순음청력검사(pure tone audiometry): 기도검사(air) & 골도검사(bone) 말청취역치검사(speech reception threshold) 낱말분별력검사(word recognition score)	이미턴스검사(Immittance): 고막운동성검사(tympanometry) 음향반사역치검사(ART)
특수검사	유소아 청력검사(BOA, VRA, PA)	이음향방사(OAE) 뇌간유발반응검사(AEP)/전기안진도(ENG)

표 19. 난청의 유형과 기도/골전도역치

		공기전도역치	
		정상	비정상
골전도 역치	정상	정상	전음성 난청
	비정상	불가능	감각신경성 난청 혼합성 난청

표 20. 난청의 유형과 골전도역치/A-B Gap

		A-B Gap	
		있다	없다
골전도 역치	정상	전음성 난청	정상
	비정상	혼합성 난청	감각신경성 난청

사이다. 어음청취역치검사는 Speech Reception Threshold(SRT)라고 흔히 불리며 보편적인 어음을 이해하기 위하여 필요한 가장 작은 소리의 정도를 검사한다. 어음명료도검사는 Speech Discrimination Test(SDT), Speech Recognition 혹은 Word Recognition Test(WRT)라고도 표기하며, 어음에 대한 이해능력을 측정한다. 그 결과는 백분율(%)로 표시하며, 어음명료도라고 한다(Speech Discrimination Score, SDS; Speech Reception Score, SRS; Word Recognition Score, WRS). 어음이해는 어음역치보다 적어도 8~9dB만 높아도 가능하며, 정상 청력인의 경우 어음명료도는 어음청취역치상 40dB SL(40dB Sensation Level)에서 최대치를 구할 수 있는 것으로 알려져 있다. 어음청력검사(특히 어음명료도검사)의 목적은 병변의 부위 진단, 유효한 대화 소통의 타당성 분석, 수술 후보자의 결정, 난청재활의 평가와 계획, 보청기 보조기의 선택, 평가 및 착용에 활용되고 있다. 감각신경성 난청의 경우 병변이 와우에 있느냐 후미로냐의 감별진단에는 어음청력검사가 도움이 되는데, 즉 후미로성 난청은 예컨대 청신경종 같은 것은 순음청력검사 성적은 비교적 양호하나 어음명료도는 30~40% 정도밖에 되지 않는 수가 많다. 일반적으로 감각신경성 난청에서는 어음명료도가 70~80%를 넘지 못하는 수가 많다. Rollover[1]라고 불리는 검사가 있는데 이는 최대와 최소의 어음명료치의 차이를 분석하여 미로성과 후미로성을 변별한다. Rollover가 0.4 이하라면 미로성, 0.45 이상이면 후미로성 병변으로 구분한다.

임피던스 청각검사로는 고막운동성 계측(tympanometry), 등골근 수축반응검사(stapedial reflex test), 수축반응 시 진폭의 축소를 검사(stapedial reflex decay)하는 방법이 있다. 임피던스 청각검사는 외이도를 밀폐한 상태에서 외이도 내의 압력을 변화시키면서 특정 주파수와 강도의 음을 줄 때 고막에서 반사되는 에너지를 측정하는 검사이다.

고막운동성 계측은 고막운동도의 양상을 통해서 중이강 내 압력, 고막의 운동성, 이소골연쇄 상태, 외이도와 중이강의 최대 음향 전달 공명점 및 이관상태를 확인할 수 있다. 중이의 상태와 기능을 평가하나 정확한 청력역치는 알 수 없다. 등골근의 수축은 등자뼈의 발판(stapes footplate) 움직임에 변화를 주게 되어 중이에서 내이로의 에너지 전달을 조절할 수 있는데, 이 반사궁은 강한 음자극으로부터 내이를 보호하는 역할을 하며, 이러한 기

---

1 Rollover = (최대어음명료도치 − 최소어음명료도치)/최대어음명료도치.

전을 이용하면 소리가 전달되는 경로, 즉 이소골연쇄(ossicular chain)의 상태 및 반사궁(reflex arc)과 관련된 청신경, 안면신경 및 뇌간하부의 이상 유무를 진단할 수 있다. 고막운동성 계측 결과 유형(A, B, C)에 따라 그에 따른 상태를 평가할 수 있다(그림 46, 표 21).

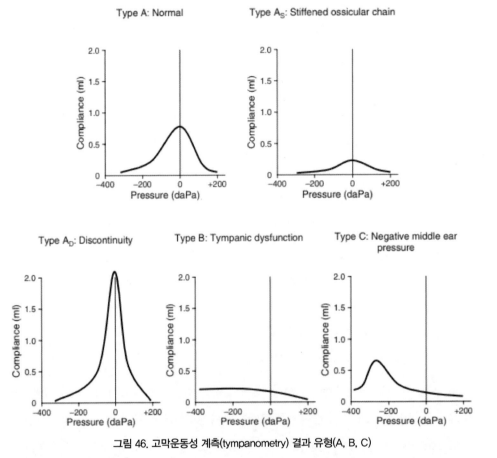

그림 46. 고막운동성 계측(tympanometry) 결과 유형(A, B, C)

표 21. 고막운동성 계측 결과 유형과 상태

검사 결과	A형 (고막과 이소골 연결 정상)	As형 (고막 움직임 작아짐)	Ad형 (고막 움직임 비정상적인 증가)	B형 (고막탄성 변화 無)	C형 (중이 내 음압 형성)
상태	중이 정상	이소골 유착, 이경화증, 고실 경화증, 삼출성중이염	이소골 단절, 고막천공(치유), 위축성 고막	고막비후, 삼출액 저류나 종양	중이염(치료 중), 고막 안쪽 함몰

청성유발반응검사는 그 잠복 시간에 따라 초기반응(early response; 0~10ms), 중간반응(middle response; 10~50ms) 그리고 후기반응(late response; 50~3,000ms)으로 분류하는데 이에는 초기반응검사로 전기와우반응(Electrocochleography, ECoG), 뇌간유발반응(Auditory Brainstem Response, ABR), 중간반응검사로 청성중간반응(Auditory Middle Latency Response, AMLR)과 40Hz 반응(40-Hz Response), 후기반응검사로 청성후기반응(Auditory Late Latency Response, ALLR)과 P-300 등이 있다. 뇌간유발반응의 임상적 적용으로는 청각평가, 이신경과학적 진단, 신생아 선별청력검사, 중환자 감시 등에 활용할 수 있다.

청각평가는 V파의 역치[2]를 통해 청력역치를 평가할 수 있어 유소아, 협조가 곤란한 피검자, 위난청자의 청력검사에 널리 이용되고 있으며 난청의 유형감별에 도움이 된다. 뇌간유발반응의 역치(V파의 역치)는 청력역치보다 성인에서는 5~10dB 높게 나타난다. 난청의 유형에 따라 각기 다른 파형을 보이며, 자극강도에 따른 잠복시간의 변화, 즉 latency-intensity function을 통해 보다 정확한 정보를 얻을 수 있다.

전음성 난청의 경우 내이로의 음전도 장애로 인해 뇌간유발반응에서 자극음 강도의 감소와 같은 영향을 미쳐 모든 파의 진폭이 작아지고 잠복시간은 연장되나 파 간 잠복시간은 정상범위를 벗어나지 않으며, 이러한 영향은 자극강도를 충분히 높여줌으로써 상쇄된다. 감음성 난청은 유모세포 손상으로 인해 역치상 강자극 시 I파의 잠복시간은 연장되나 V파의 잠복시간은 미세한 변화를 보여 I-V파 간 잠복시간이 단축된다. 반면 역치 근처에서는 누가현상으로 인해 자극강도의 감소에 비해 V파의 잠복시간이 현저하게 연장되어 latency-intencity function curve에서 L-shape의 특징적인 모양을 보인다. 후미로성 난청은 파형이 다양하게 나타나며, 각 파를 분간하기 어려운 경우가 많고 파 간 잠복시간의 변화가 크다.

이음향방사(otoacoustic emission, OAEs)는 주어진 음 자극에 대한 음향반응이 와우에서 생성되어 이소골, 고막을 통하여 외이도에 전파되어 나타나는 것을 이른다. 이음향방사는 크게 자발이음향방사와 유발이음향방사로 나누며, 유발이음향방사는 자극 후 일정한 잠복기 후에 나타나는 일과성 음에 의한 이음향방사(transient evoked otoacoustic emissions)와 주

---

2   V파를 뚜렷하게 관찰할 수 있는 최소 자극강도.

표 22. 청력장애 부위에 따른 청각검사 결과

TEST PROCEDURE	진단학적 청각검사 결과					
	병변 부위					
정상 ○ / 부분 비정상 ◎ / 비정상 ●	중이	미로(와우)	청신경	뇌간		대뇌
				미측(꼬리)	문측(입쪽)	
중이검사						
고막운동성 계측	●	○	○	○	○	○
등골근 반사	●	◎	●	◎	○	○
순음청력검사	◎	●	◎	○	○	○
어음재인도검사	○	◎	◎	○	○	○
이음향방사	●	●	○	○	○	○
진단학적 어음청력검사	○	○	●	●	●	●
유발반응청력검사						
전기와우도(ECochG)	◎	◎	○	○	○	○
청성뇌간반응(ABR)	●	◎	●	●	●	○
청성중간반응(AMLR)	○	○	○	○	○	●
P300/MMN	○	○	○	○	○	●

파수반응 이음향방사(stimulus frequency otoacoustic emissions), 변조이음향방사(distortion product otoacoustic emissions)로 분류된다. 자발이음향방사는 외부 음 자극이 없는 상황에서 와우에서 생성, 외이도로 방사되어 감지되는 소리이며, 유발이음향방사는 귀에 가해진 음 자극에 대하여 발생되는 이음향방사이다.

이음향방사의 임상적 적용으로는 선별청력검사, 이독성의 감시, 기타 난청에서의 사용[3]과 수술 중의 청력손실 추적에 활용될 수 있다. 선별검사로 유발이음향방사의 장점은 ① 외이나 중이의 이상이 없는 모든 사람에서 발현되며, ② 주파수 특이성이 있고 언어의 이해에 중요한 넓은 주파수 범위에 대한 평가를 할 수 있고, ③ 40~50dB 이상의 청력손실이 있으면 유발이음향방사는 발현되지 않고, ④ 청신경의 기능 정도에 영향을 받지 않으며, ⑤ 검사 시간이 짧고, ⑥ 선별검사 시 진정제 투여가 필요 없고, ⑦ 검사의 재현성이 좋다는 것으로 요약될 수 있다.

---

3 소음성 난청에서 순음청력검사에서와 같이 일시적 난청(TTS)을 반영할 수 있고 환자의 위난청(malingering) 여부를 알 수 있는 것이 장점이다.

이와 같은 청력검사를 통하여 청력장애의 정도, 유형 및 병변 부위를 알 수 있다. 표 22
는 청력장애 분류에 따른 청각학적 소견과 청력장애 부위에 따른 청각검사 결과이다. 감
각신경성 난청으로서 소음성 난청은 순음청력검사와 이음향방사에서는 이상 소견을 보
이고, 등골근반사검사, 어음인지, ECochG, ABR에서는 이상을 보일 수 있으나, 고막운동
성검사, 반사피로검사, AMLR, P300/MMN 검사에서는 정상 소견을 나타낸다.

2

···

난청의 유형

이(耳, 귀)질환으로 환자가 호소할 수 있는 주증상은 청력장애(난청), 이명, 현훈, 이루, 이통, 안면신경마비이며 그외 두통, 이폐쇄감, 이소양증 등이 있을 수 있다.

난청은 청기기능의 주요한 장애이며, 청력장애는 외이-중이-내이(와우(cochlea, 달팽이관)-청신경-중추신경계)의 병변 부위(그림 47)에 따라 기질성 난청은 외이 그리고(또는) 중이의 전음성 난청(conductive hearing loss), 내이의 감각신경성 난청(sensorineural hearing loss)으로 구분할 수 있다. 감각신경성 난청은 와우의 미로성 난청(cochlear hearing loss)과 청신경과 중추신경계의 후미로성 난청(retrocochlear hearing loss)으로 나누며, 후미로성 난청 중 청각 중

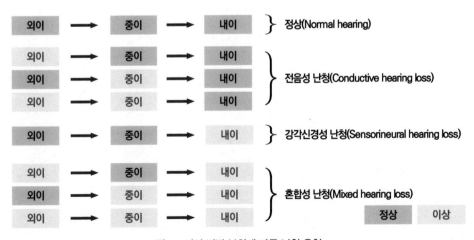

그림 47. 귀의 병변 부위에 따른 난청 유형

추신경로의 장애와 이상으로 나타난 난청인 중추성 난청(central auditory processing disorder, CAPD)을 구별하기도 한다. 혼합성 난청(mixed hearing loss)은 전음성 난청과 감각신경성 난청이 병합된 것으로 외이와 내이, 중이와 내이 또는 외이와 중이 및 내이의 이상으로 나타난다. 기질적 장애 없이 청력장애가 나타나는 비기질적 난청으로 기능성 난청이 있다(그림 48).

전음성 난청은 외이, 고막, 중이 등 소리를 전달해 주는 기관의 장애로 인해 음파의 전

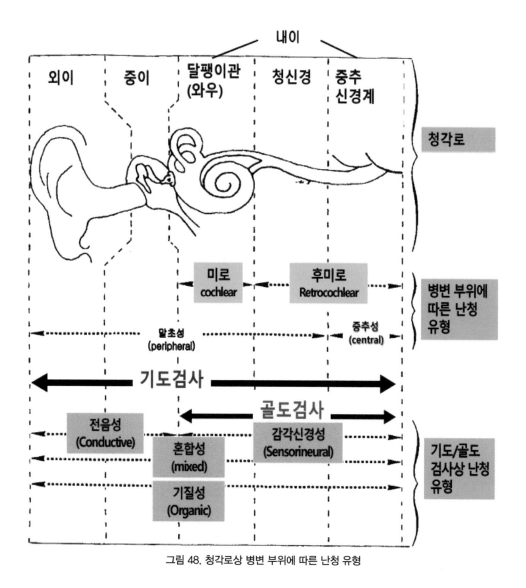

그림 48. 청각로상 병변 부위에 따른 난청 유형

달이 정상적으로 이루어지지 않아 발생하며 주로 만성 중이염, 이소골 손상, 고막천공 등
이 원인이다. 감각신경성 난청은 주로 달팽이관의 소리를 감지하는 기능에 이상이 생기거
나 소리에 의한 자극을 뇌로 전달하는 중추신경계 등의 이상으로 발생한다. 주로 소음 노
출, 측두골 골절, 노인성 난청 등이 원인이다.

이와 같은 전음성 난청과 감각신경성 난청 및 혼합성 난청은 기도/골도 순음청력검사
로 유형을 구분할 수 있다. 기도검사만으로는 난청의 병변 부위를 알 수 없으며 청력장애
정도만을 알 수 있으나, 골도검사를 통해 병변 부위에 따른 난청 유형을 구분할 수 있다.
기도검사는 소리의 공기전도 전달과정(외이도, 고막, 이소골을 거쳐 와우에서 지각된 후 전기 생리적
에너지로 변환되어 말초신경을 통과하여 중추신경계에서 인지)의 전 과정, 즉 종합적인 청력의 정도
에 대한 정보를 제공하며, 골도검사는 전달과정의 특성상(골진동자가 유양돌기를 진동시키면 와
우에서 직접 지각하여 청신경계로 전달) 외이도와 중이를 거치지 않기 때문에 감각신경계의 청력
정도에 대한 정보만을 제공하여 기도검사 결과와 비교함으로써 전음성 난청의 정도를 파
악한다.

순음청력검사에서 전음성 난청은 기도청력에서 이상, 골도청력에서 정상 소견을 나타
내어 기도-골도 차이(ar-bone gap)를 보이나, 감각신경성 난청은 비정상적인 기도 및 골도
청력을 가지며 기도-골도 차이가 없다. 반면에 혼합성 난청은 비정상적인 기도 및 골도
청력을 가지나 기도-골도 차이가 15dB 이상이다(그림 49).

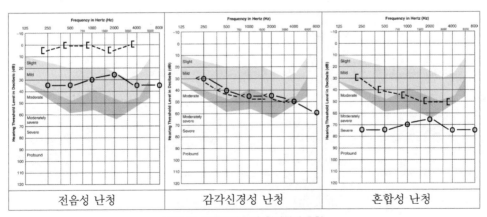

전음성 난청   감각신경성 난청   혼합성 난청

그림 49. 청각도에 따른 청력장애 유형

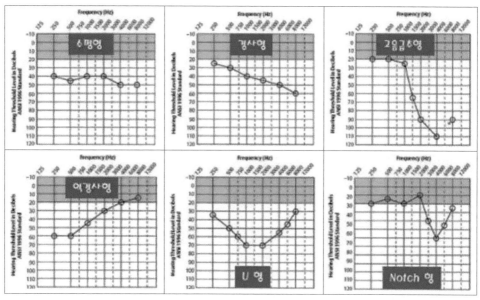

그림 50. 청각도의 유형

청각도(청력도, audiogram)의 유형에 따라 전 주파수의 역치가 15dB 이내로 분포된 수평형(flat), 주파수가 높아질수록 역치가 떨어지는 경사형(slopping), 주파수 증가에 따라 역치가 한 옥타브당 30dB 이상으로 떨어지는(저/중 주파수는 같음) 고음급추형(ski slopping, precipitous, high frequency), 주파수가 높아질수록 역치가 좋아지는 역경사형(rising, ascending), 중간 주파수가 청력이 좋고 저주파/고주파수 청력이 떨어지는 산형(mountain, inverted scoop), 중간 주파수 청력이 떨어지고 저주파/고주파수 청력이 좋은 U형(cookie bite, scoop), 특정 주파수만 선별적으로 청력이 떨어지는 Notch형으로 구분할 수 있다(그림 50).

소음성 난청은 내이의 와우(달팽이관)의 병변으로 인한 감각신경성 난청으로서 미로성(와우) 난청이다. 소음성 난청은 notch형의 청각도 특성을 보이는데, 4,000Hz에서 C5-dip 또는 3,000~6,000Hz에서 high frequency dip을 보인다.

3

...

난청의 특성⁴

가. 전음성 난청

전음성 난청은 다량의 귀지, 고막파열, 중이염, 이소골의 전위 또는 결여, 이소골의 이상 성장인 이경화증(otosclerosis)이 있을 때 발생한다. 직업과 관련된 전음성 난청은 흔하지는 않지만 사고(두부충격, 폭발, 감압실에서 급격한 압력변화에 의한 고막 파열 또는 이소골의 분리 (disarticulation) 그리고 날카로운 물체나 금속의 파편에 의한 고막의 관통)의 결과로 종종 발생할 수 있다.

전음성 난청은 대개의 환자들이 골도는 정상이기 때문에 기도보다 골도에서 더 잘 들리나 항상 그렇지는 않다. 기도검사는 항상 단독으로 감각신경계의 정확한 평가를 제공하지는 못해 다른 검사가 필요하다.

전음성 난청의 일반적 특성은 1) 감염 또는 이루 등 과거력을 확인할 수 있다. 난청을 동반한 귀의 꽉 찬 느낌(이충만감), 귀에서 배출되는 액체 또는 귀지(ear wax)에 의한 청력손실이나, 두부 외상에 의한 고막 파열 또는 천공 등이 있다. 2) 대부분 자주 낮은 피치나 와글거리는(buzzing) 소리의 이명이 있을 수 있다. 3) 만약 양측성 청력손실일 경우, 환자는 일반적으로 부드러운 음성으로 말하는데, 특히 병인이 이경화증일 가능성이 높다. 4) 환

---

4   난청의 유형에 따른 특성, 난청의 원인 질병에 대해서는 Staloff와 Staloff의 Occupational Hearing Loss를 참고함(Staloff R.T., Staloff J. Occupational hearing loss. 2nd ed. New York: Marcel Dekker Inc., 1993).

자는 시끄러운 지역에서 더 잘 듣는다(paraacusis of Willis). 5) 때때로 환자는 잘 듣지 못한다고 호소하는데 셀러리(celery)나 당근 같은 것을 씹을 때 등 씹는 소리가 크게 나는 음식을 먹을 때이다. 6) 기도청력검사에 의한 청력손실은 일반적으로 저주파역에서 더 크다. 7) 골도 청력역치는 정상이거나 거의 정상이다. 8) 기도-골도 차이(air-bone gap)가 존재한다. 9) 외이도, 고막, 중이의 이과적 검사에서 비정상 소견을 보인다. 10) 만약 충분하게 큰 소리라면 말을 변별하는 데 어떤 어려움도 없다. 11) 누가현상(recruitment)[5]과 비정상적 tone decay[6]는 보이지 않는다. 12) 두 귀의 청력역치가 서로 다른 경우 음차검사(tuning fork)는 청력이 더 나쁜 귀 쪽으로 편기(lateralization)된다. 한 귀가 전음성 난청인 경우 청력이 나쁜 귀로 듣는다. 13) 순수한 전음성 난청 손상에서의 가능한 최대청력손실은 70dB이다. 14) 청력측정 시 역치에서 검사받을 때 가끔 환자의 청력반응은 정확하지 않다. 이는 감각신경성 난청에서의 뚜렷한 결과를 보이는 것과 비교된다. 15) 중이검사(impedance audiometry)는 비정상적으로 나온다.

전음성 난청은 내이나 청각신경의 손상이 없기 때문에 골도검사에서 정상이거나 거의 정상이다. 순수한 전음성 난청일지라도 어떤 경우에는 골도, 특히 고주파역에서 경미한 청력손실이 있는데 감각신경계가 정상일 경우에도 그렇다. 이경화증은 *stiffness curve*라 불리는 Carhart's notch(약 2,000Hz대의 골도검사에서 dip 형태)를 보인다. 전음성 난청은 진단이 쉬우며, 대부분 의학적, 외과적 치료에 의해서 치료가 가능하다.

전음성 난청으로 분류되기 위한 조건은 1) 골도 청력역치는 기도역치보다 더 좋아야 한다. 2) 기도-골도 차이는 특히 저주파수에서 적어도 15dB 이내이어야 한다. 3) 골도는 정상이거나 거의 정상이어야 한다. 4) 어음명료도는 좋아야 한다. 5) 청력역치는 70dB을 초과해서는 안 된다(ANSI). 6) 누가현상과 비정상적 tone decay가 나타나지 않아야 한다. 7) 중이검사는 중이 손상 위치와 유형을 확인하는 데 도움을 준다.

---

5 자극음의 강도를 일정하게 증가시킴에 따라 피검자가 느끼는 음의 크기(loudness)가 비정상적으로 크게 느껴지는 것으로 역치 위쪽에서 가청 영역이 축소된 현상으로 Corti기관의 유모세포 장애에 의한 감각성 난청 때 흔히 나타남.
6 청각피로검사(tone decay)는 청각적응(auditory adaptation) 현상을 알아볼 수 있는 검사로 후미로성 기능을 추측할 수 있음. 검사방법은 역치피로검사와 역치상순음검사 두 가지가 있으며, 검사 결과 반응을 하면 후미로성 병변을 의심할 수 있음.

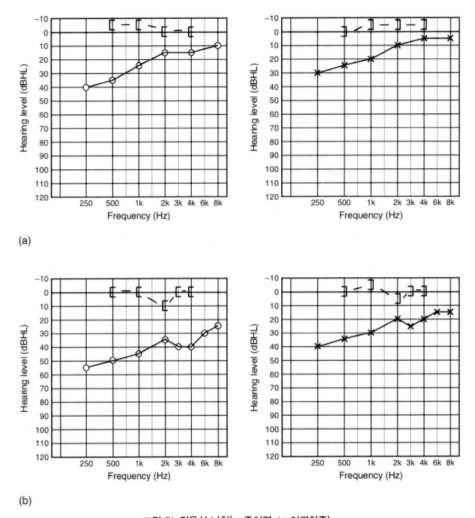

(a)

(b)

그림 51. 전음성 난청(a: 중이염, b: 이경화증)

나. 감각신경성 난청

감각신경성 난청은 청각경로에서 손상된 부위가 어디냐에 따라 감각성 난청과 신경성 난청으로 구분된다. 감각성 난청은 내이에 주요한 손상이 있고, 신경성 난청은 청신경에 주요한 손상이 있다.

감각신경성 난청의 일반적 특성은 1) 양측 귀에 장기간 난청이 지속된 경우 환자의 목소리는 정상인보다 더 크고 부자연스럽다. 2) 이명이 있는 경우 고음의 쉭쉭 또는 울리는

(high-pitched hissing or ringing) 소리가 들린다고 한다. 3) 기도 청력역치는 증가한다. 4) 골도 청력역치는 기도역치가 증가한 만큼 증가한다. 즉 기도-골도 차이(air-bone gap)가 없다. 5) 고주파역에서 어음변별력이 크게 감소된다. 6) 소음 환경에서 어음이해력이 저하된다. 7) 어음변별력이 감소하는데, 어음 강도가 증가함에 따라 변별력이 약간 좋아지기도 한다(메니에르병으로 인한 감각성 난청의 일부 사례와는 대조적). 8) 대부분 비정상적인 tone decay, 청각 적응현상은 거의 없다. 9) 누가현상은 일반적으로 없다(있다면 뚜렷하지 않고, 역치 이상(불연속이며 불완전한)에서 나타난다. 10) 음차(tuning fork)를 환자의 두개골 중앙선에 대고 진동시켰을 때 양 귀의 청력이 상당한 차이가 있는 경우 좋은 쪽으로 편기된다. 11) 청력검사에 대한 반응이 일반적으로 선명하고 명확하게(sharp and clear-cut) 나타난다. 12) 이과적 소견은 정상이다. 13) Bekesy 검사에서 단속 자극음과 지속적 자극음 사이에 분리가 거의 또는 전혀 발견되지 않는다. 14) 원래는 감각성 난청이었으나 감각신경성 난청으로 진전된다면 감각성 난청의 특성인 경도의 누가현상과 복청(diplacusis)을 보인다. 15) 예외는 있지만 일반적으로 치료를 통한 회복의 예후는 좋지 않다.

감각성 난청과 신경성 난청의 차이를 구체적으로 살펴보면, 1) 감각성 난청에서 두드러진 누가현상이 있는 반면에 신경성 난청에선 누가현상이 없거나 있다면 최소한 존재한다. 2) Bekesy 검사 결과 감각성 난청에서는 type II를 보이나 신경성 난청에서는 type III 또는 IV이다. 3) 감각성 난청에서 비정상적인 tone decay나 등골반사 지연(stapedius reflex decay)을 보이지 않으나 신경성 난청에서는 선천적 신경성 난청과 노인성 난청을 제외하고 비정상적인 tone decay를 보이며, 등골반사는 부재하거나 또는 등골반사 지연을 보인다.

점진적 발병의 감각신경성 난청의 원인으로 1) 노인성 난청, 2) 소음성 난청, 3) 이경화증(otosclerois)과 만성중이염(chronic otitis media)의 감각신경성 난청 양상, 4) Paget병과 Vander Hoeve병에 의한 난청, 5) 청신경의 신경염과 만성 전신질환(당뇨 등), 6) 보청기의 증폭된 소리의 영향, 7) 알 수 없는 원인이 있다.

감각신경성 청력장애의 가장 흔한 이유는 노화이다. 인간의 기관은 나이가 증가하면 감각 과정은 약화 또는 악화하게 된다. 청력에 있어서도 나이를 먹으면 고주파역의 민감도는 점차 감소하게 된다. 나이가 들어감에 따라 청력손실이 진행되는 것을 노인성 난청

(presbycusis)이라 한다. 청각체계에서 노화의 주된 영향은 와우(달팽이관, cochlea)의 구조이다. 실제로 손상-유모세포의 손실, 나선신경절(spiral ganglion)의 퇴화, 혈관조(stria vascularis)의 퇴화 등-은 상당히 다양하다. 노화는 중이와 중추신경계를 포함하는 청각체계의 구조에도 영향을 미친다. 노인성 난청은 감각신경성 청력손실을 유발하며, 의학적인 치료가 불가능하다. 비의학적인 방법으로는 보청기의 착용이나 다른 재활 교육이 포함된다.

소음성 난청은 강한 소음 노출로 인해 와우의 유모세포(hair cell)의 영구적인 손상으로 나타난다. 예전에는 직업적인 경우에 많이 나타났지만 현대에 와서는 여가 활동으로 많은 영향을 받는다. 전형적으로, 소음 노출은 고주파역의 청력민감도의 감소를 유발한다. 이는 와우의 기저 회전(basal turn) 부분이 모든 주파수의 진행파에 의해 자극을 받기 때문이고 와우의 첨부(apical turn) 부분보다 더욱 손상을 받기 때문이다. 3,000에서 6,000Hz 주파수에 해당되는 기저막의 영역은 소음 노출의 가장 상처받기 쉬운 곳이다. 4kHz의 notch는 소음 노출에 의한 손상의 결과라 할 수 있다.

보청기의 과증폭된 소리에 지속적으로 장기간 노출된 경우 감각신경성 난청이 유발될 수 있다. 원인 불명은 상세한 문진이나 이과적 및 전반적인 검사로 원인을 찾을 수 없는 것을 말한다. 원인불명의 청력장애는 유전성 난청과 구분하기 어려운 점이 있으며 고령자의 경우 노인성 난청과 구분되어야 한다. 고주파역 청력손실이 두드러지는 경우가 많다.

돌발성의 양측 감각신경성 난청의 원인으로 1) 뇌수막염, 2) 홍역(measles), 유행성 이하선염(mumps), 성홍열(scarlet fever), 디프테리아(diphtheria), 백일해(whooping cough), 유행성 감기(influenza), 그리고 기타 바이러스 전염병 등, 3) 기능성 난청, 4) 이독성 약물(ototoxic drugs)에 의한 난청, 5) 다발성 경화증(multiple sclerosis), 6) 매독(syphilis), 7) 자가면역질환(autoimmune disease) 등이 있다.

뇌수막염은 뇌와 척수를 감싸고 있는 수막이 감염되는 질병으로 중이염이 속발할 수도 있다. 주증상으로는 목 부위가 경직되고, 두통, 고열, 오심, 구토 등이 동반되며, 때로는 혼수상태로 진행되기도 한다. 감각신경성 난청의 원인 중 약 8% 내지 16%를 차지하고, 그 성격은 급작스러운 고심도 정도로 발생하며 보통 양측 대칭성이나 간혹 편측성으로 나타난다. 전염병에 의한 난청 장애는 중이염에 의한 전음성 청력손실의 원인이 될 수 있다. 이 질병들이 감각신경성 청력손실을 나타내는 경우는 와우 내의 민감한 뉴런에 이 병의 중독효과가 진행되기 때문이다.

기능성 청력손실(pseudohypacusis)은 어떤 사람이 제시한 청력 민감도가 실제 청력 민감도보다 덜 민감한 상태를 말한다. 이러한 청력장애는 말초 청각 메커니즘의 장애가 아니라 심리학적인 요인이 원인이라고 볼 수 있다. 때때로 기능적 청력손실, 비기질적 청력손실, 심인성(정신작용에 의한) 청력손실이라고 한다. 이는 기질적인 장애보다는 심리적인, 정신작용에 의해 청각장애가 나타나는 것이라고 할 수 있다. 히스테리성 농(hysterical deafness) 또는 전환 농(conversion deafness)이라고도 하는데, 가끔씩 경-중도(26~40 또는 41~55dB HL) 정도의 실제 기질적인 청력손실 정도를 갖고는 있지만 마치 농(91dB HL 이상)인 것처럼 행동한다. 기능성 난청의 치료는 정신의학이나 심리학의 영역에서 다루어야 한다.

이독성 약물에 의한 청각계 영향으로 과거에는 키니네(quinine)가 감각신경성 청력손실을 유발했다. 키니네는 말라리아와 유행성 감기에 대한 치료제로 널리 사용되었다. 말라리아를 통제하기 시작하면서 다른 약물의 발전이 이루어짐에 따라 더 이상 키니네는 광범위하게 사용되지 않고 있다. 관절염을 치료할 목적으로 아스피린(acetylsalicylic acid)을 과다 복용을 하게 되면 내이 신경독성을 유발한다. 손상의 형태는 기저회전부의 외유모세포(outer hair cell)가 먼저 영향을 받고 뒤이어 내유모세포(inner hair cell)가 영향을 받는다. 따라서 청력 민감도 변화는 처음에 고주파역에서 감지된다. 임신부에게 내이 신경독성 약물을 투여하게 되면 후천적 청력손실뿐만 아니라 선천성 청력손실의 원인이 된다. 다른 영구적인 감각신경성 청력손실과 마찬가지로 내이 신경독성 약물 투여로 발생한 와우손상에 대한 치료는 없다.

매독으로 인한 내이염이 발생하여 청력손실을 일으킬 수 있는데, 매독에 감염된 임산부를 통해 태아에게 감염되어 선천성으로 나타나기도 하고, 성인에서는 매독 2, 3기에 신경매독으로 인해 나타나기도 한다. 흔히 고주파역의 청력손실이 강조되는 진행성 감각신경성 난청이 양측성 비대칭성으로 나타나며, 주증상은 메니에르병과 유사하게 가변적 난청, 이명, 발작성 현기증 등을 보일 수 있다. 다른 감각기관의 장애가 동반되기 쉽다.

자가면역 질병에 의한 난청은 양측성이고 비대칭적이며 진행성인 감각신경성 난청이다. 다른 원인을 찾을 수 없을 때 고려해야 할 질환이다. 부신피질제나 면역억제제로 질병의 진행을 억제할 수 있다.

돌발성의 편측 감각신경성 청력손실의 원인으로 1) 유행성 이하선염(mumps), 2) 두부 외상과 음향외상(head truma and acoustic trauma), 3) 메니에르병(Meniere's disease), 4) 이하선염, 홍역, 인플루엔자, 풍진 등에 의한 바이러스성 감염, 5) 정원창과 내이막의 파열(rupture of round window membrane or inner-ear membrane), 6) 혈관성 질환, 7) 귀의 외과적 수술 후, 8) 난 원창의 누공(fistula of oval window), 9) 전신마취 수술과 마취 후, 10) 매독이 있다.

유행성 이하선염은 주로 어린이에게 발병하는 전염성이 강한 바이러스성 질병이다. 주 증상은 고열, 두통, 식욕감퇴, 불안감, 이통, 이하선의 확대 등이다. 후유증으로 난청이 나 타나는데, 급작스러운 편측성 비가역적 감각신경성 난청을 일으키는 주원인이며, 드물게 편측성 혹은 양측성 농도 보고된 바 있다.

두부외상은 내이의 기계적인 손상으로 인한 감각신경성 청력손실이 나타날 수 있다. 측두골의 골절의 경우에 내이는 직접적으로 손상될 수도 있으며, 와우 내림프액의 손실로 인해 상해를 입은 부분에 감각신경성 청력손실이 나타날 수 있다. 교통사고로 인한 머리 손상이나 다른 외상이 주요 원인이다.

음향외상은 강대음에 순간적으로 노출되어 발생되는데 산업장의 직업적인 요인에 의 해서뿐만 아니라 군대에서 총격 소음, 폭발음 등에 의해서도 유발된다. 주증상은 난청, 이 루, 이명, 이통, 현훈이 대부분이며 이루는 고막이 천공된 예에서 이통은 외이도 열상이나 이부 파편상을 입어 이차감염된 예에서 많이 나타난다.

메니에르병 혹은 메니에르 증후군은 내이와 감각신경성 청력손실이 내이에서 비롯된 경우에만 제한한다. 메니에르병은 주요 세 가지 증후(이명, 현기증(vertigo), 감각신경성 난청) 를 보인다. 더불어 귀의 꽉 찬 느낌까지 나타난다. 이런 꽉 찬 느낌 증상의 직접적인 원인 으로는 막미로(membranous labyrinth) 내부 림프액의 압력 불균형과 관련이 있다. 막미로의 팽창으로 내림프(endolymph)의 압력이 정상보다 높거나, 외림프(perilymph)의 압력이 정상보 다 낮을 경우이다. 세 가지 증상 중에 하나라도 빠지게 되면 이 경우에는 메니에르병이라 기보다는 내림프수종(endolymphatic hydrops)이라고 한다. 메니에르병의 원인은 유전적인 요 인, 감염, 이경화증, 종양, 매독과 기타 다양한 요인(특정 음식에 대한 알레르기 반응, 뇌하수체의 불 충분한 기능, 외이도의 협착증)이 있다. 확실성을 갖고서 병의 원인을 결정하기 힘들고 대부분 특발성으로 나타난다. 메니에르병으로 인한 청력손실은 심각한 누가현상이 나타난다. 메니에르병에 대한 치료의 경우 증상이 의학적인 치료 없이 자연스럽게 사라지기 때문에 치료에 대한 접근이 어렵다.

난청의 원인이 될 수 있는 바이러스 질환은 이하선염, 홍역, 인플루엔자, 풍진 등이 알려져 있다. 이들이 난청을 일으키는 I형(외림프형)과 II형(내림프형)의 두 가지가 있다. I형은 바이러스가 뇌척수액 도는 신경을 따라서 직접 신경섬유, 코르티기관(organ of Corti), 또는 외림프관에 침입하는 형이고, II형은 혈행성으로 내이에 도달하는 바이러스가 혈관조에서 내림프관 속으로 들어가서 그 속의 중요한 조직과 코르티기관에 염증성 변화를 일으키는 것이다.

선천성 감각신경성 난청의 원인으로 1) 유전(heredity), 2) 핵황달을 동반한 RH 부적합성(Rh incompatibility with kernicterus), 3) 무산소증(anoxia), 4) 바이러스 등이 있다.

유전성 난청은 난청만을 유일한 증상으로 하는 경우와 난청과 동시에 다른 부위의 기형이나 이상을 동반하는 경우도 있다. 비교적 흔한 몇 가지 증후군으로는 Waardenburg 증후군, Usher 증후군, Pendred 증후군, Jervell과 Lang-Nielsen 증후군, Klippel-Feil과 Wildervanck 증후군, Alport 증후군, Refsum 증후군 등이 있다.

심도 난청의 약 30% 정도가 RH 부적합을 원인으로 한다. 태아가 RH 양성이고, 어머니가 RH 음성일 때, 어머니의 몸은 RH 양성에 대한 항체를 형성하여, RH 양성의 혈액세포를 파괴한다. 첫 번째 임신에서 이러한 경우가 발생하면 항체가 증세를 나타낼 만큼 충분히 생성되지 않아 태아가 정상일 수 있으나, RH 부적합이 두 번째 임신에서도 연결되면, 확실한 임상적 증상이 나타난다. 그 임상적 증상은 태생 직후부터 나타나는데, 황달 및 뇌손상이 있으며 대부분 생후 첫 주에 사망하나, 생존하는 유아의 약 80%에서 난청이나 농이 나타난다. 난청 유형은 경도에서 심도의 양측 대칭성 감각신경성이 일반적이다. 다른 후유증으로는 뇌성마비, 정신지체, 간질병, 실어증, 행동장애 등이 동반될 수 있다.

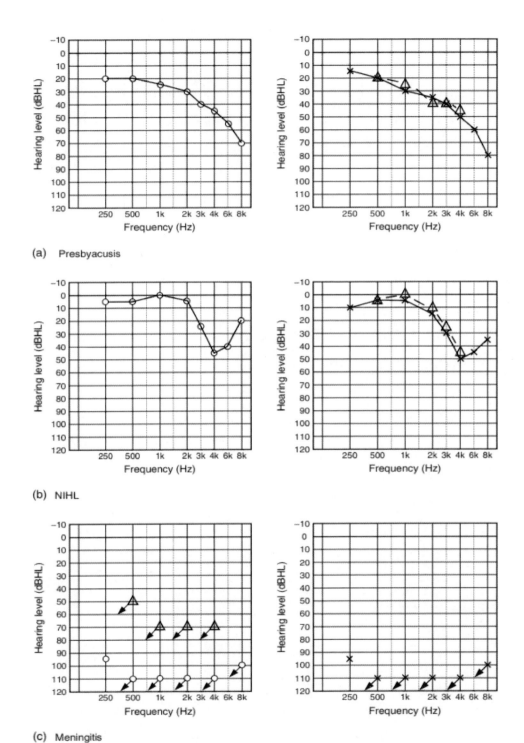

(a) Presbyacusis

(b) NIHL

(c) Meningitis

그림 52. 감각신경성 난청(a: 노인성 난청, b: 소음성 난청, c: 뇌막염)

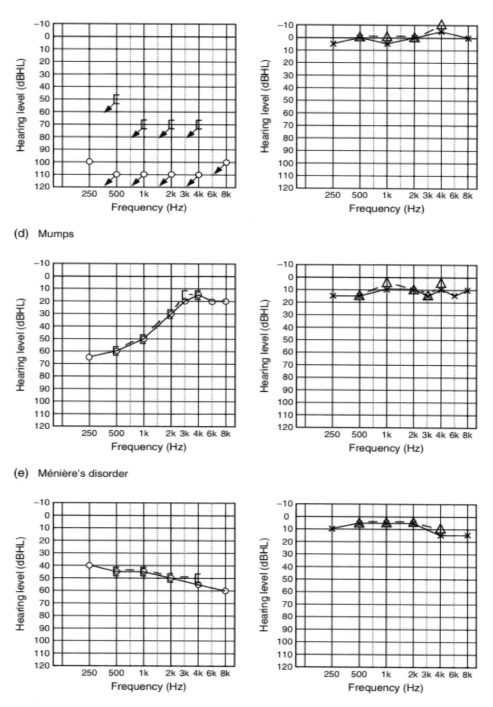

(d) Mumps

(e) Ménière's disorder

(f) Acoustic neuroma

그림 53. 감각신경성 난청(d: 홍역, e: 메니에르병, f: 청신경종)

다. 혼합성 난청

청력손실이 전음성과 감각신경성 난청 특성을 둘 다 가지고 있을 때 혼합성 난청이라 한다. 청력손실이 처음에 전음성 난청으로 시작되어 후에 감각신경성 난청이 부가되어 발전할 수 있으며, 또는 청력손실이 노인성 난청과 같은 감각신경성 청력손실이 있는 상태에서 중이 감염으로 인한 전음성 난청이 일어날 수도 있다. 어떤 경우에는 심한 두부 손상으로 내이와 중이 모두 영향을 미쳐 전음성과 감각신경성 난청이 동시에 복합되어 나타날 수 있다.

혼합성 난청은 대개 다음과 같은 특성을 포함한다. 1) 감각신경성 청력손실과 관련된 골전도의 감소(골도 청력역치의 증가) 및 외이도 또는 중이의 병리적 소견, 2) 어느 정도의 골전도의 감소는 보이지만 유의할 만한 기도-골도 차이가 있는 정상적인 이과적 소견, 3) 어음 강도의 증가에 따라 향상된 어음명료도를 보이나 경도의 어음명료도의 감소를 보임, 4) 환측 귀로 편위된 음차검사 결과를 보이는 전음성 청력장애가 우세한 편측성의 청력장애를 보인다. 이 경우에는 대개 청력검사상 기도-골도 차이를 보인다.

혼합성 난청에서 예후는 전음성과 감각신경성 병변의 관련된 부위에 의존한다. 만약 감각신경성 요인이 가볍다면 외과적 예후는 좋다. 그러나 변별 능력은 전음성 손상에 대한 치료 후에도 그렇게 많이 개선되지는 못한다.

라. 중추성 난청

청각핵(auditory nuclei)에서부터 피질(cortex)에 이르기까지 중추신경계 손상에 의한 청력손실을 중추성 난청으로 분류한다. 중추성 난청의 주요한 특징은 1) 청력검사에서 말초성 청력손상을 보이지 않는다. 2) 순음 청력역치는 환자의 말소리 변별 능력과 비교하여 좋다. 3) 환자는 복잡한 정보를 해석하는 데 어려움을 지닌다. 4) 환자는 짧은 주의집중 시간을 수반하면서 기억력과 다른 신경학적 소견을 보인다. 5) 편측 혈관성 손상 혹은 종양을 가진 특이한 경우를 제외하고, 이러한 형태의 난청은 어떠한 누가현상 없이 양측성 장애를 보인다.

중추성 난청의 예후는 좋지 않다. 하지만 재교육은 유용한 접근을 제공한다. 어떠한 특징적인 청각도를 보이지 않지만, 청력역치와 어음 해석 사이의 불균형이 매우 특징적이다.

청력손실과 관련한 전신질환은 비유전적/유전적 질환으로 구분할 수 있다. 비유전적 질환으로 RH 부적합성, 저산소증, 신생아 황달, 풍진(rubella), 유행성 이하선염, 홍역(rubeola), 인플루엔자, Lassa fever, 라임병(Lyme disease), 후천성면역결핍증(AIDS), 뇌막염, 결핵, 육종(sarcoidosis), 부갑상선기능감퇴증, 알레르기, 고지단백혈증(hyperlipoproteinemia), 고혈압, 매독, 갑상선기능저하증, 뇌하수체기능저하증, 자가면역질환, 신부전, 노화, 정신병, 암, 응혈이상증(coagulopathy), 경동맥류, 혈관질환, 뇌졸중, 다발성 경화증이 있으며, 유전 질환으로 당뇨병, 악성외이도염, 구개파열, 녹내장, Alport 증후군, Waardenburg 증후군, 백피증(albinism), Leopard 증후군, von Recklinghausen병, Paget병, Fibrous dysplasia, Crouzon병, Treacher Collins와 Franceschetti-Klein 증후군, Pierre Robin 증후군, Albers-Schonberg병, Klippel-Feil 증후군, 왜소증(dwarfism), Cornelia de Lange 증후군, Huntington's chorea, Bassen-Kornzweig 증후군, Unverricht's epilepsy, Schilder병, Pendred 증후군, Marfan 증후군, Hurler 증후군 등이 있다.

4

...

난청의 청각도 특성 및 청력손실 평가

기도청력의 주파수별 손실 정도를 통해 청력손실 양상이 결정되는데 청각학적 진단과 재활에 대한 정보를 제공한다. 청각도에 따른 난청의 유형은 전음성, 감각신경성, 혼합성 난청, 청각도의 형태에 따라서는 수평형(편평형, flat type), 경사형(sloping), 상승형(rising), 절흔형(notching), 접시형(cookie-bite or Saucer-shaped), 역-국자형(inverted scoop or trough), 청력역치에 따른 중증도는 정상, 미도, 경도, 중등도, 중등고도, 심도 난청, 좌우 양측의 청력 양상에 따라서는 일측성(편측성), 양측성 난청으로, 청각도의 좌우 대칭 여부에 따라서는 대칭, 비대칭으로 구분한다.

일반적으로 청각도상 옥타브별 5dB 이하의 차이 또는 모든 주파수의 청력손실 정도가 20dB 이내로 비슷한 수평형(flat type), 옥타브별 청력이 점진적으로 6~10dB이 증가하며 점차로 나빠지는 형(gradually sloping type), 옥타브별 11~15dB이 증가하는 형(sharply sloping), 16dB 이상 급격히 증가하는 형(precipitously sloping; ski slope), 고음역으로 갈수록 청력이 점차 좋아지는 상승형(rising type), 250Hz 또는 8,000Hz보다 중간 음역에서 20dB 청력손실이 심한 접시형(trough or saucer type), 특정 주파수에서 급격히 낮아졌다가 다시 회복되는 notch type이 있다(그림 54).

전음성 난청은 대부분 상승형을 보이며, 감각신경성 난청은 하강형, 혼합성 난청의 경우 수평형, 하강형을 많이 보인다. 노인성 난청은 양측성의 좌우 비슷한 기도-골도 차이(air-bone gap)가 없는 기도와 골도가 동일한 감각신경성의 점차적으로 고음역의 청력이 나

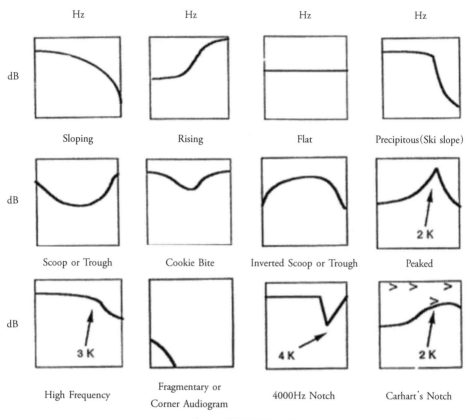

그림 54. 난청의 청각도 유형

빠지는 형태(gradually sloping high frequency loss)를 보이며, 소음성 난청의 경우 3~6kHz의 주파수 중 어느 한 주파수의 청력역치가 떨어지는 dip 또는 notched type을 주로 보이며, 내이장애로 인한 메니에르병은 감각신경성 난청이나 특징적으로 상승형을 보인다.

순음청력검사에 따른 청력평가는 각 주파수별 기도청력의 평균역치를 이용한다. 순음청력검사 결과 ① 0.5, 1, 2kHz의 평균청력역치, ② 0.5, 1, 2, 3kHz의 평균청력역치, ③ 0.5, 1, 2, 4kKz의 평균청력역치, ④ 1, 2, 3kHz의 평균청력역치, ⑤ 1, 2, 3, 4kHz의 평균청력역치, ⑥ 2, 4kHz의 평균청력역치, ⑦ (2 x 0.5kHz, 4 x 1kHz, 3 x 2kHz, 1 x 4kHz의 청력역치) x 1/10, ⑧ 2, 3kHz의 청력역치, ⑨ 2, 3, 4kHz의 평균청력역치를 구하여 청력손실 정도를 평가하나 회화음역에 속하는 500, 1,000, 2,000Hz의 기도 청력역치의 평균치(pure tone averages, PTAs)를 많이 사용한다. 최근에는 3,000Hz의 청력손실이 있으며 전화를 받는 데

표 23. 청력장애의 정도

난청의 정도	장애 정도(dB)	사회적 핸디캡
정상(Normal)	~25	
경도 난청 (Mild HL)	26~40	자신은 잘 모를 수도 있으며 가는귀가 먹어 속삭이는 소리 못 들음(최저요구 청력)
중등도 난청 (Moderate HL)	41~55	가까운 곳(1~1.5m)에서 회화 가능하나 먼 곳의 말소리 못 들음
중등고도 난청 (Moderate-severe HL)	56~70	가까운 곳에서도 큰 소리로 해야만 들을 수 있고 군중이나 강의실에서 청취 곤란
고도 난청 (Severe HL)	71~90	아주 가까이서(30cm 이내) 매우 큰 소리를 쳐야 듣고 말의 분별이 곤란
농 (Profound HL)	91 이상	언어, 청취가 불가능하며, 농아 교육이 필요

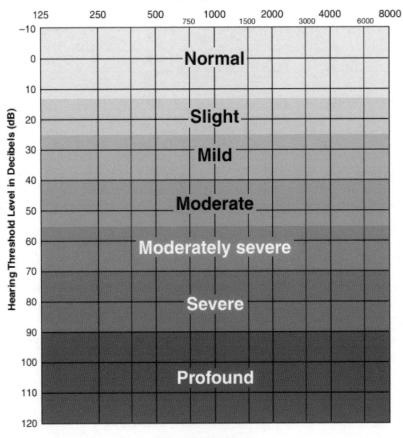

그림 55. 청력장애의 정도

표 24. 청취거리에 따른 청력손실 정도

청취거리(feet)	난청 정도(dB HL)
20	10~26
20~10	27~40
5~10	41~55
3~5	56~70
2	71~90
1	90 이상

장애를 느끼거나 대화 중 상대방의 말을 정확히 알아듣는 데 어려움이 있다는 것이 알려진 후에 이 주파수를 장애 판정에 포함하여 사용하고 있다.

청력평가에 따른 청력장애의 구분과 그에 따른 사회적 핸디캡은 표 23, 그림 55와 같다. 청취 거리에 따른 청력손실을 예측하면 다음 표 24와 같다.

청력손실 정도에 따라서는 16~25dB HL은 주로 단순한 고막천공, 삼출성 중이염, 고실경화증 등에 의해 발생하며, 미세 감각신경성 난청도 있으며, 이 정도의 난청에 의해서는 모음은 비교적 명확하게 청취할 수 있으나 무성 자음을 놓치기 쉽다. 26~40dB은 고막천공, 삼출성 중이염, 고실경화증 등에 의해 발생할 수 있고, 경도의 감각신경성 난청도 있으며, 크게 말하는 소리의 일부만 청취한다. 41~65dB은 만성 중이염, 기형 등에 의해 난청이 생길 수 있으며, 감각신경성 난청도 있다. 이때는 일반적인 대화음 크기는 대부분 들을 수 없어서 의사소통에 장애를 일으킨다. 66~95dB은 혼합성 및 감각신경성 난청에서 볼 수 있으며, 일반적인 대화음 크기는 물론 큰 소리의 일부도 들을 수 없다. 96dB 이상은 감각신경성 난청이 대부분이다.

표 25는 현재 산업재해보상보험법상 두 귀의 청력장해 정도에 따른 장해 등급이다.

표 25. 두 귀의 청력 구간별 장해등급(어음명료도 70% 초과)

우측 \ 좌측	90dB 이상	80dB 이상	70dB 이상	60dB 이상	50dB 이상	40dB 이상	40dB 미만
90dB 이상	4급	6급	6급	7급	9급	9급	9급
80dB 이상	6급	6급	7급	9급	9급	10급	10급
70dB 이상	6급	7급	7급	9급	10급	11급	11급
60dB 이상	7급	9급	9급	9급	10급	11급	14급
50dB 이상	9급	9급	10급	10급	10급	11급	14급
40dB 이상	9급	10급	11급	11급	11급	11급	14급
40dB 미만	9급	10급	11급	14급	14급	14급	

※ 어음명료도는 보충 지표로서 장해등급 상향

5
...
소음성 난청의 사례

우리나라의 소음성 난청 유소견자의 판정기준과 업무상질병으로서 소음성 난청 인정 기준을 적용하는 과정에서 부딪히는 문제와 검토되어야 하는 사항을 사례를 통하여 알아 본다. 적용 시 기도청력을 기준으로 양측 귀의 각각에 대해 별도 적용하며 난청 유형과 기도-골도 차이 및 주파수별 청력 특성을 고려하여 소음 노출수준 및 과거 개인 병력 및 개인 경력(비직업성의 소음 노출력 등)을 참고하고 다른 청각학적 진단과 순음청력검사 결과에서의 차이에 대한 면밀한 검토 이후에 최종 판단을 하여야 한다.

가. 난청 판정기준 적용상의 판단 문제 – 일측성 난청 등

소음성 난청의 유소견자(D_1) 판정기준은 1) 기도순음청력검사상 4,000Hz의 고음역에서 50dB 이상의 청력손실이 인정되고, 삼분법에 의한 평균청력손실이 30dB 이상의 청력손실이 있고, 2) 직업력상 소음 노출에 의한 것으로 추정되는 경우이다. D_1과 C_1의 판정은 모든 직업환경의학적 평가(단순히 현재의 순음청력검사상의 역치만이 아니라 청각도의 유형과 청력역치의 변화 등과 작업환경상의 소음 노출 정도, 근로자의 이질환 병력, 군경력 등의 과거력) 결과를 종합적으로 판단하여 판정하는 것이지만 기준 자체와 관련하여 부적정하게 적용되는 사례로서 어느 한 측만이 30dB 이상의 청력을 보이는 경우가 있다. 우선 기준 자체는 3분법에 의해 양측 모두 30dB 이상이어야 하는 것은 아니고 일단 한 측의 기도역치가 소음성 난청의 유소견자 기준에 포함되며 소음성 난청의 특성(양측성)에 비추어 그 기준에 못 미치는 다른 한 측 귀와의 역치 차이가 크지 않다면 문제가 되지 않는다고 볼 수 있다. 그러나 직업력상 소음 노출에 의한 것이어야 하기 때문에 우선 전음성 난청이 아닌 감각신경성이어야 하고, 감각신경성 난청이라도 과거 다른 원인(예를 들면, 군 경력 등에 의한 음향외상성 난청과 이질환 병력 등)에 의한 경우랄지 또는 다른 귀와의 청력역치 차이가 큰 일측성(편측성)의 난청 장애를 보이는 경우는 노출 소음 작업장의 특성을 고려하여 판단하여야 한다. 특별히 한쪽으로 영향을 받을 만한 작업환경이나 조건이 아닌 경우에는 다른 원인에 의한 경우(개인의 감수성 요인, 또는 군 경력 등의 요인과 이질환 병력 등)를 생각할 수 있어 D_1으로 판단하기보다 D_2로 판단할 수 있다.

개정된 근로자건강진단 실무지침의 소음 특수건강진단에서 D_2 판정기준은 일반 질환에 의한 난청으로 기도역치 삼분법에 의한 청력손실 정도로서 40dB HL 이상(어음청취에 불편을 초래하는 수준)의 청력손실이 있는 경우로 제시하고 있다. 결론적으로 특수한 작업환경이어서 일측성 난청 발생의 업무관련성을 판단하는 것이 아니라면, 소음성 난청의 특성과 관련하여 적어도 양측의 청력역치가 C_1 이상이고 더 나쁜 귀의 청력이 D_1 기준에 해당되는 경우에 일측성의 난청으로서 소음성 난청 유소견자로 판정이 가능하다고 볼 수 있다. 예를 들어 그림 56과 57(사례 1, 2)의 경우 우측의 평균역치가 30dB에 못 미치나 좌측은 30dB을 초과하고 있으며, 좌·우측 모두 4kHz의 청력역치가 50dB을 초과하여 좌측, 즉 편측으로 D_1 기준에 해당하여 소음성 난청으로서의 유소견자로 판정함이 타당하나, 그림 58과 59(사례 3, 4)는 앞의 사례와 동일하게 일측만이 판정기준에는 포함되나 다른 정상 측이 극히 정상 소견을 보이는바, 일측의 소음 환경에 노출된 특이 작업이 아니라면 D_1으로 판단하는 데 무리가 있다. 이 경우는 오히려 취미 등 개인력과 군 경력의 영향을 무시할 수 없으며, 무증상의 이질병력도 있을 수 있기 때문이다.

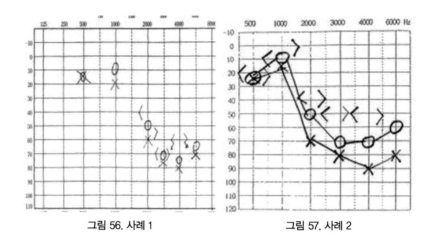

그림 56. 사례 1   그림 57. 사례 2

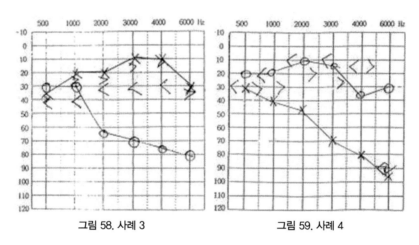

그림 58. 사례 3   그림 59. 사례 4

나. 사회성 난청 – 군 경력을 중심으로

군복무 시 사격 및 포격 훈련에 의한 소음 노출력이 청력에 미치는 영향에 관해서는 외국에서 많은 연구가 있어 왔다. 특히 급성 음향외상은 젊은 신병에서 주요한 문제이다. 급성 음향외상은 군에서 사격 등의 강력한 충격음으로 내이에 기계적인 손상이나 대사장애에 기인한다. Labarere 등(2000)의 연구에서는 사격 등 충격소음에 기인한 와우 손상의 음향외상성 난청이 많았으며, 발병 빈도는 10만 명당 156명이었다. 급성 음향외상뿐만이 아니라 일반 인구집단에 비해 군인들은 충격소음에 상시 노출됨으로써 높은 청력손실을 보인다. 이와 같이 군 경력과 관련한 청력손실의 특성을 문헌을 통해 정리해 보면, 음향외상성 난청, 초기의 고음역(특히 6~8kHz)의 청력손실, 좌우 청력의 불일치, 와우와 중추청신경로에 영향을 미친 감각신경성 난청, 평균 청력역치 평가에 따르면 초기의 경도 난청을 보이고, 군 병과와 밀접하게 관련이 있다. 그리고 이명을 동반하는 경우가 많음을 알 수 있다. 실제 김규상과 정호근(2003)의 연구에서도 소음 부서 근로자와 비소음 부서 근로자 모두 군 충격소음 노출 근로자군이 각 500~8,000Hz 주파수별 청력역치 및 평균 청력손실이 크며, 특히 2,000~8,000Hz에서 크게 역치 차이가 나타났다. 이와 같이 군에서 상시적으로 충격소음에 노출되는 군 경력은 사업체에서의 소음 노출에 부가적으로 청력에 큰 영향을 미치고 있으며, 특히 일반적인 소음성 난청의 특성을 강화하는 경향을 보인다는 점에서 주의를 요한다.

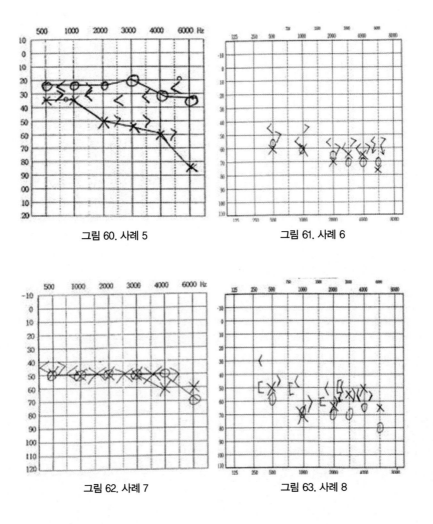

그림 60. 사례 5

그림 61. 사례 6

그림 62. 사례 7

그림 63. 사례 8

산업장 근로자의 청력 평가에서 군 경력에 의한 청력장애의 영향이 뚜렷한 경우의 직업성 판단은 쉽게 내릴 수 있으나 노출 소음수준, 노출기간 및 채용 시 이후의 변화 양상으로 볼 때 병합되어 진행되어 난청장애가 나타난 경우의 판단은 고찰을 요하는 문제이다. 그림 60~63(사례 5~8)은 군 경력이 공군(사례 5), 발칸포를 다루는 포병으로 폭발물 사용 경력도 있으며(사례 6), 해군 사격선수로 활동하였으며(사례 7), 155mm 박격포 포병 경력이 있었다(사례 8). 모든 사례의 연령은 35세 전후이며 산업장에서의 소음 노출력은 5~10년으로 일측성 또는 양측성의 감각신경성 난청이나 군 경력에 의한 비직업성 소음성 난청(D₂)으로 판단함이 타당할 것으로 본다.

다. 혼합성 난청

혼합성 난청은 1) 골전도의 감소 및 감각신경성 청력손실과 관련된 외이도 또는 중이의 병리적 소견, 2) 어느 정도의 골전도의 감소는 보이지만 유의할 만한 air-bone gap이 있는 정상적인 이과적 소견, 3) 어음 강도의 증가에 따라 향상된 어음명료도를 보이나 경도의 어음명료도의 감소를 보임, 4) 환측 귀로 편위된 음차검사 결과를 보이는 전음성 청력장애가 우세한 편측성의 청력장애를 보인다(Sataloff와 Sataloff, 1993).

그림 64(사례 9)는 혼합성 난청으로 현재의 소음성 난청 업무상질병 인정기준을 적용할 수 없을 것이나, 귀마개를 전혀 착용하지 않고, 작업환경 측정결과상 평균소음 노출수준이 기준을 초과하고 있고, 기존의 전음성 난청 상태에서 이후 15여 년의 소음 노출로 인한 영향 및 추가적인 청력손실이 골도 청력검사상 보이고 있어(양측의 청력 상태, 골도의 청력역치손실과 C₅-dip 현상) 개인적인 요인만에 의한 청력장애라고 보기는 어렵다. 그러나 만성중이염 환자의 37.5%에서 와우기능의 저하가 나타나고(Bulstein, 1983), 감염에 의한 내이의 독성작용으로 고음역의 청력장애가 발생하는 등(Paparella, 1972)의 특성으로 만성중이염의 자연경과에 의한 청력장애와 만성중이염과 소음의 부가적 영향으로 인한 청력장애의 양상이 구체적으로 어떻게 다른지는 자세한 고찰을 요한다. 혼합성 난청의 청력장애의 주요인이 전음성 난청인지 또는 감각신경성 난청인지 여부와 예후를 평가하는 검사 중에 골

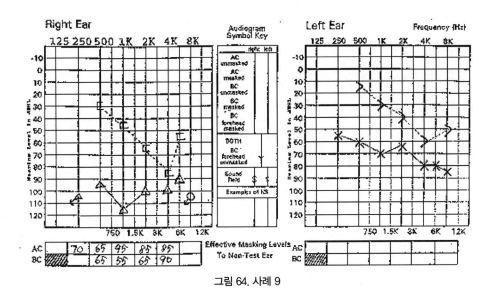

그림 64. 사례 9

도 청력역치 외에 어음청력검사(특히 어음명료도)가 있다. 이 증례의 경우 어음청취역치가 우측 105dB HL, 좌측 55dB HL, 어음명료도는 우측 30%(105dB HL), 좌측 100%(85dB HL) 로 우측 귀조차도 감각신경성 난청으로서의 장애가 크게 영향을 미쳤다는 점에서 지속적 인 소음 노출 결과로 인한 전형적인 소음성 난청 장애라기보다는 전음성 난청 장애에 소 음으로 인한 감각신경성 난청이 병합된 양측성의 혼합성 난청으로 판단된다.

라. 기타 – 소음 노출수준의 규정에 따른 문제점 등

소음 노출수준이 연속음으로 85dB(A)에 못 미쳐 작업환경 측정 또는 소음특수건강진 단을 받지 못하고 소음성 난청 업무상재해인정기준에 적합하지 않아 배제되는 경우가 있 는데 이는 노출 소음의 특성과 청각도의 형태와 자료가 있다면 과거 청력자료와 비교하 여 판단하여야 할 것이다. 충격음이 peak level로 120~140dB peak의 소음에 노출되는 작 업은 소음 노출수준이 연속음으로 85dB(A)에 미치지 못한다 하더라도 현행 우리나라의 충격음에 노출되는 경우 1일 작업 시간 중 노출 횟수와 노출되어서는 안 되는 최대음압수 준에 비추어 평가하고 난청의 양상이 감각신경성 난청으로서 소음성 난청의 특성을 보이

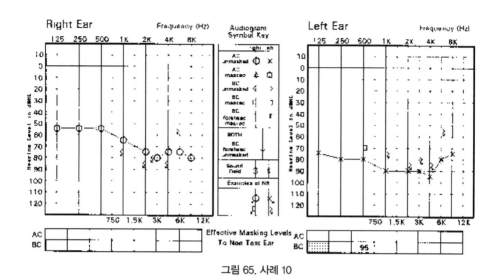

그림 65. 사례 10

는 경우에는 소음 노출 평가는 연속음으로서 측정 평가되기보다는 충격음으로 측정 평가되고 그 대상 근로자 또한 별도로 건강관리 되어야 할 것이다. 따라서 현행 직업성 난청과는 별도로 구분한 급성으로 생기는 재해성 난청으로서의 급성 음향성 청기장해와는 다르게 충격음에 상시 노출되는 경우의 업무상질병으로서 소음성 난청의 판단에 소음 노출력(연속음으로 85dB(A) 이상)에 대한 검토를 요한다.

그림 65(사례 10)는 과거력상 청력의 변화 추이를 알 수 있는 결과 자료에 대한 정보의 제한이 있으나 병력상 이질환력, 약물 복용력(항생제 복용 등), 두부외상 등의 특이 병력이 없었으며, 과거 20여 년 이상 원자력발전소와 ㅇㅇ조선에서의 용접공, ㅇㅇ중공업의 산차생산부에서 지게차 조립업무로 85dB(A) 내의 소음에 노출되었으나 충격음으로서 청력에 영향을 미치는 125~135dB peak의 소음에 8년간 노출되어 근무하였으며, 청각검사상 ㅇㅇ중공업에 입사 초기부터 중등도의 난청 소견을 보이다 이후 난청의 장애가 진행되어 현재 감각신경성 난청으로서 양측성의 중고도 난청(우측, 3분법상 65dB HL) 및 고도 난청(좌측, 87dB HL)을 보이고 있는 충격음에 상시적 노출로 인한 소음성 난청으로 판단된다.

마. 위난청(malingering)

순음청력검사가 주관적인 검사로서 피검자의 반응에 의존하기 때문에 근로자의 협조가 아주 중요하다. 따라서 현재의 소음성 난청의 관리와 장해보상을 위한 순음청력검사가 이차적 이득 또는 보상심리에 의한 위난청의 소지가 크다. Barelli와 Ruder(1970)는 장애보상 환자의 24%가 비기질적 난청임을 확인 보고하고 있다.

순음청력검사와 관련하여 위난청을 구분하기 위한 방법으로 모든 주파수에서 비교적 동일한 역치를 보이는 편평형의 청각도를 보이거나 제한적이지만 접시형을 보이는 청각도의 특성을 나타내고, 반복측정 결과에서 일관성을 보이지 못하고, 상승법과 하강법을 같이 시행하여 구한 순음청력역치차가 10dB 이상일 때 위난청을 의심할 수 있다. 위난청은 어음청력검사 결과 SRT가 순음청력검사 결과 PTA보다 적어도 12dB 이상 더 낮으며 그 불일치가 70% 이상 나타나고(Ventry와 Chaiklin, 1965), 역치 수준보다 예외적으로 높은 어음명료도를 보인다(Snyder, 1977). 일반적으로 정상이나 전음성 난청의 경우 역치상 어음강도를 높여주면 최대명료도(PBmax)가 100% 정도에 이르나, 감각신경성 난청은 최대명료도가 낮아지며, 특히 청신경종양과 같은 후미로성 난청은 최대명료도가 더욱 낮아지며 최대명료도 이상의 어음강도에서는 이보다 낮아진다. 그리고 특수청각검사로서 중이검사의 등골근반사역치(acoustic reflex threshold)는 와우병변이 있는 경우 낮은 최소감각치(sensation level, SL)에서 등골근반사가 나타나나, SL(difference between the reflex threshold and the voluntary puretone threshold)이 극단적으로 낮다면(5dB 이하) 기질적 병변이 있다고 볼 수 없다. 청성유발반응검사(auditory evoked potential, AEP)는 순음청력검사와의 역치가 10dB 내로 일치한다고 한다(Alberti, 1970). 뇌간유발반응(auditory brainstem response, ABR)은 기질적 병변에 비기질적 청력손실치가 중복되어 나타났는지를 결정하거나 제거하는 효과적인 검사이다. 이와 같이 여러 청각학적 검사도구는 비협조적인 환자의 위난청 여부를 판단하는 법적 검사로서 기능할 수 있다.

그림 66~69(사례 11~14)는 과거력, 군 병력에서 특이 사항이 없으며, 소음 노출력이 5년 이하로 청각도와 함께 종합적으로 판단할 때 위난청이 의심된다. 실제 사례 15(그림 70~72)의 경우도 비슷한 경우로서 반복측정 결과 일관성을 보이지 못하였으며, 증상 설문조사

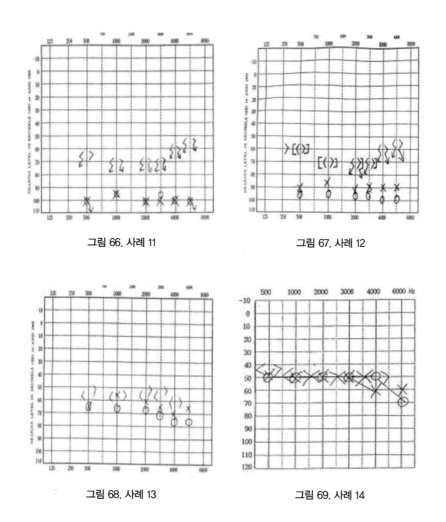

그림 66. 사례 11

그림 67. 사례 12

그림 68. 사례 13

그림 69. 사례 14

와 문진에 대한 반응 결과, 변조이음향방사(distortion production otoacoustic emission, DPOAE) 검사 결과에서 정상으로 평가되어 순음청력검사의 신뢰성이 결여된 위난청으로 볼 수 있다.

다른 사례 16(그림 73, 74)을 소개하면, ○○대학병원 산업의학과에서 이비인후과에 의뢰하여 검사한 결과, 고막운동성 검사에서는 좌우 모두 정상(A), 어음청력검사에서 어음청취역치검사(SRT)가 좌·우측 각각 60dB HL로 어음명료도검사(WRS)에서 우측 100%, 좌측 94%, 뇌간자극유발반응검사는 좌·우측 귀에서 3kHz의 뇌간자극유발의 역치는 각각 60dB이었으며, 순음청력검사에서 양측 80~90dB의 감각신경성 난청으로 나타나 작업

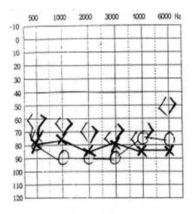

그림 70. 사례 15-1

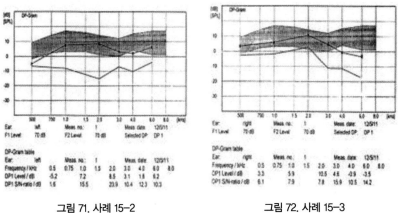

그림 71. 사례 15-2   그림 72. 사례 15-3

부서의 소음 작업환경이 85dB(A) 이상으로 업무상 질병에 해당하는 것으로 판단하였다. 그러나 어음청력검사 및 뇌간자극유발반응검사와 비교하여 볼 때 순음청력검사 결과의 신뢰성에 문제가 있는 위난청임을 알 수 있다. 실제 다른 병원과 본 연구원에서 수행한 검사와 비교한 결과 6분법 역치손실이 40dB 내외의 감각신경성 난청이나 전형적인 소음성 난청으로서 C5-dip을 보이지 않고 2~3kHz 대역의 역치가 가장 크게 나타났다. 또한 작업장의 소음 노출력도 6년 6개월의 80dB 이하로서 소음성 난청으로 보기가 어려웠다.

위의 사례는 소음 특수건강진단 또는 난청의 업무상질병 여부와 장해 평가를 위한 순음청력검사 자료이다. 소음 특수건강진단에서 청력검사는 과대 측정되어 있었으며, 판정

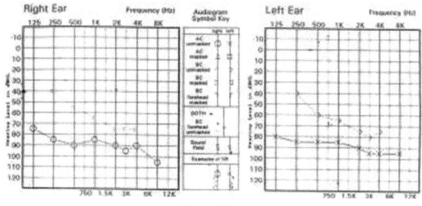

그림 73. 사례 16-1

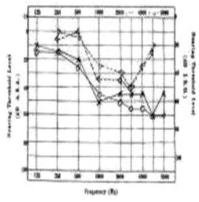

그림 74. 사례 16-2

은 과소평가된 경우가 많았다. 그리고 위의 사례에서 볼 수 있듯이 난청의 정도와 유형의 판단에 필요한 음차폐검사가 이루어지지 않은 경우가 많았다.

　작업장에서의 유해요인 노출로 인한 직업성 청각장애의 평가는 노출 요인, 노출량, 노출기간 등의 노출 요인의 특성과 더불어 개인의 연령, 질병력과 비직업성 소음성 난청인 사회성 난청(socioacusis) 원인인 사격, 강렬한 음악, 도로교통소음 또는 취미생활에 따른 영향이 중첩되기 때문에 단순하지 않다.

　이 글에서는 직업성 난청과 소음성 난청에 대한 일반적인 특성과 직업성 난청의 청각학적 진단방법과 감각신경성 난청으로서 소음성 난청의 청각학적 특성을 다루었다. 그리고 청력평가가 순음청력검사에 의존하는 만큼 난청의 청각도 특성과 청력손실의 평가방법을 논하고, 우리나라의 소음성 난청의 진단 기준과 소음성 난청의 판정기준을 검토하였다. 더불어 이러한 판정과 관련하여 판정기준 적용상에 혼선을 빚고 있는 일측성 난청과 과거 군 경력 등의 비직업성 소음성 난청, 실제 청력보다 높게 나타나는 거짓 양성반응을 보이는 위난청 등의 사례와 직업성 난청의 업무상 질병 여부 판단을 위한 잣대로서 적용되는 소음성 난청 인정기준의 혼합성 난청 또는 소음 노출수준 등의 검토 사항을 사례를 통해 살펴보았다.

현재 산업안전보건법 시행규칙 개정(안)에서 표적장기별 검사항목에서 청각검사로 순음청력검사 외에 어음청력검사, 중이검사, 뇌간유발반응검사와 변조이음향방사검사 등의 추가 사항과 산업보건기준에 관한 규칙 개정령(안)에서의 청력보존 프로그램의 작성과 시행을 정하고 있어 이의 건강진단에서의 검사의 타당성과는 별개로 전문적인 지식과 수기를 요한다.

6

...

소음성 난청의 판정

가. 소음 특수건강진단의 판정 평가

소음 특수건강진단 자료 평가 중 판정 평가와 관련하여 난청의 정도(정상, 경도/중도/고도/심도)와 난청의 유형(전음성, 혼합성, 감각신경성 난청)의 판단을 위해서는 첫째로, 기도/골도 검사와 기도와 골도의 차이 및 양이 차이에 따른 적절한 음차폐(masking) 검사가 적정하게 수행되어야 하며, 둘째로 소음성 난청 요주의(C₁)와 유소견(D₁)의 판정을 위해서는 소음 노출의 직업력, 과거 이(귀)질환 병력, 군 소음 노출력 등의 문진과 순음청력검사 외에 이경검사, 고막운동성검사(Tympanometry) 등의 검사 소견을 참고하여 판단한다.

소음 특수건강진단 결과 일부를 제외하고 대부분 1. 좌 · 우측의 주파수별 기도 및 골도 검사 실시 적정성, 2. 기도 및 골도 청력검사의 적정성, 3. 적정한 기도 및 골도 음차폐(masking) 검사, 4. 난청의 유형에 따른 평가의 적정성의 세부기준을 대부분 적정하게 적용하였다. 그러나 이와 관련한 몇 가지 지적하면 다음과 같다.

1) 골도검사의 실시

1차 검사(2,000, 3,000 및 4,000Hz의 주파수에서 기도 청력검사)에서 **2,000Hz에서 30dB, 3,000Hz에서 40dB, 4,000Hz에서 40dB 이상의 청력손실을 어느 하나라도 보이는 경우**

에 정밀청력검사(2차; 양측 귀의 기도 및 골도: 500, 1,000, 2,000, 3,000, 4,000, 6,000Hz 순음청력검사)를 실시하고 기도의 500, 1,000, 2,000Hz에 대한 평균 청력손실이 20dB 이상인 경우에는 청력역치가 20dB 이상인 해당 개별 주파수에 대하여 골도 청력검사(6,000Hz는 제외)를 함께 실시하도록 하고 있다.

평균역치가 20dB 이상인 경우 해당 개별 주파수에서 골도 청력검사가 미시행된 경우가 있어, 난청의 유형을 판단하는 데 제한이 있었다.

평균역치가 20dB 미만인 경우 대부분 기도검사만을 수행하여 현행 세부평가 기준상 문제가 되지 않으나, 다만 3~4kHz에서의 비정상 역치(40dB 이상)를 보이는 경우 이 주파수의 골도검사를 수행함이 보다 더 적합하다.

2) 음차폐검사

기도 음차폐는 양측 귀의 기도청력역치가 IA(40dB) 이상 차이 나는 경우 또는 검사 측 귀의 기도역치와 비검사 측 귀의 골도역치가 IA 이상 차이가 나는 경우 실시하고, 골도 음차폐는 기도역치와 골도역치가 15dB 이상 차이가 나는 경우 실시한다.

특히 기도차폐보다 골도 음차폐검사가 미실시된 경우가 있으며, 차폐가 필요함에도 불구하고 누락(미실시)되어 있거나 저차폐 또는 과차폐되어 있으며, 차폐 범위 미기재 등의 오류가 있었다.

일부에서 특히 골도 차폐검사의 경우, 좌·우측의 기도역치 차가 있으면서 우(좌)측은 정상이나 좌(우)측 기도가 우(좌)측과 15dB 이상 차이가 나면서 비정상 역치를 보이는 경우 좌(우)측의 비차폐 골도검사 이후 좌측의 기도-골도 역치의 유의한 차이를 통해 다시 차폐 골도검사를 수행하기보다는 곧바로 차폐 골도역치검사를 실시함이 더 정확하다.

3) 음차폐검사의 위치 및 차폐 범위 기록

차폐는 검사 측의 청력 측정에 반대 측 귀가 반응하지 않도록 반대 측 귀에 차폐음을 주어 검사하는 방법이다. 따라서 검사 측 귀의 차폐 기도/골도검사의 차폐 범위는 반대 측 귀에 기록하여 차폐 귀의 위치와 차폐의 적정성을 살펴보았다.

4) 음차폐검사 시 차폐 범위

음차폐검사 시 기도차폐의 경우 - 최소 차폐는 Min MR = Presentation level - IA, 최대 차폐는 Max MR = TE ACT (참값) + IA, Starting MR = Min MR + SV(10dB), eMax MR = Max MR - SV, 골도차폐의 경우 - 최소 차폐는 Min MR = Presentation level + OE, 최대 차폐는 Max MR = TE BCT (참값) + IA, Starting MR = Min MR + SV(10dB), eMax MR = Max MR - SV, 적정 차폐범위(effective masking range)에서 최초 차폐량은 최소 차폐값에 SV 10dB을 더하고 최대 적정차폐량(최대 차폐값 - 10dB) 이내로 검사를 수행하여야 과소/과대 차폐를 피할 수 있다.

일부 차폐검사 시 과소 차폐(저차폐)의 경우가 발견되었다.

5) 난청의 평가

소음성 난청 판정기준으로 소음 노출 근로자 건강진단 판정 가이드를 적용하였다.

소음성 난청 유소견자(D_1)는 (1) 기도 순음청력검사상 3~6kHz의 고음역 중 어느 하나라도 기도역치가 50dB 이상이고, 기도역치 삼분법(500(a), 1,000(b), 2,000(c))에 대한 청력손실 정도로서 (a+b+c)/3 평균 30dB 이상의 청력손실이 있으며, (2) 직업력상 소음 노출에 의한 것으로 추정되는 경우이고,

소음성 난청 요관찰자(C_1)는 (1) 청력손실이 있고, (2) 직업력상 소음 노출에 의한 것으로 추정되며, (3) D_1에 해당되지 않고 관찰이 필요한 경우이고,

정상(A)은 ① 기도청력수준이 2차검사 대상 미만인 자, 또는 ② 기도역치 삼분법에 대한 청력손실 정도가 정상(25dB 미만)이고 3~4kHz의 고음역 기도역치가 모두 40dB 미만인 자이다.

청력정도관리의 판정기준이 모호하여 청력판정에 필요한 내용을 정리하였다. 요약하면 청각도의 판정에서 고려해야 할 기본 사항은 오디오그램의 형태(descending type, notch), 판정기준(3분법 30dB, 4kHz 50dB), 기도와 골도 청력역치 차이(10dB 이하), 이경 소견(천공, 혼탁) 및 팀파노메트리(A형) 유형, 과거 병력(중이염, 군 경력 등 직업 외 노출), 변화 양상(기초청력과 최

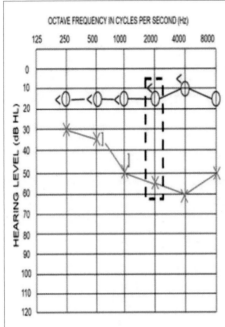

PL	ML	반응
10	25	N
15	25	N
20	25	N
25	25	N
30	25	N
35	25	N
40	25	Y
Min: 40+ 0(OE)+10(SV)= 50		
Max : 40 +40 = 80		
40	50	N
45	50	Y
45	60(55)	Y
45	70(60)	Y
차폐 후 참역치 = 45 dB		
차폐전 역치 = 10 dB		
차폐범위 = 50 ~ 70 dB		

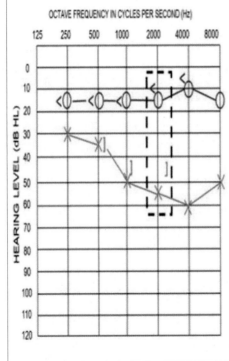

음영된 부분의 PL은 시작 수준인 10 dB에서 6회 5 dB씩 상승시켜 40 dB이 되었다. 그러나 차폐소음 수준(masking Level, ML)은 그대로 25 dB이어서 신호음보다 15 dB 큰 강도의 차폐소음이므로 확실한 저차폐이다. 따라서 최소와 최대차폐수준을 다시 계산하여 저차폐가 아닌 수준으로 차폐소음을 제시하며 진행하였다. 차폐소음을 10 dB씩 두 번 상승시켜도 역치가 변하지 않는 플래토우를 구할 수 있어 45 dB가 참역치이다. 단 차폐범위가 좁을 경우 ( )와 같이 차폐소음을 5 dB씩 상승시켜도 괜찮다. 이럴 경우 차폐범위는 50~60이다.

그림 75. 골도 차폐 사례(좌측 2,000Hz의 차폐 후 역치 45dB(좌측 감각신경성 난청))(김진숙 등, 2022)

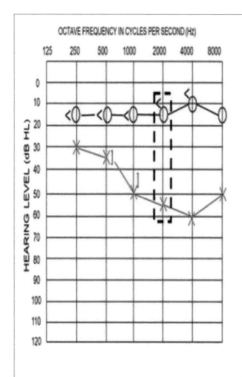

- 왼쪽 기도 골도 차폐필요.
- 왼쪽 기도차폐_저차폐의 예.

PL	ML	반응
55	30	N
60	30	N
65	30	N
70	30	Y (저차폐 경계수준)
Min : 70- 40 + 10(SV) = 40 Max : 70 + 40 = 110		
70	40	Y
70	50	Y
70	60	Y
차폐후 참역치= 70 dB 차폐전 역치 = 50 dB 차폐범위= 40~60 dB		

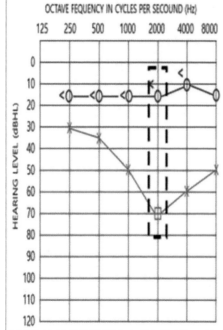

음영된 부분의 PL은 시작 수준인 55 dB에서 3회 5 dB씩 상승시켜 70 dB 이 되었다. 그러나 차폐소음수준 (masking Level, ML)은 그대로 30 dB로 저차폐 경계선인 40 dB(IA)만큼 차이가 나고 있다. 따라서 최소와 최대 차폐수준을 다시 계산하여 차폐를 진행하였다. 차폐소음을 10 dB씩 두 번 상승시켜도 역치가 변하지 않는 플래토우를 구할 수 있어 70 dB이 참역치 이다. 저차폐경계선이므로 다시 계산하지 않고 차폐소음을 40 dB로 올려도 플래토우를 구할 수 있으므로 70 dB 이 그대로 참역치이다.

그림 76. 저차폐 기도청력 사례(좌측 2,000Hz의 저차폐로 재계산된 역치가 70dB)(김진숙 등, 2022)

표 26. 소음성 난청 판정기준

건강 관리 구분		판정기준
A		**정상청력**이면서 **고음역에서 청력손실을 보이지 않는 자** * ① 기도 청력수준이 2차검사 대상 미만인 자, 또는 ② 기도역치 삼분법에 대한 청력손실정도가 정상(25 dB 미만)이고 3~4kHz의 고음역 기도역치가 모두 40 dB 미만인 자
C	C_1	직업성 질병으로 진행될 우려가 있어 추적검사 등 관찰이 필요한 자(직업병 요관찰자) 1) 청력손실이 있고 2) 직업력상 소음 노출에 의한 것으로 추정되며 3) D_1에 해당되지 않고 관찰이 필요한 경우
	C_2	일반질병으로 진행될 우려가 있어 추적관찰이 필요한 자(일반질병 요관찰자) 1) 일반질환에 의한 난청이 의심되며 2) D_2에 해당되지 않고 관찰이 필요한 경우
D	D_1	직업성질병의 소견이 있는자(직업병 유소견자) 1) 순음청력검사상 **3~6kHz의 고음역 중 어느 하나라도 기도역치가 50 dBHL 이상이고**, 기도역치 삼분법 (500(a), 1000(b), 2000(c)에 대한 청력손실정도로서 (a+b+c)/3 평균) 30 dBHL 이상의 청력손실이 있으며 2) 직업력상 소음 노출에 의한 것으로 추정되는 경우
	D_2	일반질병의 소견이 있는자(일반질병 유소견자) 1) 일반질환에 의한 난청이 발견되고 2) 기도역치 삼분법(500(a), 1000(b), 2000(c)에 대한 청력손실정도로서 (a+b+c)/3 평균) 40 dBHL 이상 (어음청취에 **불편을 초래하는** 수준)의 청력손실이 있는 경우
R		일반건강진단에서 질환 의심자(제2차건강진단대상)

근 변화) 등으로 정리할 수 있다. 소음노출력이 있는 근로자에게서 청각도를 평가하기 위해 제언된 사항은 다음과 같다.

(1) 형태(descending, notch)

소음성 난청은 적어도 저주파수 영역(0.5~2kHz)의 청력수준이 고주파수 영역(3~6kHz) 보다 좋아야 한다. 그러나 소음원의 특성에 따라 2~3kHz에서도 청력손실이 크게 나타날 수 있음을 고려해야 한다. 고주파수 영역에서 소음의 전형적인 notch가 있다면 개연성이 있는 것으로 본다. 6kHz에서 청력역치가 다른 주파수의 역치보다 높다면 notch의 확인을 위해 8kHz의 역치를 검사할 필요가 있다.

(2) 판정기준(30dB, 50dB)

직업성 난청 유소견자 판정기준은 3분법(0.5, 1, 2kHz 역치 평균) 30dB 이상, 4kHz 50dB 이상의 기준으로 정해져 있으나, 4kHz로 국한된 내용을 고주파수 영역에 대한 청력역치(3~6kHz)를 고려하여 판정할 필요가 있다. 또한 일반 질환의 경우 청력역치에 대한 C_2, D_2 기준이 명확하지 않아 혼란이 있으나 일반적 어음청취수준에 대한 장애기준(serviceable hearing)인 3분법 40dB 청력을 기준으로 구분할 필요가 있다.

(3) 기도 및 골도 청력역치 차이(10dB 이하)

기도와 골도 차이가 있을 경우 소음성 난청의 판정은 골도의 역치를 기준으로 평가한다. 고주파수 영역의 기도 골도 차이는 연령의 증가와 더불어 증가할 수 있으므로 전형적인 소음성 난청의 양상인 청각도의 경우 고려할 사항이 아니다. 또한 골도 청력수준이 25dB 이상이고, 10dB 이상의 기도 골도 차이가 있다면 혼합성 난청으로 판정한다.

(4) 이경 소견(천공, 혼탁)

이경 소견이 전음성 난청의 오디오그램과 일치한다면 전음성 내지 혼합성 난청으로 판정하는 데 참고자료가 된다. 그러나 이경검사상 정상인 경우에도 전음성 난청의 형태를 보이는 질환이 있음을 고려하여야 한다.

(5) 팀파노메트리(A형)

중이의 건전성 및 이소골, 고막 상태를 파악하는 중요한 검사이며 전음성 난청을 판단하는 데 도움이 된다. 만일 오디오그램에서 기도 골도 차이가 있다면 팀파노메트리 검사가 결정적인 역할을 하므로 반드시 실시하여야 한다.

(6) 과거 병력(중이염, 군 경력 등 직업 외 노출)

문진표의 내용에 모두 포함되어야 할 사항으로 누락이 없어야 한다. 중이염 병력이 있더라도 완치된 경우 청력손실이 없거나 기도 골도 차이가 나타나지 않을 수 있으므로 중이염 병력만으로 전음성 난청 또는 일반 질환(C_2, D_2)의 판정을 내리는 것은 신중을 요한다.

(7) 변화 양상(기초 청력과 최근 변화)

점진적 청력의 저하가 단기간 내에 발생한 경우 이과적 검사가 필요하므로 의뢰가 필요하다. 또한 청력검사를 실시하고 초기 4~6년간은 학습효과가 있을 수 있으므로 청력의 향상이 나타난다고 하여 검사가 잘못된 것이 아님을 고려하여야 한다.

6) 부적합 판정 사례

가) 평균역치는 25dB 미만이나 3~4kHz 역치가 40dB 이상인 경우에서 A 판정(C₁ 판정이 적합)(그림 77, 78)

   - 3, 4kHz에서 40dB 미만이나 6kHz 역치가 40dB 이상인 경우(high-frequency dip) A 판정이 적합하나 C₁ 판정할 수 있음(특히 젊은 연령군)

나) 전음성(혼합성 난청 포함)으로서 평균역치가 40dB 이상의 중등도/고도/심도(농) 난청인 경우에서도 C₂ 판정(D₂ 판정이 적합)(그림 79)

   - 3분법 평균역치가 30dB 이상으로 비직업성(비소음성) 난청에 해당하는 경우 D₁의 3분법 평균역치와 동일한 기준으로 검토 결과 D₂ 판정할 수 있으나 경도 난청으로 C₂ 판정이 적정한 것으로 평가함

   - 난청 장애기준으로 평균 청력역치가 25dB 이하(정상), 25~40dB(경도), 40~55dB(중도), 55~70dB(중고도), 70~90dB(고도), 90dB 이상(심도, 농)으로 구분하는바, 25dB 이하의 경우 정상으로 그리고 40dB 이상의 경우에는 난청자로 판단함이 적정

다) 특수건강진단 대상자로 오랜 기간의 소음 노출력이 있는 고령(60세 이상) 근로자의 감각신경성 난청을 노인성 난청으로 D₂ 판정

라) 감각신경성 난청으로 평균청력은 30dB 이하이나 고음역의 청력손실이 큰 감각신경성 난청으로서 소음성 난청의 특성을 보이는 경우에도 C2 판정(그림 80, 81)

마) 상기 소음성 난청 유소견자(D₁)에 해당하나 C₁, C₂ 또는 D₂로 판정하는 경우(그림 82, 83)

   - 소음성 난청 유소견자 판정기준에 해당하나 평균역치가 30~40dB 정도이거나 또는 다른 쪽 귀의 경우 30dB에 미치지 못하여 C₁인 경우 양측 모두 C₁으로 판정

- 평균청력은 30dB 이상이나 4kHz의 고음역에서 50dB 이상이 아니어서(그러나 6kHz에서 50dB 이상, 또는 3kHz에서 50dB 이상) C_1 판정(그림 84) -〉현행 판정기준 때문에 C_1 판정하였으나 소음 노출 근로자 건강진단 판정 가이드에서 제시한 바와 같이 D_1 판정이 적정한 것으로 평가함
- 순음청력검사상 기도-골도 차이를 보이지 않는 감각신경성 난청으로서 고음역의 청력손실이 크고, 고막운동성검사에서도 A형을 보이나 과거 중이염 병력만으로 C_2, D_2 판정(그림 85, 86, 87)
- 소음성 난청 유소견자 판정기준에 해당되며 과거 이질환 병력이 없으며 고막운동성검사에서도 A형(정상)이나 어느 한 주파수의 기도-골도 차이(A-B Gap)가 10~15dB을 보인다 하여 혼합성 난청으로 C_2 또는 D_2 판정(그림 88)
- 기타 객관적 검사(고막운동성검사 등)를 실시하지 않고, C_1, C_2 또는 D_2 판정 근거가 없고 특이 사항이 없는 상태에서 소음 노출력은 수년에서 십수년 소음 노출력을 갖고 있음에도 D_1 판정을 하지 않고, 전음성, 감각신경성, 혼합성 난청의 판단 구분이 부적절한 사례가 많았다.

이와 같은 소음 특수건강진단의 청력 평가와 부적합 사례 분석에 대해서는 안전보건공단의 연구보고서로 김진숙 등(2022)의 〈근로자건강진단 청력검사 부적합사례 분석 및 문제해결 가이드 개발〉과 이지호 등(2019)의 〈소음 노출 근로자 건강진단 평가 기준 세부지침 개발〉 보고서를 참조할 수 있다.

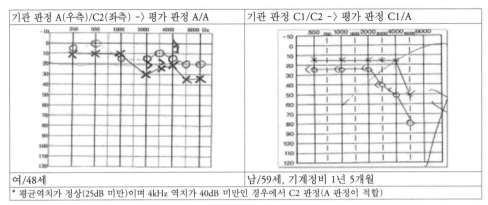

기관 판정 A(우측)/C2(좌측) -〉 평가 판정 A/A	기관 판정 C1/C2 -〉 평가 판정 C1/A
여/48세	남/59세, 기계정비 1년 5개월

* 평균역치가 정상(25dB 미만)이며 4kHz 역치가 40dB 미만인 경우에서 C2 판정(A 판정이 적합)

그림 77. 정상 청력의 C2 판정 사례

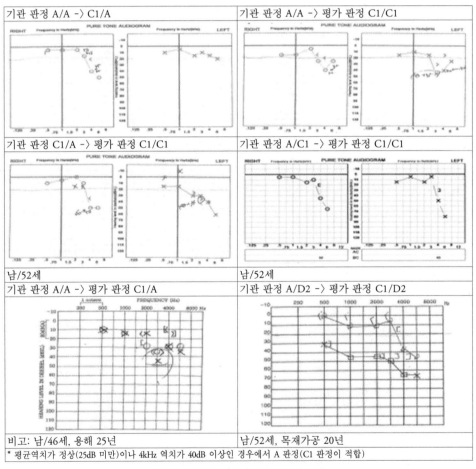

기관 판정 A/A -〉 C1/A	기관 판정 A/A -〉 평가 판정 C1/C1
기관 판정 C1/A -〉 평가 판정 C1/C1	기관 판정 A/C1 -〉 평가 판정 C1/C1
남/52세	남/52세
기관 판정 A/A -〉 평가 판정 C1/A	기관 판정 A/D2 -〉 평가 판정 C1/D2
비고: 남/46세, 용해 25년	남/52세, 목재가공 20년

* 평균역치가 정상(25dB 미만)이나 4kHz 역치가 40dB 이상인 경우에서 A 판정(C1 판정이 적합)

그림 78. 고음역 역치손실의 A 판정 사례

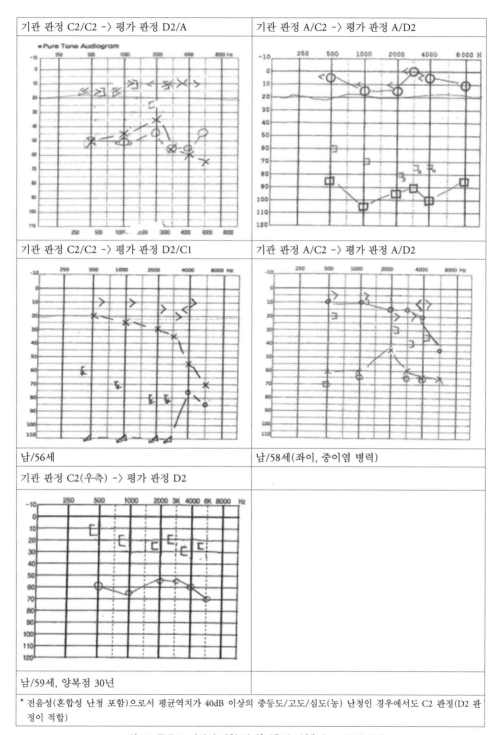

기관 판정 C2/C2 -〉평가 판정 D2/A	기관 판정 A/C2 -〉평가 판정 A/D2
기관 판정 C2/C2 -〉평가 판정 D2/C1	기관 판정 A/C2 -〉평가 판정 A/D2
남/56세	남/58세(좌이, 중이염 병력)
기관 판정 C2(우측) -〉평가 판정 D2	
남/59세, 양복점 30년	

* 전음성(혼합성 난청 포함)으로서 평균역치가 40dB 이상의 중등도/고도/심도(농) 난청인 경우에서도 C2 판정(D2 판정이 적합)

그림 79. 중등도 이상의 난청 장애(전음성 난청)의 C2 판정 사례

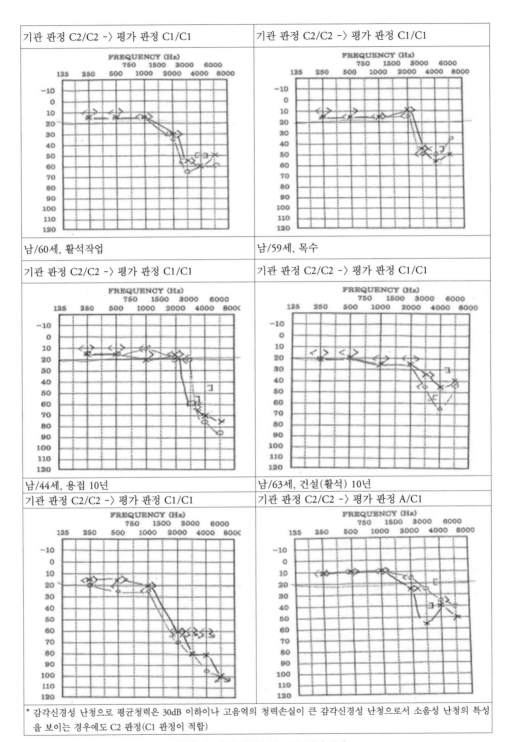

기관 판정 C2/C2 -〉 평가 판정 C1/C1	기관 판정 C2/C2 -〉 평가 판정 C1/C1
남/60세, 활석작업	남/59세, 목수
기관 판정 C2/C2 -〉 평가 판정 C1/C1	기관 판정 C2/C2 -〉 평가 판정 C1/C1
남/44세, 용접 10년	남/63세, 건설(활석) 10년
기관 판정 C2/C2 -〉 평가 판정 C1/C1	기관 판정 C2/C2 -〉 평가 판정 A/C1

* 감각신경성 난청으로 평균청력은 30dB 이하이나 고음역의 청력손실이 큰 감각신경성 난청으로서 소음성 난청의 특성을 보이는 경우에도 C2 판정(C1 판정이 적합)

그림 80. 고음역 역치손실 – C2 판정 사례

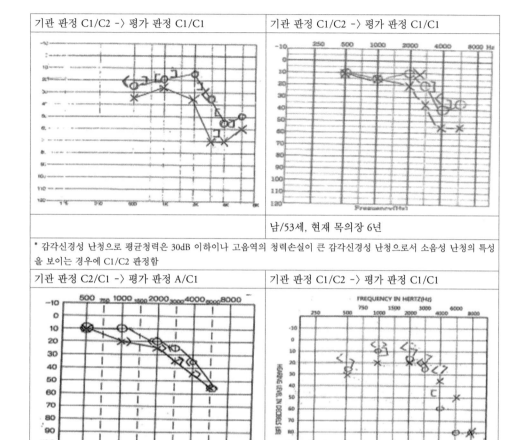

기관 판정 C1/C2 -〉 평가 판정 C1/C1	기관 판정 C1/C2 -〉 평가 판정 C1/C1
	남/53세, 현재 목의장 6년

* 감각신경성 난청으로 평균청력은 30dB 이하이나 고음역의 청력손실이 큰 감각신경성 난청으로서 소음성 난청의 특성을 보이는 경우에 C1/C2 판정함

기관 판정 C2/C1 -〉 평가 판정 A/C1	기관 판정 C1/C2 -〉 평가 판정 C1/C1
남/64세, 소음 40년	남/59세, 소음 30년

* 감각신경성 난청으로 평균청력은 30dB 이하이나 고음역의 청력손실이 큰 감각신경성 난청으로서 소음성 난청의 특성을 보이는 경우에 C1/C2 판정
 - 좌우의 청력 차이가 크지 않은 양측성을 보이는 소음에 의한 감각신경성 난청의 초기 소견을 보이나 어느 한쪽의 일부 주파수(4kHz)에서 A-B Gap이 15dB 이상을 보여 양측 각각 C1/C2 평가하였으나 양측 모두 C1/C1 판정이 적합

그림 81. C1/C2 판정 사례

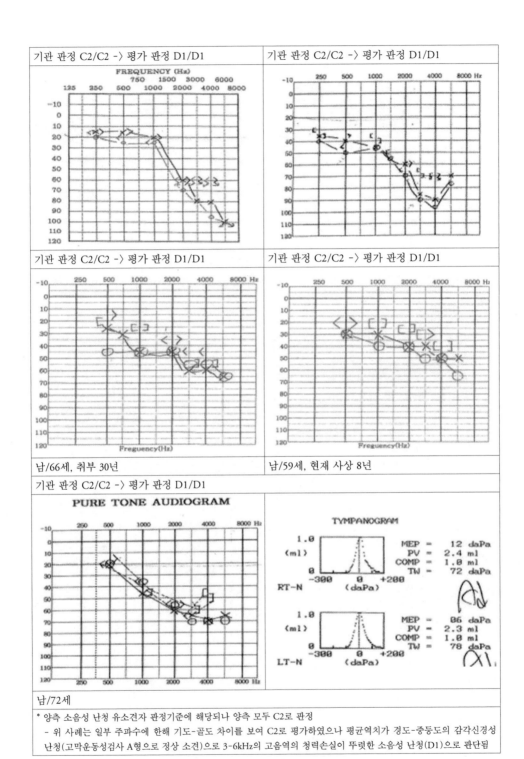

기관 판정 C2/C2 -> 평가 판정 D1/D1	기관 판정 C2/C2 -> 평가 판정 D1/D1
기관 판정 C2/C2 -> 평가 판정 D1/D1	기관 판정 C2/C2 -> 평가 판정 D1/D1
남/66세, 취부 30년	남/59세, 현재 사상 8년

기관 판정 C2/C2 -> 평가 판정 D1/D1

남/72세

* 양측 소음성 난청 유소견자 판정기준에 해당하나 양측 모두 C2로 판정
 - 위 사례는 일부 주파수에 한해 기도-골도 차이를 보여 C2로 평가하였으나 평균역치가 경도-중등도의 감각신경성 난청(고막운동성검사 A형으로 정상 소견)으로 3-6kHz의 고음역의 청력손실이 뚜렷한 소음성 난청(D1)으로 판단됨

그림 82. 소음성 난청(D1)의 C2 판정 사례

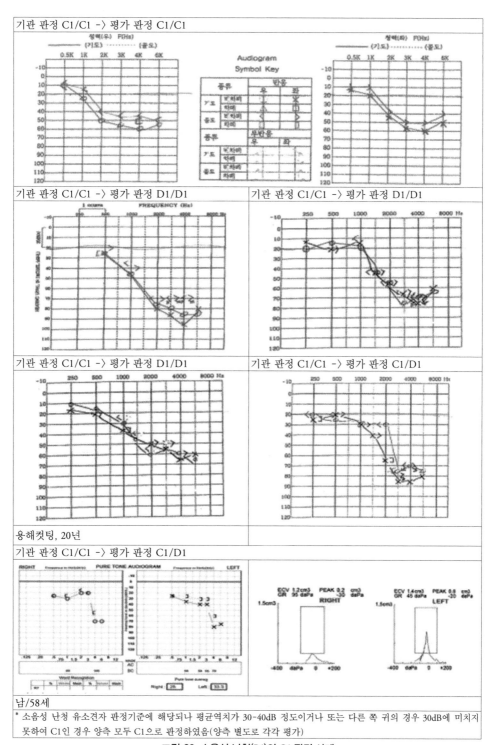

기관 판정 C1/C1 -〉 평가 판정 C1/C1		
기관 판정 C1/C1 -〉 평가 판정 D1/D1	**기관 판정 C1/C1 -〉 평가 판정 D1/D1**	
기관 판정 C1/C1 -〉 평가 판정 D1/D1	**기관 판정 C1/C1 -〉 평가 판정 C1/D1**	

용해컷팅, 20년

기관 판정 C1/C1 -〉 평가 판정 C1/D1

남/58세

* 소음성 난청 유소견자 판정기준에 해당되나 평균역치가 30-40dB 정도이거나 또는 다른 쪽 귀의 경우 30dB에 미치지 못하여 C1인 경우 양측 모두 C1으로 판정하였음(양측 별도로 각각 평가)

그림 83. 소음성 난청(D1)의 C1 판정 사례

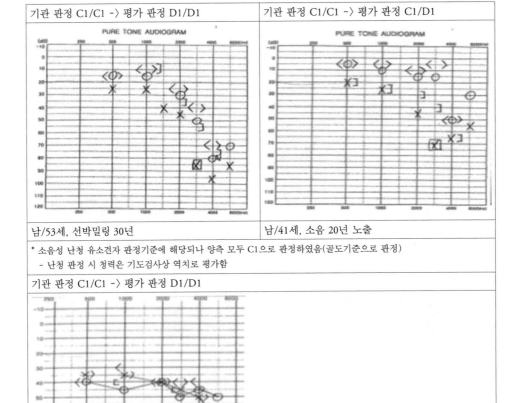

기관 판정 C1/C1 -〉 평가 판정 D1/D1	기관 판정 C1/C1 -〉 평가 판정 C1/D1
남/53세, 선박밀링 30년	남/41세, 소음 20년 노출

* 소음성 난청 유소견자 판정기준에 해당되나 양측 모두 C1으로 판정하였음(골도기준으로 판정)
 - 난청 판정 시 청력은 기도검사상 역치로 평가함

기관 판정 C1/C1 -〉 평가 판정 D1/D1

남/50세, 권취 28년

* 평균청력은 30dB 이상이나 4kHz의 고음역에서 50dB 이상이 아니어서(그러나 6kHz에서 50dB 이상) C1 판정(D1 판
 정이 적합)

그림 84. 소음성 난청(D1)의 C1 판정 사례

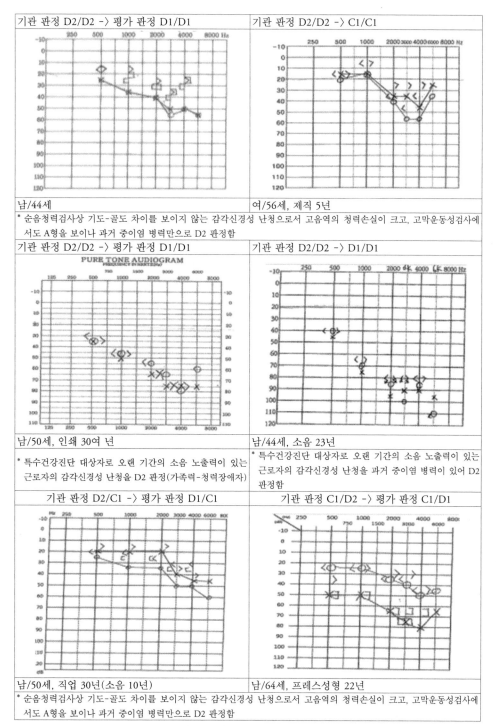

기관 판정 D2/D2 -〉 평가 판정 D1/D1	기관 판정 D2/D2 -〉 C1/C1
남/44세	여/56세, 제직 5년

* 순음청력검사상 기도-골도 차이를 보이지 않는 감각신경성 난청으로서 고음역의 청력손실이 크고, 고막운동성검사에
  서도 A형을 보이나 과거 중이염 병력만으로 D2 판정함

기관 판정 D2/D2 -〉 평가 판정 D1/D1	기관 판정 D2/D2 -〉 D1/D1
남/50세, 인쇄 30여 년	남/44세, 소음 23년

* 특수건강진단 대상자로 오랜 기간의 소음 노출력이 있는   * 특수건강진단 대상자로 오랜 기간의 소음 노출력이 있는
  근로자의 감각신경성 난청을 D2 판정(가족력-청력장애자)   근로자의 감각신경성 난청을 과거 중이염 병력이 있어 D2
                                                         판정함

기관 판정 D2/C1 -〉 평가 판정 D1/C1	기관 판정 C1/D2 -〉 평가 판정 C1/D1
남/50세, 직업 30년(소음 10년)	남/64세, 프레스성형 22년

* 순음청력검사상 기도-골도 차이를 보이지 않는 감각신경성 난청으로서 고음역의 청력손실이 크고, 고막운동성검사에
  서도 A형을 보이나 과거 중이염 병력만으로 D2 판정함

그림 85. 소음성 난청의 D2 판정 사례

기관 판정 C2/D2 -〉 평가 판정 A/D2	
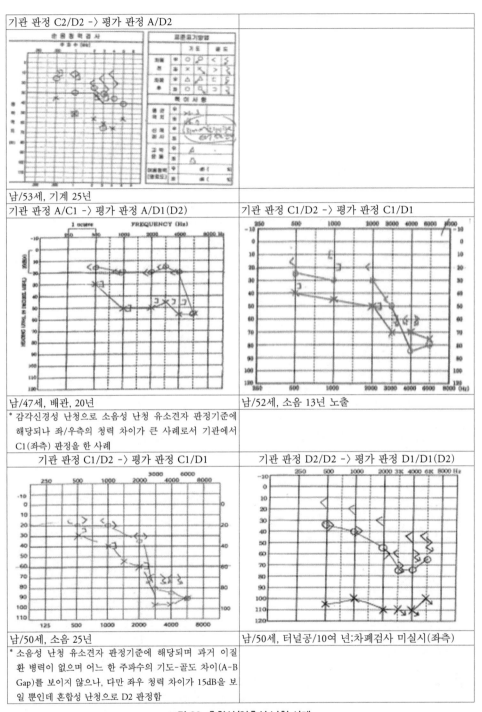	
남/53세, 기계 25년	
기관 판정 A/C1 -〉 평가 판정 A/D1(D2)	기관 판정 C1/D2 -〉 평가 판정 C1/D1
남/47세, 배관, 20년	남/52세, 소음 13년 노출
* 감각신경성 난청으로 소음성 난청 유소견자 판정기준에 해당되나 좌/우측의 청력 차이가 큰 사례로서 기관에서 C1(좌측) 판정을 한 사례	
기관 판정 C1/D2 -〉 평가 판정 C1/D1	기관 판정 D2/D2 -〉 평가 판정 D1/D1(D2)
남/50세, 소음 25년	남/50세, 터널공/10여 년;차폐검사 미실시(좌측)
* 소음성 난청 유소견자 판정기준에 해당되며 과거 이질 환 병력이 없으며 어느 한 주파수의 기도-골도 차이(A-B Gap)를 보이지 않으나, 다만 좌우 청력 차이가 15dB을 보일 뿐인데 혼합성 난청으로 D2 판정함	

그림 86. 혼합성/일측성 난청 사례

기관 판정 C1/C2 -> 평가 판정 C1/D1

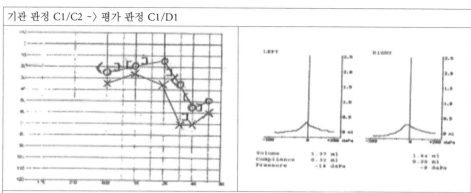

남/57세, 혼합성형 15년

* 좌측 귀의 경우 과거 이질환 병력은 있으나 고막운동성검사에서도 A형이며 기도-골도 차이(A-B Gap)를 보이지 않는
  감각신경성 난청으로 소음성 난청 유소견자 판정기준에 해당되나 C2 판정함

기관 판정 C2/C2 -> 평가 판정 D1/D1

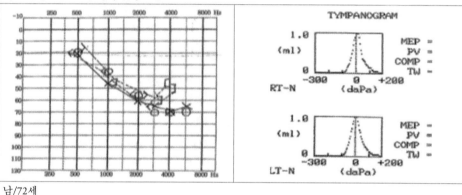

남/72세

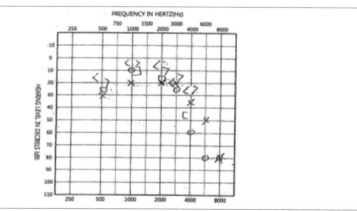

* 소음성 난청 유소견자 판정기준에 해당되며 과거 이질환 병력이 없으며 고막운동성검사에서도 A형이나 어느 한 주파
  수의 기도-골도 차이(A-B Gap)가 10~15dB을 보인다 하여 혼합성 난청으로 C2 판정함
  과거 이질환 병력이나 일부 한 주파수에서 기도-골도 차이를 보인다 하여 혼합성 난청으로 판단한 사례

그림 87. 난청 유형 평가 - 혼합성 난청으로 판단하여 C2 판정한 사례

[참고] 청력검사 자료 판정 평가 기준[7]

1. 소음성 난청 유소견자 기준 "1) 기도 순음 청력검사상 4,000Hz의 고음 영역에서 50dB 이상의 청력손실이 인정되고, 삼분법(500(a), 1,000(b), 2,000(c))에 대한 청력손실 정도로서 (a+b+c)/3 평균 30dB 이상의 청력손실이 있고, 2) 직업력상 소음 노출에 의한 것으로 추정되는 경우"에 D_1으로 판단하되 좌·우측 각각 별도로 적용하였다.
   - 이때의 난청 유형은 청각도상 저음역(0.5~2kHz)에서 A-B Gap이 크지 않은 고음역의 청력손실이 뚜렷한 감각신경성 난청을 소음성 난청의 적용 대상으로 하였다.
   - 일부 주파수역(저음역: 0.5~2kHz 중 어느 하나, 고음역: 3~4kHz 중 어느 하나)에서 A-B Gap이 있다고 하더라도 과거력상 중이질환 병력이 없으며, 이경검사상 이상 소견이 없고, 중이검사(고막운동성 검사, tympanometry)에서 이상(B 또는 C형) 소견이 없다면 감각신경성 난청으로 판단하였다.
     * 중이 병력이 있다고 하더라도 뚜렷한 A-B Gap이 없다면 치유된 과거 병력으로 판단되어 병력만으로 전음성 또는 혼합성 난청으로서 비직업성 난청으로 보기보다 감각신경성 난청으로서 소음성 난청 여부를 판단하였다.
     * 순음청력검사에서 전음성(또는 혼합성) 난청 소견이나 중이검사상 이상 소견을 보이지 않는 고음의 감각신경성 난청 청각도를 보이는 경우 이경검사상 고막 이상만으로 비직업성 감각신경성 판단(C_2 또는 D_2)은 적정하지 않다고 판단하였다.

2. D_2의 청력손실 기준은 소음성 난청 유소견자 기준처럼 3분법상 30dB 이상으로 판단하지 않고, 소음 노출 근로자 건강진단 판정 가이드에서 제시한 것처럼 통상 보상기준인 3분법 평균 청력손실 정도가 40dB 이상(중등도 난청)인 경우에 D_2 기준으로 적용하였다. 따라서 30dB 이상 40dB 미만의 경우에는 경도 난청으로 C_2 판정이 적정한 것으로 평가하였다.
   이러한 3분법 평균 청력손실 기준하에 다음과 같은 경우 D_2로 평가하였다.
   1) 감각신경성 난청이라 하더라도 고음역의 청력손실이 뚜렷하지 않은 경우
   2) 감각신경성 난청이며 고음역의 청력손실이 뚜렷하더라도 소음 노출력이 짧고 연령이 고연령(65세 이상)으로 노인성 난청이 의심되는 경우
   3) 전음성 난청, A-B Gap이 있으며 기도 및 골도 청력손실을 동반한 혼합성 난청의 경우

3. 소음성 난청 요관찰자 기준 "1) 청력손실이 있고, 2) 직업력상 소음 노출에 의한 것으로 추정되며, 3) D_1에 해당되지 않고 관찰이 필요한 경우"에 C_1으로 판단하되 좌·우측 각각 별도로 적용하였다.
   - 아래 하기 내용은 소음성 난청 유소견자(D1) 평가와 동일하게 소음성 난청 요관찰자(C1)에서도 적용함.
     1) 이때의 난청 유형은 청각도상 A-B Gap이 크지 않은 고음역의 청력손실이 뚜렷한 감각신경성 난청을 소음성 난청의 적용 대상으로 하였다.

---

7 이 [청력검사 자료 판정 평가 기준]은 저자가 안전보건공단의 정도관리위원회 위원과 청력정도관리 실무위원을 하며 적용한 평가 기준으로 논란은 있을 수 있지만 제시하고자 함.

2) 일부 주파수역(저음역: 0.5~2kHz 중 어느 하나, 고음역: 3~4kHz 중 어느 하나)에서 A-B Gap이 있다고 하더라도 과거력상 중이질환 병력이 없으며, 이경검사상 이상 소견이 없고, 중이검사(고막운동성 검사, tympanometry)에서 이상(B 또는 C형) 소견이 없다면 감각신경성 난청으로 판단하였다.

  * 중이 병력이 있다고 하더라도 뚜렷한 A-B Gap이 없다면 치유된 과거 병력으로 보았다.

- 아래 해당되는 경우에 C_1으로 평가하였다.

  1) 고음역의 청력손실이 뚜렷한 감각신경성 난청이라 하더라도 3분법 평균 청력손실이 30dB 미만인 경우

  2) 3분법 평균 청력손실이 30dB 이상인 경우라도 고음역(3~6kHz)에서 50dB 미만을 보이는 경우

    * 다만, 4kHz에서는 50dB 미만이지만 3kHz 또는 6kHz의 고음역에서 50dB 이상을 보이는 경우 D_1 판정

4. 정상 A 판정은 평균 청력손실이 25dB* 미만이며, 2차 검사 실시 기준인 3kHz에서 40dB, 4kHz에서 40dB 미만을 보이는 경우로 하였다.

  * 기도 청력역치가 20dB 이상인 해당 주파수에 대해 골도 청력검사를 실시하도록 하고 있음.

나. 소음성 난청 장해판정 가이드라인

소음성 난청은 감각신경성 난청으로 나타나나, 혼합성 난청과 같이 감각신경성 난청과 전음성 난청이 복합된 형태 등 다양한 유형의 청각도를 보이는 경우가 증가하였고, 더욱이 소음 노출 중단 이후에는 소음 원인으로는 더 이상 난청이 악화되지 않는 것으로 알려져 있으나 소음성 난청 장해급여 청구권의 시효 기산점이 대법원 판례에 따라 '소음 작업장을 떠난 날'에서 '소음성 난청을 진단받은 날'로 변경된 후 퇴직 이후 수년에서 수십 년이 경과한 시점에서 진단받아 장해급여를 청구하는 사례가 증가하였다.

이러한 변화에 따라 소음성 난청의 업무상 질병 여부 및 장해등급 판정에 있어 현행 업무처리 기준만으로는 판단하기 곤란한 사각지대가 발생하였고, 지역별 승인율 편차로 인해 공단 행정처분에 대한 공정성 문제가 제기되었다.

이에, 업무상 소음에 노출되었으나 전형적인 소음성 난청의 양상을 보이지 않는 다양한 난청 유형에 대해 통일된 장해 판정 기준을 마련, 공단 행정처분의 일관성을 제고하고자 소음성 난청 장해 판정 가이드라인을 마련하였다(채성원 등, 2023).

노인성 난청은 소음과 노화로 인한 청력손실의 구분이 불가능하나 소음성 난청으로 노인성 난청이 자연경과적 진행 속도 이상으로 진행하는 경우로 업무처리 기준은 소음 노출 정도가 업무상질병 인정 기준에 충족되는 경우 노화에 의한 난청임을 입증할 수 없다면 업무상질병으로 인정하고 있다. 다만, 문제점으로 현재 인정 기준(3년 85dB 이상 노출)으로 지연되고 경과한(소음 노출로부터 수십 년 경과, 현재 60~80세 연령) 소음성 난청 진단일 적용으로 인해 소음에 의한 영향보다 명백한 노화에 의한 청력손실의 장해등급 결정으로 과대보상의 위험이 크다.

혼합성 난청은 만성중이염이 있는 상태라고 하더라도 소음에 의해 청력이 악화되었다면 소음에 의한 청력손실은 골도 청력역치로 전음성 난청에 의한 청력손실 정도를 제외한 감각신경성 난청에 의한 청력손실로 추정되나, 업무처리 기준은 소음 노출 정도가 인정 기준에 충족하고 골도 청력역치가 40dB 이상이면 업무상질병으로 인정하며 장해등급은 기도청력역치로 판정하고 있다. 문제점은 골도청력을 기준으로 업무상질병을 판단하더라도 비직업적인 청력손실을 장해등급에 반영하여 나타난 과대보상의 위험이 있다.

고도 또는 심도 난청은 고강도의 소음에 노출 시 심도 난청 발생 가능이 있어 업무처리 기준에서 심도 난청(농)이나 수평형 등 전형적인 소음성 난청이 아닌 경우라도 다른 원인에 의한 난청이 명백하지 않으면 업무상질병으로 인정한다. 문제점은 심도 난청은 일반적인 소음성 난청으로 발생하지 않으므로 지속적인 청력역치의 변화가 진행되어 나타난 난청 형태의 심도 난청이 아니라면, 선천성 또는 과거 이질환력, 그리고 돌발성 난청이나 고음의 충격음에 의한 음향외상을 고려하여 이전의 청력 변화와 음향외상 또는 돌발성 난청의 발생 이력 조사가 필요하다. 대부분의 고도/심도 난청의 문제는 소음성 난청보다는 고연령의 노인성 난청과의 병합으로 나타난 문제로 볼 수 있다.

기타 85dB 미만의 소음에 장기간 노출로 인한 소음성 난청은 비록 소음성 난청 인정 기준에 미치지 못한다 하더라도 소음성 난청의 청각도 특성을 보이면 인정하나 문제점은 일반적으로 85dB 미만의 소음은 청력손실에 큰 영향을 미치지 않는다고 보고하고 있다. 이때는 장기간의 소음 노출과 소음 작업장으로 매년 소음 작업환경측정이 실시되며 소음 노출수준이 80~85dB의 소음 노출수준을 보이는 경우 고려될 수 있다.

아래 표는 「소음성 난청 업무처리기준」과 위와 같은 난청 유형별 세부 「장해판정 가이드라인」이다. 그리고 근로복지공단의 소음성 난청 장해판정 가이드라인 마련 연구에 기반하여 사례별 판정과 해설을 제시하였다.

표 27. 「소음성 난청 업무처리기준」(2021. 12. 23.)과 「장해판정 가이드라인」(2023. 9. 1.) 비교

구분		업무처리기준 〈매뉴얼〉	세부 장해판정기준 〈가이드라인〉
Ⅲ. 난청 유형별 장해 판정 기준	혼합성 난청	○ 소음 직력이 업무상 질병 인정기준을 충족하고 다른 원인에 의한 난청이 병배하지 않은 경우, 골도청력역치 40dB 이상이면 업무상질병으로 인정하며 장해등급은 기도청력역치로 판정	○ 고막상태(정상/비정상)를 구분하여 판정하며, 고막상태와 관계없이 순음청력검사 골도청력역치가 40dB 이상인 경우에만 인정 가능 - (고막 비정상) 측두골 CT를 시행하여 기왕력 여부를 확인하고, 기왕력의 관여도를 근거로 업무상질병 여부 판단 - (고막 정상) 기도-골도 차이 원인에 대한 기왕력 고려하여 판단
	비대칭 난청	○ 소음 직력이 업무상 질병 인정기준을 충족하는 경우, 다른 원인에 의한 난청임이 명배하지 않으면 업무상 질병으로 인정 가능	○ 소음성 난청에서도 양측 귀의 감수성 차이에 의하여 비대칭 난청이 발생할 수 있으나, 그 차이가 20dB을 초과하지는 않음. 따라서 그 차이가 20dB을 초과하는 경우까지 업무상질병으로 인정하기는 어려우나, 감수성 차이 등을 고려하여 다음과 같이 판단
Ⅲ. 난청 유형별 장해 판정 기준	비대칭 난청	○ 소음 직력이 업무상질병 인정기준을 충족하는 경우, 다른 원인에 의한 난청임이 명배하지 않으면 업무상질병으로 인정 가능	- 양측 귀 순음청력역치 차이가 감수성 차이 인정범위인 20dB 이내일 경우 양측 청력역치 각각 인정 - 양측 귀 순음청력역치 차이가 20dB을 초과할 경우 양호한 순음청력역치를 양측에 적용
	편측성 난청	○ 소음 직력이 업무상질병 인정기준을 충족하는 경우, 다른 원인에 의한 난청임이 명배하지 않으면 업무상질병으로 인정 가능	○ 편측 청력도 정상(25dB 이하), 반대 측 청력도 40dB 이상이면서 - 양측 청력역치 차이가 20dB 이내인 경우, 양측 귀 감수성 차이 인정 범위(20dB)를 고려하여 소음직력이 업무상질병 인정기준을 충족하면 인정 가능 - 또한, 난청을 유발한 소음인이 편측에 있는 등 업무관련성이 인정되는 구체적인 사유가 있으면 양측 청력역치 차이가 20dB을 초과하는 편측성 난청으로 인정도 가능 ○ 그 외 편측성 난청은 업무상질병으로 인정 곤란

구분	업무처리기준 〈대원칙〉	세부 장해판정기준 〈가이드라인〉
Ⅲ. 난청별 유형해 장해 판정 기준 수평형 난청	○ 소음 작업이 업무상 질병 인정기준을 충족하는 경우, 다른 원인에 의한 난청임이 명백하지 않으면 업무상질병으로 인정 가능	○ 수평형 난청이라는 사유만으로 소음성 난청을 배제하지는 않으나 - 저주파수 청력역치가 고주파수 청력역치보다 양호한 경우 업무상질병으로 인정 가능 (0.5kHz~1kHz~2kHz 청력역치 평균이 4kHz~8kHz 청력역치 평균보다 높지 않아야 함)
고도·심도 난청	○ 소음 작업이 업무상질병 인정기준을 충족하는 경우, 다른 원인에 의한 난청임이 명백하지 않으면 업무상질병으로 인정 가능	○ 소음성 난청은 일반적으로 저주파수 청력역치가 40dB, 고주파수 청력역치가 75dB을 넘지 않는 것으로 알려져 있음 - 이에, 소음성 난청 청력역치(6분법)는 양측 70dB을 최댓값으로 판정함 - 단, 소음노출 기간이 최소 10년 이상 되는 경우 고도·심도 소음성 난청으로 인정 가능
Ⅲ. 난청별 유형해 장해 판정 기준 고도·심도 난청	○ 소음 작업이 업무상질병 인정기준을 충족하는 경우, 다른 원인에 의한 난청임이 명백하지 않으면 업무상질병으로 인정 가능	○ 고도·심도 난청이면서 양측 청력역치 차이가 15dB 이상일 경우, 비대칭 난청 장해판정 기준을 함께 적용함 - 양측 순음청력역치 차이가 감수성 차이 인정 범위인 20dB 이내일 경우 양측 청력역치 각 인정 - 양측 순음청력역치 차이가 20dB을 초과할 경우 양호한 순음청력역치를 양측에 적용

1) 노인성 난청

정의: 질병이 아닌 노화에 의하여 서서히 진행되는 난청으로 65세 이후 전체 인구의 30%에서 발생하며, 순음청력검사상 고주파수 청력역치가 주로 높아지는 감각신경성난청 형태

현행 업무처리기준: 소음 직력이 업무상질병 인정기준을 충족할 경우 노화에 의한 난청을 입증할 수 없다면 업무상질병으로 인정 가능(소음 직력이 인정기준을 충족하고 소음 노출로 인해 연령증가에 따른 자연경과적 청력 손실 정도를 가속시켰다면 업무상질병으로 인정 가능)

소음성 난청 가이드라인

✓ 노화성 난청은 연령 증가에 따라 급격히 증가하나, 노화성 난청과 소음성 난청이 복합된 경우에는 노화성 난청에 대한 보정을 인정하지 않는 법원 판례와 산업재해보상보험법 취지에 따라 난청 역치에 대한 연령보정을 시행하지 않음

✓ 연령보정에 대한 중요성이 있으며, 법원 판례 변경과 제도적 접근을 위한 과학적 근거 마련를 위한 검토 필요함

판정

– 양측 소음성 난청으로 인정(우측 76dB, 좌측 73dB)

판정해설

✓ 소음 노출력이 인정됨

✓ 노화성 난청을 배제할 수 없으나, 소음 노출력이 확인되므로 현상태의 장해 전체를 소음성 난청으로 인정(2023.01. 현재)

83세 남자

소음직업력

소음 노출수준 (dBA)	85~90
소음 노출기간 (yr)	11년
소음 사업장 퇴직일	1995년2월
소음 사업장 퇴직일~장해진단일까지 기간	26년

순음청력검사

	1회 (dB)				2회 (dB)				3회 (dB)			
	우측		좌측		우측		좌측		우측		좌측	
	기도	골도	기도	골도	기도	골도	기도	골도	기도	골도	기도	골도
500Hz	70	55	65	50	70	50	70	55	70	55	70	60
1kHz	70	60	70	65	75	55	65	60	75	60	65	60
2kHz	75	60	75	65	75	60	75	60	70	60	70	60
4kHz	100	60	100	65	100	60	100	60	100	60	100	60
8kHz	100		100		100		100		100		100	
6분법 평균	76	59	75	62	77	56	75	59	76	59	73	60

어음청력검사

	우측		좌측	
	어음청취역치(dB)	어음명료도(%)	어음청취역치(dB)	어음명료도(%)
1회	65	12	65	12
2회	65	8	65	8
3회	65	20	65	18

기타 청력검사

	우측	좌측
임피던스검사	A형	A형
청성뇌간반응검사 역치 (dB)	70dB	70dB

방사선학적 검사, 기왕력

특이사항 없음.

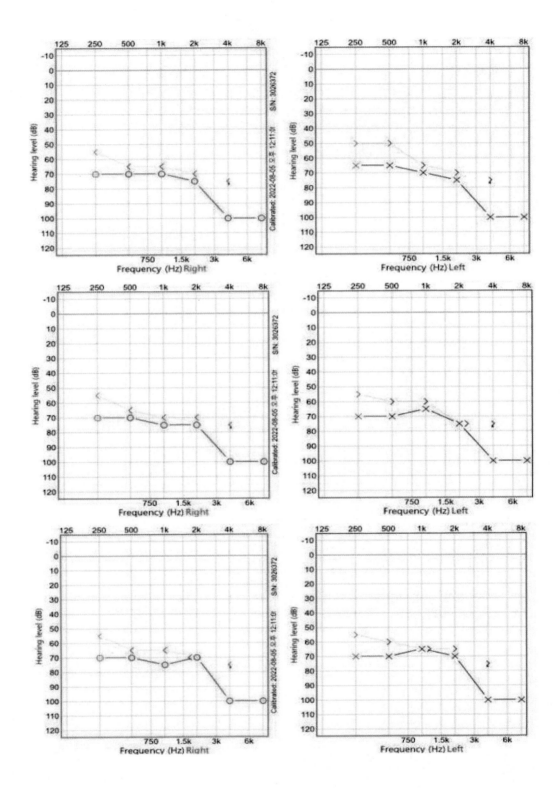

소음성 난청

2) 혼합성 난청

정의: 감각신경성 난청과 전음성 난청이 혼합된 난청 형태로 순음청력검사에서 기도역치와 골도역치 차이가 15dB 이상이면서, 골도역치가 25dB을 초과하는 비정상인 상태의5 난청 형태

소음성 난청 현행 업무처리기준: 소음 직력이 업무상질병 인정기준을 충족하고 다른 원인에 의한 난청이 명백하지 않을 경우 골도역치 40dB 이상일 경우 업무상질병으로 인정하되, 장해등급은 기도역치로 판정

소음성 난청 가이드라인

✓ 고막 정상과 비정상인 상태를 구분하여 판정해야 하며, 고막 상태와 관계없이 순음청력검사 역치기준은 골도역치이며, 골도역치가 40dB을 초과하는 경우에만 인정

✓ 비정상 고막 상태에서의 혼합성 난청은 측두골 CT를 시행하여 기왕력 존재 여부를 확인하여, 기왕력의 관여도를 근거로 업무상질병 여부를 판단함

✓ 업무상 소음성 난청이 인정되는 경우에도 순음청력검사 청력역치는 골도역치로 40dB 이상이 되어야 함

✓ 고막 천공이 없는 혼합성 난청은 기도골도역치 차이 원인에 대한 기왕력을 고려하여 업무상질병 여부를 판단하며, 순음청력검사 청력역치는 골도역치로 40dB 이상이 되어야 함

판정

 – 우측 혼합성 난청, 만성중이염 기왕력, 좌측 소음성 난청(55dB 인정)

판정해설

✓ 임피던스검사에서 B형인 경우에는 측두골 CT를 시행하여 기왕력 여부를 확인함

✓ 측두골 CT에 근거하여 우측 난청은 만성중이염 기왕력에 의한 것으로 판단

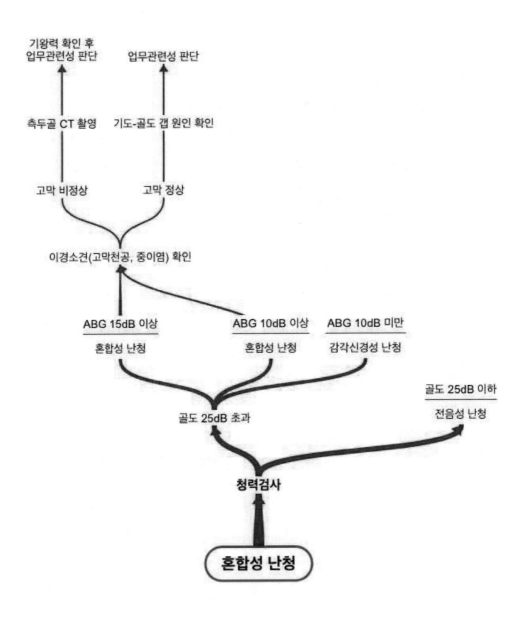

기왕력 확인 후
업무관련성 판단

업무관련성 판단

측두골 CT 촬영

기도-골도 갭 원인 확인

고막 비정상

고막 정상

이경소견(고막천공, 중이염) 확인

ABG 15dB 이상

혼합성 난청

ABG 10dB 이상

혼합성 난청

ABG 10dB 미만

감각신경성 난청

골도 25dB 이하

전음성 난청

골도 25dB 초과

청력검사

혼합성 난청

72세 남자

소음직업력

소음 노출수준 (dBA)	90~95
소음 노출기간 (yr)	21년
소음 사업장 퇴직일	2004년2월
소음 사업장 퇴직일~장해진단일까지 기간	18년

순음청력검사

	1회 (dB)				2회 (dB)				3회 (dB)			
	우측		좌측		우측		좌측		우측		좌측	
	기도	골도	기도	골도	기도	골도	기도	골도	기도	골도	기도	골도
500Hz	65	40	20	20	60	40	25	25	60	40	25	25
1kHz	65	45	60	60	65	45	55	55	70	45	55	50
2kHz	70	55	65	60	75	55	60	60	70	55	65	65
4kHz	75	60	80	60	75	55	75	70	75	60	75	75
8kHz	80		60		80		55		80		55	
6분법 평균	68	50	58	53	69	49	55	54	69	13	56	55

어음청력검사

	우측		좌측	
	어음청취역치(dB)	어음명료도(%)	어음청취역치(dB)	어음명료도(%)
1회	70	84	55	70
2회	70	78	55	74
3회	65	74	55	76

기타 청력검사

	우측	좌측
임피던스검사	B형	A형
청성뇌간반응검사 역치 (dB)	80	60

방사선학적 검사

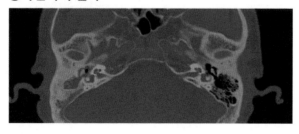

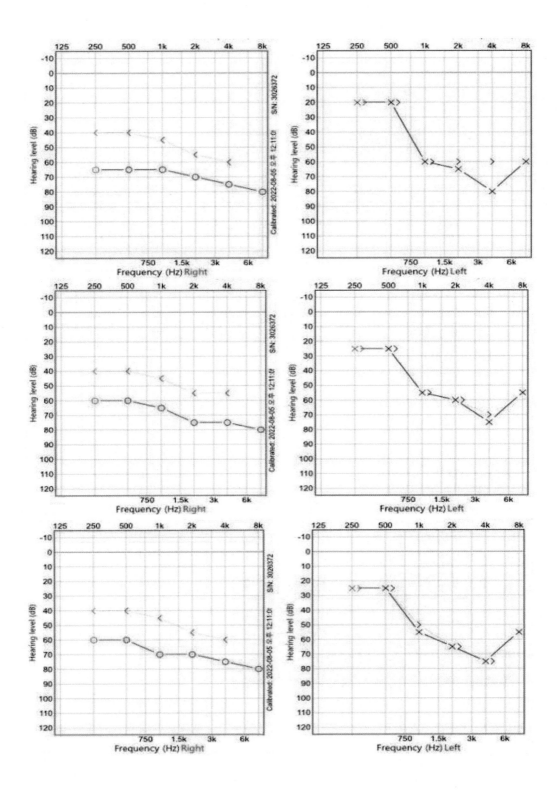

소음성 난청

3) 비대칭적 난청

정의: 양측 청력역치 차이가 15dB 이상인 난청을 말하며, 전형적인 소음성 난청인 감각신경성 난청에서는 기도역치 차이가 15dB 이상이 되는 감각신경성 난청

현행 업무처리기준: 소음 직력이 업무상질병 인정기준을 충족할 경우, 다른 원인에 의한 난청임이 명백하지 않으면 업무상질병으로 인정 가능

소음성 난청 가이드라인

✓ 소음성 난청에서도 양측 귀의 감수성 차이에 의하여 비대칭 난청 발생이 가능하며, 양측 난청의 차이가 20dB을 초과하지 않으므로, 양호한 청력역치를 양측에 적용함

✓ 양측 귀의 순음청력검사 청력역치가 40dB 이상이면서 양측 귀의 순음청력검사 청력역치 차이가 20dB 이내인 경우에는 양측 청력역치를 각각 인정함

✓ 양측 귀의 순음청력검사 청력역치 차이가 20dB을 초과하는 경우에는 양호한 순음청력검사 청력역치를 양측에 적용하여 등급을 산정함

✓ 양측 난청이 고도 난청이면서, 비대칭성 난청이면 2개의 기준을 모두 적용함(예: 우측 95dB, 좌측 72dB인 경우, 양측 72dB로 판단함)

판정

– 양측 소음성 난청으로 인정(양측 50dB)

판정해설

✓ 양측 기도역치 차이가 20dB 이상의 비대칭성 난청(양호한 쪽 귀의 역치로 판단함)

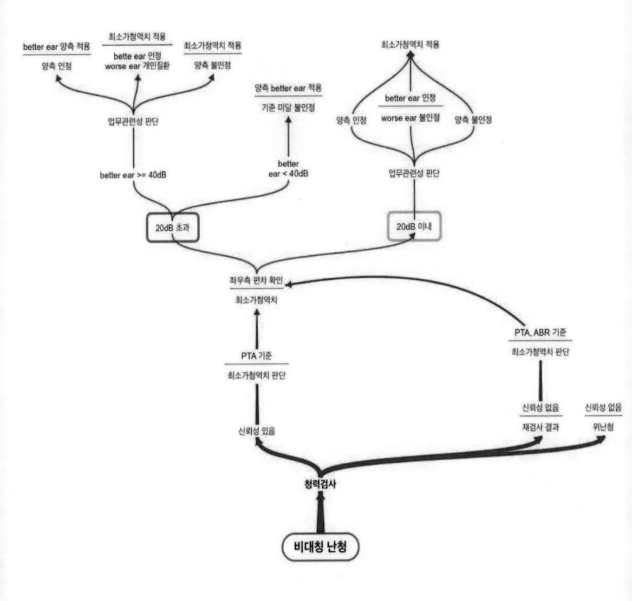

better ear 양측 적용

양측 인정

최소가청역치 적용

bette ear 인정
worse ear 개인질환

최소가청역치 적용

양측 불인정

최소가청역치 적용

better ear 인정

worse ear 불인정

양측 인정   양측 불인정

양측 better ear 적용

기준 미달 불인정

업무관련성 판단

better ear >= 40dB

업무관련성 판단

better
ear < 40dB

20dB 초과   20dB 이내

좌우측 편차 확인

최소가청역치

PTA, ABR 기준

최소가청역치 판단

PTA 기준

최소가청역치 판단

신뢰성 없음

재검사 결과

신뢰성 없음

위난청

신뢰성 있음

청력검사

비대칭 난청

73세 남자

소음직업력

소음 노출수준 (dBA)	85~90
소음 노출기간 (yr)	12년
소음 사업장 퇴직일	2004년2월
소음 사업장 퇴직일~장해진단일까지 기간	18년

순음청력검사

	1회 (dB)				2회 (dB)				3회 (dB)			
	우측		좌측		우측		좌측		우측		좌측	
	기도	골도	기도	골도	기도	골도	기도	골도	기도	골도	기도	골도
500Hz	90	60	45	40	95	65	45	45	90	65	45	45
1kHz	100	65	50	45	100	65	55	50	100	65	55	50
2kHz	100	65	50	50	100	65	55	50	100	65	55	50
4kHz	100	65	60	50	100	65	65	60	100	65	60	60
8kHz	100		80		100		85		100		80	
6분법 평균	100	64	50	46	100	65	55	50	100	65	54	50

어음청력검사

	우측		좌측	
	어음청취역치(dB)	어음명료도(%)	어음청취역치(dB)	어음명료도(%)
1회	100	4	43	64
2회	100	10	45	78
3회	측정불가	0	50	82

기타 청력검사

	우측	좌측
임피던스검사	A형	A형
청성뇌간반응검사 역치 (dB)	무반응	60

방사선학적 검사, 기왕력

시행하지 않음. 특이사항 없음.

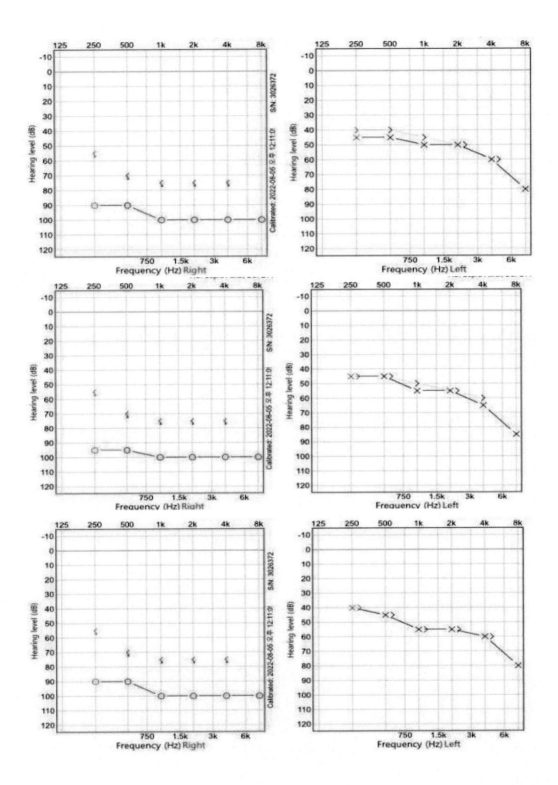

소음성 난청

4) 편측성 난청

정의: 일측 청력은 정상이며, 반대 측 청력만 난청인 경우. 업무상질병인 소음성 난청의 최소 난청 기준은 40dB 이상임

현행 업무처리기준: 소음 직력이 업무상질병 인정기준을 충족할 경우, 다른 원인에 의한 난청임이 명백하지 않으면 업무상질병으로 인정 가능

소음성 난청 가이드라인

✓ 소음은 양측 귀에 영향을 미치므로 소음성 난청은 양측에 발생하는 것이 일반적임. 일측 청력은 정상이면서 반대 측 청력만 난청이 있는 경우에는 업무상 소음성 난청으로 불인정함

✓ 단, 일측성 난청이 난청을 유발하는 소음 발생원이 일측에 있어 이를 인정되어야 한다고 판단되는 경우에는 사유를 기술해야 함

✓ 단, 일측성 난청이 있으나, 양측 귀의 청력역치 차이가 20dB 이하로 한쪽은 중등도 난청, 반대쪽은 정상인 경우에 비대칭성 난청의 기준(20dB 초과하지 않는 경우)에 해당되지 않으면 한쪽(편측) 난청의 경우 인정 가능함(순음청력검사 청력역치 한쪽 25dB, 반대쪽 40~45dB인 경우, 소음 노출력이 확인된다면 일측 40~45dB 소음성 난청을 인정함. 그러나 순음청력검사 청력역치가 한쪽 19dB, 반대쪽 40dB인 경우 감수성 차이 인정 범위 20dB을 초과하였으므로 양측 모두 소음성 난청으로 인정하지 않음)

판정

– 양측 불인정

판정해설

✓ 소음성 난청은 양측성으로 발생함

✓ 한쪽 귀의 청력이 정상이면서, 반대 측 청력이 40dB 이상의 난청이 확인되는 경우

✓ 좌측 편측성 난청은 우측 정상 청력을 근거로 소음성 난청으로 인정하지 않음

81세 남자

소음직업력

소음 노출수준 (dBA)	90~95
소음 노출기간 (yr)	21년
소음 사업장 퇴직일	1998년2월
소음 사업장 퇴직일~장해진단일까지 기간	24년

순음청력검사

	1회 (dB)				2회 (dB)				3회 (dB)			
	우측		좌측		우측		좌측		우측		좌측	
	기도	골도	기도	골도	기도	골도	기도	골도	기도	골도	기도	골도
500Hz	10	5	20	20	10	10	25	20	10	5	25	20
1kHz	10	5	60	55	15	10	55	50	10	10	55	50
2kHz	20	10	65	55	20	15	60	55	25	20	65	65
4kHz	25	15	80	60	20	20	75	60	25	25	75	65
8kHz	45		60		40		55		40		55	
6분법 평균	15	8	58	50	17	15	55	48	15	15	56	52

어음청력검사

	우측		좌측	
	어음청취역치(dB)	어음명료도(%)	어음청취역치(dB)	어음명료도(%)
1회	15	100	55	48
2회	15	100	60	50
3회	20	95	55	65

기타 청력검사

	우측	좌측
임피던스검사	A형	A형
청성뇌간반응검사 역치 (dB)	20	60

방사선학적 검사, 기왕력

특이사항 없음.

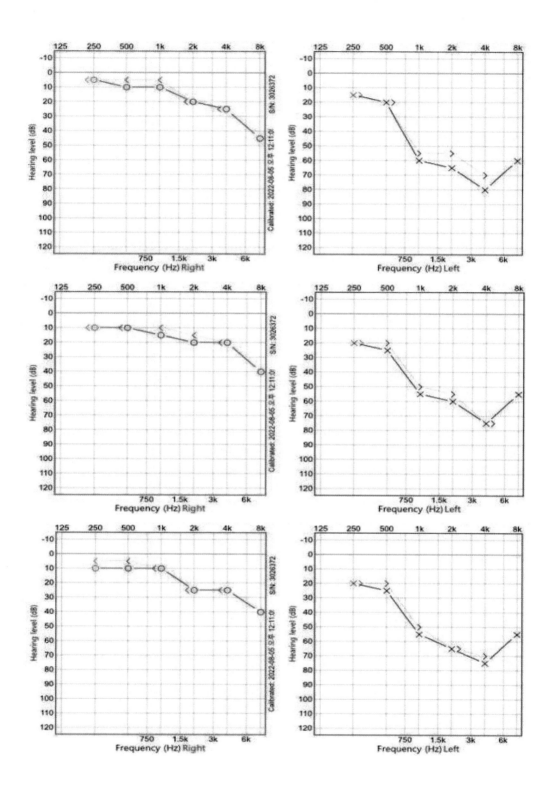

5) 수평형 난청

정의: 순음청력검사 주파수에서 저주파수부터 고주파수까지 청력역치가 동일한 정도로 악화된 난청 형태로 저주파수부터 고주파수까지 20dB을 넘지 않는 난청 형태로 감각신경성 난청보다는 일반적으로 전음성 난청에서 주로 발생함

현행 업무처리기준: 소음 직력이 업무상질병 인정기준을 충족할 경우, 다른 원인에 의한 난청임이 명백하지 않으면 업무상질병으로 인정 가능

소음성 난청 가이드라인

✓ 소음성 난청은 저주파수(500, 1,000, and 2,000Hz) 청력역치가 고주파수 청력역치(3,000, 4,000, and 6,000Hz)가 양호해야 하며, 8,000Hz 청력역치는 3,000, 4,000, or 6,000Hz 사이에서 발생하는 절흔(notching) 역치보다 양호함

✓ 중등고도 난청 이상으로 난청이 진행함에 따라 소음성 난청의 주파수에 따른 청력역치 차이가 감소될 가능성을 고려하여 고주파수 청력역치가 저주파수 청력역치보다 양호한 경우에는 소음성 난청을 인정하지 않으나, 수평형 난청이라고 소음성 난청을 배제하지 않음

판정

– 양측 소음성 난청으로 인정(우측 60dB, 좌측 52dB)

판정해설

✓ 순음청력검사에서 주파수가 증가함에 따라 청력역치가 증가하지 않음

✓ 저음역 기도역치가 고음역 기도역치보다 양호하지 않은 수평형 난청임

✓ 수평형 난청도 소음성 난청으로 인정

81세 남자

소음직업력

소음 노출수준 (dBA)	90~95
소음 노출기간 (yr)	21년
소음 사업장 퇴직일	1998년2월
소음 사업장 퇴직일~장해진단일까지 기간	24년

순음청력검사

	1회 (dB)				2회 (dB)				3회 (dB)			
	우측		좌측		우측		좌측		우측		좌측	
	기도	골도	기도	골도	기도	골도	기도	골도	기도	골도	기도	골도
500Hz	55	55	85	65	50	45	85	65	55	50	80	65
1kHz	70	60	95	70	75	60	95	70	65	60	95	70
2kHz	75	65	95	70	75	65	95	75	75	65	95	75
4kHz	85	65	95	70	90	65	95	75	95	65	100	75
8kHz	100		100		100		110		100		100	
6분법 평균	71	61	93	69	73	60	93	71	71	60	93	71

어음청력검사

	우측		좌측	
	어음청취역치(dB)	어음명료도(%)	어음청취역치(dB)	어음명료도(%)
1회	68	44	측정불가	0
2회	66	22	측정불가	0
3회	60	48	측정불가	0

기타 청력검사

	우측	좌측
임피던스검사	A형	A형
청성뇌간반응검사 역치 (dB)	80	반응없음

방사선학적 검사, 기왕력

시행하지 않음. 특이사항 없음.

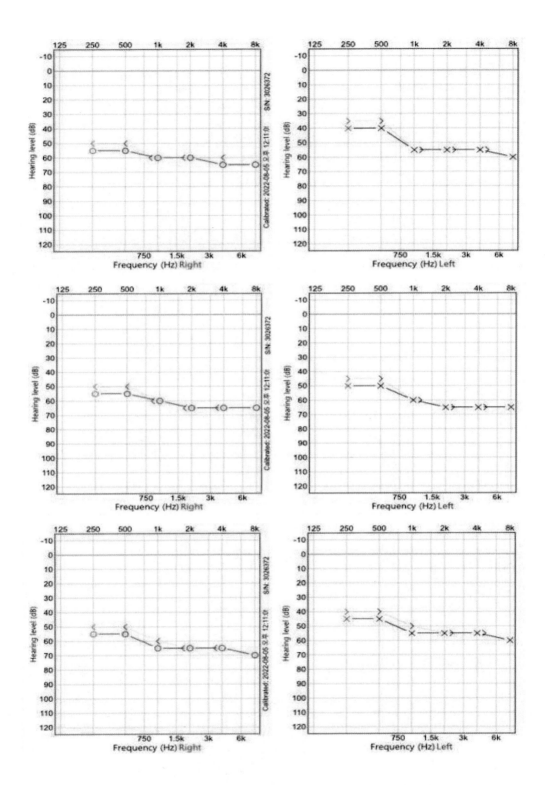

소음성 난청

6) 고도/심도 난청

정의: 순음청력검사 500헤르츠(Hz)(a) · 1,000헤르츠(b) · 2,000헤르츠(c) 및 4,000헤르츠(d)의 주파수음에 대한 기도청력역치를 측정하여 6분법[(a+2b+2c+d)/6]으로 판정할 때 청력역치가 고도 난청은 70dB 이상, 심도 난청은 90dB 이상을 말함. 청력역치 최 댓값은 100dB임

현행 업무처리기준: 소음 직력이 업무상질병 인정기준을 충족할 경우, 다른 원인에 의한 난청임이 명백하지 않으면 업무상질병으로 인정 가능

소음성 난청 가이드라인

✓ 소음성 난청은 저주파수 청력역치 40dB, 고주파수 청력역치 75dB을 넘지 않는 것으로 알려져 있음. 이에 소음성 난청 최대 청력역치는 양측 70dB을 최댓값으로 판정함

✓ 단, 소음 노출력 기간이 최소 10년 초과되는 경우 고도, 심도 난청도 소음성 난청으로 판정 가능함

판정

– 양측 소음성 난청으로 인정(우측 71dB 이상, 좌측 72dB)

판정해설

✓ 일반적으로 고도/심도 난청은 발생하지 않으나,

✓ 10년 이상의 소음에 노출된 경력이 있는 경우에는 고도/심도 난청을 인정

✓ 양측 기도역치 차이가 20dB 이내이므로 각각을 인정

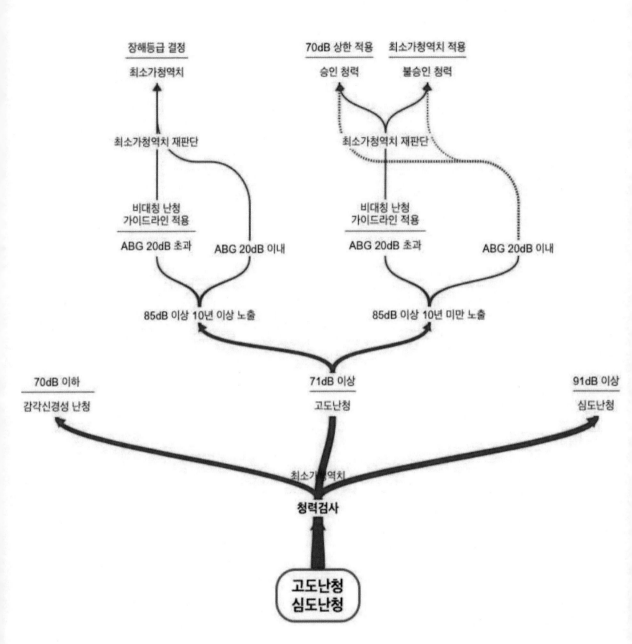

장해등급 결정   70dB 상한 적용   최소가청역치 적용
최소가청역치   승인 청력   불승인 청력

최소가청역치 재판단   최소가청역치 재판단

비대칭 난청   비대칭 난청
가이드라인 적용   가이드라인 적용

ABG 20dB 초과   ABG 20dB 이내   ABG 20dB 초과   ABG 20dB 이내

85dB 이상 10년 이상 노출   85dB 이상 10년 미만 노출

70dB 이하   71dB 이상   91dB 이상

감각신경성 난청   고도난청   심도난청

최소가청역치

청력검사

고도난청
심도난청

78세 남자

소음직업력

소음 노출수준 (dBA)	90~95
소음 노출기간 (yr)	15년
소음 사업장 퇴직일	1999년2월
소음 사업장 퇴직일~장해진단일까지 기간	23년

순음청력검사

	1회 (dB)				2회 (dB)				3회 (dB)			
	우측		좌측		우측		좌측		우측		좌측	
	기도	골도	기도	골도	기도	골도	기도	골도	기도	골도	기도	골도
500Hz	65	60	50	40	50	45	45	45	55	50	45	40
1kHz	70	60	65	60	75	60	75	60	65	60	70	65
2kHz	75	60	85	65	75	65	80	65	75	65	80	65
4kHz	100	65	85	65	90	65	85	65	95	65	90	65
8kHz	100		100		100		95		100		100	
6분법 평균	71	60	72	59	73	60	87	60	71	60	72	60

어음청력검사

	우측		좌측	
	어음청취역치(dB)	어음명료도(%)	어음청취역치(dB)	어음명료도(%)
1회	68	44	66	38
2회	66	22	62	34
3회	60	48	60	46

기타 청력검사

	우측	좌측
임피던스검사	A형	A형
청성뇌간반응검사 역치 (dB)	80	80

방사선학적 검사, 기왕력

시행하지 않음. 특이사항 없음.

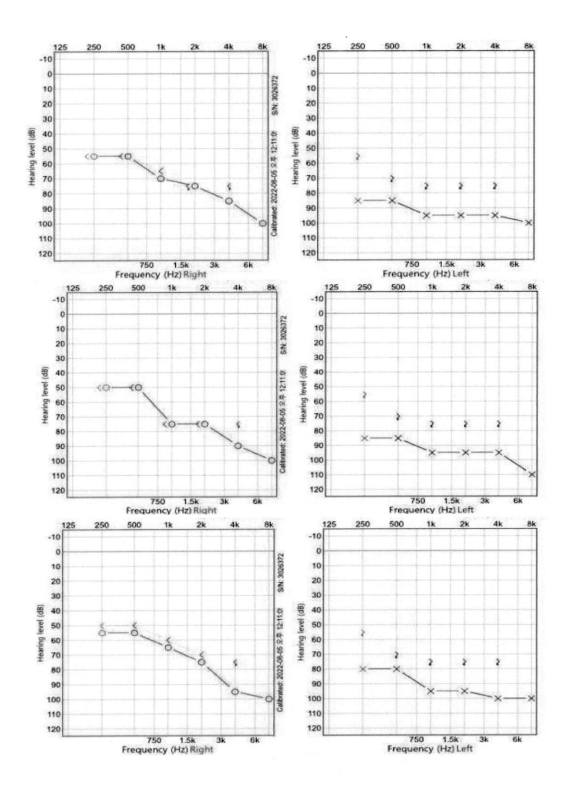

208 소음성 난청

7) 고도/심도 난청, 비대칭성 난청

판정

– 양측 소음성 난청으로 인정(우측 71dB 이상, 좌측 71dB)

판정해설

✓ 일반적으로 고도/심도 난청은 발생하지 않으나,

✓ 10년 이상의 소음노출 경력이 있는 경우에는 고도/심도 난청을 인정

✓ 양측 기도역치 차이가 20dB 초과하므로 비대칭성 난청 기준을 함께 적용하여 양호
한 쪽 청력역치를 양측에 적용함

81세 남자

소음직업력

소음 노출수준 (dBA)	90~95
소음 노출기간 (yr)	21년
소음 사업장 퇴직일	1998년2월
소음 사업장 퇴직일~장해진단일까지 기간	24년

순음청력검사

	1회 (dB)				2회 (dB)				3회 (dB)			
	우측		좌측		우측		좌측		우측		좌측	
	기도	골도	기도	골도	기도	골도	기도	골도	기도	골도	기도	골도
500Hz	55	55	85	65	50	45	85	65	55	50	80	65
1kHz	70	60	95	70	75	60	95	70	65	60	95	70
2kHz	75	65	95	70	75	65	95	75	75	65	95	75
4kHz	85	65	95	70	90	65	95	75	95	65	100	75
8kHz	100		100		100		110		100		100	
6분법 평균	71	61	93	69	73	60	93	71	71	60	93	71

어음청력검사

	우측		좌측	
	어음청취역치(dB)	어음명료도(%)	어음청취역치(dB)	어음명료도(%)
1회	68	44	측정불가	0
2회	66	22	측정불가	0
3회	60	48	측정불가	0

기타 청력검사

	우측	좌측
임피던스검사	A형	A형
청성뇌간반응검사 역치 (dB)	80	반응없음

방사선학적 검사, 기왕력

시행하지 않음. 특이사항 없음.

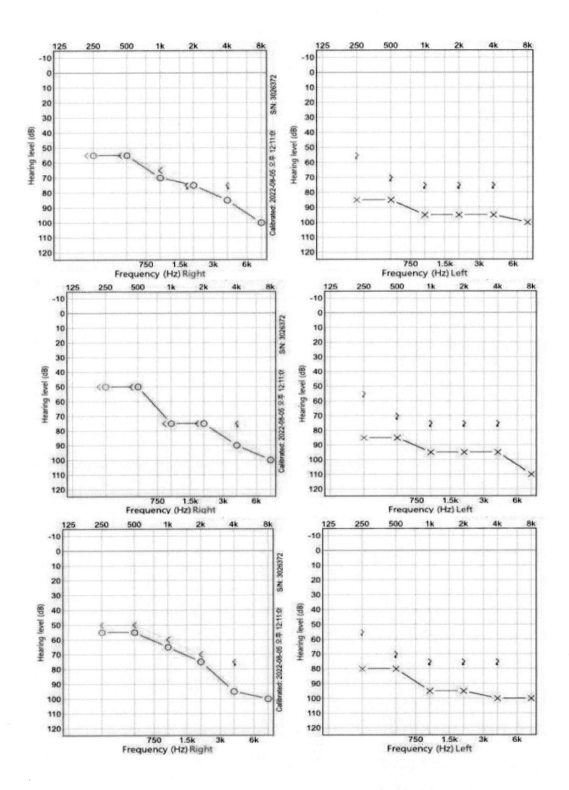

소음성 난청

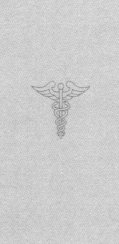

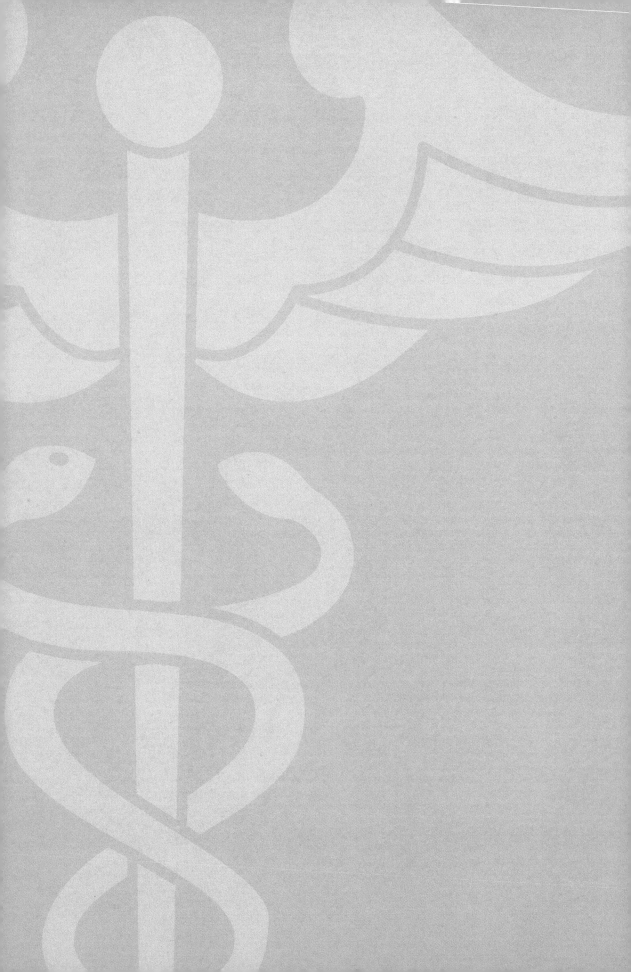

5장

청력정도관리

의학 분야에서 질환의 진단에 이용하는 모든 검사에 대해서 정도 차이는 있을지언정 정도관리(Quality Assurance)가 필수적이다. 정도관리는 검사의 신뢰도(reliability)를 향상시킴으로써 검사기계나 검사자에 따른 검사결과를 받아들일 만한 수준으로 유지할 목적으로 실시하는 것이다. 신뢰도가 향상된다고 해서 질환의 실체를 정확하게 밝히는 정도인 정확도(accuracy)가 반드시 향상되는 것은 아니지만, 정확도가 향상되기 위해서는 반드시 필요한 전제조건이다.

임상병리검사 등과 같이 검사의 많은 부분이 기계화, 자동화되어 있는 경우에는 기계의 조건과 검사 전 단계의 처치(시료 채취 및 시료 처리 등)가 표준화된다면 그 결과의 해석에 대해서만 신경 쓰면 되지만, 근로자 개인의 청력 변화, 즉 역치 변화를 감지해 내는 청력검사에서는 검사 결과를 얻는 과정 중 기계의 정확성뿐만 아니라 검사실 환경, 검사자가 사용하는 기법, 그리고 피검 근로자의 협조 등이 검사의 신뢰도에 영향을 주는 것으로 알려져 있다.

소음 특수건강진단에서 청력검사의 정확성과 신뢰성에 의문이 제기되었으며, 소음성 난청의 판정과 관련한 청각도 상의 청력 평가의 문제점 및 기관 간의 진단 차이 등 논란이 있었다. 즉, 청력의 측정 및 평가에 있어서 이러한 문제 때문에 정도관리의 필요성이 제기되었다.

청력검사 정도관리는 청력검사에서 사용된 청력검사기가 매우 정밀하다고 해도 여러 변화 가능한 요소가 결과(자료)의 신뢰도에 큰 비중을 차지하기 때문에, 청력검사 기기뿐만 아니라 청력검사 방법, 검사실 환경, 피검자와 판정자 등 종합적으로 청력검사에 영향을 주는 요인에 대한 표준화를 통하여 신뢰성 있는 검사 결과를 얻으려는 체계적인 활동이라고 말할 수 있다. 그러므로 이러한 조건이 만족되지 못하는 경우에는 검사 결과를 신뢰할 수 없기 때문에 소음 특수건강진단의 표준화가 필요한 것이다. 이를 정도관리 프로그램으로 도입하여 특수건강진단기관의 청력검사의 진단방법, 진단기준 및 평가에 대한 표준화 및 질 향상을 통하여 청력검사의 정확성과 신뢰성을 높여 소음성 난청의 올바른 평가와 질병 발생을 예방하고자 하는 데 목적이 있다. 또한 이를 통하여 특수건강진단을 받는 근로자로부터 청력검사의 적정성과 검사 결과의 평가에 대한 시시비비의 논란도 방지되는 부수적인 효과도 기대된다고 할 수 있다(김규상, 2007).

1

...

청력검사의 문제점

우리나라의 소음 특수건강진단은 소음에 노출되는 작업부서 전체 근로자에 대해 실시한다. 소음 특수건강진단은 1차로 양쪽 귀에서 2,000, 3,000 및 4,000Hz의 기도청력검사를 하는데, 대부분 사업장 내의 특정 장소 또는 간이 오디오부스에서 행해진다. 그리고 이 검사 결과를 토대로 순음청력검사 중 2,000Hz에서 30dB, 3,000Hz에서 40dB, 4,000Hz에서 40dB 이상의 청력손실을 어느 하나라도 보이는 경우에 2차 검사로서 양측 귀의 500, 1,000, 2,000, 3,000, 4,000, 및 6,000Hz의 기도 및 골도 순음청력검사를 실시하여 평가한다. 이와 같은 1차 검사 결과를 통해 소음 노출로 인한 청력손실을 조기에 선별하는 의미를 가진다. 그러나 1차 검사는 적정한 검사실 배경 소음하에서도 정량적인 검사가 아닌 정성검사로서 청력 이상 여부만 가릴 뿐이며 난청의 유형은 구분하지 못한다.[1] 청력손실 정도와 난청의 유형을 정확히 판단하기 위해서는 2차 검사가 필수적이며, 2차 검사는 1차 검사에서 선별된 비정상 청력역치를 보이거나 4,000Hz 등 고음역에서 소음으로 인한 조기 청력손실을 갖는 자에 대한 정밀청력검사의 의미를 갖는다. 따라서 0dB HL(0dB hearing threshold level)의 청력을 측정할 수 있는 청력검사실에서 각 주파수별 기도와 골도역치를 측정하여야만 정확한 청력의 측정과 난청을 진단할 수 있다.

---

1   건강검진에서 청력평가는 순음청력검사 또는 귓속말검사 방법을 사용하여 검사한다. 귓속말검사는 양쪽 귀 모두 각각 불러준 6개의 숫자 중 3개 이상을 정확히 따라 할 경우에는 정상이지만, 한쪽 귀라도 6개 숫자 중 3개 미만을 맞힐 경우 정밀검사가 필요하다. 또는 순음청력검사로 40dB 미만은 정상, 40dB 이상을 보이면 정밀검사가 필요하다.

청력검사실의 배경소음수준 외에 순음청력검사 시 청력 측정에 영향을 미치는 제반 요인으로 청력검사기의 음향보정상태, 청력검사자의 검사방법, 헤드폰의 유형·위치·장력 등이 있으며, 피검자의 생리학적 요인(이명, 일시적 청력손실), 고의적인 목적의 위난청 등 또한 중요한 영향을 준다고 할 수 있다. 즉, 검사 결과를 얻는 과정 중 청력검사 기기의 정확성, 검사실 환경, 검사자가 사용하는 검사방법, 그리고 피검자의 협조 등이 검사의 신뢰도에 영향을 주는 것으로 알려져 있다.

실제로 수행되고 있는 특수건강진단기관에서 사용하고 있는 절차, 청력검사기의 사용방법, 검사실 환경, 검사요원, 판정 및 근로자 사후관리 등에 대한 문제점이 지적되어 왔다(김현욱 등, 1994). 지금까지 제기된 문제점을 종합하여 정리해 보면, 청력검사와 관련되어 청력검사기의 보정, 검사실 환경 중 배경소음, 검사방법의 표준화 및 검사자에 대한 교육 또는 자격 문제와 판정과 관련된 적정성이 문제점으로 제기되었다(표 28).

표 28. 소음 특수건강진단에서 청력검사의 문제점

	문제점
검사기기	① 청력검사기의 보정 미실시/ 부적절한 보정방법 및 보정주기
	② 보정기록 미보존
	③ 검사기기의 부정확한 사용
검사실 환경	① 부적절한 1차 청력검사 장소
	② 일시적 청력저하를 고려하지 않은 작업 중 청력검사 및 부적절한 소음 격리시간
	③ 2차(정밀) 청력검사 장소로서의 검사실 환경(부스 등) 미비
검사자	① 비전문직의 청력검사자
	② 검사자에 대한 전문 교육 및 보수교육 미비
검사방법	① 불완전한 채용 시 기준 청력
	② 통일(표준화)되지 않은 청력검사방법

김규상 등(2001)의 청력정도관리 순음청력검사 자료를 중심으로 한 소음 특수건강진단에서의 순음청력검사 방법 및 평가의 적정성 검토 결과, ① 2차 검사에서 기도검사만 실시한 경우, ② 기도/골도 검사를 실시하였으나 적절하지 못한 경우, ③ 최대 측정강도를 잘못 표시한 경우, ④ 음차폐(기도 및 골도)의 필요성에도 불구하고 시행하지 않은 경우, ⑤ 음차폐를 실시하였으나 적절하지 않은 경우, ⑥ 표준표기방법에 따른 오디오그램을 작성하지 않은 경우, ⑦ 좌·우측의 주파수별(500, 1,000, 2,000, 4,000Hz) 검사를 모두 시행하지 않

은 경우, ⑧ 청력검사지 기록이 없는 경우, ⑨ 2차 건강진단 대상자임에도 불구하고 1차 검사만 시행한 경우, ⑩ 건강진단 결과 평가에서 건강 구분이 적정하지 않은 경우가 많았다.

김규상 등(2001)의 연구는 청각도만을 가지고 분석하였으나 소음 노출 근로자에 대한 건강진단으로 직업력 상 소음 노출력을 갖고 있어, 정밀 건강진단으로서 순음청력검사 결과가 평가에서 절대적으로 차지하는 의미가 크기 때문에 검사방법 및 평가의 적정성 판단은 의미가 있다고 할 수 있다. 따라서 소음 노출 근로자에 대한 소음 특수건강진단에서 소음성 난청의 초기 청력손실의 진단과 장해보상의 판단을 위한 절대적인 위치를 점하는 순음청력검사가 청력검사실의 배경 환경소음 수준과 청력검사기의 음향보정 상태의 적정성을 제외하더라도 1차 청력검사, 2차 청력검사 대상자의 선정, 2차 청력검사로서 기도·골도 순음청력검사 방법 등과 청력검사 결과 판정의 적정성은 중요하다. 따라서 특수건강진단기관에 대한 청력정도관리와 청력검사자의 질 관리가 지속적으로 필요할뿐더러 판정에서의 여러 장애 요인을 검토하여 적정하게 판정하여 관리될 수 있어야 한다. 그리고 더불어 순음청력검사의 정확성과 신뢰성을 확보할 수 있는 제반 기준을 설정하여 검사자 간, 검사자 내 피검자의 역치 결과의 오차를 줄여 나가야 한다.

2

...

청력정도관리

이와 같이 소음 노출 근로자에 대한 특수건강진단의 제반 문제점과 특수건강진단 기관의 청력검사의 진단방법, 진단기준·평가의 표준화와 질 향상을 통하여 청력검사의 정확성과 신뢰성을 높이고 소음성 난청의 올바른 평가와 질병 발생을 예방하고자 노동부와 산업안전보건공단 산업안전보건연구원은 1996년부터 정도관리 프로그램을 도입하였다.

정도관리는 산업안전보건법 제135조(특수건강진단기관) 및 특수건강진단기관의 정도관리에 관한 고시(고용노동부 고시 제2020-61호, 2020.1.15.)에 의하여 분석, 진폐, 청력정도관리를 한국산업안전보건공단 산업안전보건연구원에서 실시하고 있다. 청력정도관리는 청각학적 검사 및 판정 업무에 대한 자료평가와 방문평가를 실시하며, 대상기관에 종사하는 사람에 대하여 특수건강진단 청각학적 검사와 청각판정에 대한 교육을 실시한다. 정도관리 위원회에서 정도관리 실시계획 수립, 정기·수시 정도관리의 실시 및 평가 등의 사항 등을 심의 의결한다. 청력정도관리는 1996년 7월 1일부터 실시하고, 동년 후반기부터 청력검사자를 대상으로 교육 중심으로 실시하다 1999년부터 청력검사 표준화를 위한 청력검사자 교육, 소음 특수건강진단 제출 자료의 평가와 기관 방문조사를 통한 평가 세 가지 방법으로 시행하였다. 청력검사기의 보정방법, 검사실 환경, 검사자, 청력검사 방법은 한국산업안전보건공단의 순음청력검사지침(H-56-2023)에서 제시하고 있다.

청력정도관리는 특수건강진단기관의 청력검사자에 대한 정확한 검사를 수행하기 위한 수기에 대해서뿐만이 아니라 이의 평가와 관리, 특히 자체적으로 소음 노출 근로자에 대한 청력보존 프로그램을 보건관리자에 의해 주도적으로 실시하기 위한 교육 프로그램으로서의 역할도 담당하고 있다.

정도관리 대상으로서 청력검사자의 청력검사 방법에 대한 교육과 실습만으로는 근로자에 대한 청력검사 및 평가의 신뢰성을 구축하기에는 어려움이 있다. 각 기관에서 실제 임상에 임하며, 결과의 평가와 관리를 수행하는 의사의 부단한 관심과 노력이 요구된다고 볼 수 있다. 일례로 미국에서 사업장의 산업보건관리자(occupational hearing conservationist, OHC)에 대한 청력보존 프로그램뿐만 아니라 전문의사에 대한 교육(Developing a Curriculum for Supervising Professionals of Hearing Conservation Programs)도 실시하고 있다.[2] 그리고 사업장에서 근로자 청력보존 프로그램의 실시와 청각학적 진단은 검사에 의해 이루어지므로 산업의(occupational physicians)에게 타당성과 신뢰성이 높은 청각검사 평가를 위한 적절한 교육과 훈련이 요구된다.[3]

가. 청력정도관리 실시 절차 및 내용

산업안전보건연구원에서 각 특수검진기관으로 안내문을 보내고 시행공고를 내면 각 기관에서는 연구원으로 정도관리 신청서를 보내게 된다(표 29).

기관에 대한 평가는 자료평가와 방문평가의 형태로 이루어지며 대상기관 중 검진 실적이 없거나 제출받은 자료만으로 정확한 평가가 곤란하다고 인정되는 대상기관, 정도관리를 처음 받는 대상기관, 직전 청력정도관리에서 부적합 평가를 받은 대상기관은 방문평가를 실시한다. 1996년 청력정도관리가 처음 시작되었을 때엔 청력검사자에 대한 교육만이

---

2   교육의 주요 내용(topic)을 살펴보면, ① Acoustics, ② Normal human hearing, ③ Basic audiometry/Hearing loss, ④ Differential diagnosis & medical treatment of HL, ⑤ Pathophysiology of NIHL, ⑥ Hearing protectors, ⑦ Elements of an occupational HCP, ⑧ Standards & requirement in OHCP, ⑨ Role of professional supervisor, ⑩ Evaluation of HCP, ⑪ Medical-Legal aspects, ⑫ Future issues in hearing conservation 등이 있다.

3   산업의가 알아야 할 청각학적 검사 및 평가로 ① 순음 및 어음청력검사(기도(air conduction, AC), 골도(bone conduction, BC), 어음청취역치검사(speech reception test, SRT), 어음명료도(discrimination score, DS), 누가현상(recruitment), 청각피로검사(tone decay test)), ② 위난청(malingering) 등 기능성 청력장애(functional hearing loss)를 판단하기 위한 Lombard test와 Stenger test, ③ 기타 전기생리학적 검사 도구를 이용한 객관적인 검사(중이검사-고막운동성계측(tympanometry), 등골근반사(stapedial reflex test), acoustic reflex decay test, 전기와우반응(electrocochleography, EcoG), 청각유발반응검사로서 뇌간유발반응(brainstem evoked-response audiometry), 이음향방사(otoacoustic emission, OAE)) 등을 Sataloff R.T.와 Sataloff J.(Occupational Hearing Loss, 2nd ed. New York, Marcel Dekker, 1993)가 제시하고 있다.

표 29. 청력정도관리 업무처리 절차

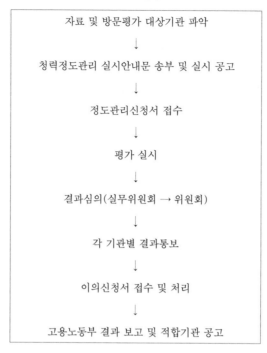

자료 및 방문평가 대상기관 파악

↓

청력정도관리 실시안내문 송부 및 실시 공고

↓

정도관리신청서 접수

↓

평가 실시

↓

결과심의(실무위원회 → 위원회)

↓

각 기관별 결과통보

↓

이의신청서 접수 및 처리

↓

고용노동부 결과 보고 및 적합기관 공고

있었으나 1999년부터 자료평가를 도입하였고, 1년의 준비과정을 거쳐 2000년부터는 방문평가를 도입하였다. 2002년부터 교육은 기관평가에서 제외되어 기관평가가 아닌 검사자 개인의 필수자격요건으로 바뀌었다. 검사자가 교육을 받는 것으로 끝나는 것이 아니라 실제 검사에 어떻게 적용하고 있는지, 검사장비와 검사실의 상태가 양호한지 그리고 검사결과에 대해 적절한 판정이 이루어지고 있는지가 더 중요하기 때문이다.

자료평가는 연구원에서 평가대상 수검자를 선정하여 통보하면 해당 수검자의 평가 자료 ① 해당 수검자의 소음특수건강진단 개인표 사본(1차검사 개인표 포함), ② 소음 특수건강진단 2차검사 대상자의 청각도(audiogram) 사본, ③ 사후관리소견서, 중이검사 결과, 문진표 등 판정 근거 자료 사본(필요시), ④ 최근 2년 이내의 청력검사기 음향보정점검 자료 사본을 정해진 기한까지 제출받아 평가하게 된다. 평가항목은 ① 2차 건강진단 대상자의 선정과 실시 적정성, ② 좌·우측의 주파수별 기도 및 골도 검사 실시 적정성, ③ 기도 및 골도 청력검사의 적정성, ④ 적정한 기도/골도 음차폐 검사, ⑤ 난청의 유형에 따른 판정의 적정성, ⑥ 최근 2년간 연 1회 이상 청력검사기 음향보정점검 실시 여부를 평가한다.

방문평가는 검진기관을 직접 방문하여 평가하게 된다. 청력검사실, 청력검사기, 청력검사, 청력검사방법 및 평가, 검사의 전문성을 표 30과 같이 평가한다. 방문평가의 의의는 자료만으론 확인하기 힘든 검사실환경과 검사기의 작동상태 등을 직접 확인할 수 있다. 청력검사실의 배경소음과 청력검사기 발생 음압의 정확성은 신뢰할 수 있는 청력검사의 기본이 된다.

검사실 환경은 정밀청력검사 시의 청력검사실의 배경 소음기준 충족 여부를, 청력검사기의 음향보정은 음향보정점검상 신호음의 음압수준이 허용오차 범위에서 ANSI/ISO의 기준 적합 여부를 살펴본다.

과다한 주위 소음은 검사 신호에 대한 차폐효과를 통해 영향을 미치기 때문에 보다 높은 청력역치 수준을 보인다. 큰 소리와 작은 소리가 동시에 울릴 경우 큰 소리에 묻혀 작은 소리가 들리지 않는 것과 같은 이치이다. 특히 저음역의 청력검사가 주변 환경 소음의 영향을 더 받는다고 알려져 있다. 배경소음 측정은 부스 내부에 피검자가 앉아 있을 때의 귀 높이인 1.2m 지점에 정밀소음계(sound level meter)를 설치하여, 전체 배경소음수준과 1/3 옥타브밴드의 125, 250, 500, 1,000, 2,000, 3,000, 4,000, 6,000 및 8,000Hz의 주파수별 음압을 측정한다. 소음 특수건강진단의 2차 검사로 순음청력검사는 500에서 6,000Hz 대역이나, 인접 주파수 대역의 배경소음이 영향을 미치기 때문에 검사실 환경은 125Hz에서부터 8,000Hz까지 측정하여 평가한다. 청력검사실 내·외의 배경소음 측정은 인위적인 조작을 가하지 않고 검사실 환경 그대로의 배경소음을 측정하게 된다. 검사실 환경 측정 시 제반 모든 공조 시설, 냉·온풍기, 전등, 기타 시설 장비 등이 가동된 상태에서 측정한다. 대부분의 검진기관은 한 공간 안에서 모든 검진절차가 이루어지도록 동선을 설계해 놓았다. 그래서 실제 측정을 나가 보면 대화를 나누며 검진을 대기하는 근로자, 이리저리 바쁘게 뛰어다니는 간호사, 여기에 건물의 공조시설이나 주변 주차장에서 들어오는 소음 등이 더해져 이곳에서 검사가 가능할까 싶을 정도의 소음이 발생하는 곳이 있다. 하지만 이런 곳이라도 독립된 청력검사실과 제대로 된 청력부스만 갖추고 있다면 측정 결과는 좋을 수 있다. 현재 정도관리 방문평가에서는 청력검사실의 최대허용·배경소음기준으로 국제표준화기구(International Organization for Standardization, ISO)의 ISO 8253-1을 사용하고 있다(표 31).

표 30. 청력정도관리 방문평가 시 조사 항목과 평가 내용

조사 항목	평가 내용
Ⅰ. 청력검사실	
1. 청력검사실 및 부스	독립된 청력검사실과 별도의 오디오부스
2. 검사실 환경	정밀청력검사 시의 청력검사실의 배경 소음기준 충족 여부
Ⅱ. 청력검사기	
3. 음향보정	음향보정점검상 신호음의 음압수준이 허용오차 범위에서 ANSI/ISO기준 적합 여부
4. 보정점검	일일보정과 음향보정점검 수행 여부
Ⅲ. 청력검사	
5. 검사 준비	문진, 검사방법 설명, 검사 자세, 헤드폰 착용, 일일보정
6. 2차 대상 선정	1차 청력검사결과에 따른 2차 건강진단 대상자의 선정
7. 기도검사	올바른 검사 순서 및 방법으로 실시
8. 골도검사	실시대상 선정 및 검사방법 숙지
9. 차폐	기도차폐: 실시대상 선정 및 차폐범위계산 골도차폐: 실시대상 선정 및 차폐범위계산 Plateau method 숙지
10. 청각도	청력기호를 이용한 올바른 청각도 작성
Ⅳ. 청력검사방법 및 평가	
11. 2차 대상자 선정	1차 순음기도청력검사에서의 청력역치에 따른 2차 건강진단 대상자의 선정과 실시
12. 주파수별 검사 누락 여부	좌·우측의 주파수별 기도 및 골도 검사 실시
13. 기도 및 골도청력검사의 적정성	기도 및 골도 청력검사의 적정성 (골도 청력역치 〉 기도 청력역치의 여부)
14. 적정한 음차폐	2차 소음특수건강진단에서 순음청력검사상 기도검사에서 필요한 음차폐 실시 2차 소음특수건강진단에서 순음청력검사상 골도검사에서 필요한 음차폐 실시
15. 판정의 적정성	난청의 유형에 따른 평가의 적정성(2차 검사를 대상으로, 전음성, 감각신경성, 혼합성 난청 등) - 적정한 순음청력검사방법(기도·골도검사와 음차폐)하의 적정한 건강 구분 - D_1의 적정성
Ⅴ. 검사자의 전문성	
16. 교육수료	청각판정의사 및 청각검사자의 교육수료

표 31. 정밀청력검사 시 청력부스 내 허용소음레벨 기준(ISO 8253-1)

1/3 옥타브밴드 중심 주파수 Hz	최대허용대기음압레벨 L_{max}(기준: 20μPa) dB	
	기도청력검사	골도청력검사
125	51	28
250	37	13
500	18	8
1000	23	7
2000	30	8
4000	36	2
8000	33	15

* 측정조건 설정 Frequency weighting: Z(Linear); Time weighting(response time): Slow; Mode: SPL; 측정시간: 1분 이상; 청력검사를 진행할 때와 동일한 환경에서 측정

청력검사에서 피검자에 대한 정확한 청력역치를 구하는 데 검사실환경과 피검자 요인을 제어한 상태라면 청력검사기의 음향보정의 정확성이 청력검사 결과의 정확도에 중요한 요인으로 작용하게 된다. 청력검사기의 기능은 시간에 따라 변화할 수 있으며 종종 특정 주파수에서 발생음압이 주어진 오차범위를 벗어나는 경우가 있으므로 새로 구입한 장비이건 사용 중이던 장비이건 보정점검을 하여야 한다. 청력검사기의 보정점검은 왜곡되거나 원하지 않는 소음의 간섭 없이 특정 강도 수준과 주파수의 음이 헤드폰이나 스피커 또는 골 진동자를 통해 잘 전달되는지를 확인하는 과정이다.

미국 산업안전보건청(Occupational Safety and Health Administration, OSHA)은 규정에 의해 청력검사기의 보정을 기능보정, 음향보정 및 정밀보정으로 나누고 있다. 기능보정점검은 매일 청력검사기를 사용하기 전에 청력역치 수준이 안정된 사람의 역치 수준을 좌우 귀에서 1,000, 4,000Hz의 순음에 대해 측정한 후 검사대상자가 알고 있는 수준과 검사결과를 비교하는 것이다. 그 결과 차이가 10dB 이상일 경우에 음향보정을 실시한다. 음향보정은 연 1회 이상 출력음압점검과 직선성 검사를 해야 한다. 정밀보정은 음향보정 점검에서 15dB 이상 차이가 발생하는 경우와 2년에 1회 정기적으로 실시할 것을 권하고 있다 (OSHA, 1996). 보정을 위한 기준치는 미국표준협회와 국제표준화기구가 제공하는 표준치에 적합하여야 하며 주파수, 강도 및 음의 지속시간은 반드시 점검되어야 할 항목이다.

대상기관은 자료평가나 방문평가에서 평가점수를 총점의 60% 이상 획득하게 되면 '적합' 판정을 받는다. 각각의 조사항목에 대해 평가하여 점수를 계산한 후 종합판정을 내리게 되는데 특히 중요한 영역인 음향보정, 검사실 환경, 2차 건강진단 대상자의 선정과 실시 및 판정의 적정성 등의 항목에는 가산점이 부여된다.

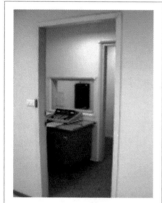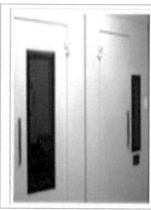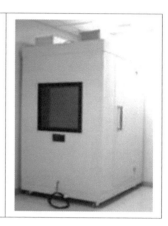

그림 88. 청력검사실

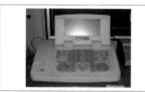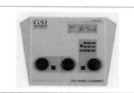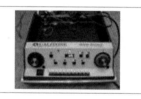

그림 89. 다양한 청력검사기

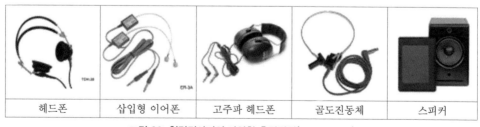

| 헤드폰 | 삽입형 이어폰 | 고주파 헤드폰 | 골도진동체 | 스피커 |

그림 90. 청력검사기의 다양한 출력장치(transducers)

표 32. 자료 및 방문평가 조사항목

조사항목	자료평가	방문평가
기본인력(전임의사 및 청력검사자)		○
독립된 청력검사실 및 부스		○
청력검사실의 배경소음기준 충족 여부		○
신호음의 음압수준이 허용오차범위에서 적합 여부		○
일일보정 및 음향보정점검 수행 여부	○*	○
적절한 2차 건강진단 대상자 선정과 실시	○	○
좌·우측의 주파수별 기도, 골도검사 실시	○	○
기도 및 골도청력검사의 적정성	○	○
적정한 기도 및 골도 음차폐(masking)검사	○	○
평가의 적정성	○	○

* 최근 2년 이내의 청력검사기 음향보정점검 자료 사본으로 실시 여부 평가함

표 32는 상기 기술한 자료 및 방문평가 조사항목을 나열한 것이다. 청력검사자 교육에서는 음향생리, 기초청각, 귀의 해부생리, 순음청력검사 및 직업성 난청 등의 기초과목부터 중이검사, 어음청력검사 등의 특수청각검사까지 이론과 실습교육을 한다.

1996년 청력정도관리가 시작된 이래 산업안전보건연구원에서는 특수검진기관의 질 향상을 위해 다방면으로 많은 공을 들여왔다. 2003년 실시된 특수건강진단 정도관리 규제순응도 조사결과를 보면 청력정도관리가 필요하다는 응답이 전체 응답자의 97.7%에 달했고, 정도관리 내용이 적절하다는 응답은 76.1%를 보였다. 청력정도관리가 업무수행에 도움이 된다는 사람은 93.1%이었으며, 업무담당자의 경력 향상에 도움이 된다고 답한 사람은 77.3%를 보여 대체로 청력정도관리 내용에 대해 만족하고 있는 것으로 나타났다(김규상, 2004).

그럼에도 불구하고 앞으로 해결해야 할 많은 문제들이 있다. 순음청력검사 측정의 정확성에 가장 중요한 요인인 청력검사실의 배경소음과 청력검사기의 음향보정 상태의 부적정성, 청력검사 방법의 부적정성, 난청의 유형과 역치에 따른 청력장해의 과소평가 등 해결해야 할 문제들이 있지만 꼭 짚고 넘어가고 싶은 것은 검사자의 전문성에 관한 문제이다. 청력검사는 검사의 특성상 단기간 내에 검사법을 습득하기엔 무리가 따른다. 자신이 제대로 된 검사를 하고 있는가를 알기 위해선 적어도 수개월에서 수년간 반복하여 그 기술을 익히고 기본지식을 쌓아가는 것이 중요하다. 한편에선 청각사(청능사)를 국가기술

자격화 하자는 움직임도 보이고 있다. 전문청각사나 기관의 청력검사 담당자를 떠나 각 기관마다 전문화된 인력을 키워 나가는 것이 중요하다. 제도교육과 실습만으로는 근로자에 대한 청력검사 및 평가의 신뢰성을 구축하기에는 어려움이 있다. 이에 각 기관에서 실제 임상에 임하며, 결과의 평과와 관리를 수행하는 의사의 부단한 관심과 노력이 요구된다. 청력검사자 및 판정의사에 대한 지속적인 질적 관리가 진행되고 주기적인 음향보정과 교정 시스템이 마련되어야 한다.

3

...

적정한 순음청력검사를 위한 검사실 환경

가. 소음 특수건강진단에서의 순음청력검사의 의의

소음에 의한 청력장해는 초기에 3,000~6,000Hz에서 조기청력손실이 있게 되며 일반적으로 4,000Hz에서 가장 흔히 발견된다. 즉, 소음성 난청의 초기에는 고음역에서 청력손실이 있게 되어 비교적 저음역인 일상적인 대화에는 장해를 느끼지 못하기 때문에 본인이 인식하지 못하는 경우가 많으며 근로자 자신이 난청을 알게 될 때는 이미 상당히 진행되었다고 볼 수 있다. 따라서 건강진단을 통한 소음성 난청의 진행을 막는 2차 예방을 위한 조기진단 방법으로서의 청력검사의 유용성이 있다.

우리나라의 소음 특수건강진단은 소음에 노출되는 작업부서 전체 근로자에 대해 실시한다. 소음 특수건강진단은 1차로 양쪽 귀에서 2,000, 3,000 및 4,000Hz의 순음 기도청력검사를 대부분 원외인 사업장 내의 일정한 장소에서 이루어진다.[4] 그리고 이 검사 결과를 토대로 2,000Hz에서 30dB, 3,000Hz에서 40dB, 4,000Hz에서 40dB 이상의 청력손실을 어느 하나라도 보이는 경우에 양쪽 귀에 대한 정밀청력검사(2차)를 실시한다. 2차에서 이비인후 검사로 순음 청력검사(양측 기도 및 골도), 중이검사(고막운동성검사)를 실시하는데, 순음청력검사는 양측 귀의 기도 및 골도(500, 1,000, 2,000, 3,000, 4,000, 6,000Hz 순음검사) 검사로

---

4   일반건강진단에서는 1,000Hz의 주파수에서 기도 청력검사를 실시한다.

기도의 청력역치가 20dB 이상인 해당 개별 주파수에 대하여 골도 청력검사를 함께 실시하여야 한다(6,000Hz는 제외).

이와 같은 1차 검사로서 일반건강진단에서 시행하는 1,000Hz는 난청 여부를, 특수건강진단에서 2,000, 3,000, 4,000Hz는 소음 노출로 인한 청력손실을 주기적인 건강진단으로 조기에 선별하는 의미를 가진다. 그러나 1차 검사는 적정한 검사실 배경 소음하에서도 정량적인 검사가 아닌 정성검사로서 정상과 이상 여부만을 가릴 뿐이며 또한 난청의 유형도 구분하지 못하기 때문에 각 주파주별 기도 · 골도의 순음청력검사를 시행하는 2차 검사로써 청력손실 정도와 난청의 유형을 정확히 판단할 수 있다. 2차 검사는 1차 검사에서 선별된 비정상 청력역치를 보이거나 소음으로 인한 조기청력손실을 갖는 자에 대한 정밀청력검사의 의미를 갖는다. 따라서 0dB HL(dB hearing threshold level)의 청력를 측정할 수 있는 청력검사실(ANSI S3.1-1991)에서 각 주파수별로 기도와 골도 검사를 실시하여야만 정확한 역치손실과 난청의 유형을 판단할 수 있다.

기도검사는 소리의 공기전도 전달과정(외이도, 고막, 이소골을 거쳐 와우에서 지각된 후 전기 생리적 에너지로 변환되어 말초신경을 통과하여 중추신경계에서 인지)의 전 과정, 즉 종합적인 청력의 정도에 대한 정보를 제공하며, 골도검사는 전달과정의 특성(골진동자가 유양돌기를 진동시키면 와우에서 직접 지각하여 청신경계로 전달)으로 외이도와 중이를 거치지 않기 때문에 감각신경계의 청력 정도에 대한 정보만을 제공하여 기도검사 결과와 비교함으로써 전음성 난청의 정도를 파악한다.

이와 같이 정성검사로서 대부분의 근로자에서 1차 검사는 1,000Hz와 2,000~4,000Hz에서 20~30dB HL 내외로 정상 역치를 보이고 있고 일반 정상인의 역치와 비교하여 볼 때는 아주 높으며(김규상 등, 2001), 특히 1차 검사에서 평균 청력역치를 반영하는 1,000Hz의 역치가 전체적으로 검사실의 배경소음의 영향으로 높게 나타나고 있다. 전체적으로 1차 검사 대상자의 1,000Hz와 4,000Hz의 청력역치를 보면 검사실의 배경소음과 일과성 청력역치 상승으로 인해 정확성에 문제가 있겠지만 1,000Hz는 검사실의 배경소음, 4,000Hz에서는 일시적 청력손실로 인한 선별의 문제가 크다.

소음 노출 근로자에 대한 소음 특수건강진단에서 소음성 난청의 초기 청력손실의 진단과 장해보상의 판단을 위한 절대적인 위치를 점하는 순음청력검사상 청력검사실의 배경

환경소음 수준과 청력검사기의 음향보정 상태의 적정성은 올바른 검사방법과 판정에 앞서서 가장 중요한 사항이다.

나. 순음청력검사 시 검사실 배경소음

청력검사 시 피검자의 역치 결정에 주요한 영향을 미치는 요인으로 우리가 소홀히 하기 쉬운 청력검사기의 보정 문제와 청력검사실의 배경소음은 옳은 청력검사방법으로 검사를 시행하였다 하더라도 검사의 신뢰성과 정확성에 근본적으로 작용하여 영향을 미치기 때문에 검사에 있어서 첫 번째로 고려할 사항이다.

순음청력검사 시 청력측정(hearing measurement)에 영향을 미치는 제반 요인으로 청력검사실의 배경소음 수준(noise level of audiometric test environment), 청력검사기의 음향보정 상태(audiometer calibration), 청력검사자의 검사방법(audiometric test technique) 중 헤드폰 유형(specific type of earphone), 헤드폰의 위치(earphone placement), 헤드폰 착용 부위의 방해물(머리카락, 안경, 귀고리 등), 헤드밴드의 장력(headband tension), 신호음의 주기(duration of test tone), 신호음의 종류(whether it is pulsed or steady) 등과 피검자 요인으로 생리학적 요인(이명, 소음 노출로 인한 일시적 난청), 반응 요인(역치의 이해 부족, 알코올 또는 약물 등의 영향)과 고의적인 목적의 위난청(malingering) 및 보상심리 등을 들 수 있다(Morrill, 1986). 즉, 검사결과를 얻는 과정 중 청력검사기의 정확성, 검사실 환경, 검사자가 사용하는 검사방법, 그리고 피검 근로자의 협조 등이 검사의 신뢰도에 영향을 주는 것으로 알려졌다.

검사에서 필수적인 사항은 측정 결과를 평가하는 중요한 속성으로 정확도와 신뢰도를 갖는 것이다. 정확도라 함은 측정한 값이 실제치 또는 실제 진단과 얼마나 일치하느냐 하는 것이며, 신뢰도는 한 실험자 또는 여러 실험자가 동일한 검사방법 또는 진단법을 여러 번 반복하여 동일한 실험을 계속하였을 경우 그 결과가 어느 정도 일치하는가 하는 정도를 말하는 것으로서 반복성이라고도 하며 실제 검사 및 실험에서 나타나는 실험적인 차이로써 그 정도를 측정한다. 이러한 정확도와 신뢰도에 미치는 요인으로써 첫 번째로 고려해야 할 사항이 바로 청력검사 시 배경소음과 청력검사기의 음향보정 상태이다.

1) 청력검사실의 최대허용배경소음기준

산업장의 소음 노출 근로자에 대한 소음 특수건강진단은 주로 순음청력검사를 통해 개인의 청력 변화, 즉 역치 변화를 감지한다. 순음청력검사는 소음성 난청의 발생 위험을 감소시킬 수 있는 효과적인 선별검사 방법으로, 진단, 사후관리, 보상 및 배상의 중요한 기준이 되며 또한 사업장에서는 근로자의 청력보존 프로그램의 성공 여부를 평가할 수 있는 지표가 된다.

청력검사기의 음향보정 상태, 검사실의 배경소음, 검사자가 사용하는 청력검사방법, 그리고 피검 근로자의 협조 등이 순음청력검사의 정확도와 신뢰도에 영향을 주는 것으로 알려져 있다. 검사 외적 요인으로서 청력검사실 환경과 관련한 국제적인 기준이 설정되어 제·개정되어 오고 있다. 1960년에 청력검사실에 대한 최대허용배경소음기준(maximum permissible ambient noise levels, MPANLs)이 마련된 후, 1977년과 1991년 그리고 1999년(ANSI S3.1-1999)에 개정되어 현재에 이르고 있다.

0dB HL이 측정 가능한 검사실 내의 배경음으로서 최대허용기준은 미국표준연구원(American National Standards Institute, ANSI), 국제표준기구(International Organization for Standardization, ISO), 미국 산업안전보건청(Occupational Safety and Health Admistration, OSHA)에서 제시하고 있다.

미국 산업안전보건청의 소음 노출에 대한 법적 기준(OSHA, 1996) 중 청력검사실의 배경소음은 1960년의 ANSI(American National Standards Institute) 기준에 근거하여 제시하고 있다(표 33). 1960년의 ANSI 기준은 현 기준보다 10dB HL 낮은 감도를 갖는 값으로서 시대에 뒤져 0dB HL 측정이 가능하지 못하여 난청의 선별검사를 위한 청력검사실의 기준으로 사용되고 있으며, 정밀검사를 위한 기준으로 최근의 ANSI의 기준을 권고하고 있다. 우리나라에서도 많은 경우 미국 산업안전보건청의 이 기준을 참고하는 경우가 많았다. 그러나 0dB HL이 측정 가능하기 위해서뿐만 아니라 청력의 지속적인 모니터링과 관련한 청력의 변화를 정확히 평가하기 위해서는 위와 같은 청력검사실의 최대허용배경소음기준으로서 ANSI S3.1-1999의 기준이 요구된다고 볼 수 있다(표 34).

표 33. 선별청력검사 시 주변 환경 허용소음레벨 기준(OSHA, 1996)

OSHA's HCA	Maximum Permissible Octave–Band SPL (dB)						
	Octave–Band Center Frequency (Hz)						
	125	250	500	1000	2000	4000	8000
	–	–	40	40	47	57	62

OSHA: Occupational Safety and Health Administration, HCA: Hearing Conservation Amendment

표 34. 청력검사실의 최대허용배경소음기준

중심주파수(Hz)	125	250	500	1,000	2,000	4,000	8,000
1)2차 청력검사 시	a) 30	20	16	21	29	32	32
	b) 34	20	16	21	29	32	32
	c) 44	30	16	21	29	32	32
2)1차 청력검사 시	40	40	40	40	47	57	62

1) ANSI S3.1-1999. 1/3Octave Bands, dB
 ; a) 125~8,000Hz, b) 250~8,000Hz, c) 500~8,000Hz
2) ANSI S3.1-1960(R 1971). Octave Bands, dB

　　표 35는 1/3 옥타브 밴드별 최대허용배경소음기준을 각 검사 조건(공기전도 청력검사로 양쪽 귀를 이어폰으로 차폐하는 방법)(ears covered, EC)과 골도 또는 자유음장(sound field) 검사에서 한쪽이나 양쪽 귀를 차폐하지 않고 검사하는 방법(ears not covered, NEC)과 검사 주파수 범위(125~8,000, 250~8,000Hz의 일반 임상 청각검사와 500~8,000Hz의 산업청각학적 검사)별로 제시하고 있다. 1/1 옥타브 밴드별 기준은 이 값보다 5dB 더 높다(표 36). 미국표준연구원(ANSI)과 국제표준기구(ISO)가 제시하는 기준은 약간 차이가 있다(표 37). -10dB HL이 측정 가능하기 위해서는 각각의 기준값에 -10dB을 차감하면 된다. 표 38은 미국 산업안전보건청(OSHA)에서 제시한 기준과 ANSI의 기준값을 비교하고 그 차이 값을 나타낸 표이다. OSHA에서 제시한 기준은 청력보존 프로그램에서 선별검사 청력 측정을 위한 최대허용소음수준으로 의미는 있지만 0dB HL의 측정에는 적합하지 못해 ANSI의 기준을 권고하고 있다.

표 35. 청력검사실의 1/3 옥타브밴드 최대허용배경소음기준(ANSI S3.1-1999)

단위: dB SPL

1/3 OB Intervals	Ears Covered[a]			Ears Not Covered[b]		
	125 to 8000Hz	250 to 8000Hz	500 to 8000Hz	125 to 8000Hz	250 to 8000Hz	500 to 8000Hz
125	30.0	34.0	44.0	24.0	30.0	39.0
250	20.0	20.0	30.0	16.0	16.0	25.0
500	16.0	16.0	16.0	11.0	11.0	11.0
1000	21.0	21.0	21.0	8.0	8.0	8.0
2000	29.0	29.0	29.0	9.0	9.0	9.0
3150	33.0	33.0	33.0	8.0	8.0	8.0
4000	32.0	32.0	32.0	6.0	6.0	6.0
6300	32.0	32.0	32.0	8.0	8.0	8.0
8000	32.0	32.0	32.0	9.0	9.0	9.0

[a]Supraural earphones
[b]Nonocculed bone conduction

표 36. 청력검사실의 옥타브밴드 최대허용배경소음기준(ANSI S3.1-1999)

Frequency (Hz)	Under Earphone Only (in dB SPL)	Sound Field or Bone Conduction (in dB SPL)
125	35.0	29.0
250	25.0	21.0
500	21.0	16.0
1000	26.0	13.0
2000	34.0	14.0
4000	37.0	11.0
8000	37.0	14.0

표 37. 골도/자유음장 순음청력검사를 위한 1/3 옥타브밴드 최대허용배경소음기준 – ANSI와 ISO 기준의 비교

Frequency (Hz)	ANSI S3.1-1999	ISO 8253-Part 1, 1989 (Assumes Testing Starts at 125Hz)
125	24.0	20.0
250	16.0	13.0
500	11.0	8.0
1000	8.0	7.0
2000	9.0	8.0
4000	6.0	2.0
8000	9.0	15.0

표 38. 기도 순음청력검사(500~8,000Hz)를 위한 옥타브밴드 최대허용배경소음기준
　 　 - OSHA와 ANSI 기준의 비교

Octave-band center frequency	125	250	500	1000	2000	4000	8000
OSHA Table D-1[a]	-	-	40.0	40.0	47.0	57.0	62.0
ANSI S3.1[b]	49.0	35.0	21.0	26.0	34.0	37.0	37.0
차이	-	-	19.0	14.0	13.0	20.0	25.0

a: OSHA. OSHA Regulations (Standards - 29 CFR): Occupatioanal noise exposure. - 1910.95. Appendix D - Audiometric test rooms. OSHA, 1996
b: ANSI. American National Standard. Maximum permissible ambient noise levels for audiometric test rooms. ANSI S3.1-1999, New York, 1999

청력검사실의 배경소음 수준은 정확한 청력역치를 측정하기 위한 기본 요소이다. 배경소음 수준에 따라 피검자의 청력 또한 변화를 수반하기 때문에 제어되어야 한다. 즉 배경소음의 검사 신호음에 대한 차폐 영향으로 피검자의 청력역치를 증가시킬 수 있기 때문이다. 청력검사실의 배경소음 수준은 청력검사의 목적(선별검사 또는 정밀검사)에 따라 그 기준이 다르며, 순음청력검사 방법(기도/골도, 헤드폰, 귓속형폰) 등에 따라서도 각기 다르다.

미국 국립표준연구원은 일반적인 헤드폰(supra-aural headphone) 착용의 순음청력검사(ears covered testing)와 스피커를 이용한 순음 · 어음청력검사 및 골도청력검사(ears not covered testing)에 대해 125Hz에서 8,000Hz 또는 250Hz에서 8,000Hz의 임상청각학적 검사와 500Hz에서 8,000Hz까지 산업청각학적 검사 각각에 대해 125Hz에서부터 8,000Hz까지 옥타브밴드 또는 1/3 옥타브밴드별로 최대허용배경소음기준을 제시하고 있다(ANSI, 1999). 청력검사역, 즉 청력검사 주파수 범위가 250에서 8,000 또는 500에서 8,000Hz라도 청력검사실의 최대허용배경소음기준은 125에서 8,000Hz까지 제시 적용되는데, 특정 주파수의 신호음에 의한 청력검사가 동일 대역만이 아니라 125~250Hz 대역의 인접 주파수의 배경소음이 근접한 청력검사 대역의 청력역치에 영향을 미치기 때문이다. 그리고 옥타브밴드 최대허용배경소음 기준값은 1/3 옥타브밴드의 값보다 5dB 높은데, 이는 1/1 또는 1/3 옥타브밴드 소음 측정방법에 따른 각 주파수별 측정값의 차이에 기인한다(Frank, 2000).

다. 우리나라 특수건강진단기관 청력검사실의 배경소음 수준[5]

1) 검사실의 배경소음 수준 및 최대허용배경소음기준 초과율

청력검사실 내의 배경소음 수준은 고음역보다는 저음역에서 더 높았다. 청력검사실의 배경소음 수준 중 주파수별 최대 음압은 125Hz에서 8,000Hz까지 옥타브밴드별로 각각 48.9, 41.1, 33.0, 27.8, 27.5, 23.3, 21.3dB SPL로, 1/3 옥타브밴드별로 측정되었다 하더라도 미국 산업안전보건청의 500Hz에서 8,000Hz까지 최대허용배경소음 기준값 이하이지만 일부에서 ANSI S3.1-1999의 125Hz에서부터 1,000Hz의 최대허용배경소음기준을 초과하였다.

스피커음을 통한 어음청력검사나 또는 골도역치를 측정하기 위한 순음청력검사 시 헤드폰을 착용하지 않은 상태(ears not covered)에서 0dB HL이 측정 가능한 각 주파수별 최대허용배경소음기준과 비교한 결과는 더 높은 비율로 이 기준값을 초과하고 있다.

2) 검사실 형태와 유형에 따른 배경소음 수준과 차음 효과

순음청력검사를 시행하는 장소가 다른 검사실과 분리되어 독립된 공간을 점유한 상태에서 청력 부스 또는 오디오룸의 설치 여부와 검사실 내의 부스 제작 특성에 따른 검사실내의 배경소음 수준과 차음효과를 살펴보았다. 부스의 제작 특성에 따라서는 상업용 부스를 보유한 기관의 배경소음 수준이 부스를 자체 제작한 경우보다 8,000Hz를 제외한 모든 주파수에서 통계적으로 유의하게 낮았다. 각 주파수별 및 총 소음량(dB(A))에서 이중벽의 상업용 부스가 단일벽의 부스에 비해 유의하게 낮게 나타났다. 그리고 청력검사실이 분리되어 독립된 공간을 마련한 기관의 검사실 내의 배경소음 수준은 그렇지 않은 기관보다 낮았으며, 특히 250Hz에서 500Hz까지 저음역에서는 통계적으로 유의하게 낮게 나타났다.

청력검사실 형태와 유형에 따른 검사실의 차음 효과는 부스의 제작 특성에 따라 상업용 부스의 차음 효과가 모든 주파수에서 통계적으로 유의하게 크게 나타났다. 그리고 청력검사실이 격리된 형태의 독립 공간을 마련한 기관의 검사실 내의 외부 배경음에 대한

---

5 본 내용은 「특수건강진단기관 청력 검사실의 배경소음」(대한산업의학회지, 2004, 16(3): 316-328)에서 발췌함.

차음이 그렇지 않은 기관보다 약간 크게 나타났다.

이 결과로 볼 때 전반적으로 1,000Hz 이하 대역의 청력검사에서 청력검사실 내의 배경소음 수준으로 인해 청력역치의 상승효과를 유발하여 참 역치보다 과대평가할 가능성이 높다고 볼 수 있다. 또 건강진단기관의 일반 사무실 공간의 실내 배경소음 수준으로 볼 때, 현재의 소음특수건강진단 필수검사(1차 검사), 즉 선별검사로서 1,000Hz에서 난청 여부를 판단하는 데도 문제가 있음을 알 수 있다.

라. 산업장에서 실시하는 청력검사 장소의 배경소음 수준[6]

청력검사를 시행하는 94개 산업장에서 지시소음계로 간이 측정한 배경소음 수준은 평균 59.04dB(A), 표준편차 6.15dB(A)이었다(표 39). 측정 수준별로는 60dB(A) 29개 (30.9%), 55dB(A) 26개(27.7%), 65dB(A) 21개(22.3%), 50dB(A) 9개(9.6%), 70dB(A) 4개(4.3%), 45dB(A) 3개(3.2%), 75dB(A) 2개(2.1%)로 최소 45dB(A)에서 최대 75dB(A)이었다(그림 91).

표 39. 산업장에서 실시한 청력검사 장소의 배경소음 수준(1차 조사)

단위: dB(A)

조사 대상	평균	표준편차	범위
94	59.04	6.15	45~75

청력검사를 시행하는 산업장에서 정밀소음계로 측정한 1차 청력검사 장소의 배경소음 수준은 고음역보다는 저음역에서 더 높으며, 전 음역의 전체 평균 음압은 A특성치로 62.4dB(A)이었다. 최대 측정치를 보이는 검사 장소의 배경소음 수준은 79.6dB(A)이었다. 125Hz에서 8,000Hz까지 옥타브밴드별 평균 음압 수준은 각각 53.8, 56.1, 56.6, 51.0, 46.9, 43.5, 41.0dB SPL이었다(표 40).

---

6 본 내용은 「산업장에서 실시하는 1차 순음청력검사 장소의 배경소음」(한국산업위생학회지, 2004, 14(3): 311-318)에서 발췌함.

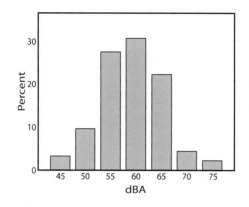 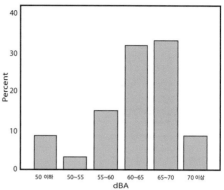

그림 91. 청력검사 장소의 배경소음 수준(1차 조사)   그림 92. 청력검사 장소의 배경소음 수준(2차 조사)

표 40. 산업장에서 실시한 청력검사 장소의 배경소음 수준(2차 조사)

n=141

주파수, Hz	평균	표준편차	범위	≥MPANLs, freq.(%)	
				ANSI S3.1-1999	OSHA App. D-1
125	53.8	6.8	35.1~64.9	127(90.1)	
250	56.1	7.1	37.1~66.7	141(100.0)	
500	56.6	8.0	36.8~71.2	141(100.0)	141(100.0)
1000	51.0	7.1	30.8~68.3	141(100.0)	137(97.2)
2000	46.9	6.5	28.0~63.4	140(99.3)	114(80.9)
4000	43.5	6.3	27.4~56.5	134(95.0)	7(5.0)
8000	41.0	6.7	24.6~52.4	124(87.9)	0(0.0)
Overall octaves*	62.4	7.0	44.6~79.6	141(100.0)	141(100.0)

MPANL: maximum permissible ambient noise levels

unit: sound pressure levels (SPLs), measured on one-third otave band

* greater than MPANLs at any frequency

청력검사 장소의 배경소음 수준을 순음청력검사 시 헤드폰(supra-aural earphone)을 착용
한 상태(ears covered)에서 0dB HL이 측정 가능한 각 주파수별 최대허용배경소음기준(ANSI
S3.1-1999)의 검사 주파수 범위가 500Hz에서부터 8,000Hz의 산업청각학적 검사에 해당
하는 경우와 비교한 결과, 125Hz에서 127개(90.1%), 250Hz에서부터 1,000Hz까지 141
개(100%), 2,000Hz에서 140개(99.3%), 4,000Hz에서 134개(95.0%), 8,000Hz에서 124개 청
력검사 장소(87.9%)가 최대허용배경소음기준을 초과하고 있어 모든 주파수 대역에서 거
의 대부분 기준을 초과하였다. 선별검사로서 미국 산업안전보건청의 청력검사 장소의

배경소음 기준(OSHA App. D-1)과 비교하면, 500Hz에서 141개(100%), 1,000Hz에서 137
개(97.2%), 2,000Hz에서 114개(80.9%), 4,000Hz에서는 7개 청력검사 장소(5.0%)가 기준
을 초과하고, 8,000Hz 이상에서는 모든 장소에서 배경소음 수준이 기준치 이하였다. 즉,
2,000Hz 이하 대역에서는 거의 대부분 기준을 초과하였으나 4,000Hz 이상 대역에서는
기준치 이하였다(표 40, 그림 93).

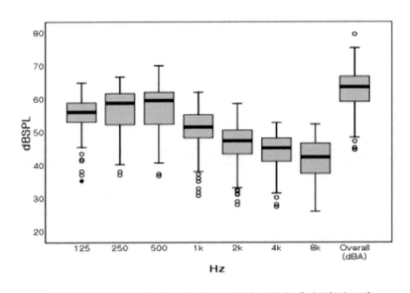

그림 93. 산업장에서 실시한 청력검사 장소의 주파수별 배경소음 수준(2차 조사)

산업장에서 1차 청력검사를 실시하는 검사 장소별 배경소음의 평균 총소음량 수
준은 사무실과 회의실이 60.0dB(A), 강당과 식당이 66.5dB(A), 휴게실 및 작업장 등이
66.5dB(A)로 통계적으로 유의한 차이를 보이고 있었다. 옥타브밴드 주파수별 음압에서도
세 유형의 검사 장소에 따라 유의한 차이를 보였다. 대체적으로 125~250Hz의 저음역에
서는 강당 및 식당의 배경소음 수준이 높았으며, 500~4,000Hz의 음역에서는 휴게실 및
작업장의 청력검사 장소의 배경소음 수준이 높았다. 모든 주파수 대역에서 사무실과 회의
실이 가장 낮은 음압을 보였다(표 41).

표 41. 산업장 청력검사 장소 유형에 따른 배경소음 수준

n=141

		Type of testing areas*			F	p-value
		A (69)	B (63)	C (9)		
Frequency, Hz	125	52.2(7.9)	55.7(5.0)	52.9(5.8)	4.75	.010
	250	54.1(7.8)	58.1(5.9)	57.9(6.0)	5.91	.003
	500	54.8(8.2)	58.4(7.5)	58.5(6.5)	3.78	.025
	1000	49.0(7.9)	52.8(5.6)	53.4(6.6)	5.61	.005
	2000	44.4(7.3)	49.2(4.6)	50.2(3.9)	11.70	.000
	4000	41.4(7.0)	45.4(5.0)	45.5(4.0)	7.78	.001
	8000	39.1(7.7)	42.8(5.4)	42.5(3.5)	5.74	.004
Overall dose(dB(A))		60.0(7.4)	64.5(5.5)	66.5(6.7)	9.44	.000

unit: sound pressure levels(SPLs), measured on one-third otave band
* A: Office/conference room, B: Common area room(dining room, auditorium), C: Lounge

각 산업장의 청력검사 장소의 총소음량에 있어서 최대, 최소 음압의 차이에 따른 주파수별 배경소음의 차이는 250Hz, 500Hz 및 1,000Hz 대역에서만 통계적으로 유의한 차이를 보였다(표 42).

표 42. 산업장 청력검사 장소의 총소음량 음압의 차이에 따른 주파수별 배경소음의 차이

n=47

Frequency, Hz	Difference*			F	p-value
	< 4dB (15)	4-8dB (15)	≧ 8dB (17)		
125	2.3(3.5)	1.1(4.5)	4.8(6.2)	2.33	.109
250	1.4(2.3)	4.7(2.7)	9.4(6.0)	15.28	.000
500	3.6(4.7)	6.5(2.1)	10.8(5.0)	11.83	.000
1000	4.1(4.4)	4.9(2.4)	10.3(5.0)	10.95	.000
2000	3.6(4.2)	3.9(2.1)	6.1(5.8)	1.47	.241
4000	3.1(5.5)	2.5(3.2)	5.7(6.3)	1.75	.185
8000	4.0(6.5)	2.1(4.8)	5.1(7.3)	.93	.402

unit: sound pressure levels(SPLs), measured on one-third otave band
* difference between maximum and minimum A-weighted overall dose in the same industry

총소음량의 크기에 따른 옥타브밴드 주파수별 배경소음의 수준을 살펴보고 이를 미국 산업안전보건청의 기준과 ANSI S3.1-1999의 최대허용배경소음기준과 비교한 결과 50dB(A) 이하의 사업장 검사 장소만이 4,000Hz 이상 대역에서 ANSI 기준을 충족하였으며, 미국 산업안전보건청 기준은 500Hz 대역에서 약간 초과할 뿐 그 이상의 대역에서는 기준치 이하를 보였다. 그리고 약 60~65dB(A) 이하의 총소음량을 보이는 장소는 2,000Hz 이상의 최대허용배경소음기준을 충족하였다(표 43).

표 43. 산업장 청력검사 장소의 총소음량에 따른 주파수별 배경소음 수준

n=141

Overall dose, dB(A)	No.	Frequency, Hz						
		125	250	500	1000	2000	4000	8000
≦ 50	9	39.3	40.4	42.2	35.0	31.5	30.9	28.7
50~55	11	44.5	46.2	45.0	42.3	39.0	35.1	33.1
55~60	24	52.0	51.1	50.3	46.8	44.8	40.1	39.1
60~65	44	54.7	57.6	57.8	51.7	47.5	44.6	41.7
65~70	36	57.3	60.8	61.9	55.0	49.9	47.2	44.4
〉70	17	60.3	64.2	66.4	60.6	55.3	49.2	46.2
OSHA Standards				40	40	47	57	62
ANSI S3.1-1999		44	30	16	21	29	32	32

unit: sound pressure levels(SPLs), measured on one-third otave band

마. 청력검사실 배경소음에 대한 외국 연구 고찰

Frank와 Williams(1994)의 산업장에서 청력검사를 행하는 산업환경에 위치한 490개의 단일 격벽의 조립식 청력검사실에 대한 배경소음을 측정한 결과도 저음역의 배경소음 수준이 고음역보다 음압이 높았으나, 전체적으로 주파수별 음압은 의료기관의 검사실 내의 배경소음기준보다 매우 높았다. 검사실 대다수는 미국 산업안전보건청의 최대허용배경소음기준보다 낮은 실질적이고 제한된 배경소음 음압을 보이고 있지만 0dB HL이 측정 가능한 ANSI 기준을 33%에서만 충족시키고 있었다.

방음부스를 이용하여 검사를 실시할 수 없는 장소에서 선별 목적의 검사 또는 기도청력검사는 더 큰 문제로 지적되고 있다. Lankford와 Hopkins(2000)는 33개 간호실의 배경소음 수준이 평균 42.3dB(A)(30~57dB(A))로 골도검사가 전혀 적합하지 않음을 보고하였다. 기도검사도 500Hz 이하에서는 0%, 1,000Hz에서는 12%, 2,000Hz에서는 76%,

4,000Hz에서는 85%, 8,000Hz에서는 91%가 적정한 청력검사를 시행할 수 있는 수준이었다. 전체적으로 2,000Hz 이상의 주파수역에서만 50% 이상의 적정한 청력검사가 가능한 적합률을 보였을 뿐 그 이하 대역의 청력검사는 적정하지 않은 환경임을 보고하였으며, 이에 대한 대안으로 귓속형 폰을 활용한 기도검사를 제안한 바 있다.

홍콩의 운수업 근로자에 대한 청력검사실 방음실의 적합 여부에 대한 연구(Wong 등, 2003)에서도 비슷한 결과를 보이고 있다. 1차 선별을 위한 사업장 내 검사실의 배경소음은 500Hz에서 평균 44.8dB, 1,000Hz 41.4dB, 2,000Hz 38.1dB, 4,000Hz 32.7dB, 8,000Hz 28.1dB로 500Hz는 모든 장소에서 ANSI 기준을 초과하고, 1,000~2,000Hz는 평균값이 ANSI 기준을 초과, 즉 50% 이상의 검사실이 적합하지 않음을 보고하고 있다.

우리의 특수건강진단기관 내의 일반 사무실은 이보다 더 큰 배경소음에 노출되는 상태로 방음설비를 한 청력검사실이 아닌 일반 환경(non-soundproof work environment)의 소음 수준이 평균 49.9dB(A)로 특히 저음역의 배경소음 수준이 더 높았다. 그리고 1,000Hz 이하 대역에서 대부분 선별검사를 위한 미국 산업안전보건청의 최대허용·배경소음기준을 초과하고 있어 기도청력검사로서 선별검사도 적합하지 않음을 알 수 있다.

또 정밀건강진단, 즉 2차 건강진단으로서 선택검사가 이루어지는 특수건강진단기관 원내의 청력검사실 환경에서도 저음역의 높은 배경소음 문제는 상존한다. 이와 같은 결과는 미국에서 1981년 이후 설치된 이비인후과의원(48개, 35%), 병원(38개, 28%), 대학병원(20개, 15%), 청각 사설기관(30개, 22%)의 136개 청력검사실에 대해 1987년부터 1992년까지 조사된 결과를 발표한 Frank와 Williams(1993)의 연구 결과와도 비슷하다. 검사실 내의 주파수별 배경소음 수준은 우리나라의 조사 결과가 저음역(125~500Hz)에서 평균값과 최댓값에서 약간 높게 나타났으나 고음역에서는 오히려 약간 낮게 나타났다. 그러나 최대허용·배경소음기준과 비교해서 기도검사 시의 125~8,000Hz의 75.8%, 250~8,000Hz의 64.5%, 500~8,000Hz의 44.4%, 골도검사 또는 스피커를 통한 자유음장의 어음검사 시의 125~8,000Hz의 91.9%, 250~8,000Hz의 86.3%, 500~8,000Hz의 65.3%의 부적합률은 Frank와 Williams(1993)의 연구 결과보다 더 높았으며, 이는 저음역의 검사실 내의 높은 배경소음 수준과 자체 제작한 검사실 부스의 외부 소음원에 대한 낮은 차음효과 때문으로 보인다. 그러나 저음역의 배경소음의 높은 수준은 검사실의 문의 빗장을 단단히 하거나 문 틈새의 차음재의 교체를 통해서 10dB에서 12dB 정도를 낮출 수 있다고 한다(Frank 와 Williams, 1993).

검사실 내의 배경소음 수준의 측정은 검사실 내·외의 소음의 모든 가능한 원천들이 측정 동안 작동되어야 한다. 환기장치(흡기와 배기 팬), 조명, 기타 검사실 내·외의 매개물에 제한되지 않는다. Frank와 Williams(1993)는 검사실 내 소음원인 환기시스템 또는 팬의 영향을 고려하였으나 본 조사 대상에서는 이러한 환기장치나 또는 검사실 내·외의 소음원의 완전한 가동 상태에서 측정되지 않았다는 점에서 검사실 내의 배경소음 수준의 심각성은 더 크다고 보아야 할 것이다. 그리고 더불어 우리나라 집단 건강진단 시스템의 문제로서 많은 피검자가 검사를 받기 위해 대기하고 또 여러 검사가 동일 공간 또는 장소에서 수행되기 때문에 이와 같은 완전하게 통제가 가능하지 않은 비상시적인 소음원이 있을 수 있다.

바. 청력검사실 배경소음의 의의

이러한 검사실의 배경소음은 1차 청력검사로서 고음역의 4,000Hz에서는 청력역치 측정에 거의 영향을 주지 않는 반면에 1,000Hz의 청력역치는 참 역치보다 역치 증가를 보여 과대평가할 가능성이 높다. 이는 1차 선별된 근로자를 대상으로 한 2차 정밀 진단학적 검사를 방음실에서 수행한 결과와의 차이에서 그대로 보여준다. ANSI S3.1의 최대허용배경소음기준을 충족하는 검사실에서 측정한 결과보다 55dB(A)의 일반환경에서 측정한 1,000Hz의 청력역치가 10dB 이상 증가하여 나타난 반면 4,000Hz에서는 거의 차이를 보이지 않고 있었다(김규상 등, 2000). 즉, 4,000Hz는 난청장애의 선별검사로서 적정하게 기능한 반면에, 1,000Hz에서의 청력역치 결과는 근로자에 대한 일반·특수건강진단 순음청력검사 1차 건강진단 또는 필수검사에서 난청장애의 선별검사로서 타당성이 배경음의 수준에 의해 결정될 수 있음을 알 수 있다. 따라서 선별검사의 목적에 부합하는 1차 검사로서 기능할 수 있는 검사실의 배경소음 기준 설정이 검사실 장소의 배경음의 영향으로 인한 청력역치의 부정확성을 개선하는 방법으로 중요하다고 볼 수 있다. 선별검사로서 적합한 청력검사 장소의 배경소음 기준은 현재 2차 검사 선별기준인 1,000Hz의 30dB HL, 4,000Hz의 40dB HL을 고려할 때 1,000Hz의 순음청력검사가 주로 문제가 됨을 알 수 있고, 이에 따라 주변 주파수 대역을 포함하여 20dB HL을 측정 가능한 수준으로 정한다면 미국 산업안전보건청의 최대허용-배경소음기준을 준용하면 적합할 것으로 사료된다.

또 청력검사로서 2차 정밀검사가 이루어지는 특수건강진단 기관의 청력검사실 장소에서의 배경소음 수준이 현재 0dB HL이 측정 가능한 ANSI S3.1-1999의 최대허용-배경소음기준을 1,000Hz 이하 대역에서 초과하고 있으며, 난청 유형의 판단을 위한 골도검사에 요구되는 더 낮은 배경소음기준을 적용하는 경우에는 더 많은 기관이 적절한 환경을 갖추고 있지 않았다. 골도 청력검사의 경우에는 배경소음의 헤드폰에 의한 음감쇠가 되지 않은 상태에서 검사가 이루어지기 때문에 기도검사보다 더 낮은 배경소음기준이 적용된다. 따라서 검증된 청력검사 부스로 교체, 보완, 독립된 공간으로서의 청력검사실 확보 및 청력검사 시 배경음에 대한 높은 감쇠 방안을 검토하여야 할 것이다. 단순히 청력에 대한 정상과 비정상만을 구분하기보다 특히 청력검사 결과 역치전이의 상대적 변화에 관리기준을 두는 표준역치이동의 적용, 장애보상의 결정 및 역치 자료의 역학적 연구의 활용에서 청력검사실의 적정성은 핵심 요인이라 할 수 있다.

배경소음의 수준에 따른 청각검사에 미치는 영향은 주관적인 순음청력검사에만 미치지 않고, 어음청력검사(Kenyon 등, 1998)와 객관적인 이음향방사검사(Jacobson과 Jacobson, 1994: Rhoades 등, 1998: Lee와 Kim, 1999) 등에도 영향을 미친다고 보고하고 있다. 3,000Hz 이하에서 정상 청력과 정상적인 어음명료도를 보이나 특별히 배경소음하에서 듣는 데 어려움을 느끼는 경우가 있다. 정상 청력을 가진 대조군과 3, 4, 6, 8kHz에서 50dB 이상의 청력손실과 80% 이상의 어음명료도 성적을 보이는 군에 대한 실험 결과 조용한 청력검사 부스에서 각각 98.2%, 88.2%의 어음명료도를 보인 반면에 50dB의 일반 소음 수준(cafeteria calibrated noise)의 배경소음하에서 정상군에서는 5.2%, 연구 대상군에서는 33.1%의 어음명료도 소실을 나타냈으며 통계적으로 유의한 차이를 보였다(Kenyon 등, 1998). 변조 이음향방사(distortion product otoacoustic emission, DPOAE) 검사의 경우 25dB(A) 배경소음과 비교하여 40dB(A) 배경소음 환경에서는 저음역의 상대진폭인 신호대잡음비(DPOAE:noise ratio,

D:N), 즉 2f1 -f2 noise level과 변조이음향 진폭 간의 관계에 영향을 미치나 55~65dB(A)까지는 고음역의 D:N에 영향을 미치지 않는 것으로 나타났다(Lee와 Kim, 1999). 또 Rhoades 등(1998)의 연구에서는 이러한 배경음의 크기에 따른 클릭음 유발 이음향방사(click-evoked otoacoustic emission, CEOAE) 검사 결과의 재현율을 각각 조용한 검사실, 50dB(A), 55dB(A), 60dB(A)에서 조사한 결과, default mode에서 mean whole wave의 재현율은 조용한 방에서 89.2%, 50dB(A)에서 85%, 55dB(A)에서 65%, 60dB(A)에서 20%로 배경소음이 커질수록 일치도가 낮았으며, CEOAE의 QuickScreen Program에서도 비슷한 결과를 보여 CEOAE의 정확도를 위해 검사실의 배경소음이 50~55dB(A)를 초과하지 말아야 할 것을 보고하고 있다.

사. 청력검사에서 배경소음에 대한 대책

1) 산업장에서 시행되는 청력검사 장소의 배경소음에 대한 대책

원외의 사업장 현장에서 소음성 난청을 진단하는 데 있어 가장 큰 문제는 일시적 청력역치 상승과 검사실 주변 환경소음이다. 이 중 청력검사에서 피검자에 대한 정확한 청력역치를 구하는 데 중요한 요인인 청력검사자의 청력검사 방법을 표준화한 상태에서는 청력검사실의 검사 환경이 청력검사 결과 청력역치 결정의 정확성에 중요한 요인으로 작용한다. 과다한 주위 소음은 검사 신호에 대한 차폐효과(masking)를 통해 청력역치에 영향을 미쳐 높은 청력역치 수준을 초래한다. 특히 저음역의 청력검사가 주변환경 소음의 영향을 더 많이 받는다고 알려져 있다(Staloff와 Staloff, 1993). 이는 소음 특수건강진단에서 4,000Hz에서보다 일반건강진단의 1,000Hz 검사 영역에서 더 심각하게 나타날 수 있다. 실험상 55dB(A)의 일반 환경에서 1,000Hz의 청력역치가 10dB 이상 증가하여 나타난 반면 4,000Hz에서는 거의 차이를 보이지 않고 있고, 주변환경 소음이 큰 경우에서도 역치의 증가가 1,000Hz에서 더 크게 나타난다(김규상 등, 2000). 이는 4,000Hz역의 0dB HL의 감음치와 헤드폰의 감쇠효과가 1,000Hz역보다 더 크고, 일반 환경에서의 배경소음 수준이 1,000Hz가 4,000Hz보다 음압이 더 크기 때문이다. 따라서 4,000Hz에서의 청력역치 결과는 근로자에 대한 소음 특수건강진단의 순음청력검사에서 난청장애의 선별 검사로서 크게 영향을 주지 못하는 반면에 1,000Hz에서의 청력역치 결과는 근로자에 대한 일반·특수건강진단에서 순음청력검사 1차 건강진단 또는 필수검사에서 난청장애의 선별검사로서 타당성과 관련이 아주 클 수 있음을 알 수 있다. 따라서 일반건강진단 및 특수건강진단에서의 필수검사로서 청력검사를 원외의 사업장 내 강당, 식당, 사무실, 의무실 등의 주변 환경 소음이 큰 장소에서 수행하는 경우 결국 전체 1차 검진 수진근로자에 대한 2차 검진 대상자의 비율을 높여 2차 건강진단 대상자를 선별하는 데 있어 특이도가 낮아진다는 것을 알 수 있다. 대체적으로 이러한 장소 등 일반 환경상의 55dB(A)에서도 정상인에서 20dB HL을 초과함을 보여주고 있어 선별검사로서 일반적인 사업장의 강당, 세미나실, 식당이 검사 장소로 부적합함을 알 수 있다. 이런 이유로 과거에 건강진단기관들이 소음특수건강진단 1차 검진에서 측정된 청력 값에서 10dB 내외를 감해 주는 방법을 이용하기도 한다. 이 방법은 위양성으로 불필요하게 선별된 근로자의 시간적 손실과 2차 건강진단 결과와의 타당도와 관련하여 1차 검진의 민감도를 유지하면서 특이도를 높일 수 있는 방법으로 검사결과에서 10dB을 차감하여 줄 때 효과적으로 민감도의 감소 없이 특이도를 증가시킬 수 있다(원종욱 등, 2000). 그러나 배경음으로서 주변 환경 소음이 기준 이상인 경우 경도 난청(26~40dB HL)이 있는 피검자의 청력역치 검사 결과에서 차감하였을 시에 위음성으로 선별되지 않을 가능성이 있으며, 이는 배경음의 수준, 피검자의 청력 수준, 정밀검사를 위한 선별기준 등이 복합적으로 영향을 미치기 때문이다.

그러므로 이러한 요인과 관련하여 정상과 비정상이 선별 가능한 1차 검사에서의 배경음의 최대허용기준을 설정할 수 있다. 미국 산업안전보건청(OSHA)에서 제시하는 청력의 정상/비정상 여부를 판단할 수 있는 선별검사로서의 청력검사 장소의 배경소음 기준을 적용할 수 있다. 그러나 이 기준은 1차 검사는 경도 난청 이상자에서 정확한 역치를 보여주지만 정상자에서는 역치의 정확성을 보여주지 않아도 되는 선별검사로서만 제한적으로 유의함을 나타낸다. 또는 배경음의 검사 신호음에 대한 폐쇄효과를 차단하기 위한 제반 방법을 시도할 수 있다.

1차 검사 시 이러한 문제점을 해결하는 가장 근본적인 방법은 우선 청력검사실이 최대허용소음수준 이하의 장소에서 검사가 이루어지기 위하여 1) 원내의 청력검사실(오디오부스)에서의 검사, 2) 원외의 사업장 내 청력검사실(오디오부스) 활용, 3) 원외에서의 검사시 이동형 부스 사용, 4) 정밀소음계로 측정 시 OSHA 기준치 이하로 측정되는 장소(대략 50dB(A) 이하의 조용한 독립공간)에서 검사를 시행하거나, 검사방법상 1) 귀덮개형 헤드폰(circumaural headset)으로서 Auradome 또는 Audiocup 부착 헤드폰의 사용, 2) 귓속형폰(insert earphone)을 사용하여 배경음에 대한 감쇠를 크게 하는 방법이 있을 것이다(Bienvenue와 Michael, 1978; Wright와 Frank, 1992).

따라서 우리나라에서 근로자에 대한 일반·특수건강진단에서 순음청력검사 1차 건강진단 또는 필수검사에서 난청장애의 선별검사로서 타당성 및 선별기준과 관련하여 현재 수행하는 검사방법을 제고하고 우선적으로 검사환경상의 배경음 수준을 엄격히 제한할 필요가 있다.

2) 청력검사실의 배경소음에 대한 대책

다른 검사실과 격리된 상태에서 순음청력검사를 시행하는 장소의 독립 공간 여부, 청력 부스의 자체 제작 또는 전문업체에서 상업용으로 생산되어 검증된 제품의 사용 여부 및 청력 부스의 단일 또는 이중 격벽의 유형에 따라서 청력검사실 내 배경소음의 수준과 차음 효과에서 차이를 보이고 있다. 물론 청력검사실 내 배경소음 수준은 검사실 바깥의 소음원에 일차적으로 영향을 받지만, 검사실의 배치, 형태 및 유형 등의 특성에 따라서 외부 소음원에 대한 큰 차음 효과를 갖는다. 청력검사실 형태와 유형에 따른 실내의 배경소음 수준 및 차음 효과를 보면, 전문업체의 상업용 청력 부스의 사용이 가장 주요한 요인임을 알 수 있었다. 이중 격벽의 청력 부스는 단일 격벽의 부스보다 저음역에서 더 낮은 배경소음 수준과 더 큰 차음 효과를 보이고 있었다.

외부 소음원의 청력검사실 투과 시 음압의 감쇠는 방음 부스 벽체의 구성 성분, 벽의 두께, 무게, 벽체의 견고성(stiffness), 공명 효과 및 다른 음 전달체로부터의 표면(바닥, 측벽, 천장 등)으로부터 이격 여부와 관련되는 간접적인 우회 경로를 통한 음의 전달(flanking transmission) 효과 등이 복합적으로 작용한다. 따라서 외부 소음원과 구조적인 진동음의 전달로 인한 검사실 내 배경소음의 감쇠를 위해 청력검사실의 설계 및 배치 시에 상기 음향

공학적인 고려를 하여야 한다(Haughton, 2002).

표 44. 청력검사실의 옥타브밴드 최대허용배경소음기준(ANSI S3.1-1999)

단위: dB SPL

OB Intervals	Supra-aural Earphone			Insert Earphone		
	125 to 8000Hz	250 to 8000Hz	500 to 8000Hz	125 to 8000Hz	250 to 8000Hz	500 to 8000Hz
125	35.0	39.0	49.0	59.0	67.0	78.0
250	25.0	25.0	35.0	53.0	53.0	64.0
500	21.0	21.0	21.0	50.0	50.0	50.0
1000	26.0	26.0	26.0	47.0	47.0	47.0
2000	34.0	34.0	34.0	49.0	49.0	49.0
4000	37.0	37.0	37.0	50.0	50.0	50.0
8000	37.0	37.0	37.0	56.0	56.0	56.0

또한 독립된 별도의 청력검사실과 검사실 내의 상업용 청력검사 부스, 또는 이중벽의 오디오부스를 갖춘 상태에서 청력검사를 실시하고, 검사실 내 배경소음이 적합지 않은 경우에는 헤드폰이 아닌 귓속형폰의 사용을 통한 청력검사나 일반 청력 검사용 헤드폰 (supra-aural earphone)보다 배경음에 대한 높은 감쇠치를 보이는 Audiocup 또는 Audio-Mate 등의 상업용 소음 감쇠형 보조도구(noise reduction earphone enclosure)를 이용하여 청력검사를 하는 방법이 있다(Frank 등, 1997). 귓속형폰은 500~8,000Hz 주파수역 청력검사 시, 1/3 옥 타브밴드별 최대배경소음 허용기준이 125Hz에서 8,000Hz까지 주파수별로 78, 64, 50, 47, 49, 50, 56dB SPL로 높아 검사실의 배경소음에 영향을 덜 받게 되기 때문이다(표 44).

특수건강진단기관의 청력검사실은 소음 노출 근로자에 대한 직업환경의학적 평가를 위한 500~8,000Hz 대역의 기도청력에서 전반적으로 1,000Hz 이하 대역은 높은 배경소 음 수준으로 인해 청력역치의 상승효과를 유발하여 참 역치보다 과대평가할 가능성이 크 다고 볼 수 있다. 난청 유형을 판단하기 위한 골도검사의 배경소음기준과 비교하면 검사 실의 적정성에 더 큰 문제를 갖고 있음을 알 수 있다. 따라서 특수건강진단기관의 원내에 서 이루어지는 소음특수건강진단의 2차 건강진단은 적절한 오디오부스를 갖춘 격리된 독 립 공간의 청력검사실에서 청력검사가 이루어져야 할 것이다.

표 45. 소음 감쇠형 이어폰 종류에 따른 음감쇠 효과

단위: dB

One-Third Octave Band	Supra-aural Earphone	Insert Earphone	Earphone Types Passive Noise-Reducing Earphone Enclosures			
			Audiocup	Auradome II	AudioMate	Madsen ME-70
125	6.0	29.9	4.1	4.4	14.6	9.1
250	4.0	31.4	1.6	10.1	13.4	15.6
500	5.0	33.7	15.6	13.0	21.6	18.3
1000	12.5	34.0	27.8	22.1	23.7	23.1
2000	19.5	34.1	32.0	32.2	28.8	30.4
3150	25.0	37.9	36.8	37.9	34.0	36.6
4000	25.5	38.6	38.5	34.3	37.7	38.5
6300	24.0	40.7	34.7	34.6	38.4	32.7
8000	23.0	42.7	34.0	35.7	37.4	31.0

표 46. 오디오부스의 주파수별 음감쇠 효과

단위: dB

	125	250	500	1000	2000	4000	8000
Model AR-200HD[1]	15	35	40	44	52	>52	>52
Model RE-60[2]	7	18	32	38	40	42	43
Model 401-A-SE[3]	31	39	50	57	61	68	62
Model AB-200[4]	15	31	34	42	49	50	51
heavy duty option	24	31	41	46	50	49	50

Note: In this context, noise reduction is defined as the difference between the 1/3-octve-band SPLs outside and inside the booth under specified conditions. See ASTM E596-78

[1]Data supplied by Tracor instruments, Inc.
[2]Data supplied by Acoustic Systems
[3]Data supplied by Industrial Acoustics Company
[4]Data supplied by Eckel Industries, Inc.

순음청력검사 시 이어폰(supra-aural earphone)을 착용하고 검사할 시에 이어폰 착용으로 인한 음감쇠치가 1,000과 4,000Hz에서 대략 각각 10, 20dB, 오디오부스의 음감쇠가 1,000, 4,000Hz에서 각각 40, 50dB임을 고려할 때(표 45, 46), 이러한 기준을 충족하는 오디오부스 안에서 순음청력검사를 하는 경우에 외부 환경소음이 TDH 39 기준으로 1,000Hz에서 57(7 + 10 + 40), 4,000Hz에서 79.5(9.5 + 20 + 50)dB SPL 내에서는 0dB HL 기준의 청력검사가 가능하다고 볼 수 있다. 그러나 일반 환경하에서 그대로 순음청력검사

를 하는 경우에 이어폰 착용으로 인한 배경음의 감쇠 효과만 있을 뿐이어서 전혀 적정하지 못하다. 설혹 선별검사만을 위한 청력검사인 경우에는 선별기준과 관련한 최대허용기준이 설정되나 이는 정확한 역치 결정을 위한 기준이라기보다는 정밀검사를 위한 선별검사로서의 정상과 이상 여부를 보기 위한 정성검사의 성격을 갖는다고 볼 수 있다. 따라서 0dB HL 기준의 정밀청력검사를 위한 검사실 내의 배경소음으로 최대허용기준이 별도로 설정되어 있다.

표 47은 0dB HL 측정 가능한 적정한 주파수별 허용배경소음수준과 함께 기도청력검사용의 일반적인 이어폰의 소음 감쇠(noise reduction provided by standard audiometric earphones), 헤드셋 사용 시의 소음 감쇠(noise reduction achieved using a typical noise excluding headset), 그리고 오디오부스의 소음감쇠(noise reduction achieved using a typical sound booth)를 제시하고 있다.

표 47. 0dB HL 측정 가능한 적정한 허용배경소음수준

Frequency (Hz)	Permissible noise levels for audiometric testing (dBSPL)	Noise reduction provided by standard audiomertric earphones	Noise reduction achieved using a typical noise excluding headset	Noise reduction achieved using a typical sound booth
125	43(47)	4	9	18
250	28(33)	5	13	32
500	9(18)	9	24	38
1K	7(20)	13	30	44
2K	6(27)	21	39	51
4K	7(38)	31	44	52
8K	10(36)	26	35	50

Note: The numbers in brackets in the second column relate to the ambient noise levels permissible using standard earphones (based on ISO 6189: 1983). Audiometry for conservation purposes is not recommended if the ambient noise exceeds these levels. The degree of noise reduction provided by a typical noise excluding headset and by an acoustic booth is given. Noise excluding cups encloses the standard earphones and the figures given in the fourth column are thersfore for the cups and earphones together

그리고 누적 소음 노출량의 A 특성 시간가중평균치가 같은 경우라도 노출 배경음과 관련하여 청력 측정 주파수역의 배경음의 수준이 그 주파수역의 청력역치에 유의한 영향을 미치는 것을 알 수 있다. 동일한 평균소음 수준이라도 노출되는 주변 환경 소음의 특성이

전 주파수역, 저음 또는 중간역의 광역대음에 따라 다르게 영향을 미친다(김규상 등, 2000). 즉, 동일 주파수역의 소음수준이 동일 주파수역의 청력역치 측정에 영향을 준다. 이는 주변 환경 소음에 대한 측정과 평가가 현재 작업환경측정의 소음 측정방법에 따른 A특성의 평균소음수준으로 이루어지기보다 각 주파수별, 특히 1,000과 4,000Hz 대역의 각 주파수별 소음 측정과 평가가 이루어져야 함을 보여주고 있다. 그리고 주변 환경 소음이 청력검사에 있어서 배경음으로 작용할 때 주 소음원으로부터 거리에 따라 음감쇠 현상으로 인한 청력검사에 영향을 준다. 대체로 음원으로부터 거리에 따른 음감쇠는 점음원인 경우 거리가 두 배로 멀어지는 경우 6dB의 감쇠가 나타난다. 실험에서도 주 소음원으로부터 떨어진 위치에 따라 12~16dB SPL의 감쇠가 있으며, 청력검사에서는 10~14dB HL의 감소로 나타났다(김규상 등, 2000).

3) 청력검사실의 오디오부스 형태에 따른 효과

독립된 청력검사실을 갖춘 기관과 이중벽의 청력부스를 사용하는 기관이 그렇지 않은 기관에 비해 좋은 결과를 보였고 자체 제작한 부스보다는 상업용 부스를 사용하는 기관이 좋은 결과를 보였다. 실내에 청력부스를 설치할 장소가 없어 인접도로의 소음이 그대로 들리는 건물옥상에 가건물을 짓고 그 안에 이중벽(double wall)으로 된 청력부스를 설치해 놓은 기관도 있었지만 배경소음 측정 결과는 다른 기관에 비해 전혀 손색이 없는 경우도 있었다.

아래 표는 동일 장소의 배경소음에 따라 부스의 소음 감쇠 정도에 따라 OSHA 배경소음 기준에서 500Hz 청력검사가 부적합한 반면(표 48), 모든 주파수역에서 -10dB HL 청력이 측정 가능한 오디오부스의 음감쇠 효과를 보이고 있다(표 49).

표 48. 오디오부스의 주파수별 음감쇠 효과

단위: dB SPL

중심 주파수(Hz)	125	250	500	1000	2000	3000	4000	8000
청력부스 장소에서의 소음도	81	93	94	87	89	82	79	73
단일부스의 감쇠 정도	28	36	43	50	55	56	55	61
검사실 내 소음도	53	57	51	37	34	26	24	12
OSHA 기준에서 적합			40	40	47	57		62
			No	Yes	Yes	Yes		Yes

표 49. 오디오부스의 주파수별 음감쇠 효과

단위: dB SPL

중심 주파수(Hz)	125	250	500	1000	2000	3000	4000	8000
청력부스 장소에서의 소음도	81	93	94	87	89	82	79	73
단일부스의 감쇠 정도	43	68	83	83	83	84	84	90
검사실 내 소음도	38	25	11	6	6	-1	-5	-17
-10dB HL 측정 가능한 최대허용배경소음 (S3.1-1999, ANSI/ASA, 1999; R2008)	39	25	11	16	24	25	27	27
적합도	Yes	Yes	Yes	Yes	Yes	Yes	Yes	Yes

청력검사실의 환경

청력정도관리위원회

기관명: ○○의원

방문일자: 20○○년 ○월 ○일

오디오부스 형태: 자체제작

평가 결과: **부적합**(저음역(250~500Hz) 배경 소음수준 기준 초과)

      - 저음역의 청력 측정 시 결과의 타당성 검토 요

      - 별도의 독립(격리)된 청력검사실 또는 오디오부스 보완

표. 청력검사 시 주변환경 소음 기준과 실제 배경소음 수준

옥타브밴드 중심 주파수 (Hz)	125	250	500	1,000	2,000	4,000	8,000	L_{Aeq} dB(A)
옥타브밴드 음압수준 (2차 청력검사 시)[1]	35	25	21	26	34	37	37	
옥타브밴드 음압수준 (1차 청력검사 시)[2]	40	40	40	40	47	57	67	
실제 배경소음 수준 (청력검사실내)[3]	37.3	26.2	18.5	15.6	11.2	9.2	7.7	30.7
	38.4	**27.2**	**22.1**	17.5	14.5	11.7	9.3	31.7
(청력검사실외 ①)[4]	42.9	34.1	33.2	27.0	23.9	22.6	15.2	40.1
	42.8	33.6	34.0	27.0	23.6	22.1	15.5	40.4
(청력검사실외 ②)[5]	45.3	42.7	42.0	39.8	38.5	37.4	32.5	51.0
	46.4	48.3	45.5	44.8	42.4	40.6	35.6	56.5

1) ANSI S3.1-1999. Octave Bands, dB
2) ANSI S3.1-1960(R 1971). Octave Bands, dB
3) 청력검사실(booth) 안
4) 청력검사실(booth) 바깥
5) 사무실(lobby)
* 배경소음 측정은 Bruel Kjaer사의 Modular precision sound analyzer Type 2260으로 1/3 옥타브밴드 각 주파수별 -0.9 79.1dB 범위로 측정

4

...

청력검사기의 음향보정

가. 청력검사기의 보정과 기준

청력검사의 정확성과 신뢰성을 확보하기 위해 청력검사기의 안정성과 정밀성의 보장이 필요하다. 청력검사기의 기능은 시간에 따라 변화할 수 있으며, 종종 청력검사기의 다이얼은 잘 작동하지만 1,500Hz 미만의 음이 제공되지 않거나 25dB 아래의 음이 출력되지 않는다든지 이상이 있는 경우가 있어 새로 구입한 것이거나 오랫동안 사용한 것이거나 간에 보정점검을 하여야 한다. 청력검사기의 보정점검은 왜곡되거나 원하지 않는 소음의 간섭 없이 특정 강도수준과 주파수의 음이 이어폰이나 스피커 또는 골진동자를 통해 잘 전달되는지를 확인하는 과정이다.

미국 산업안전보건청(OSHA)은 청력보존 프로그램에서 청력검사기의 보정과 관련하여 기능보정, 음향보정 및 정밀보정을 구분하여 다음과 같이 제안하고 있다(OSHA, 1996). 첫째, 청력검사기의 사용 전 매일 신호음의 강도와 주파수 등의 기능을 점검하는 기능점검, 그리고 정상 청력을 갖고 있으며 정확한 역치를 알고 있는 청각검사자가 정밀소음계와 같은 특수 장비가 없이 역치 전이를 관찰하는 생물학적 보정방법(biological check)이 있다. 둘째, 매년 주기적으로 이루어지는 전기음향학적 방법으로 출력 음압 점검과 직선성 검사 및 신호음의 주파수 등 물리적 측정을 하는 음향보정(acoustic calibration)이 있다. 셋째, 정밀보정(exhaustive calibration) 점검으로서 청력검사기의 모든 기능을 체계화하여 점검 교정하는 방법이 있다.

생물학적 보정은 청력역치 수준이 안정된 사람의 역치를 기준으로 좌우 귀에서 1,000, 4,000Hz의 순음에 대한 역치 변화를 관찰하여 검사 대상자의 역치와 검사기의 측정된 역치의 차이가 10dB 이상을 보이는 경우 음향보정을 실시하도록 하고 있다. 음향보정은 출력음압 점검과 직선성 검사를 하며 출력음압이 기준 음압보다 500Hz에서 3,000Hz까지 3dB, 4,000Hz에서 4dB, 6,000Hz에서 5dB이 크거나 또는 작을 때 정밀보정을 권고하고 있으며, 어느 한 주파수라도 10dB 이상의 편차를 보이는 경우에는 정밀보정을 요구하고 있다. 미국 산업안전보건청은 음향보정 점검은 적어도 1년마다 그리고 정밀보정 점검에 대해서는 2년마다 한 번 보정 점검을 요구하고 있으며(OSHA, 1996), 미국 산업안전보건연구원(NIOSH)은 청력검사기의 정밀보정을 1년에 한 번 이상 수행토록 권고하고 있다(NIOSH, 1998). 보정을 위한 기준치는 미국표준협회와 국제표준기구가 제공하는 표준치에 적합해야 한다. 점검해야 할 항목에는 주파수점검(frequency check), 신호강도점검(linearity check), 왜곡점검(distortion check), 음의 지속시간(rise-fall time) 등 많지만 특히 세 가지 항목(주파수, 강도 및 시간)은 반드시 점검되어야 한다.

이러한 순음청력검사의 결과는 기계의 정확성, 즉 음향보정 상태, 검사실 환경, 검사자가 사용하는 청력검사방법, 그리고 피검 근로자의 협조 등이 검사의 정확도와 신뢰도에 영향을 미치는 것으로 알려져 있다. 검사 외적 요인으로서 청력검사실 환경과 검사기의 음향보정과 관련된 국제적인 기준이 설정되어 제·개정되어 오고 있다. 청력검사기의 기도전도 보정에 관한 내용은 International Electrotechnical Commission(IEC) 318(IEC, 1970)과 IEC 711(IEC, 1981), 골도전도는 IEC 373(IEC, 1990)에 의해 기준이 마련되었다. 미국은 1969년에 청력검사기 내역 기준이 마련된 후, 1989년과 1996년에 개정(ANSI S3.6-1996)되었다. ANSI S3.6-1996에서 ISO 389-1(ISO, 1994)의 순음청력검사기의 헤드폰에 의한 기도청력(supra-aural earphone)의 표준을 명확히 하였다.

우리나라는 순음청력검사와 관련한 검사자, 청력검사기, 검사기의 음향보정, 검사실 환경, 검사방법에 대해서는 안전보건공단의 순음청력검사지침(KOSHA CODE H-56-2023)에 제시되어 청력정도관리에 적용하고 있다.

또한, 산업재해보상보험법 시행령 별표 3의 '업무상 질병에 대한 구체적인 인정기준' 중 소음성 난청의 측정방법에 ISO 기준으로 보정된 순음청력계기를 사용하여 청력검사를 하여야 한다고 규정하고 있으며, 국가표준기본법의 국가교정업무와 관련한 국가교정기관 지정제도 운영세칙의 '측정기의 교정대상과 주기' 중 음향 분야에 청력계(Audiometers)와 지시소음계(Sound level meters)가 포함되어 있다.

나. 청력검사기의 음향보정

청력계기에서 0dB은 정상 청년 연령층의 최소가청역치(minimum hearing threshold)의 평균치로서 책정된 것인데, 이에 대한 기준이 각 나라마다 달랐으나 현재는 1964년 국제표준기구나 1969년 미국표준연구원에서 정한 표준치를 사용하고 있다. 0dB의 크기를 정하는 데는 두 가지가 있는데, 하나는 물리적 0dB 값으로 0.0002dyne/cm²에 해당하는 음압의 크기를 0dB(SPL)로 정했고, 다른 하나는 임상적 0dB 값으로 잘 훈련된 사람이 겨우 들을 수 있는 정도의 음 크기로 0dB(HL)을 정했다. 청력검사기의 0dB 값은 이 임상적 0dB이다. 이 표준화된 audiometric zero의 값들을 reference equivalent threshold

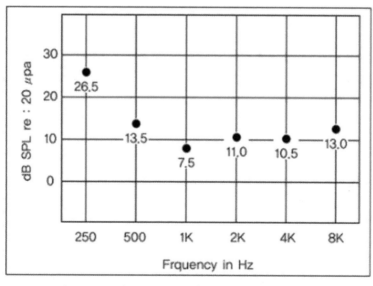

그림 94. 0dB HL(audiometric zero)에 해당하는 물리적 음압(SPL)

sound pressure levels(RETSPL)라고 한다. 20대 정상 청력 성인 남녀의 평균역치, Audiometric zero로서 RETSPL(reference equivalent threshold)(ANSI, 1996)의 각 주파수별 값은 그림 94와 같다.

그림 95는 Audiometric zero의 dB SPL에서 dB HL로의 변환을 보여주는 것으로, 그림 94의 각 주파수별 값(dB SPL)을 각 주파수별 0dB HL로 표준화한 것이다. 그림 96은 정상 청력(○)과 고음역 청력손실(▲)을 보이는 경우 이를 실제적으로 dB SPL 값으로 표시한 것(그림 96의 좌측 그림)과 dB HL로 표시한 청각도(그림 96의 우측 그림)로 비교할 수 있다.

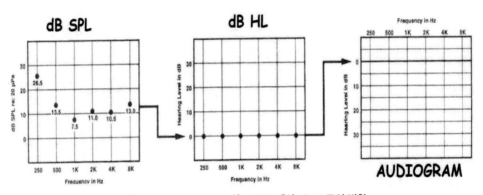
그림 95. Audiometric zero의 dB SPL에서 dB HL로의 변환

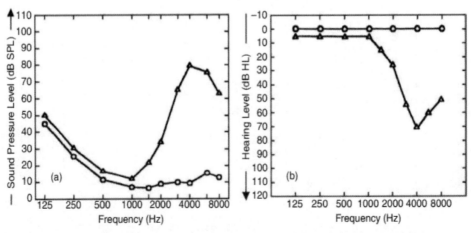
그림 96. 정상 청력(○)과 고음역 청력손실(▲)의 dB SPL(좌측)과 dB HL(우측)로 표시한 청각도

표 50은 청력검사기의 다양한 출력장치(transducers)(그림 45)에 따른 각 주파수별 0dB HL에 해당하는 출력음압(dB SPL)을 제시한 것이다.

표 51은 청력검사기의 음향보정 점검 시 TDH 39형의 이어폰을 사용할 경우 1,000Hz에서 70dB HL의 음원을 발생시킬 때 77.0±3dB SPL의 값이 측정되어야 함을 보여주

표 50. 순음청력검사 방법(도구)에 따른 각 주파수별 0dB HL에 해당하는 기준값(dB SPL)(ANSI S3.6-1996)

Frequency	Supra-aural Earphone[a]		Insert Earphone[b]	Loudspeaker(sound-field)				Bone Vibrator[d]
	TDH 39	TDH 49/50		Bin 0[c]	Mon 0[c]	Mon 45[c]	Mon 90[c]	
125	45.0	47.5	26.0	22.0	24.0	23.5	23.0	
250	25.5	26.5	14.0	11.0	13.0	12.0	11.0	67.0
500	11.5	13.5	5.5	4.0	6.0	3.0	1.5	58.0
750	8.0	8.5	2.0	2.0	4.0	0.5	-1.0	48.5
1000	7.0	7.5	0.0	2.0	4.0	0.0	-1.5	42.5
1500	6.5	7.5	2.0	0.5	2.5	-1.0	-2.5	36.5
2000	9.0	11.0	3.0	-1.5	0.5	-2.5	-1.5	31.0
3000	10.0	9.5	3.5	-6.0	-4.0	-9.0	-6.5	30.0
4000	9.5	10.5	5.5	-6.5	-4.5	-8.5	-4.0	35.5
6000	15.5	13.5	2.0	2.5	4.5	-3.0	-5.0	40.0
8000	13.0	13.0	0.0	11.5	13.5	8.0	5.5	
Speech	19.5	20.2	12.5	14.5	16.5	12.5	11.0	55.0

[a]in dB re: 20 μPa using NBS 9A coupler specified in ANSI S3.7-1995
[b]in dB re: 20 μPa for Etymotic ER-3A or EARtone 3A using HA-2 coupler with rigid tube specified in ANSI S3.7-1995
[c]in dB re: 20 μPa at least 1 m from loudspeaker at measurement reference point
[d]in dB re: 1 μN, mastoid placement of Radioear B-71 using a mechanical coupler specified in ANSI S3.13-1987(R 1993)

표 51. 이어폰 종류에 따른 음압

단위: dB SPL

중심주파수(Hz)	250	500	1000	2000	3000	4000	6000
TDH49&50	96.5	83.5	77.5	81.0	79.5	80.5	83.5
TDH39	95.5	81.5	77.0	79.0	80.0	79.5	85.5
허용편차	±3	±3	±3	±3	±4	±5	±5

* Calibration level 70dB HL

고 있다.

순음청력검사 기도검사와 골도검사의 0dB HL의 reference threshold level이 차이가 많이 나는 이유는, 기도 순음청력검사를 위해 외이도를 통해 들어온 소리는 중이에서 주파수별 약 20~40dB의 증폭효과가 나타나는데 골도 순음청력검사의 골진동자를 통해 바로 와우에 전달되는 경우 이 중이에서 증폭되는 값을 기도 순음상의 0dB HL에 해당하는 값에 더해 골도 순음의 0dB HL 기준값으로 설정하였기 때문이다. 따라서 청각로상의 어디에 병변이 있다 하더라도 기도 청력역치는 골도 청력역치보다 같거나 크게 나오며, 이 차이는 외이와 중이 영역의 병변으로 인한 역치손실에 기인한다고 볼 수 있다. 또한 기도와 골도의 각 주파수별 reference threshold level의 차이 때문에 청력검사기의 청력역치(dB HL)로서의 최대측정강도가 다르다(표 52).

표 52. 순음청력검사기의 주파수별 최대 측정치(ANSI S3.6-1996)

	Hearing Levels(dB HL)*						
	Type 1†		Type 2		Type 3		Type 4†
Frequency(Hz)	Air	Bone	Air	Bone	Air	Bone	Air
125	70	-	60	-	-	-	-
250	90	45	80	45	70	35	-
500	120	60	110	60	100	50	70
750	120	60	-	-	-	-	-
1000	120	70	110	70	100	60	70
1500	120	70	110	70	-	-	-
2000	120	70	110	70	100	60	70
3000	120	70	110	70	100	60	70
4000	120	60	110	60	100	50	70
6000	110	50	100	-	90	-	70
8000	100	-	90	-	80	-	-

* Maximum HL shall be ≥ tabled value; minimum HL shall be ≤−10dB for types 1 to 4; no minimum or maximum HL for type 5

‡ Maximum HL shall be extended to 90dB HL for type 4 if used for hearing conservation purposes

† Maximum HL may be 10dB less than tabled values for type 1 using circumaural or insert earphones

NOTE: Maximum HL for type HF shall be ≥90dB HL from 8000 to 11,200Hz and 50dB HL from 12,000 to 16,000Hz; minimum HL shall be −20dB HL at all frequencies above 8000Hz

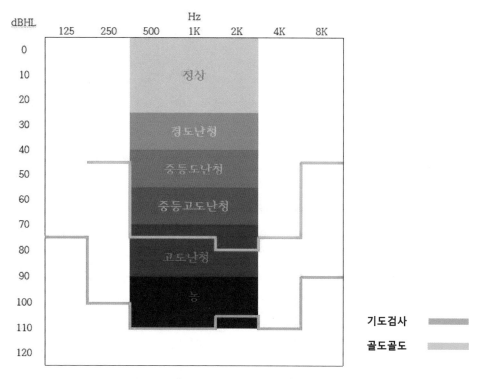

그림 97. 기도/골도검사의 최대 측정강도(GSI61, TDH 50P)

그림 97은 GSI61, TDH 50P 오디오메타의 청력 측정범위를 도식화한 것으로 기도 검사에서 125Hz는 -10~75dB HL, 250Hz는 -10~100dB HL, 500Hz에서 1,000Hz가 -10~110dB HL, 2,000Hz는 -10~105dB HL, 4,000Hz는 -10~110dB HL, 8,000Hz 는 -10~90dB HL이며, 골도검사에서 250Hz는 -10~45dB HL, 500에서 1,000Hz까지 는 -10~75dB HL, 2,000Hz는 -10~80dB HL, 4,000Hz는 -10~75dB HL, 8,000Hz는 -10~45dB HL이다.

다. 청력검사기의 기능점검

청력검사기의 기능점검을 통해 청력검사기를 매일 또는 사용하기 전에 일상적으로 간 략하게 장비의 성능을 확인한다. 청력검사기의 일일 점검표(daily calibration checklist)로 다음

10가지 항목을 제시하고 있다(표 53).

(1) 이어폰 코드(Earphone cords): 2,000Hz 순음을 50dB HL에서 점검. 코드의 연결 부근을 흔들면서 지직거리는 소리 또는 끊어지는 소리가 없는지 확인한다.

(2) 강도(Output levels): 각 주파수에서 30dB HL로 두 이어폰의 강도가 동일함을 확인한다.

(3) 주파수(Frequencies): 60dB HL에서 250부터 8,000Hz까지 주파수를 변화시킬 때 일정한 변화량을 확인한다.

(4) 강도변화(Attenuator): 2,000Hz에서 0~90dB HL까지 강도를 증가시킬 때, 지직거리는 소리 또는 갑작스러운 증가가 없는지 확인한다.

(5) Interruptor 스위치: 2,000Hz 60dB HL에서 스위치를 켜고 끌 때 부드럽고 지직거리는 소리가 없는지 확인한다.

(6) 어음 회로(Speech Circuit): 마이크를 통해 50dB HL에서 VU meter를 0으로 맞추고 말할 때 청취자가 이어폰의 음질 이상 유무를 확인한다.

(7) 스피커 강도(Speaker Output): 마이크를 통해 50dB HL에서 VU meter를 0으로 맞추고 말할 때 청취자가 스피커의 음질 이상 유무를 확인한다.

(8) 골 진동체(Bone Oscillator): 2,000Hz 순음 50dB HL에서 음질 이상 유무를 확인한다.

(9) 청력역치 수준이 안정된 사람의 역치 수준을 기준으로 하여 좌우 귀에서 1,000Hz 순음에 대한 역치전이를 관찰한다(10dB 이내).

(10) 청력역치 수준이 안정된 사람의 역치 수준을 기준으로 하여 좌우 귀에서 4,000Hz 순음에 대한 역치전이를 관찰한다(10dB 이내).

생물학적 일일보정 점검은 청력역치 수준이 안정된 사람의 역치를 기준으로 좌우 귀에서 1,000, 4,000Hz의 순음에 대한 역치변화를 관찰하여 검사 대상자의 역치와 검사기의 측정된 역치의 차이가 10dB 이상을 보이는 경우 음향보정을 실시하도록 하고 있다.

표 53. 청력검사기기 일일기능 점검표(Daily Calibration Checklist)

◎ 청력검사기기명: _____ S/N
◎ 점검일시: _____ 년 _____ 월

번호	항목	점검방법	1	2	3	...	29	30	31
1	이어폰 코드 (Earphone cords)	2,000Hz 순음을 50dB HL에서 점검. Cord의 연결 부근을 흔들면서 지직거리는 소리 또는 끊어지는 소리가 없는지 확인							
2	강도 (Out levels)	각 주파수에서 30dB HL로 두 이어폰이 강도가 동일함을 확인							
3	주파수 (Frequencies)	60dB HL에서 250부터 8,000Hz까지 주파수를 변화시킬 때 일정한 변화량을 확인							
4	강도변화 (Attenuator)	2,000Hz에서 0부터 90dB HL까지 강도를 증가시킬 때 지직거리는 소리 또는잡잡스러운 증가가 있는지 확인							
5	Interruptor 스위치	2,000Hz 60dB HL에서 스위치를 켜고 끌 때 부드럽고 지직거리는 소리가 없는지 확인							
6	어음 회로 (Speech circuit)	마이크를 통해 50dB HL에서 VU meter를 0으로 맞추고 말할 때 청취자가 이어폰의 음질 이상 유무를 확인							
7	스피커 강도 (Speaker Output)	마이크를 통해 50dB HL에서 VU meter를 0으로 맞추고 말할 때 청취자가 스피커의 음질 이상 유무를 확인							
8	골 진동체 (Bone Oscillator)	2,000Hz 순음 50dB HL에서 음질 이상 유무를 확인							
9	청력역치 수준이 안정된 사람의 역치 수준을 기준으로 하여 좌/우 귀에서 1,000Hz, 4,000Hz의 순음에 대한 역치 전이	1,000Hz — 오른쪽 귀 / 왼쪽 귀							
10	편차(10dB 이내)	4,000Hz — 오른쪽 귀 / 왼쪽 귀							
11	서명 (Sign)								

라. 우리나라 청력검사기의 음향보정 상태[7]

우리나라 특수건강진단기관의 청력검사기의 보정 여부에 대한 김현욱 등(1994)의 연구를 보면, 전혀 하지 않는 경우가 29.6%였고 보정하는 경우에도 70% 정도가 보정방법이 무엇인지 모르고 있었다. 보정을 하는 경우에 있어서는 지시소음기로 맞추어 보거나 대학병원의 이비인후과와 비교하는 경우가 10% 있었으며, 보정기계를 사용하거나 자가진단하는 경우가 22.2%로 대부분의 기관에서 보정방법이 매우 허술함을 보였다. 즉, 음향보정(acoustic calibration)을 통한 정확한 음압점검은 거의 이루어지지 않고 있다고 볼 수 있다.

이와 같은 소음 특수건강진단에서의 청력검사자, 청력검사기, 청력검사실, 청력검사방법 및 평가의 문제점과 관련한 청력검사의 정확성과 신뢰성에 의문이 제기되어, 1996년부터 한국산업안전공단 산업안전보건연구원에서 특수건강진단기관에 대한 청력정도관리를 실시하고 있다. 정도관리는 초기에 청력검사자에 대한 교육 위주로 실시하여 오다 1999년부터 자료평가와 더불어 방문평가가 도입되었다. 현재 특수건강진단기관에 대해 방문평가를 실시하여 청력검사기의 음향보정 상태와 청력검사실의 배경소음에 대한 평가를 수행하고 있다.

특수건강진단 순음청력검사의 정확도에 일차적으로 영향을 미치는 청력검사기의 출력 음압을 측정하고, 기기의 출력 신호와 기준 음압과의 차이를 비교하여, 청력검사기의 정확성과 주기적인 음향보정 점검 여부에 따른 적정성을 파악하였다.

우리나라에서 청력검사기의 음향보정은 아직 체계적으로 이루어지지 못하고 있다. 전체적으로 조사 결과처럼 청력역치의 결정에 직결되는 좌·우 헤드폰의 출력 음압이 옥타브밴드 주파수별로 대략 10~20%의 청력검사기에서 허용편차의 범위를 벗어나고 있었으며, 좌·우 각각 25% 이상의 계기가 어느 한 주파수에서라도 허용편차 범위를 벗어나고 있었다. 허용편차의 범위는 주파수별로 3~5dB인데, 일반적으로 순음청력검사기의 청력역치 측정 시 5dB 단위로 측정하기 때문에 출력 음압의 음향보정 기준값과 차이가 이 범위를 벗어난다 함은 결과적으로 피검자의 참 역치와 5~10dB HL의 역치 차이를 야기한다고 볼 수 있기 때문에 중요한 의미를 갖는다.

---

7   본 내용은 「특수건강진단기관 청력검사기의 음향보정」(대한산업의학회지, 2004, 16(4): 381-390)에서 발췌함.

표 54. 순음 청력검사기의 음향보정을 위한 참고치와 측정치의 절대 차이값

단위: dB

Octave Band Interrval	No.	좌측			우측		
		평균	표준편차	최댓값	평균	표준편차	최댓값
125	162	2.0	3.3	17.5	1.9	3.1	18.3
250	197	1.9	2.9	24.4	2.1	3.2	24.1
500	204	1.6	2.6	23.9	1.7	2.5	23.7
1000	211	1.6	2.8	25.4	1.7	2.7	24.1
2000	211	1.8	2.5	19.2	1.8	2.4	16.9
4000	211	1.8	2.2	14.0	1.8	2.3	13.7
8000	204	2.7	3.5	27.4	2.6	2.8	25.4

음향보정을 위한 참고치와 측정치 차이의 최댓값은 옥타브밴드 주파수별로 20dB 내외를 보이고 있어 청력역치 측정과 청력평가에서 심각한 왜곡을 야기할 수 있다. 물론 이와 같은 청력검사기는 표 54처럼 예외적이며 모든 주파수에서 이와 같은 결과를 보이지 않으나(그림 98), 10dB 이상의 차이가 있어 정밀보정 및 교정을 요하는 기기도 좌·우측 각각 7.6%이었다(표 55). 그러나 표준 출력 음압의 기준치와의 차이는 청력검사기 개별적으로 다양한 여러 차이를 보이지만 옥타브밴드 주파수별로 대략 평균±1(표준편차 3) 이내로 전체적으로 어느 한쪽으로 편향되지 않게 분포하고 있었다. 좌·우측 헤드폰 양측 간의 출력 음압의 차이가 어느 한 주파수에서라도 5dB 이상 차이 값을 보이는 청력검사기도 9.0%로 순음청력검사기의 음향보정에서의 문제가 심각함을 알 수 있다. 이는 좌·우측의 청력역치 측정에서 일측 귀의 청력을 과대 또는 과소평가함으로써 역치 비대칭의 문제를 야기할 수 있다.

이와 같이 현재 특수건강진단기관에서 소음 특수건강진단에 사용되는 순음 청력검사기의 청력역치 측정의 적정 여부는 물론이고 현실적으로 주기적인 보정 점검도 이루어지지 못하고 있으며, 또 현행법 제도하에서 청력검사기의 기술표준과 공인된 교정기관이 없기 때문에 형식적이라 할 수밖에 없다. 물론 일부에서 청력검사기를 구입한 제조업체로부터 음향보정의 점검과 그에 따른 교정이 이루어지고 있었고, 이를 주기적으로 수행한 기관의 청력검사기 음향보정의 적정성이 더 좋게 유지되고 있었다. 즉, 매년 1회 이상 청력검사기에 대해 음향보정 상태의 적정성을 점검한 기기가 그렇지 않은 기기와 비교

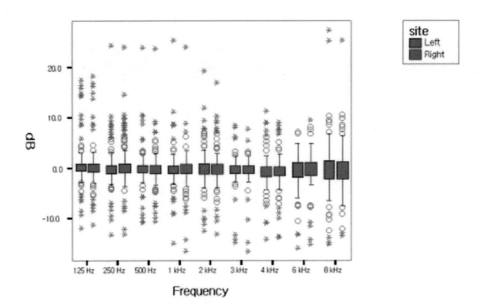

그림 98. 우리나라 순음청력검사기의 음향보정에서 기준값과의 차이

표 55. 우리나라 기도 순음청력검사기의 0dB HL의 기준값과의 차이

frequency(%)

Octave Band Interval	No	Permitted Deviation, dB	Left Earphone		Right Earphone	
			≥permitted deviation	≥10dB difference*	≥permitted deviation	≥10dB difference*
125	162	± 5	17(10.5)	7(4.3)	16(9.9)	6(3.7)
250	197	± 3	35(17.8)	4(2.0)	38(19.3)	6(3.0)
500	204	± 3	21(10.3)	5(2.5)	30(14.7)	2(1.0)
1000	211	± 3	25(11.8)	4(1.9)	23(10.9)	3(1.4)
2000	211	± 3	31(14.7)	5(2.4)	29(13.7)	4(1.9)
4000	211	± 4	15(7.1)	5(2.4)	17(8.1)	4(1.9)
8000	204	± 5	20(9.8)	8(3.9)	23(11.3)	5(2.5)
Overall Octaves#	211		56(26.5)	16(7.6)	54(25.6)	16(7.6)

* indicate a deviation of 10dB or more between the audiometer's dial setting and its output

greater than permitted deviation or 10dB at any frequency

할 때, 좌측 헤드폰 각각의 음향보정 차이는 옥타브밴드 주파수별로 125Hz에서 1.20dB, 2.67dB, 250Hz에서 1.25dB, 2.52dB, 500Hz에서 0.97dB, 2.13dB, 1,000Hz에서 0.94dB,

2.23dB, 2,000Hz에서 1.12dB, 2.35dB, 4,000Hz에서 1.28dB, 2.26dB로 나타나 음향보정을 주기적으로 점검한 기기에서 음향보정값과의 차이가 통계적으로 유의하게 더 작게 나타났다. 출력 음압이 허용편차 범위외 값을 갖는 청력검사기 또한 좌측 헤드폰 125Hz에서 3개, 14개, 250Hz에서 8개, 27개, 500Hz에서 3개, 18개, 1,000Hz에서 3개, 22개, 2,000Hz에서 5개, 26개, 4,000Hz에서 1개, 14개, 8,000Hz에서 4개, 16개로 음향보정 상태의 적정성을 주기적으로 점검한 기기에서 통계적으로 유의하게 더 적었다. 우측 헤드폰의 음향보정 차이의 결과도 좌측과 비슷하였다(김규상 등, 2004).

마. 청력검사기 음향보정의 의의

청력검사에서 필수적인 사항은 측정 결과를 평가하는 중요한 속성으로 정확도와 신뢰도를 갖는 것이다. 정확도는 측정한 값이 실제치 또는 실제 진단과 얼마나 일치하는냐 하는 것이며, 신뢰도는 한 실험자 또는 여러 실험자가 동일한 검사방법을 여러 번 반복하여 동일한 실험을 계속하였을 경우 그 결과가 어느 정도 일치하는가 하는 정도를 말하는 것으로서 반복성이라고도 하며 실제 검사 및 실험에서 나타나는 실험적인 차이로써 그 정도를 측정한다.

청력정도관리를 통해 청력검사기의 음향보정 상태를 ANSI S3.6의 방법에 따라 점검한 결과 각 주파수별로 많은 경우에서 허용범위 외의 편차를 보였으며, 심지어 40dB SPL 정도의 차이를 보이는 경우도 있었다. 청력검사기의 부정확한 음향보정 상태는 순음청력검사 시에 그 차이만큼 역치 측정 결과에 곧바로 영향을 미치기 때문에, 특히 청력역치 결정의 정확성에 있어서 중요한 요인이라고 볼 수 있다.

김규상 등(2000)은 실험을 통해 음향보정 차이 값이 실제 청력검사의 신뢰도 및 정확도 지표와 높은 상관성을 갖고 있으며, 또한 청력검사 결과 역치에 유의하게 영향을 미침을 보고하고 있다. 즉, 청력검사기의 음향보정 점검 결과 허용편차 범위 내에 있는 기기를 가지고 검사한 기관에서는 피검자의 청력역치가 높은 신뢰도와 정확도를 보였다. 청력검사에서 정확하게 피검자의 청력역치를 구하는데, 청력검사자, 청력검사실 환경, 청력검사기기, 피검자 요인 중 청력검사실 환경과 피검자 요인을 제어한 상태에서 청력검사기의 음향보정의 정확성이 청력검사자 요인보다 청력검사 결과의 정확도에 더 중요한 요인으로 작용한다. 따라서 특수건강진단기관이 순음청력검사 시에 사용하는 청력검사기의 음향보정의 적합성은 가장 우선적으로 확보되어야 하는 문제라고 볼 수 있다.

청력검사기 음향보정의 적정성은 청력검사실의 검사실 배경소음, 검사자의 검사방법, 검사 시각 및 피검자 요인 등의 순음청력검사 결과에 영향을 미치는 요인을 잘 통제하였더라도 청력역치 결정에 그대로 반영되어 난청 장애의 진단, 평가와 보상 결정 및 이후의 추적관리를 크게 왜곡하게 된다. 따라서 소음 특수건강진단에서의 순음청력검사만이 아니라, 근로자 일반건강진단 및 종합건강진단 등에서도 청력검사의 정확성을 확보하기 위해 보유한 청력검사기의 일일보정과 주기적인 음향보정 점검을 수행하여야 한다. 여러 대의 청력검사기를 보유한 경우에는 생물학적 보정방법을 이용한 상호 비교를 통해 그 차이를 쉽게 알 수 있다. 특히 노후화한 기기나 헤드폰을 사용하는 경우에는 이와 같은 방법으로 쉽게 문제점을 찾아낼 수 있다. 그리고 그에 따른 출력 음압 차이를 즉각적으로 교정하거나 또는 기기와 헤드폰를 교체하여야 한다. 물론 청력검사기의 정확한 음향보정을 위해서는 현재의 청력정도관리와 한국산업안전공단의 순음청력검사지침만이 아닌 실제적인 우리나라의 청력검사기 기술표준과 청력검사기의 공인된 교정기관의 설립이 요구된다.

AUDIOMETER CALIBRATION CERTIFICATION

COMPANY ○○명월
SIGNED _____
DATE _____
FOR _____

☐ New Instrument
☐ Annual Calibration
☐ Quarterly Calibration

한국산업안전공단
산업안전보건연구원
인천광역시부평구구산동34-6
Telephone : 032-510-0827,921
Fax : 032-518-0982

AUDIOMETER
MODEL NO. RION AA70 SERIAL NO. _____
MANUFACTURER _____
EARPHONE TYPE AD-02
LEFT PHONE SER. #
RIGHT PHONE SER. #

SOUND LEVEL METER
MODEL NO. _____ SERIAL NO. _____
MANUFACTURER _____

MICROPHONE
MODEL NO. _____ SERIAL NO. _____
MANUFACTURER _____

AUDIOMETER CALIBRATOR
MODEL NO. _____ SERIAL NO. _____
MANUFACTURER _____

MICROHPHONE
MODEL NO. _____ SERIAL NO. _____
MANUFACTURER _____

CALIBRATION REFERENCE
MODEL NO. _____ SERIAL NO. _____
MANUFACTURER _____

ARTIFICIAL MASTOID
MODEL NO. _____ SERIAL NO. _____
MANUFACTURER _____

BONE CALIBRATION

MODEL NO. _____ SERIAL NO. _____
★BONE CALIBRATION ERROR IN dB

FREQ(Hz)	HL
250	20
500	40
750	40
1000	40
1500	40
2000	40
3000	40
4000	40
6000	40
Speech	40

CALIBRATION LEVEL 70dB HL
EXCEPT 125 Hz LEVEL 60dB HL

ANSI/ISO TDH 49&50	ANSI/ISO TDH 39	CENTER FREQ.	ANSI/ISO LIMITS	PERMITTED DEVIATION	MEASURED CHAN 1	MEASURED CHAN 2	PURETONE TDH 39P LEFT	PURETONE TDH 39P RIGHT	NARROW BAND MASKING LEFT	RIGHT	LEFT	RIGHT	LEFT	RIGHT
107.5	105.5	125	121-128	±5dB			89.6	88.7						
96.5	95.5	250	242-257	±3dB			88.4	85.5						
83.5	81.5	500	485-515	±3dB			81.0	82.9						
78.5	78.0	750	728-772	±3dB										
77.5	77.0	1000	970-1030	±3dB			74.2	74.7						
77.5	76.5	1500	1455-1545	±3dB										
81.0	79.0	2000	1940-2060	±3dB			75.5	74.9						
79.5	80.0	3000	2910-3090	±4dB			79.9	78.8						
80.5	79.5	4000	3880-4120	±5dB			77.7	76.9						
83.5	85.5	6000	5820-6180	±5dB			96.1	97.0						
83.0	83.0	8000	7760-8240	±5dB			97.7	95.9						
		12000	11640-12360	±5dB			부적합	부적합						

5

...

청력검사실 환경과 청력검사기의 개선

특수건강진단기관에 대한 정도관리를 통해 청력검사실의 배경소음과 청력검사기의 음향보정은 많은 개선이 이루어졌다.

2000~2003년 기간의 특수건강진단기관의 청력검사실의 환경(최대배경소음수준)과 청력검사기의 음향보정 점검을 위한 초기 방문평가와 2004~2006년 기간의 2차 및 2007년 이후 현재까지의 3차 청력정도관리 평가의 비교를 통해 청력검사 환경은 획기적으로 개선되었음을 확인할 수 있었다(김규상 등, 2009).

1차, 2차와 3차 방문 평가에서의 최대허용배경소음기준을 초과한 청력검사실의 수를 비교하면 250Hz에서 1kHz 및 어느 한 주파수에서라도 기준을 초과하는 청력검사실의 수가 유의하게 차이가 있으며 점차적으로 기준을 초과하는 검사실이 감소하여 청력검사실의 배경소음 수준이 개선되고 있음을 보여주고 있었다. 1/2/3차 모두 청력검사실 내의 배경소음 평가에서 2kHz 이상 대역 주파수에서는 최대허용배경소음 기준값 이하였다. 청력검사실의 외부 배경소음 수준은 오히려 높게 나타나는데, 청력검사실 내부의 배경소음 수준은 8kHz를 제외한 모든 주파수역에서 통계적으로 유의하게 3~5dB 내외로 개선되고 있음을 보여주고 있다. 또한 동일 기관의 청력검사실 1차의 전체 A 특성 평균음압이 28.4dB A, 2차에서는 25.9dB A로 2.5dB의 통계적으로 유의한 대응 차를 보여 개선되고 있었다(그림 99, 100).

1차 평가에서 음향보정 차이의 허용편차 범위외 값을 갖는 청력검사기는 적게는 좌

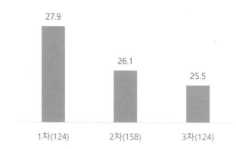

그림 99. 청력검사실의 평균 배경소음의 변화
(단위: dB(A))

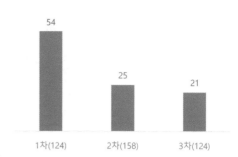

그림 100. 어느 한 주파수에서라도 ANSI S3.1-1999
의 허용기준치를 초과하는 청력검사실 수

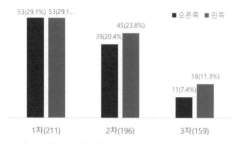

그림 101. 한 주파수라도 ANSI S3.6 음향보정
기준을 초과하는 검사기 수

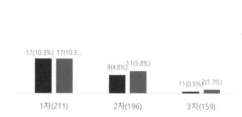

그림 102. ANSI S3.6의 음향보정 기준과 10dB
이상 차이가 나는 검사기 수

측 4,000Hz의 15개(7.1%), 많게는 우측 250Hz의 37개(18.8%)였다. 적어도 1개 주파수 이상에서 허용편차 범위를 벗어난 청력검사기는 우측 55개(29.1%), 좌측 53개(29.8%)였으며, 10dB 이상 차이가 있어 정밀보정 및 교정을 요하는 기기는 우측 17개(10.3%), 좌측 17개(10.4%)였다. 1차, 2차와 3차 방문 평가에서의 각 주파수별 또는 어느 한 주파수라도 음향보정의 허용편차 범위를 벗어나는 청력검사기의 수는 좌측의 500Hz와 1kHz를 제외하고는 통계적으로 유의하게 차이가 있으며, 점차적으로 청력검사기의 음향보정이 적정하게 개선되고 있음을 보여주고 있었다. 1/2/3차 평가에서의 음향보정상 10dB 이상 차이가 나 정밀보정을 요하는 기기는 좌·우측 각각 1차에서 17개(10.4%)/17개(10.3%), 2차 11개(5.8%)/9개(4.8%), 3차 2개(1.3%)/1개(0.7%)로 통계적으로 유의한 차이를 보였으며, 해당 기기 수는 점차적으로 줄어들어 개선되고 있음을 보여주고 있었다(그림 101, 102).

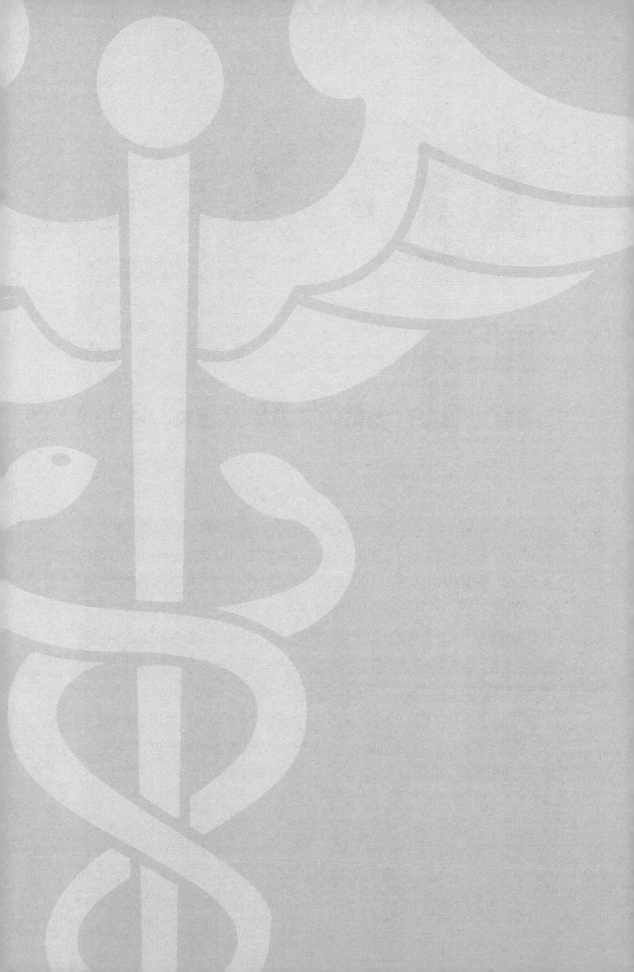

6장

청력보존 프로그램

산업장에서의 청력보존 프로그램(Hearing Conservation Program, HCP)은 작업장에서 과다한 소음에 노출되는 근로자들에게서 발생할 수 있는 소음성 난청을 예방하기 위하여 수행하는 프로그램이다. 1983년부터 미국 산업안전보건청(Occupational Safety and Health Administration, OSHA)은 일일 8시간 평균 90dB(A)을 넘을 때는 소음 제어를 실시하고, 85dB(A)을 넘을 때는 청력보존 프로그램 실시를 규정하고 있다(OSHA Hearing Conservation Amendment).

청력보존 프로그램은 소음 측정, 공학적 소음제어와 행정적 관리, 청력보호구 착용, 청력검사 및 의학적 판정, 보건교육 및 훈련, 기록보관 및 프로그램 효과 평가 등 7개의 구성요소로 되어 있다. 소음측정은 과노출되는 근로자와 과노출에 기여하는 기계, 즉 소음발생원을 알아내기 위해 필요하며, 공학적 대책은 장기간 소음 노출과 관련하여 가장 좋은 대책이라고 볼 수 있다. 소음 문제는 발생원, 경로, 수용자(근로자)와 같은 세 가지 요소에 의해 구분되며, 발생원을 조절하는 것이 가장 만족스러운 방법이다. 청력보호구 착용은 소음성 난청을 예방하는 또 다른 중요한 방법이다. 청력검사 자체는 실제적으로 근로자를 보호하지는 못하지만 청력보존 프로그램이 진행 중인지를 알려주는 유일한 방법이다. 근로자가 청력보존 프로그램을 제대로 교육받고 잘 이해한다면 이 프로그램의 성공률은 매우 클 것이다. 그리고 이 프로그램의 마지막 요소로서 기록보존을 들 수 있는데, 이것은 흥미로운 요소는 되지 못하지만 프로그램이 성공적인 기능을 하는 데 결정적이다.

이 프로그램이 성공적으로 수행되기 위하여 필요한 첫 번째 조건은 사업주의 협력을 얻는 데 있으며, 두 번째는 소음 노출 근로자의 지지를 얻는 데 있다. 또한 사업주, 산업보건의, 산업보건 간호사와 산업위생사를 포함하는 보건관리자 및 청력검사자, 직업환경의학과 전문의 등이 참여하는 팀의 유기적인 협조에 달려 있다. 다만 사업주가 지켜야 할 최소한의 기준으로서의 청력보존 프로그램만으로는 직업성 난청을 효율적으로 예방할 수 없다. 여기에는 부적절한 의사소통(청력보존 프로그램에 관여하는 사람들과 현장 근로자들 간), 청력보존 프로그램 상의 결정에 부적절한 또는 잘못된 정보의 적용, 보호구의 부적절한 선택과 보호구 사용자들의 훈련 실패, 청력보존 프로그램을 제공하는 제도에 대한 과신, 근로자들을 교육시키고 고무시킬 수 있는 청력검사 도구의 사용 실패, 청력보존 프로그램의 효율성을 조사하기 위한 청력검사 자료 사용의 실패 등의 오류가 있었다.

이하에서는 우리나라의 청력보존 프로그램과 OSHA의 청력보존법의 개요를 살피고, Julia Doswell Royster and Larry H. Royster가 저술한 "청력보존 프로그램의 성공을 위한 지침"을 참고로 청력보존 프로그램의 개발을 위한 원칙들을 나열하고, 이원철 등(1996)의 "산업보건관리자를 위한 소음성 난청 예방 지침서의 개발" 내용 중 개요를 한눈에 파악할 수 있는 도표를 제시하고자 한다.

1

...

우리나라의 청력보존 프로그램

우리나라는 노동부령 제273호 '산업보건기준에 관한 규칙' 제3편 보건기준 제4장의 소음 및 진동에 의한 건강장해의 예방에서 소음노출 평가, 노출기준 초과에 따른 공학적 대책, 청력보호구의 지급과 착용, 소음의 유해성과 예방에 관한 교육, 정기적 청력검사, 기록·관리 사항 등이 포함된 소음성 난청을 예방 관리하기 위한 종합적인 계획으로서 청력보존 프로그램 시행을 정하고 있다.

이러한 청력보존 프로그램의 도입 배경 및 필요성은 2001년 작업환경측정 사업장 (26,347개소) 중 소음측정 사업장이 98.7%(22,412개소)로 대부분 사업장 근로자가 소음에 노출되고 있음에도 불구하고 소음기준 초과율이 25.4%(5,702개소)로 작업환경관리가 제대로 이루어지지 않고 있으며(분진 초과율 4.0%, 유기용제 초과율 1.9% 등) 소음성 난청 유소견자가 또한 매년 증가 추세에 있어 소음성 난청 예방을 위한 추가적인 규제가 필요한 실정이었다.

이 규칙에서 '소음작업'은 1일 8시간 작업을 기준으로 85데시벨 이상의 소음이 발생하는 작업을 말하며, 강렬한 소음작업은 90데시벨 이상의 소음이 1일 8시간 이상 발생되는 작업, 95데시벨 이상의 소음이 1일 4시간 이상 발생되는 작업, 100데시벨 이상의 소음이 1일 2시간 이상 발생되는 작업, 105데시벨 이상의 소음이 1일 1시간 이상 발생되는 작업, 110데시벨 이상의 소음이 1일 30분 이상 발생되는 작업, 115데시벨 이상의 소음이 1일 15분 이상 발생되는 작업으로 규정하고 있고, 충격소음작업은 소음이 1초 이상의 간격으로 발생하는 작업으로서 120데시벨을 초과하는 소음이 1일 1만 회 이상 발생되는 작업,

130데시벨을 초과하는 소음이 1일 1천 회 이상 발생되는 작업, 140데시벨을 초과하는 소음이 1일 1백 회 이상 발생되는 작업으로 정하고 있다.

사업주는 강렬한 소음작업 또는 충격소음작업 장소에 대하여는 기계·기구 등의 대체, 시설의 밀폐·흡음 또는 격리 등 소음감소를 위한 조치를 하여야 하며(제513조), 소음작업·강렬한 소음작업 또는 충격소음 작업자에게 1) 해당 작업장소의 소음 수준, 2) 인체에 미치는 영향과 증상, 3) 보호구의 선정과 착용방법, 4) 그 밖에 소음으로 인한 건강장해 방지에 필요한 사항을 알려야 하며(제514조), 소음으로 인하여 건강장해자가 발생하였거나 발생할 우려가 있는 경우에는 소음성 난청 발생 원인조사, 청력손실감소 및 재발방지 대책 마련, 작업전환조치 등을 하여야 한다(제515조). 건강장해자는 산재보상보험법에 의한 업무상질병 인정자로, 우려가 있는 경우는 근로자 건강진단 결과 질병 유소견자(D_1)가 발생한 경우로 해석한다. 근로자에게 개인전용의 청력보호구를 지급·착용토록 하고, 근로자는 지급된 보호구를 사업주의 지시대로 착용하여야 한다(제516조). 소음 수준이 90dB을 초과한 사업장이나 소음으로 인하여 근로자에게 건강장해가 발생한 사업장은 청력보존 프로그램을 시행하여야 한다(제517조).

현재 청력보존 프로그램과 관련한 산업안전보건공단의 지침으로 청력보존 프로그램의 수립·시행 지침(KOSHA GUIDE, H-61-2012), 청력보존 프로그램의 시행을 위한 청력평가지침(KOSHA GUIDE, H-55-2012), 청력보존 프로그램의 효과 평가지침(KOSHA GUIDE, H-7-2012), 청력평가와 관련한 청력검사는 순음청력검사에 관한 지침(KOSHA GUIDE, H-56-2023)이 있다.

2
...

OSHA의 청력보존법

　미국의 청력보존 프로그램의 역사는 제2차 세계대전과 한국전쟁 및 베트남전쟁 시기를 거치며 공군에서부터 소음 위해성에 대한 규제와 (순음)청력검사가 도입되며 해군, 육군, 그리고 산업장 근로자에 대한 청력보존 프로그램으로 적용 확대되어 왔다(그림 103).

　미국 산업안전보건청(Occupational Safety and Health Administration, OSHA)의 청력보존 프로그램은 85dB(A) TWA 이상의 노출 근로자를 대상으로 하고 있으며 85dB(A) TWA 이

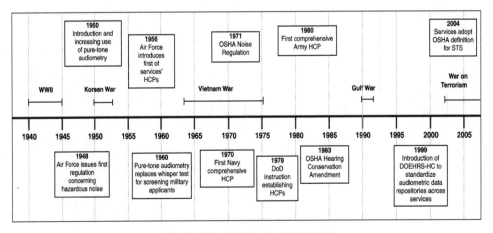

그림 103. 미국 청력보존 프로그램의 역사

상의 소음 노출 근로자는 1년에 1회 이상 소음 측정을 통해 노출평가를 하도록 하고 있다. 80~130dB(A) 사이의 지속음, 단속음 및 충격음의 노출 평가, 소음에 대한 지역 시료 측정 및 개인 시료 측정(소음 노출 정도의 변이가 큰 경우)과 평가 및 소음 노출 측정과 결과에 대한 근로자의 참여를 보장하고 있다. 청력검사는 85dB(A) 이상의 소음 노출 시 첫해 기준 청력역치와 매해 청력검사를 시행하고, 검사는 청각사 또는 의사 감독하에 훈련된 청력검사자가 시행토록 하고 있다. 검사는 배경음에 대한 1969 ANSI 기준을 충족하는 검사실에서 이루어져야 하며, 검사장비는 음향보정이 이루어져 있어야 한다. 유의한 청력역치의 변동이 있는 근로자에게는 결과가 고지되고 보호구의 착용과 전문가에게 의뢰 안내되어야 한다. 표준역치변동(standard threshold shift, STS)은 2,000, 3,000 및 4,000Hz의 기준 역치로부터 10dB 이상의 평균 역치의 변동을 말한다. 90dB(A) TWA 이상의 소음 노출 근로자 청력보호구 착용은 의무화되어 있으며, 사용주는 85dB(A) 이상 소음 노출 근로자에 대해 청력보호구 제공과 다양한 보호구의 선택 편의의 제공 의무를 갖는다. 85dB(A) 이상 소음 노출 근로자에 대해서는 연 1회 이상 교육 훈련을 하고, 소음 측정, 청력검사, 청력검사기의 보정 및 청력검사실의 배경음 수준에 대한 자료는 보관되어야 한다.

구체적으로 청력보존 프로그램을 위한 기록 내용을 보면, 소음노출 측정 보고서에는 사용된 장비의 목록, 장비의 보정 유무, 측정 위치, 소음 수준 측정 도표를 포함한다. 공학적/관리적 소음 관리 보고에 포함되어야 할 것으로는 공학적 소음 조사의 결과, 방음제소음 감소의 달성 및 정기적인 기계 유지와 관리 등이며, 매년 교육 프로그램의 보고에는 교육 내용, 교육자 및 참석한 근로자 명단이 포함되어야 한다. 청력보존 프로그램의 단계 중 청력보호구 기록에는 각 근로자의 최초 보호구 적합성 검토 날짜, 적합성을 검토한 보호구의 상표명과 크기(가능하면 각 개인의 귀에 맞도록), 보호구의 사용과 관리에 대한 훈련 시 근로자의 서명, 보호구 사용 조사를 위한 사업장 조사 시에 적절한 보호구 사용에 대한 사업주의 보고, 보호구의 적절성을 나타내는 청력보호구의 차음효과(Noise Reduction Rating, NRR) 계산을 포함한다. 근로자의 청력검사 기록에는 이름, 나이, 직업 분류, 청력역치, 청력검사 날짜와 청력 검사자의 이름, 청력검사기의 모델과 연번, 마지막 보정 날짜, 근로자 보상을 위한 판정을 포함한다. 청력검사와 관련하여 기술자의 자격증, 청력검사기의 생산, 유형, 번호, 청력검사기의 보정 기록, 청력검사기의 생물학적 보정 검토 기록, 청력검사실의 환경소음 수준을 기록하고, 청각도 검토와 후속검사는 전문가나 기술자에 의한 각 청각도의 검토, 청력검사자나 의사의 검토 자격, 검토자의 후속검사 처방, 사업주가 권장하는 후속검사를 기록한다.

3

...

청력보존 프로그램의 성공을 위한 지침

가. 청력보존 프로그램의 구축

청력보존 프로그램의 5단계는 소음측정, 공학적 또는 관리적 소음 조절, 교육, 청력보호구, 청력측정이다. 이러한 단계들은 서로 밀접하게 연관되어 있는데 특정한 생산공정 시설에 따라서 매우 다양하다. 그러한 효과적인 프로그램을 위해 각각의 단계들은 모두 필수적이다.

청력보존 프로그램의 개발을 위한 점검에는 '① 청력보존 프로그램 5단계의 원칙이 다 수행되었는가? ② 청력보존 프로그램 조직을 관장하는 핵심인물이 있는가? ③ 청력보호구를 실제 사용해서 효과가 있는가? ④ 청력보존 프로그램 조직 구성원들과 다른 모든 수준의 사람들 사이에 활발하게 의사 교환이 되고 있는가?'를 확인한다.

나. 청력보존 프로그램의 5단계

1) 소음측정

소음측정을 위한 점검에는 ① 모든 소음 노출 작업에 따른 노출기준이 결정되어 있어야 하고, ② 청력보존 프로그램 수행 구역 또는 보호구 사용이 필요한 지역 등의 소음 지도가 전시되어야 하고, ③ 청력보존 프로그램 조직 구성원들과 부서 감독관들이 소음 측정 결과 요약을 갖고 있는지, ④ 근로자들의 소음 노출 정도가 그들의 개인적 청력측정표에 기재되어 있는지, ⑤ 소음 측정 결과를 열람할 수 있는지를 확인한다.

소음 측정 결과는 ① 유해한 소음 수준이 존재하는 공장의 지역 설계, ② 청력보존 프로그램에 포함되어야 할 근로자들의 판별, ③ 청력보호구 정책 수립과 소음 조절 지역의 우선순위 결정 분류, ④ 소음 수준이 의사 교환과 위험 신호 감지와 관련한 관점에서 적절한 수준에 있는지 파악, ⑤ 소음 관리를 위한 소음원 조사, ⑥ 근로자의 소음 노출 정도에 따라 산재보상과 같은 법적 목적을 위해 이용한다.

2) 공학적 그리고 관리적 소음 조절

소음 조절을 위한 점검으로 ① 공학적 소음 조절 연구는 완벽하게 그리고 보고서로 준비되어 있어야 하며, ② 특히 소음을 발생시키는 장소, 기구를 알고 있어야 하며, ③ 소음 기계기구 구입 명세서가 있어야 한다. ④ 소음 조절유지 프로그램이 있어야 하고, ⑤ 소음 조절 프로그램 교육과정에는 공학적 조절이 포함되어 있고, ⑥ 새로운 공장 계획에는 소음 조절이 포함되어 있다. ⑦ 그리고 간단한 소음 문제에 대한 해결책이 제시되어 있어야 한다.

3) 교육과 동기부여

청력보존 프로그램 수행자와 근로자들은 그것의 목적과 직접적인 이익을 이해하지 못하면 이 프로그램에 참여하지 않으려 할 것이므로 교육은 아주 중요하다.

대부분의 청력보존 프로그램들은 각각의 5개 요소들 중 최소한 하나에 대해서는 노력해 왔지만 이들 대부분은 분절화되고 불완전하여 효율적이지 못한 결과를 낳았다. 청력보존 프로그램 수행자들이 그 임무를 수행하기에 충분한 교육을 받지 못하거나, 그들의 수행 업무를 검토하지 못하면 청력보존 프로그램은 실패할 것이다.

4) 청력보호구

청력보호를 위한 점검에는 ① 필요한 지역에서 청력보호구 사용은 엄격하고 지속적으로 강화되어야 하고, ② 실용성과 소음 차음효과가 보호구 선택의 첫 번째 요건이며, ③ 각 근로자들은 보호구를 개개인에게 맞는 것을 사용하고 올바른 사용과 관리에 대해 훈련받아야 하며, ④ 귀마개와 귀덮개를 포함한 모든 유형의 보호구들이 맞는지 검토되어야 하며, ⑤ 최소한 2개의 귀마개(하나는 다양한 크기로)와 귀덮개 하나를 선택하여 사용하면 좋으며, 3개의 귀마개와 2개의 귀덮개(그중 반이형 1개 포함)가 있으면 더 좋고, ⑥ 보호구는 정기적으로 교체되어야 하고, ⑦ 보호구는 각 근로자에게 유일한 유형이 있어 모양과 크기를 변형시키려면 전문가에게 보내야 하며, ⑧ 각 근로자의 보호구는 청력 측정 시에 재검사되어야 하고, ⑨ 근로자들은 보호구를 집에서 소음 노출이 가능한 작업을 할 때 쓸 수 있도록 가지고 갈 수 있어야 한다.

5) 청력검사 평가

청력검사 평가를 위한 점검은 ① 청력검사기는 좋은 작동상태에 있어야 하고, ② 청력검사기의 출력 수준은 만약 허용오차를 벗어나지 않는다면, 보정되지 않고, 값을 읽기 전후에 보정을 했을 때만 영구히 기록이 된다. ③ 생물학적 보정과 기기 점검은 적어도 주당 1회의 규칙적인 주기로 실행한다. ④ 청력검사자는 전문가의 지도 아래 일관된 검사법을 이용한다. ⑤ 청력검사자는 근로자가 알아들을 수 있는 가장 작은 소리부터 조심스럽게 검사한다. ⑥ 근로자의 귀에 관한 문진 정보는 해마다 보완이 되고 청각도(오디오그램)를 평가하는 사람에게 제공된다. ⑦ 근로자는 보호구와 관련한 오디오그램 결과를 청력검사자로부터 즉시 듣는다. ⑧ 오디오그램 평가자로부터 다음에 관한 정보를 제공받는다: 나이에 따른 정상 청력 상태와의 비교, 시간 경과에 따른 청력의 변화, 그리고 작업 유무에 따른 보다 나은 보호와 필요하다면 의학적 검사와 치료에 대한 조언. ⑨ 오디오그램 평가자는 OSHA의 표준역치변동(STS)만이 아닌, 어떤 주파수의 의미 있는 변동을 찾는다. ⑩ 오디오그램 평가자는 지속적인 악화뿐만 아니라 역치의 개선을 평가하기 위해 근로자의 기초역치를 참고한다. ⑪ 청력보존 프로그램의 인력은 청력역치 변화를 보인 근로자의 보호구에 대한 재교육이나 상담을 통해서 추적한다.

다. 청력보존 프로그램의 검토를 위한 점검표

청력보존 프로그램의 모든 단계를 관할하는 사람이 있어야 한다. 청력보존 프로그램 조직 구성원들은 모든 수행된 사업을 검토하고 기록한다. 보호구는 실제적으로 사용에 효과적이어야 하고, 보호구의 사용이 강화되어야 한다. 청력보존 조직 구성원 간에 그리고 모든 회사 인사 조직 간에 의사소통이 원활하여야 한다. 관리는 사람들이 자신들의 청력보존 프로그램의 수행을 이해하고 적절히 칭찬하거나 비판하도록 지지한다. 청력검사 자료의 기초 분석은 작업관련 청력손실의 예방에 있어서 청력보존 프로그램의 효율성을 검토하는 데 쓰인다.

표 56은 청력보존 프로그램의 각 단계별 평가를 위한 점검 내용을 기술한 것이다.

표 56. 청력보존 프로그램 평가 점검표

단계	점검 내용
교육/훈련	① 적어도 1년에 1회 교육/훈련을 실시합니까?
	② 적격의(자격을 갖춘) 강사로부터 교육/훈련이 제공됩니까?
	③ 각각의 교육/훈련 프로그램이 성공적으로 평가받습니까?
	④ 주기적으로 교육 내용을 수정합니까?
	⑤ 관리자와 감독자가 직접적으로 참여하고 있습니까?
	⑥ 포스터, 규정, 보도자료, 사보 형태로 첨부자료를 활용합니까?
	⑦ 보호구 착용 또는 청력역치 변화의 문제를 가진 근로자에 대해 개인적인 상담 조언을 실시합니까?
근로자 참여	① 하급직에게 청력보호구의 사용과 관리상 필요한 지식이 제공됩니까?
	② 감독자는 적당한 장소에서 청력보호구를 착용하고 있습니까?
	③ 근로자가 청력보호구 착용 또는 청력검사의 어려움이 있을 시에 감독자가 조언/상담을 하고 있습니까?
	④ 근로자가 청력보호구의 착용을 재차 거부했을 시에 강요할 만한 조치/지침이 있습니까?
소음측정	① 필요한 소음 조사를 수행합니까?
	② 소음 조사의 목적을 명확히 말하고 있습니까? 소음 노출 근로자에게 노출과 청력장애의 위험성이 고지되고 있습니까?
	③ 정기적으로 감독자와 다른 책임자에게 소음 조사 결과를 전달합니까?
	④ 근로자의 소음 노출 결과를 건강/의료기록에 기입합니까?
	⑤ 소음지도(noise map)가 있다면 관리자에 의해 활용되고 있습니까?
	⑥ 새로운 장비의 도입 시 소음 측정 결과를 고려합니까? 시설을 수정/변경합니까? 근로자들을 재배치합니까?
	⑦ 소음 노출을 저감하는 작업장소, 시설, 또는 공정상의 변화가 있었습니까? 이후 소음 측정을 하였습니까?
	⑧ 유의하게 소음 노출의 변화가 있을 시, 청력보존 프로그램의 대상(또는 제외) 근로자를 포함하는 적절한 수단이 있습니까?
공학적 · 관리적 소음조절	① 소음의 공학적 대책을 가장 우선적으로 고려하고 있습니까?
	② 다양한 공학적 대책 사항의 선택에 있어 비용-효과를 제출하였습니까?
	③ 소음의 공학적 대책과 관련한 계획을 통지하였습니까?
	④ 이와 같은 작업을 작업장 내의 자원 또는 외부의 전문가에게 수행하게 할 것입니까?
	⑤ 소음의 공학적 대책의 운영과 유지에 대해 근로자와 감독자에게 조언/상담을 하였습니까?
	⑥ 소음의 공학적 대책 사업을 적시에 완성을 확보하기 위해 감시하고 있습니까?
	⑦ 행정적인 관리 대책에 의한 가능성이 평가되고 있습니까?

표 56. 청력보존 프로그램 평가 점검표 - 계속

단계	점검 내용
청력측정	① 적절하게 훈련된 자격을 갖춘 청력검사자가 있습니까?
	② 청력검사자가 정확한 청력검사를 수행하고, 효과적으로 지시/조사하고, 자료를 적정하게 보관하고 있습니까?
	③ 자료는 완전합니까?
	④ 추적관찰 서류가 첨부되어 있습니까?
	⑤ 청력역치 수준이 검사 간 적합하게 일관성이 있습니까? 그렇지 않다면, 불일치의 이유가 있습니까?
	⑥ 매년 시행하는 청력검사 결과로 기준역치와 비교하여 OSHA의 표준역치이동의 여부를 확인하고 있습니까?
	⑦ 표준역치이동의 연 유병률은 얼마입니까? 문제 지점은 정확히 지적되고 교정합니까?
	⑧ 근로자 개인 또는 집단에서 청각학적 경향(악화)을 확인합니까?
	⑨ 자료는 청력검사기의 적절한 보정 결과를 나타내고 있습니까?
	⑩ 청력검사실은 정확한 청력검사를 수행할 만큼 낮은 배경음 수준을 보이고 있습니까?
	⑪ 근로자뿐 아니라 관리자와 감독자에게 청력검사 결과가 알려집니까?
	⑫ 표준역치이동 대상 근로자에게 적어도 21일 이내에 서면으로 고지하고 있습니까?
의학적 처치-전원	① 전원 원칙과 방법이 명확하게 명기되어 있습니까?
	② 회사와 의사 또는 청각사 간의 동의서를 가지고 있습니까?
	③ 근로자가 평가 및 치료 서비스를 받기 위해 확실히 수립된 기전을 가지고 있습니까?
	④ 의사 또는 청각사에게 자료가 적절하게 전달되며, 다시 결과가 회사에 되돌아옵니까?
	⑤ 의학적 치료가 권고된 경우, 근로자가 처치, 치료방법 등의 제반 조건을 이해합니까?
	⑥ 근로자가 불필요하게 전원되지 않습니까?
청력보호구	① 85dB(A) 이상 소음 노출 근로자에게 청력보호구가 사용되도록 하고 있습니까?
	② 근로자가 선택할 수 있게끔 다양한 청력보호구가 주어지고 있습니까?
	③ 근로자가 청력보호구가 주의를 기울여서 편하게 착용하기 위해 훈련합니까?
	④ 채용 시만이 아니라 연 1회 이상 교육/훈련을 합니까?
	⑤ 보호구의 착용 또는 결함에 대해 정기적으로 점검하고 필요하다면 즉시 교환하여 줍니까?
	⑥ 근로자가 청력보호구를 마음대로 쓸 수 있다면, 교환도 즉시 할 수 있습니까?
	⑦ 적절한 산업위생학적 조건에 대해 알고 있습니까?
	⑧ 청력보호구 사용과 관련한 귀의 자극증상 또는 염증이 발현된 적이 있습니까? 의학적 원인으로 보호구의 착용이 가능하지 않은 근로자는 없었습니까? 이러한 문제가 있는 경우 즉시 의학적 처치를 합니까?
	⑨ 현재의 청력보호구로 인한 문제를 경험하는 경우 다른 형태의 청력보호구를 고려합니까?
	⑩ 소음성 난청 근로자는 집중적인 조언/상담을 받습니까?

4

...

산업보건관리자를 위한 소음성 난청 예방 지침서의 개요

표 57. 소음측정

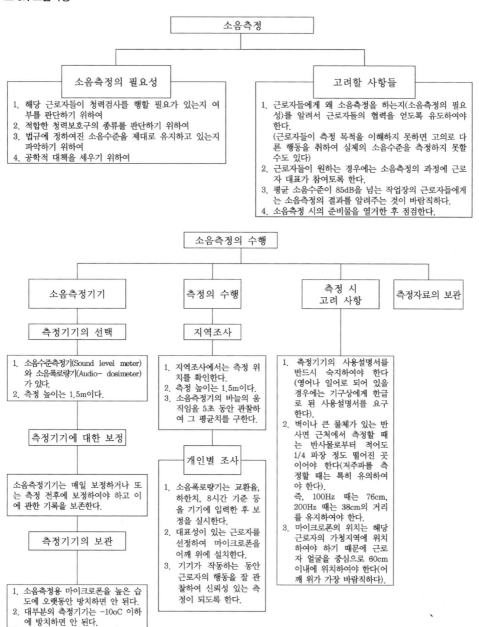

소음측정

소음측정의 필요성
1. 해당 근로자들이 청력검사를 행할 필요가 있는지 여부를 판단하기 위하여
2. 적합한 청력보호구의 종류를 판단하기 위하여
3. 법규에 정하여진 소음수준을 제대로 유지하고 있는지 파악하기 위하여
4. 공학적 대책을 세우기 위하여

고려할 사항들
1. 근로자들에게 왜 소음측정을 하는지(소음측정의 필요성)를 알려서 근로자들의 협력을 얻도록 유도하여야 한다.
   (근로자들이 측정 목적을 이해하지 못하면 고의로 다른 행동을 취하여 실제의 소음수준을 측정하지 못할 수도 있다)
2. 근로자들이 원하는 경우에는 소음측정의 과정에 근로자 대표가 참여토록 한다.
3. 평균 소음수준이 85dB을 넘는 작업장의 근로자들에게는 소음측정의 결과를 알려주는 것이 바람직하다.
4. 소음측정 시의 준비물을 열거한 후 점검한다.

소음측정의 수행

소음측정기기

측정기기의 선택
1. 소음수준측정기(Sound level meter)와 소음폭로량기(Audio- dosimeter)가 있다.
2. 측정 높이는 1.5m이다.

측정기기에 대한 보정
소음측정기기는 매일 보정하거나 또는 측정 전후에 보정하여야 하고 이에 관한 기록을 보존한다.

측정기기의 보관
1. 소음측정용 마이크로폰을 높은 습도에 오랫동안 방치하면 안 된다.
2. 대부분의 측정기기는 -10oC 이하에 방치하면 안 된다.

측정의 수행

지역조사
1. 지역조사에서는 측정 위치를 확인한다.
2. 측정 높이는 1.5m이다.
3. 소음측정기의 바늘의 움직임을 5초 동안 관찰하여 그 평균치를 구한다.

개인별 조사
1. 소음폭로량기는 교환율, 하한치, 8시간 기준 등을 기기에 입력한 후 보정을 실시한다.
2. 대표성이 있는 근로자를 선정하여 마이크로폰을 어깨 위에 설치한다.
3. 기기가 작동하는 동안 근로자의 행동을 잘 관찰하여 신뢰성 있는 측정이 되도록 한다.

측정 시 고려 사항
1. 측정기기의 사용설명서를 반드시 숙지하여야 한다(영어나 일어로 되어 있을 경우에는 기구상에게 한글로 된 사용설명서를 요구한다).
2. 벽이나 큰 물체가 있는 반사면 근처에서 측정할 때는 반사물로부터 적어도 1/4 파장 정도 떨어진 곳이어야 한다(저주파를 측정할 때는 특히 유의하여야 한다).
   즉, 100Hz 때는 76cm, 200Hz 때는 38cm의 거리를 유지하여야 한다.
3. 마이크로폰의 위치는 해당 근로자의 가청지역에 위치하여야 하기 때문에 근로자 얼굴을 중심으로 60cm 이내에 위치하여야 한다(어깨 위가 가장 바람직하다).

측정자료의 보관

표 58. 청력보호구의 착용

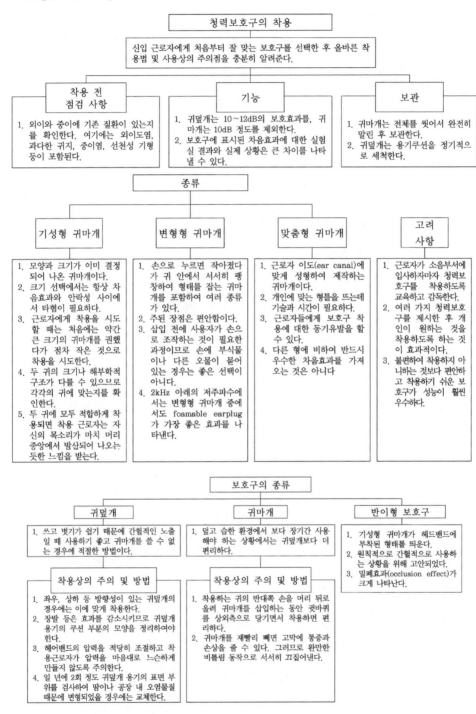

청력보호구의 착용

신입 근로자에게 처음부터 잘 맞는 보호구를 선택한 후 올바른 착용법 및 사용상의 주의점을 충분히 알려준다.

착용 전 점검 사항
1. 외이와 중이에 기존 질환이 있는지를 확인한다. 여기에는 외이도염, 과다한 귀지, 중이염, 선천성 기형 등이 포함된다.

기능
1. 귀덮개는 10~12dB의 보호효과를, 귀마개는 10dB 정도를 제외한다.
2. 보호구에 표시된 차음효과에 대한 실험실 결과와 실제 상황은 큰 차이를 나타낼 수 있다.

보관
1. 귀마개는 전체를 씻어서 완전히 말린 후 보관한다.
2. 귀덮개는 용기쿠션을 정기적으로 세척한다.

종류

기성형 귀마개
1. 모양과 크기가 이미 결정되어 나온 귀마개이다.
2. 크기 선택에서는 항상 차음효과와 안락성 사이에서 타협이 필요하다.
3. 근로자에게 착용을 시도할 때는 처음에는 약간 큰 크기의 귀마개를 권했다가 점차 작은 것으로 착용을 시도한다.
4. 두 귀의 크기나 해부학적 구조가 다를 수 있으므로 각각의 귀에 맞는지를 확인한다.
5. 두 귀에 모두 적합하게 착용되면 착용 근로자는 자신의 목소리가 마치 머리 중앙에서 발산되어 나오는 듯한 느낌을 받는다.

변형형 귀마개
1. 손으로 누르면 작아졌다가 귀 안에서 서서히 팽창하여 형태를 잡는 귀마개를 포함하여 여러 종류가 있다.
2. 주된 장점은 편안함이다.
3. 삽입 전에 사용자가 손으로 조작하는 것이 필요한 과정이므로 손에 부식물이나 다른 오물이 묻어있는 경우는 좋은 선택이 아니다.
4. 2kHz 아래의 저주파수에서는 변형형 귀마개 중에서도 foamable earplug가 가장 좋은 효과를 나타낸다.

맞춤형 귀마개
1. 근로자 이도(ear canal)에 맞게 성형하여 제작하는 귀마개이다.
2. 개인에 맞는 형틀을 뜨는데 기술과 시간이 필요하다.
3. 근로자들에게 보호구 착용에 대한 동기유발을 할 수 있다.
4. 다른 형에 비하여 반드시 우수한 차음효과를 가져오는 것은 아니다

고려 사항
1. 근로자가 소음부서에 입사하자마자 청력보호구를 착용하도록 교육하고 감독한다.
2. 여러 가지 청력보호구를 제시한 후 개인이 원하는 것을 착용하도록 하는 것이 효과적이다.
3. 불편하여 착용하지 아니하는 것보다 편안하고 착용하기 쉬운 보호구가 성능이 훨씬 우수하다.

보호구의 종류

귀덮개
1. 쓰고 벗기가 쉽기 때문에 간헐적인 노출일 때 사용하기 좋고 귀마개를 쓸 수 없는 경우에 적절한 방법이다.

착용상의 주의 및 방법
1. 좌우, 상하 등 방향성이 있는 귀덮개의 경우에는 이에 맞게 착용한다.
2. 장발 등은 효과를 감소시키므로 귀덮개 용기의 쿠션 부분의 모양을 정리하여야 한다.
3. 헤어밴드의 압력을 적당히 조절하고 착용근로자가 압력을 마음대로 느슨하게 만들지 않도록 주의한다.
4. 일 년에 2회 정도 귀덮개 용기의 표면 부위를 검사하여 땀이나 공장 내 오염물질 때문에 변형되었을 경우에는 교체한다.

귀마개
1. 덥고 습한 환경에서 보다 장기간 사용해야 하는 상황에서는 귀덮개보다 더 편리하다.

착용상의 주의 및 방법
1. 착용하는 귀의 반대쪽 손을 머리 뒤로 올려 귀마개를 삽입하는 동안 귓바퀴를 상외측으로 당기면서 착용하면 편리하다.
2. 귀마개를 재빨리 빼면 고막에 통증과 손상을 줄 수 있다. 그러므로 완만한 비틀림 동작으로 서서히 끄집어낸다.

반이형 보호구
1. 기성형 귀마개가 헤드밴드에 부착된 형태를 띠운다.
2. 원칙적으로 간헐적으로 사용하는 상황을 위해 고안되었다.
3. 밀폐효과(occlusion effect)가 크게 나타난다.

표 59. 소음 근로자에 대한 보건교육

┌─────────────────────────────┐
│   소음 근로자에 대한 보건교육   │
└─────────────────────────────┘

사업주와 근로자에게 청력보존 프로그램에 대한 교육을 실시함으로써 이들이 자발적으로 프로그램에 적극 참여하도록 하는 것이 중요하다.

교육	쉽게, 짧게, 재미있게, 의미 있게, 자발적으로 하도록, 지속적으로

누구를 대상으로 교육할 것인가?

1. 사업주와 중간관리자
   1) 사업주의 인식 및 적극적인 참여가 프로그램 성패 여부의 결정요인
   2) 작업장에 잠시라도 들어올 경우 보호구를 착용하도록 교육
2. 사내 프로그램 책임자와 프로그램에 관여되는 외부인사와 의견교환
   1) 연락체계 확립
   2) 청력 프로그램에 대한 회사 정책 소개
3. 청력검사 기사와 청력보호구 지급 담당자
   1) 청력검사 판정 및 근로자들의 청력감시
4. 공장장과 반장
   1) 작업 현장에서 근로자들에게 보호구 착용 강화의 중요성 교육
5. 근로자
   1) 교육의 궁극적인 대상자: 청력 프로그램 성패의 대상자
6. 특별 대상자
   1) 프로그램 일부 내용이 수정될 때
   2) 새로운 기계의 구입 시 소음 조절에 대한 회사의 요구를 반영시킬 때

내용

1. 근로자에 대한 교육 시
   1) 청력보존 프로그램을 시행하여야 하는 이유
   2) 소음이 어떻게 청력을 손상시키는지의 기전
   3) 청력보호구의 종류와 사용방법
   4) 소음측정의 결과
   5) 청력검사의 수행과정과 결과에 대한 설명
   6) 공학적으로 소음을 줄이기 위한 회사의 계획(가능한 경우)
2. 사업주 및 중간관리자에 대한 교육 시
   1) 소음과 생산성과의 상관관계
   2) 소음과 관련된 법규 및 규정
   3) 프로그램 수행에 드는 경비
   4) 기대효과
   5) 보상비용(필요한 경우)

누가 교육할 것인가?

1. 전임 교육담당자/회사 내의 책임자가 교육담당자일 때 가장 효과적이다. 왜냐하면 사업장에 필요한 교육 내용을 적절한 방법으로 전달할 수 있기 때문이다.
2. 외부강사/근로자가 경험에서 얻은 지식과 상반되지 않고 회사정책과 일치하는 내용을 선택하도록 유도한다.

교육방법

1. 개인별 교육
2. 소규모 집단교육
3. 정기적 모임
4. 비디오나 책자를 이용한 스스로의 습득
5. 유인물
6. 게시판과 회사간 행물
7. 시청각 교재

프로그램을 성공적으로 수행하기 위한 동기화

보호구를 착용하지 않는 대부분의 이유는 이에 대한 지식이 없어서가 아니라, 바람직한 습관에 대한 긍정적인 동기부여가 부족하기 때문이다.

따라서 근로자가 청력보호구를 착용하는 기술을 익혔다면 그다음 단계는 좋은 습관이 남아 있도록 장애요인을 피하고, 보상방법을 적절히 이용하는 것이다. 청력보존의 궁극적인 목적인 청력손실 예방은 건강증진을 위한 적극적인 개념이 아니고 청력손실 방지의 소극적인 상황임을 이해하여야 한다.

청력보호구 착용 시의 즉각적인 반응은 바로 '귀찮음'과 '착용의 효과를 보지 못한다'는 것이다. 반대로 착용치 않음으로 하여 생기는 보상효과는 바로 '착용으로 인한 불편감이 없다'는 것이다.

그러므로 보호구 착용을 증진시키기 위하여 청력보호구는 가능한 한 착용하기 편하고, 착용하기 편하도록 제작되어야 하고, 착용 시에는 보호구 착용에 대한 동기화가 이루어져야 하며 보호구 착용이 계속되어야 한다./

모든 노력에도 불구하고 보호구를 착용하지 아니할 경우에는 이에 해당하는 문책이 뒤따라야 동기화 및 교육강화를 이용한 바람직한 보호구 착용습관이 강화될 것이다.

고려 사항

1) 근로자들에게 생리기전과 청력손실의 기전을 교육을 실시함과 아울러 근로자들 스스로가 청력을 보호하려는 동기화를 부여하는 데 초점을 둔다.
2) 청력보존 프로그램의 성패 여부는 프로그램 책임자의 청력보존의 중요성 인식 및 보건교육을 성공적으로 유도하려는 실천 의지에 달려 있다.

표 60. 청력측정

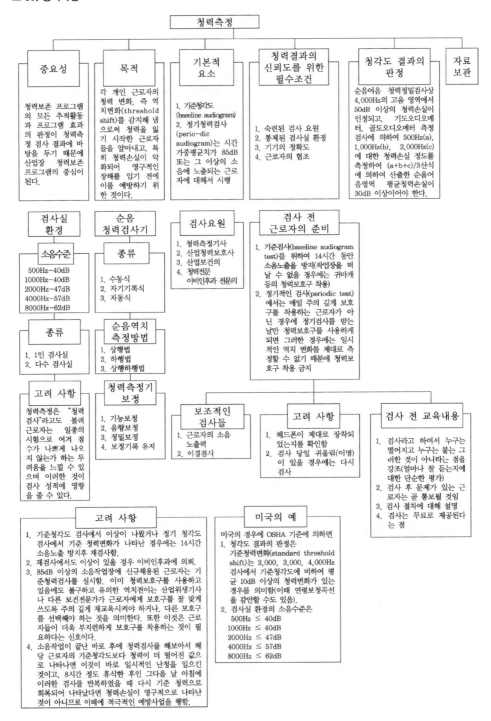

청력측정

중요성

청력보존 프로그램의 모든 추적활동과 프로그램 효과의 판정이 청력측정 검사 결과에 바탕을 두기 때문에 산업장 청력보존 프로그램의 중심이 된다.

목적

각 개인 근로자의 청력 변화, 즉 역치변화(threshold shift)를 감지해 냄으로써 청력을 잃기 시작한 근로자들을 알아내고, 특히 청력손실이 악화되어 영구적인 장해를 입기 전에 이를 예방하기 위한 것이다.

기본적 요소

1. 기준청력도 (baseline audiogram)
2. 정기청력검사 (perio-dic audiogram)는 시간 가중평균치가 85dB 또는 그 이상의 소음에 노출되는 근로자에 대해서 시행

청력결과의 신뢰도를 위한 필수조건

1. 숙련된 검사 요원
2. 통제된 검사실 환경
3. 기기의 정확도
4. 근로자의 협조

청각도 결과의 판정

순음어음 청력정밀검사상 4,000Hz의 고음 영역에서 50dB 이상의 청력손실이 인정되고, 기도오디오메터, 골도오디오메터 측정검사에 의하여 500Hz(a), 1,000Hz(b), 2,000Hz(c)에 대한 청력손실 정도를 측정하여 (a+b+c)/3산식에 의하여 산출한 순음어음영역 평균청력손실이 30dB 이상이어야 한다.

자료보관

검사실 환경

소음수준

500Hz–40dB
1000Hz–40dB
2000Hz–47dB
4000Hz–57dB
8000Hz–62dB

종류

1. 1인 검사실
2. 다수 검사실

고려 사항

청력측정은 "청력검사"라고도 불려 근로자는 일종의 시험으로 여겨 점수가 나쁘게 나오지 않는가 하는 두려움을 느낄 수 있으며 이러한 것이 검사 성적에 영향을 줄 수 있다.

순음 청력검사기

종류

1. 수동식
2. 자기기록식
3. 자동식

순음역치 측정방법

1. 상행법
2. 하행법
3. 상행하행법

청력측정기 보정

1. 기능보정
2. 음향보정
3. 정밀보정
4. 보정기록 유지

검사요원

1. 청력측정기사
2. 산업청력보호사
3. 산업보건의
4. 청력전문 이비인후과 전문의

검사 전 근로자의 준비

1. 기준검사(baseline audiogram test)를 위하여 14시간 동안 소음노출을 방지(작업장을 떠날 수 없을 경우에는 귀마개 등의 청력보호구 착용)
2. 정기적인 검사(periodic test)에서는 매일 주의 깊게 보호구를 착용하는 근로자가 아닌 경우에 정기검사를 받는 날만 청력보호구를 사용하게 되면 그러한 경우에는 일시적인 역치 변화를 제대로 측정할 수 없기 때문에 청력보호구 착용 금지

보조적인 검사들

1. 근로자의 소음노출력
2. 이경검사

고려 사항

1. 헤드폰이 제대로 장착되어 있는지를 확인함
2. 검사 당일 귀울림(이명)이 있을 경우에는 다시 검사

검사 전 교육내용

1. 검사라고 하여서 누구는 떨어지고 누구는 붙는 그러한 것이 아니라는 점을 강조(얼마나 잘 듣는지에 대한 단순한 평가)
2. 검사 후 문제가 있는 근로자는 곧 통보될 것임
3. 검사 절차에 대해 설명
4. 검사는 무료로 제공된다는 점

고려 사항

1. 기준청각도 검사에서 이상이 나왔거나 정기 청각도 검사에서 기준 청력변화가 나타난 경우에는 14시간 소음노출 방지후 재검사함.
2. 재검사에서도 이상이 있을 경우 이비인후과에 의뢰.
3. 85dB 이상의 소음작업장에 신규채용된 근로자는 기준청력검사를 실시함. 이미 청력보호구를 사용하고 있음에도 불구하고 유의한 역치전이는 산업위생기사나 다른 보건전문가가 근로자에게 보호구를 잘 맞게 쓰도록 주의 깊게 재교육시켜야 하거나, 다른 보호구를 선택해야 하는 것을 의미한다. 또한 이것은 근로자들이 더욱 부지런하게 보호구를 착용하는 것이 필요하다는 신호이다.
4. 소음작업이 끝난 바로 후에 청력검사를 해보아서 해당 근로자의 기준청각도보다 청력이 더 떨어진 값으로 나타나면 이것이 바로 일시적인 난청을 일으킨 것이고, 8시간 정도 휴식한 후인 그다음 날 아침에 이러한 검사를 반복하였을 때 다시 기준 청력으로 회복되어 나타났다면 청력손실이 영구적으로 나타난 것이 아니므로 이때에 적극적인 예방사업을 행함.

미국의 예

미국의 경우에 OSHA 기준에 의하면
1. 청각도 결과의 판정은 기준청력변화(standard threshold shift)는 2,000, 3,000, 4,000Hz 검사에서 기준청각도에 비하여 평균 10dB 이상의 청력변화가 있는 경우를 의미함(이때 연령보정곡선을 감안할 수도 있음).
2. 검사실 환경의 소음수준은
   500Hz ≤ 40dB
   1000Hz ≤ 40dB
   2000Hz ≤ 47dB
   4000Hz ≤ 57dB
   8000Hz ≤ 62dB

표 61. 소음의 공학적 대책

```
┌─────────────────────────────┐
│      소음의 공학적 대책      │
└─────────────────────────────┘
```

공학적 대책이란 소음원에서 소음을 줄이는 것이며, 소음노출을 줄이는 행정적 대책이나 개인보호구보다도 좋은 방법으로 소음수준을 85dB(A) 이하로 낮추면 청력검사, 보호구 등이 필요 없게 되고 대화 가능성이 향상되며 불쾌감도 감소한다.

대책 수립 전

1. 음에 대한 기본적 지식 필요
2. 응용력이 요구됨
3. 여러 대안 중 최적의 대책 선정기준 필요
4. 공장 운영팀의 협력 및 참여 필요

기본적 접근

1. 소음문제 존재 여부 조사
2. 노출기준 설정, 설계목표 설정
3. 소음발생원 조사
4. 여러 가지 대안을 고려
5. 최적의 대책을 선정, 설치
6. 설치 후 성능검사 및 조정

```
┌─────────────────────────────┐
│      공학적 대책의 종류     │
└─────────────────────────────┘
```

공장설계 시

1. 공장설계나 장비선정 시 소음에 대한 기준 필요
2. 장비구입 시 소음관련 자료 제공 요구 – 소음 시방서 이용
3. 제공된 자료로 근로자 위치에서 소음문제 존재 여부 추정

교체 시

소음기계 구입 후 공학적 대책을 설치하는 것보다 저소음 기계 구매가 저렴하며, 기존 소음기계를 조기 퇴역시키는 것이 장기적으로 보면 경제적임

1. 저소음 장비로 교체 시
   - 축류형은 고주파, 원심력형팬은 저주파음 발생
   - 저용량 고속회전팬을 대용량 저속 회전팬으로
   - 고속회전기어식을 증기터빈동력식으로
   - 벨트 동력전달을 기어동력으로
   - 압축공기 부품토출을 기계식으로
   - 공기압축식을 전동식으로
   - 대형 진동공구를 소형진동공구로
2. 저소음 공정으로 교체
   - 충격식 리벳작업을 용접작업이나 볼트로
   - 깎아내는 작업을 연삭작업이나 산소용접기로
3. 저소음 자재로 교체
   - 부품운반용 상자의 바닥과 벽을 흡음재로
   - 상자벽을 작은 구멍 난 철망으로
   - 자재가 서로 부딪히는 곳을 탄성중합체로
   - 금속성 기어를 화이버기어로 교체

소음원 수정

음파는 단단한 진동체의 표면 움직임과 유체의 난류에서 발생한다. 한 개 이상의 소음원일 경우는 가장 큰 것부터 처리해야 함

1. 진동표면에서 동력감소
   - 속도감소
   - 동적 균형 유지
   - 작업 사이클 기간의 증대
   - 진동 격리
2. 진동표면의 반응을 감소
   - 댐핑 추가
   - 강성의 증가
   - 질량 증가
   - 고명주파수 변조
   - 진동 표면적 감소
   - 전체 크기의 축소
   - 표면의 다공화
3. 음원의 지향성 이용
4. 유속의 감소
5. 난류의 감소

경로 수정

소음은 밀폐된 곳의 구멍을 통해서 방출되거나 소음원의 진동으로 구조물을 통해, 또는 공기 중으로 간접적으로 방출된다. 이 중 가장 음에너지가 많이 나는 경로로부터 수정해야 한다.

1. 밀폐
   - 밀폐실벽은 공기가 침투하지 못하는 재료로 한다.
   - 내부는 잔향방지용 흡음재로 한다.
   - 틈새가 없도록 밀폐해야 한다.
   - 진동으로부터 격리되어야 한다.
   - 생산이나 정비를 위한 접근용 도어 필요
   - 자연환기나 강제환기로 기계 과열 방지
2. 부분 밀폐
   - 밀폐된 부분이 많을수록 소음감소치는 향상
   - 부분밀폐, 고주파수음에 효과적
   - 부분밀폐 실내는 흡음재로 처리
3. 차단벽
   - 중,고주파수 음에 효과적, 저주파수음에는 비효과적
   - 차단벽은 가급적 높아야 하고 소음원에 가깝게 설치해야 한다.
   - 차단벽 두께는 예상 소음감소치보다 9dB 커야 한다.
   - 건물 내에서는 소음의 반사 때문에 효과가 감소
4. 실내흡음재 설치
   - 흡음재 설치로 성취 가능 소음감소치는 최대 3-7dBsodhl, 실내는 소음의 반사 때문에 효과가 감소
   - 반향 소음 감소가 목적으로 딱딱하고 매끈하며 불침투성 표면에 거칠며 음흡수가 가능한 다공성 표면으로 교체
5. 머플러 사용

기타 고려 사항

1. 근로자들과 토의할 기회를 가져야 한다.
   - 근로자 반발 감소
   - 경험에 의한 정보
   - 안전, 효율적 운전에 필요
2. 작업효율 극대화 위해 인간공학적인 고려
   - 작업 자세(앉은 자세, 선 자세, 구부린 자세)
   - 기존 환경적 요소(조명, 고온) 고려
   - 밀폐 공포감 해소용으로 충분한 창문 면적 필요
3. 공학적 대책 설치 후 소음감소량 측정
   - 법적 기준 준수 여부
   - 설치된 대책의 수정, 보완
   - 향후 소음문제 해결 시 활용

5

...

소음 측정 및 평가

가. 소음 노출기준

우리나라의 소음 노출기준은 연속음인 경우 8시간 노출기준으로 90dB(A)로 정하며, 115dB(A)을 초과하는 소음에 노출되어서는 안 된다. 일 8시간 기준으로 하여 5dB 증가할 때에 노출 시간은 2분의 1로 감소되는 소위 5dB 교환율(exchange rate) 법칙이 적용되고 있다(표 62).

최대음압 수준이 120dB(A) 이상인 소음이 1초 이상의 간격으로 발생하는 충격소음의 경우에서는 1일 노출 횟수로 별도 규정하고, 140dB(A)을 초과해 노출되어서는 안 된다고 규정하고 있다(표 63)(화학물질 및 물리적 인자의 노출기준, 고용노동부 고시 제2020-48호).

표 62. 우리나라 소음의 노출기준(충격음이 아닌 경우)

1일 노출 시간(hr)	노출 음압 수준(dB(A))
8	90
4	95
2	100
1	105
1/2	110
1/4	115

주: 115dB(A)을 초과하는 소음 수준에 노출되어서는 안 된다

표 63. 충격소음의 노출기준

충격소음의 강도 dB(A)	1일 작업시간 중 노출 횟수
140	100
130	1000
120	10000

주: 1. 최대음압수준이 140dB을 초과하는 충격소음에 노출되어서는 안 된다
  2. 충격소음이라 함은 최대음압수준에 120dB 이상인 소음이 1초 이상의 간격으로 발생하는 것을 말한다

노출기준으로 시간가중평균 노출기준(1일 8시간 작업을 기준으로 하여 측정치에 발생시간을 곱하여 8시간으로 나눈 값), 단시간노출기준(15분간의 시간가중평균 노출값), 최고노출기준(근로자가 1일 작업시간 동안 잠시라도 노출되어서는 안 되는 기준)을 적용하며, 소음 노출과 관련하여 적용하면 8시간 시간가중평균 노출기준은 90dB(A), 단시간노출기준은 115dB(A), 최고노출기준은 140dB(A)로 볼 수 있다.

이러한 평가기준은 외국의 노출기준(criterion level) 및 교환율과 비교할 때 소음이 인체에 미치는 영향을 과소평가할 가능성이 크다. 그리고 평가 기준과 함께 소음측정방법으로 제시되고 있는 음압 레벨, 등가소음도, 그리고 개인노출소음도 등 소음 평가방법 간에 소음도의 차이가 있어 개인 또는 작업장 소음의 평가 목적에 따라 명확하게 구분하여 적용하는 것이 소음 작업환경관리에 있어 필수적인 요소로 제기하고 있다.

일반적으로 작업장의 소음 노출기준은 일 8시간 기준 85dBA 또는 90dBA로 규정하고 있다. 법적 기준(permissible exposure limit)으로 미국은 우리나라와 같이 90dBA, 유럽은 87dBA로 정하고 있다. 다만, 소음성 난청 예방을 위한 보건학적 관리를 위해서 대체적으로 85dBA를 권고하고 있다(표 64). 각국의 소음 노출기준은 표 65와 같다.

표 64. 직업적/환경 소음 노출기준

| Category/Limit | Allowable exposure (dBA) for time period | | | | | |
	1week	8hours	2hours	1hour	30mins	Celling
Occupational						
European Union Directive 2003/10/EC						
Lower Exposure Action Value		80	83	86	89	–
Upper Exposure Action Value		85	88	91	94	–
Exposure Limit		87	90	93	97	–
American Conference of Governmental Industrual Hygienists Threshold Limit Value	–	85	88	91	94	–
US National Institute for Occupational Safety and Health Recommended Exposure Limit	–	85	88	91	94	–
US Occupational Safety and Health Administration						
Permissible Exposure Limit	–	90	95	100	105	115
Action Level	–	85	90	95	100	115
Environmental						
US Environmental Protection Agency Recommended Exposure Limit	75	75	78	81	84	
World Health Organization Guideline for Community Noise						
Ambient	75	75	78	81	84	
Music						
Swedish National Board of Health and Welfare, Environmental Code						
Adults	100 for 5hours	–	–	100	–	115
Children 〈13	97 for 5hours	–	–	97	–	110

표 65. 각국의 소음 노출기준

국가	PEL Equivalent 8-hour dB(A)	Exchange Rate (dB(A))	L_{ASmax} rms L_{pk} SPL	Level(dB(A)) Engineering Control	Level (dB(A)) Audiometric Test
한국	90	5	115dB(A), 140dB peak	90	85
아르헨티나, 2003	85	3	115dB(A)	85	85
오스트레일리아, 2000	85	3	140dB peak	85	85
오스트리아	85		110dB(A)	90	
브라질, 1992	85	5	115dB(A), 130dB peak	90	85
캐나다, 1991	87	3		87	84
칠레, 2000	85	5	115dB(A), 140dB peak		
중국, 1985	85	3	115dB(A)		
콜롬비아, 1990	85	5			
유럽연합, 2003	87	3	135dBC peak	85	85
핀란드, 1982	85	3		90	
프랑스, 1990	85	3	135dBC peak	90	85
독일, 1990	85	3	140dBC peak	90	85
헝가리	85	3	125dB(A), 140dBC peak	90	
인도, 1989	90		115dB(A), 140dB(A) peak		
이스라엘, 1984	85	5	115dB(A), 140dBC peak		
이탈리아, 1990	85	3	140dBC peak	90	85
멕시코, 2001	85	3		90	80
네덜란드, 1987	80	3	140dBC	85	
일본, 1992	90	3		85	85
네덜란드	85	3	140dBC peak	90	80
뉴질랜드, 1995	85	3	140dB peak	85	85
노르웨이, 1982	85	3	110dB(A)		80
폴란드	85	3	115dB(A), 135dBC peak		
스페인, 1989	85	3	140dBC peak	90	80
스웨덴, 1992	85	3	115dB(A) fast, 140dBC peak	85	85
스위스	85	3	125dB(A), 140dBC peak	85	85
영국, 1989	85	3	140dBC peak	90	90
미국, 1989	90	5	115dB(A), 140dB peak	90	85
우루과이	85	3	110dB(A)	85	85
베네수엘라	85	3			

나. 소음 측정방법

소음의 노출 평가와 기준을 대부분 dB(A)로 규정하고 있으며, 우리나라의 노동부도 A 특성에 의한 전 주파수역 평균음압(dB(A))을 실제 소음의 허용기준 단위로 이용하고 있다. 작업환경측정 방법상 소음 측정은 소음 발생 간격이 1초 미만을 유지하면서 계속적으로 발생하는 소음은 보통소음계(sound level meter) 등으로 측정하되, 개인노출평가의 개념에서 작업자의 이동성이 크거나 소음의 강도가 불규칙적으로 변동하는 소음의 측정은 누적소음노출량측정기(noise dosimeter)로 누적소음노출량(dose)으로 측정 평가하며 소음 발생 시간이 6시간 이내인 경우나 소음 발생원에서의 발생 시간이 간헐적인 경우에는 적분형 소음계를 이용하여 등가소음도(Leq)로 소음수준을 측정 평가하도록 되어 있다.

물리적 인자로서 작업장 소음이 8시간 시간가중평균 80dB(A) 이상 소음은 작업환경측정 대상 유해인자로서 6개월에 1회 이상 정기적으로 작업환경을 측정하여야 한다(산업안전보건법 시행규칙 제186조 별표 21, 제190조). 다만, 작업공정 내 소음의 작업환경 측정 결과가 최근 2회 연속 85dB(A) 미만인 경우 1년에 1회 이상 작업환경 측정을 할 수 있다(산업안전보건법 시행규칙 제190조).

시료채취 근로자 수로 단위작업 장소(작업환경 측정 대상이 되는 작업장 또는 공정에서 정상적인 작업을 수행하는 동일 노출 집단의 근로자가 작업을 하는 장소)에서 최고 노출근로자 2명 이상에 대하여 동시에 개인 시료채취 방법으로 측정하되, 단위작업 장소에 근로자가 1명인 경우에는 그러하지 아니하며, 동일 작업근로자 수가 10명을 초과하는 경우에는 매 5명당 1명 이상 추가하여 측정하여야 한다. 지역 시료채취 방법으로 측정을 하는 경우 단위작업장소 내에서 2개 이상의 지점에 대하여 동시에 측정하여야 한다.

소음 측정 위치는 ① 개인 시료채취 방법으로 측정하는 경우에는 소음측정기의 센서 부분을 작업 근로자의 귀 위치(귀를 중심으로 반경 30cm인 반구)에 장착하고, ② 지역 시료채취 방법으로 측정하는 경우에는 소음측정기를 측정 대상이 되는 근로자의 주 작업행동 범위 내에서 작업 근로자 귀 높이에 설치하여야 한다.

소음 측정 시간은 ① 단위작업장소에서 소음수준은 규정된 측정 위치 및 지점에서 1일 작업시간 동안 6시간 이상 연속 측정하거나 작업시간을 1시간 간격으로 나누어 6회 측정한다. 다만, 소음의 발생 특성이 연속음으로서 측정치가 변동이 없다고 판단한 경우에는 1시간 동안을 등간격으로 나누어 3회 이상 측정할 수 있다. 단위작업장소에서의 소음 발생 시간이 6시간 이내인 경우나 소음 발생원에서의 발생시간이 간헐적인 경우에는 발생시간 동안 연속 측정하거나 등간격으로 나누어 4회 이상 측정한다.

소음 측정의 청감보정회로는 A 특성으로 하고 누적소음 노출량 측정기로 소음을 측정하는 경우에는 허용기준(criteria level)은 90dB, 교환율(exchange rate)은 5dB, 역치값(threshold level)은 80dB로 기기를 설정하고, 소음이 1초 이상의 간격을 유지하면서 최대음압 수준이 120dB(A) 이상의 소음인 경우에는 소음 수준에 따른 1분 동안의 발생 횟수를 측정한다(작업환경측정 및 정도관리 등에 관한 고시, 고용노동부고시, 제2020-40호).

다. 소음 노출 평가방법과 기준 및 단위

소음의 기본적인 측정은 시간에 따른 평균치를 내는 기기와 주파수에 대한 음압스펙트럼을 측정하는 기기를 사용하여 행한다. 소음측정기의 대표 격인 지시소음계는 청감보정회로로서 Fletcher-Munson 곡선에 추정된 A, B, C의 3가지 특성 중 낮은 소음수준에서의 음의 크기 반응인 40-phon 등감청감곡선에 의해 묘사된 필터보정에 의한 근사치인 A 특성치로 통상 전 주파수역 음압을 측정 평가한다.

여기서 적용되는 A 보정곡선은 기준인 1kHz에서 40dB 음압수준(SPL)과 비교하여 같은 음의 크기로 감지되는 순음을 나타낸다. B 특성치는 70-phon, C 특성치는 100-phon 등감청감곡선을 준용하여 평가한다(그림 104, 105). A 특성치와 C 특성치로 측정하여 각각의 소음치를 비교해 보면 소음원의 주파수 특성을 알 수 있다. 즉, A 특성치와 C 특성치의 차이가 크면 저주파음이고 차이가 작으면 고주파음이라고 추정할 수 있다. 대부분의 나라에서는 이러한 특성 때문에 충격음의 경우 C 특성치(dBC)로 평가한다. 또한 저주파 특성이 강한 진동음향의 경우에서도 A 특성치 평가는 소음노출 평가 시 저평가될 수밖에 없다. dBC의 값은 무보정의 dB SPL 값과 유사하다. A 특성치 평가는 40-phon 등감청감곡선을 준용하기 때문에 1kHz의 40dB의 소리 크기와 동일한 크기로 듣는 각 주파수별 소

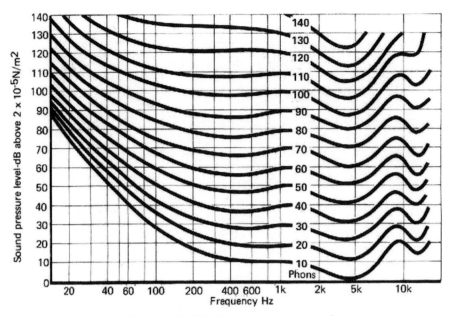

그림 104. 등감청감곡선(equal loudness contours)

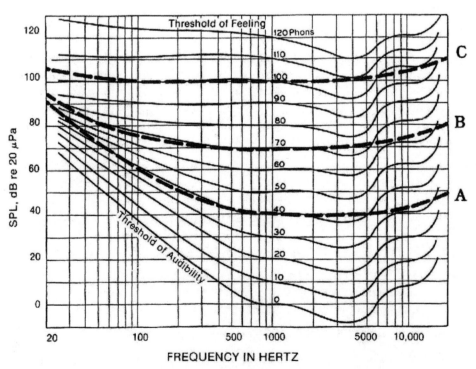

그림 105. Fletcher-Munson 곡선에서 추정된 보정 특성(Berger 등, 1986)

표 66. 소음 측정 시 특성에 따른 각 주파수별 보정값

주파수(Hz)	A특성 보정치(dB)	B특성 보정치(dB)	C특성 보정치(dB)
31.5	-39.4	-17.1	-3.0
63	-26.2	-9.3	-0.8
125	-16.1	-4.2	-0.2
250	-8.6	-1.3	0
500	-3.2	-0.3	0
1,000	0	0	0
2,000	+1.2	-0.1	-0.2
4,000	+1.0	-0.7	-0.8
8,000	-1.1	-2.9	-3.0

리의 물리적 음량(SPL)을 동일한 주관적 감각 크기인 40dB로 평가하기 위해 보정하여 이를 dBA로 산출한다(그림 106, 107, 표 66).

산업장의 소음수준을 평가하고 소음대책을 세우는 데 필요한 소음의 노출 허용기준에 대해서는 전 주파수역 음압(A 특성)에 의한 1일 8시간 노출을 기준으로 미국산업위생사협회(American Conference of Governmental Industrial Hygienists, ACGIH)는 85dB(A), 그리고 이를 다시 세분하여 각 음압별로 1일 노출 시간을 규정하고 있다.

미국 산업안전보건청(Occupational Safety and Health Administration, OSHA)에서는 교환율(exchange rate)[1]을 5dB, 역치기준(threshold level)[2]은 80dB, 노출기준(criterion level)[3]은 90dB로 규정하고 있고(표 67), 미국방성(U.S. Air Force, 1973)의 경우는 교환율 4dB, 역치기준 80dB, 노출기준 85dB로 규정하고 있다. 그리고 ISO(1981)에서는 교환율 3dB, 역치기준 75dB, 노출기준 85dB을 권장하고 있다. ISO의 3dB 교환율은 간헐적인 소음의 영향을 과대하게 산정하게 되고 OSHA의 5dB 교환율은 큰 소리에서는 소음의 영향을 과소평가하게 되는

---

1   소음 노출량이 2배가 되는 dB의 차이로서 통상 등가에너지 법칙에 의해 소음은 음압이 2배가 되면 3dB이 증가하지만 소음이 인체에 미치는 영향은 5dB 증가 시 2배가 된다는 조사 결과를 반영해 OSHA에서는 5dB을 규정하고 있다.

2   누적소음노출량 측정기가 측정치를 적분하기 시작하는 A특성 소음치의 하한치를 의미하며, cutting off라고도 하여 노출량 산출 시에 중요한 역할을 한다. 소음 측정 시 threshold 값 미만의 소음은 누적소음에 포함시키지 않고 측정된다 (The threshold level is the A-weighted sound level at which a personal noise dosimeter begins to integrate noise into a measured exposure. For example, if the threshold level on a sound level meter is set at 80 decibels (dB), it will capture and integrate into the computation of dose all noise in the employee's hearing zone that equals or exceeds 80dB. Sound levels below this threshold would not be included in the computation of noise dose.).

3   8시간 노출 시의 소음 허용기준값(The criterion level is the continuous equivalent 8-hour A-weighted sound level that constitutes 100% of an allowable noise exposure. In other words, the criterion level is the permissible exposure limit (PEL).).

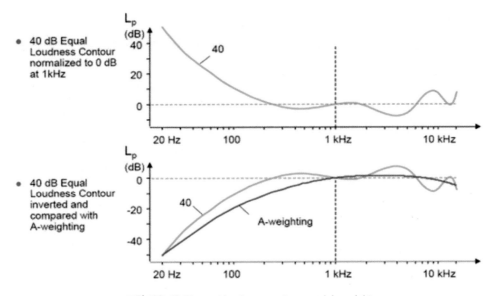

- 40 dB Equal Loudness Contour normalized to 0 dB at 1kHz

- 40 dB Equal Loudness Contour inverted and compared with A-weighting

그림 106. 40dB equal loudness contours and A-weight

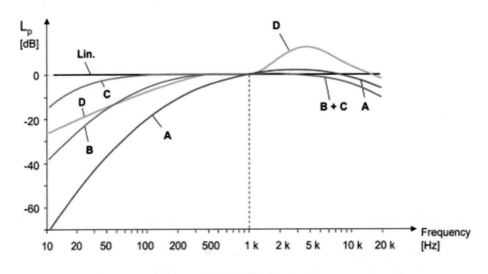

그림 107. 소음계의 A, B, C 특성의 보정곡선(Frequency weighting curves)

단점을 가지고 있다(그림 108).

각 주파수별 음압에 따른 소음의 허용기준에 대해서는 미국 공군에서는 300~4,800CPS의 4옥타브 밴드 중 어느 한 밴드에서라도 95dB 이상이면 소음 예방대책을 세울 것을 권하였고, 미국이비인후과학회에서는 300~600CPS 혹은 600~1,200CPS

표 67. 소음 노출기준 비교

	NIOSH–recommended exposure level	MSHA–permissible exposure level	OSHA–permissible exposure level	OSHA action level	우리나라
Criterion(dBA)	85	90	90	85	90
Threshold(dBA)	40	90	90	80	80
Exchange rate(dB)	3	5	5	5	5

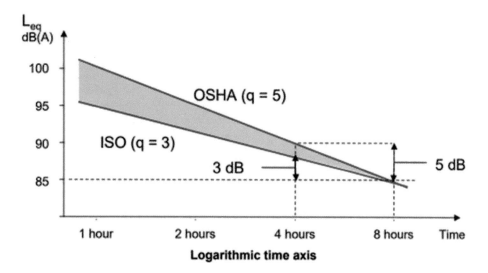

그림 108. OSHA와 ISO의 소음 노출 기준과 교환율 비교

에서 85dB이면 소음 대책을 세워야 하며 한 개 이상의 옥타브 밴드에서 85dB을 초과할 때는 소음 대책이 절실한 것으로 제시하고 있다.

표 68은 90, 85, 88dBA 각각의 소음 노출기준과 3dB 교환율 적용에 따른 주당 허용 소음 노출 시간을 제시한 것이고 표 69는 노출기준 90dBA, 3dB 교환율 적용 시 소음 노출원에 따른 1일 최대 허용노출 시간을 예시로 제시한 것이다.

라. 소음 노출기준과 측정 평가의 문제점

우리나라 업무상질병으로서 소음성 난청 적용상의 소음 노출기준과 소음 측정 방법 및

표 68. 소음 노출기준(90, 85, 88dBA)과 3dB 교환율 적용에 따른 주당 허용 소음노출 시간

	소음노출 시간/주당								
	90dB(A)			85dB(A)			88dB(A)		
	시간	분	초	시간	분	초	시간	분	초
85				40	00	00			
86				30	00	00			
87				25	00	00			
88				20	00	00	48	00	00
89				15	00	00	36	00	00
90	40	00	00	12	30	00	30	00	00
91	30	00	00	10	00	00	24	00	00
92	25	00	00	7	30	00	18	00	00
93	20	00	00	6	15	00	15	00	00
94	15	00	00	5	00	00	12	00	00
95	12	30	00	3	45	00	9	00	00
96	10	00	00	3	07	30	7	30	00
97	7	30	00	2	30	00	6	00	00
98	6	15	00	1	52	30	4	30	00
99	5	00	00	1	33	45	3	45	00
100	3	45	00	1	15	00	3	00	00
101	3	07	30	0	56	15	2	15	00
102	2	30	00	0	46	53	1	52	00
103	1	52	30	0	37	30	1	30	00
104	1	33	45	0	28	08	1	07	30
105	1	15	00	0	23	26	0	56	15
106	0	56	15	0	18	45	0	45	00
107	0	46	53	0	14	04	0	33	45
108	0	37	30	0	11	43	0	28	08
109	0	28	08	0	9	23	0	22	30
110	0	23	27	0	7	02	0	16	53
111	0	18	45	0	5	52	0	14	04
112	0	14	04	0	4	42	0	11	15
113	0	11	43	0	3	31	0	8	26
114	0	9	23	0	2	56	0	7	02
115	0	7	02	0	2	21	0	5	38

소음 노출 평가에 대해 몇 가지 문제점을 갖고 있다. 우선 노출기준으로 연속음의 경우 8 시간 90dB(A)의 노출기준, 5dB의 교환율, 충격음의 경우 최대음압 수준 140dB(A), 음압

표 69. 소음원에 따른 1일 최대 허용노출 시간(노출기준 90dBA, 3dB 교환율 적용 시)

노출원	dB(A) (Leq)	1일 최대 허용노출 시간	노출원	dB(A) (Leq)	1일 최대 허용노출 시간
Disco music	90	8시간	Glass bottle making	106	12분
Paper making	90	8시간	Steel rolling mill	110	5분
Four wheel drive vechicle cab	95	2.5시간	Planing machine(wood)	110	5분
Weaving shed(Rapier looms)	95	2.5시간	Circular saw(wood)	Up to 115	1.5분
Flour mill	96	2시간	Stainless steel polishing	115	1.5분
Drop forging	98	1.25시간	Rivetting	117	1분
Weaving shed(Dobross looms)	100	48분	Fettling(cast iron)	118	46초
Pop group(performers)	100	48분	Diesel engine testing	120	30초
Power station turbine hall	100+		Chain saw	Up to 120	30초
Newspaper presses	100+		Shot blasting	120	30초
Steel fabrication shop	103	24분	Rock drilling	120	30초
Diesel locomotive cab	104	20분	Propellor chipping	132	2초

수준별 노출기준을 1일 노출 횟수로 규정하고 있으나 국제적인 권고기준이나 여러 나라의 소음 노출기준과 비교하여 보면 높게 정하고 있다는 것을 알 수 있다. 140dBSPL을 초과할 경우, 단 한 번의 노출로도 와우 손상으로 인해 청력역치가 상승될 수 있는 위험한 수준의 소리이다(Savolainen과 Lehtomaki, 1997; Ylikoski, 1989).

미국 산업안전보건연구원(National Institute for Occupational Safety and Health, NIOSH)은 소리의 동일 에너지 법칙을 적용하여 그 소음 형태가 연속음이든, 충격음이든 모든 소음 노출에 대해 8시간 85dB(A)과 3dB 교환율과 140dB(A)의 최대치 제한값(ceiling limit)의 권장 노출기준(Recommended Exposure Limit)을 제시하고 있다(NIOSH, 1998). 일반적으로 충격음에 대한 측정 평가방법으로 최대치와 총에너지 평가방법 등 두 가지가 제시되고 있으며, 이에 따른 노출기준으로 프랑스는 A 보정 최대치로 135dB, 영국은 C 보정치로 140dB, 유럽은 노출 수에 상관없이 140dB SPL, 미국산업위생전문가협회(American Conference of Governmental Industrial Hygienists)는 C 보정 최대치로 140dB을 초과해서 노출되지 않도록 권고하고 있다. 충격음에 대해 C 보정 또는 무보정(dBSPL)보다 A 보정방법으로 측정한 경우, 소음계 지시침의 반응속도를 일반적으로 연속음 측정 시의 느린(slow) 상태로 측정한 경우에는 충격음의 최곳값(peak)으로 측정한 값보다 소음 노출 수준에 대해 저평가될 가능성이 크다. 그리고 충격음의 노출 수준에 따른 노출 횟수로 평가 적용하기가 현실적으로 어려운 측면이 있다. 따라서 충격음의 노출기준으로는 노출 횟수가 아닌 최고노출기준(Ceiling, C)을 설정하고, 측정 방법으로는 최고소음도를 고려한 등가소음도(C 보정 또는 무보정)로 측정 평가할 필요가 있다.

노출기준에서 노출 시간 보정은 1일 작업시간 동안 연속 측정하거나 시간 간격으로 측정한 경우 이를 평균하여 8시간 작업 시의 평균소음 수준으로 제시하는 것은 작업장의 소음 노출수준을 평가하고 이를 개선하는 방법으로 타당하나, 소음에 노출되는 근로자의 경우에는 타당하지 않다. 즉, 작업자의 소음 노출은 일 8시간이 아닌 주 40시간 기준, 그리고 더불어 당해 사업장의 소음 노출 근로자 실제 근무시간을 적용하여 보정한 소음 노출수준을 가지고 판단해야 한다. 더구나 우리나라 근로자는 대체적으로 장시간 근로를 수행하고 있다는 점에서 이는 필수적으로 고려하여야 할 부분이다.

사업장의 소음은 동일 작업부서에서도 소음의 측정 시기, 측정 방법, 측정 장소 등에 따라서 다르게 측정될 뿐만 아니라 근로자 개인의 작업 당시의 상황, 즉 작업의 강도, 작업의 횟수 및 개인의 숙련도 등에 따라서 개인 노출량이 다르므로 지시소음계를 이용한 환경 소음보다는 개인 소음 노출량을 측정하는 것이 효율적으로 알려져 있다(Shim 등, 1995). 그러므로 소음 부서에 근무하는 근로자들의 청력손실 정도를 평가함에 있어서 중요한 요인인 소음 노출량의 측정 시 여러 요건을 고려하지 않고 작업환경 소음을 일률적으로 적용한다면 부서에 따라서는 개인 소음 노출량보다 낮게 평가되어 소음으로 인한 청력손실이 있는 근로자를 간과하기 쉽다. 일반적으로 개인은 소음원인 기기에 근접하여 작업하기 때문에 개인 소음 측정치가 지역 소음 측정보다 높은 경향이 있다. 따라서 비록 환경 소음이 낮게 평가되는 부서라도 개인 소음 측정계를 이용하여 개인 소음 노출량을 측정하거나 충격음의 경우 이와 같이 소음 특성을 고려한 측정 평가방법을 통하여 소음 특수건강진단 대상자를 선정하거나 소음성 난청의 판정 시에 주의하여야 한다.

마. 건설업종의 소음 노출과 소음성 난청

1) 건설업종의 소음 노출

보통 건설 근로자는 위해한 수준의 소음에 노출되어 있다고 알려져 있다. 건설 공사장기계는 그 종류가 다양할 뿐만 아니라 동일한 기계라도 그 사용 목적 및 운전 조건에 따라 상이하며, 공사 현장의 주변 상황이나 암소음, 바람, 온도, 지형, 장애물 등에 따라 크게 영향을 받게 된다.

건설업의 주 소음원은 여러 유형의 건설기계(machineries and tools)이다. 건설기계의 소음은 정지공사, 기초공사 및 발파소음으로 분류할 수 있으며, 정지공사에 사용되는 시공 기계는 불도저, 트럭셔블(truck shovel), 백호, 파워셔블(power shovel), 클램쉘, 덤프트럭이다. 이들 기계의 발생소음은 엔진의 기동음이 주 소음원이며, 소음레벨도 엔진 부하의 변동에 의해서 크게 변환한다. 또 동일 기종, 같은 용량일지라도 제작회사에 따라 소음레벨의 차이가 발생한다.

기초공사(말뚝박기, 흙막이 등)는 디젤 해머, 드롭 해머 등에 의한 기초 콘크리트 말뚝박기, 강관 말뚝박기 및 시트 파일박기 등과 같은 타격에 의한 작업이 주요 소음원이다. 건설장비 중에서 가장 시끄럽다고 느껴지는 기계로는 항타기, 착암기, 브레이커 순으로 조사된 사례가 있다. 공사 종류별 소음에는 이 외에 철골 공사, 콘크리트 공사 등과 공사장에서 사용되는 압축기와 발전기 등 동력기계의 소음이 있다. 발파소음의 크기는 사용되는 화약의 종류와 양, 발파공 내 장약의 위치, 최소 저항선, 전색상태, 지발 발파 시의 지연시차, 풍향 및 풍속, 온도 등 기상조건, 발파 위치와 측정 위치 사이의 지형 등 많은 변수의 영향에 의해 결정된다(은희준, 1998).

그림 109는 공정별 건설기계의 작동원리에 따른 over-all 소음도를 나타내고 있다. 지반정지 사용 건설기계 중에서는 다짐기의 평균 소음도(7m 떨어진 거리)가 90dB(A)로 가장 큰 소음도를 보이고 있다. 기초공사에서는 항타기계가 건설기계 중에서 가장 높은 소음도를 보이고 있으며, 그중에서 디젤항타기의 평균 소음도가 107dB(A)로 가장 높게 나타나고 있다(조창근과 김하근, 1997). 건설현장에서 사용되는 건설기계 34종, 302대를 대상으로 소음도를 조사한 강대준 등(2004)의 연구결과에서도 대상 건설기계류의 평균 소음도는 기계로부터 7.5m 떨어진 거리에서 66.1~95.7dB(A)이었다. 90dB(A) 이상의 고소음을 발생하는 기계는 항타기(93.1dB(A)), 착암기(95.9dB(A)), 브레이커(95.7dB(A)) 등이었다. 작업현장에서 측정된 건설기계류 소음을 외국의 건설기계에 대한 기준과 비교하면 EU 1단계 및 일본 기준을 대체로 충족시키나, EU 2단계의 기준을 3~5dB 초과하는 수준이었다.

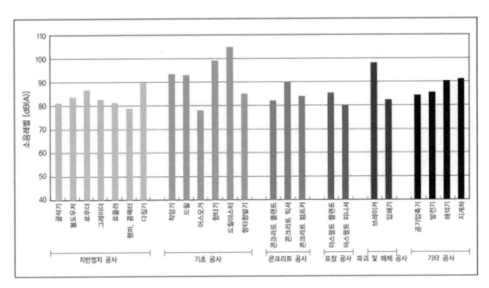

그림 109. 공정별 건설기계의 평균 소음레벨(소음원에서 7m 거리)

워싱턴주 연구결과에 따르면 약 3분의 2의 건설 근로자가 85dB(A) 이상의 소음에 노출되어 있고, 약 3분의 1의 건설 근로자가 90dB(A) 이상의 소음에 노출되어 있다고 한다. 미국에서 두 개의 건설현장을 15개월 동안 측정한 결과 평균소음이 90.25dB(A)이었으며 워싱턴주에서 건설업에 종사하는 목수와 비숙련공의 소음 노출을 측정한 결과는 평균 소음 89.7dB(A)이었다. 113명의 건설 근로자로부터 측정한 338개의 소음 측정 샘플을 평가한 결과 평균 82.8dB(A) 노출을 보였다. 그중 40%는 85dB(A)을 넘었고 13%는 90dB(A)을 초과하였다. 최고의 소음 노출을 보였던 작업과 기구는 공기압으로 작동되는 공구와 중장비 기계였다(Neitzel 등, 1999). 캐나다의 건설업종의 소음 관련 연구에 의하면 주택건축의 평균소음 노출수준이 93.1dB(A)로 매우 높은 것으로 보고하고 있어(Sinclair와 Haflidson, 1995), 주택건축 시 소음 노출도 매우 높음을 알 수 있다. 스페인에서 건설 근로자 40명의 개인별 소음 노출 정도를 측정한 결과 그중 67.5%가 평균 80dB(A) 이상의 소음에 노출되어 있었고, 50%는 평균 87dB(A) 이상의 소음에 노출되어 있었다. 게다가 기계를 거의 사용하지 않는 근로자는 소음 노출이 평균 85dB(A)을 넘지 않았으나 기계를 사용하는 건설 근로자는 평균 90dB(A) 이상의 소음에 노출되었다(Fernandez 등, 2009). 건설업에서 매우 높은 소음 수준에 노출되는 대표적인 작업이 활석작업인 것으로 보고하고 있는데, 1980년 미국 건설업에서 52,626명의 활석 근로자가 이와 같은 소음에 노출되는 것으로 나타났다(Poulos 등, 1980). 건설현장의 직무에 쓰이는 장비에 따라 소음의 발생을 측정한 자료를 보면 활석공이 많이 쓰는 소형의 손에 들고 쓰는 기기도 대형기기 못지않은 소음을 발생시킨다는 것을 알 수 있다. 특히, 활석작업에 쓰이는 공기압축식 해머(pneumatic hammer)는 평균 109dB(A) 정도의 소음을 발생시킨다(Kerr 등, 2002).

표 70과 그림 110은 1997년부터 2008년까지의 건설 근로자 코호트의 소음 노출수준의 경시적 평가 자료이며(Neitzel 등, 2011), 그림 111과 112는 건설업의 직종에 따른 노출 소음수준과 85dB(A) 초과율을 보여준다. 소음 측정방법에 따른 차이가 큰데, 이는 건설업의 소음 노출 특성과 개인 소음량 측정 시 threshold level의 차이 등에 기인한다(Sexias와 Neitzel, 2004).

주요 건설기기의 소음은 대부분 90dBA 이상의 수준을 보이며(표 71), 건설기기의 동력원으로서 (디젤)발전기는 작업장 내 또는 근처에 위치하며 허용한계 이상으로 소음을 방출한다. Elacheliyan(2013)의 연구는 발전기의 위치와 그로부터 거리에 따른 소음의 수준을 보여준다(표 72, 그림 113, 114). 또한 Callahan(2004)의 연구에서는 건설기기와 조작자(기사)의 위치 및 측정지점에 따른 소음수준을 보여주고 있다(그림 115, 116, 117, 118, 119).

2) 건설업종의 소음성 난청

이러한 소음 노출로 발생한 소음성 난청은 건설 근로자에게서 가장 흔한 질환 중 하나이다. 스웨덴의 코호트 연구결과에 따르면 38세에서 40세의 건설 근로자 중에 26%만이 정상 범위의 청력을 가지고 있다(Ringen과 Seegal, 1995). Kilburn 등(1992)의 연구에 따르면 철근공의 25%가 500Hz 주파수 청력에 문제가 있고, 60%는 8,000Hz 주파수에서 난청이 있다고 한다. 또한 소음성 난청이 있는 철근공은 평형감각에도 장애가 있는 경우가 많아 높은 곳에서 작업 시 위험할 수 있다. 대만에서 시행한 연구에 따르면 건설 근로자 중 38%가 소음성 난청을 보이고 있고, 이 연구에서 조사한 직업군 중 가장 높은 비율이라고 한다(Wu 등, 1998). Miyakita 등(1997)은 일본 건설 근로자의 16%, 약 410,000명이 소음성 난청을 가지고 있다고 발표하였다. 독일의 노동조합은 소음성 난청이 건설 근로자에게 가장 흔한 질환이라 하였다(Arndt 등, 1996). 핀란드 연구에 따르면 건설 근로자 중

표 70. 건설업 직종에 따른 소음 노출 수준

Trade	n measurements	L_{AVG} (dBA)			L_{EQ} (dBA)			Peakiness of exposure (L_{MAX}/L_{EQ})	
		Mean	SD	% >85 dBA	Mean	SD	% > 85 dBA	Mean	SD
Construction workwers	1310	82.6	5.3	33.2	88.1	5.5	72.6	53.1	23.1
Carpenter	532	83.7	4.6	41.7	89.4	4.8	84.2	63.3	25.7
Cement mason	55	82.3	5.9	38.2	87.3	6.7	67.2	37.5	14.7
Electrician	303	80.4	5	16.8	86.2	5.4	56.8	47.5	14.1
Insulation worker	22	76.1	3.9	4.6	81.1	3.3	18.1	46.1	13.6
Ironworker	118	84.4	5.1	48.3	90.1	5.6	86.4	58.9	21.2
Masonry worker	86	82.4	7.1	33.7	87.9	7.4	62.8	46.4	19.8
Operating engineer	115	84.1	5.3	39.1	88.2	4.8	77.4	34.9	13.6
Sheet metal worker	79	80.5	4.2	11.4	85.9	4.9	57	49.3	21.1
Controls	-	70	-	0	70	-	0	1	-

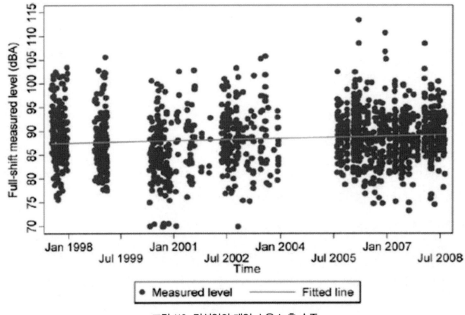

그림 110. 건설업의 개인 소음 노출 수준

10,000명당 30명이 소음성 난청을 가지고 있다(Welch와 Rota, 1995). 미국 British Columbia 노동조합에서 시행한 32,800명에 대한 청력검사상 50%가 난청을 보였고, 22%는 중등도의 난청을 보였다(Schneider 등, 1995). 네덜란드 건설 근로자에 대한 소음성 난청 연구에

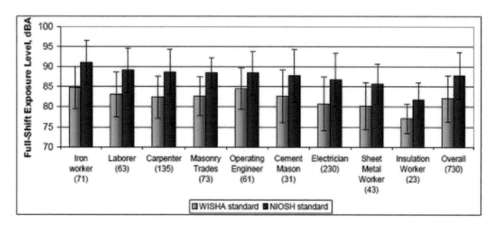

그림 111. 건설업 직종에 따른 노출 소음수준

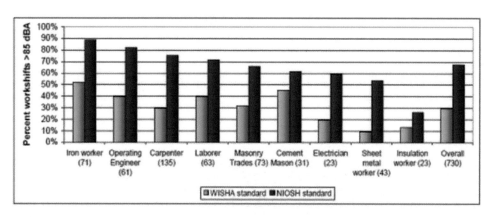

그림 112. 건설업 직종에 따른 85dB(A) 소음 초과율

서는 소음에 노출된 건설 근로자가 소음에 노출되지 않은 근로자, 일반인에 비해 특히 3,000~6,000Hz 영역에서 청력손실이 있다고 보고하였다. 네덜란드에서 2008년 건설 근로자의 소음성 난청 유병률은 15.1%였다(Leensen 등, 2011).

아래 표 73, 그림 120, 121, 122는 Leensen 등(2011)의 연구 결과로서 연구 대상 건설업 주요 직종의 노출 소음 수준, 소음 비노출 대조군과 비교한 연령대별 청력역치와 소음 노출기간과 청력보호구 착용에 따라 연령보정한 3, 4, 6kHz의 청력역치를 보여주고 있다.

아래 표 74와 그림 123은 건설 근로자의 청력역치의 연간변화율로 ISO-1999 예측모델과 실제 측정에 의한 결과를 나타낸 것이다(Leensen과 Dreschler, 2015).

표 71. 주요 건설기기의 소음

Plant/Equipment	Noise(Leq), dBA	Trade/Tools	Noise(Leq), dBA
Dozers, Dumpers	89-103	Plumber	90
Front end loaders	85-91	Elevator installer	96
Excavators	86-90	Rebar worker	95
Backhoes	79-89	Carpenter	90
Scrapers	84-102	Concrete form finisher	93
Mobile Cranes	97-102	Steel stud installer	96
Manlift	102-104	Laborers - shovel hardcore	94
Compressors	62-92	Laborers - concrete pour	97
Pavers	100-102	Hoist operator	100
Rollers (compactors)	79-93	Pneumatic chipper/chisel	108
Bar Benders	94-96	Compactor	109
Pnumatic breakers	94-111	Electric drill	102
Hydrautic breakers	90-100	Air track drill	113
Pile drivers (diesel)	82-105	Concrete saw	90

표 72. 동력원으로부터 거리에 따른 소음 수준

Distance from the working generator (m)	Noise Level, dBA		Distance from the working generator (m)	Noise Level, dBA	
	Generator G1, 360KVA	Generator G1, 500KVA		Generator G1, 360KVA	Generator G1, 500KVA
	Max	Max			
1.0	103.7	104.3	11.0	87.6	89.3
2.0	100.0	101.3	12.0	87.4	88.3
3.0	97.6	99.6	13.0	87.1	87.4
4.0	94.9	95.8	14.0	86.0	86.4
5.0	92.5	94.3	15.0	85.1	85.6
6.0	91.2	93.5	16.0	84.6	85.1
7.0	89.7	91.9	17.0	82.7	83.6
8.0	89.4	90.6	18.0	81.3	83.2
9.0	88.7	90.2	19.0	80.2	82.6
10.0	87.7	90.1	20.0	79.9	81.8

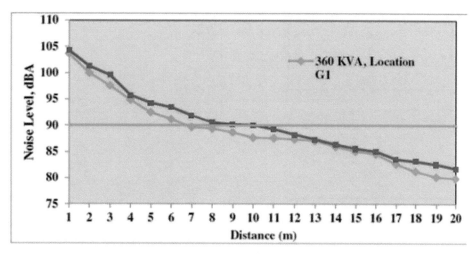

그림 113. 동력원으로부터 거리에 따른 소음 수준

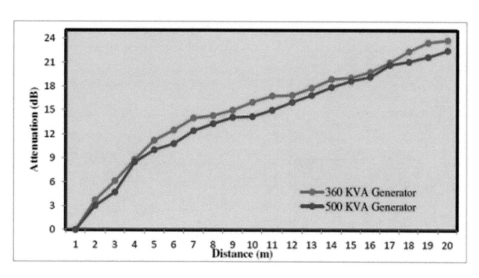

그림 114. 동력원으로부터 거리에 따른 소음 감쇠 수준

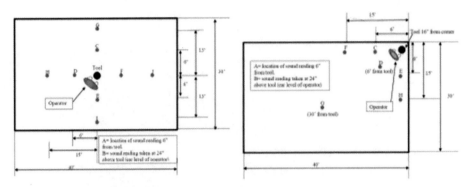

Figure 3-2 Inside Center of Room Decibel Level Measurements

Figure 3-3 Corner of Room Sound Level Measurements

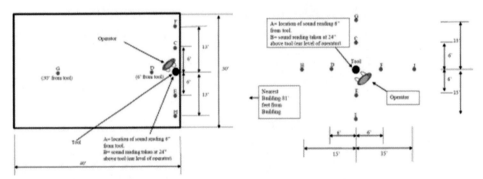

Figure 3-4 Indoor Against Wall Sound Level Measurement

Figure 3-5 Open Field Sound Level Measurements

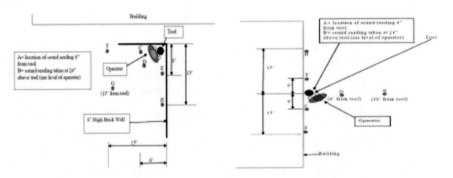

Figure 3-6 Outdoor Corner Sound Level Measurement

Figure 3-7 Outdoor Against Wall Sound Level Measurements

그림 115. 건설기기와 조작자(기사)의 위치 및 소음 측정 지점

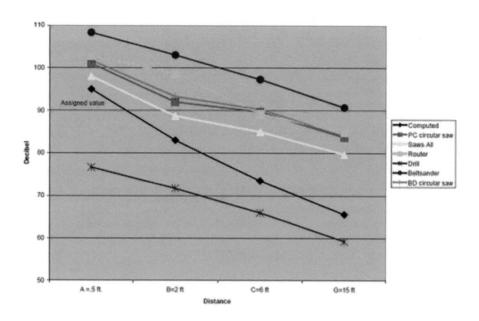

그림 116. Center of room에서 건설기기의 위치에 따른 소음 수준

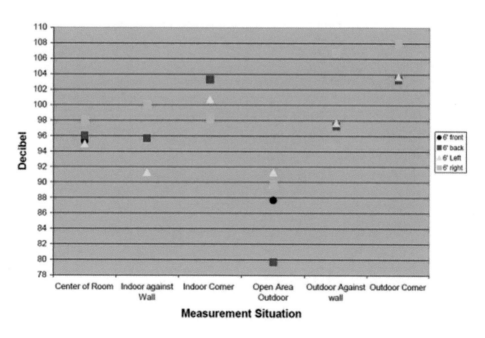

그림 117. Porter Cable Circular Saw의 cutting wood 시 소음 수준

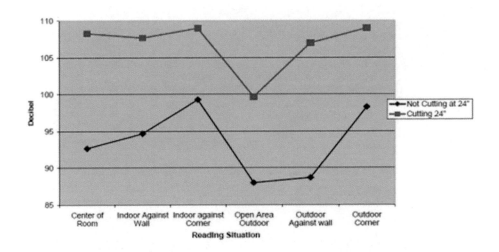

그림 118. Porter Cable Circular Saw의 작동에 따른 소음 수준

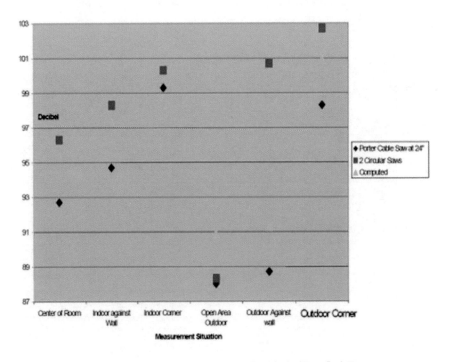

그림 119. Porter Cable Circular Saw의 사용 대수에 따른 소음 수준

표 73. 건설업 주요 직종에 따른 노출 소음 수준

	Job title	n	Calculations	Sound level measurement	Dosimetry	Intensity used
1	Carpenter	10,225	91		84-95	91
2	Bricklayer	2,394	91	87-92		91
3	Painter	2,082	88	80-90		88
4	Contractor	1,748	88	84-89		88
5	Hodman	635	90	80-90		87
6	Engineer (civil)	582	92		81-99	88
7	Navvy	518	91	81-95		91
8	Paver	508	91	86-93		92
9	Plasterer	412	90	85-108		93
10	Tiler	344	91	87-91		91
11	Crane operator	323	92	79-98		92
12	Driver/chauffeut	283	91			91
13	Mechanical woodworker	282	93	83-96	87-95	91
14	Concreate bender	237	89	82-89		89
15	Concreate scraper	224	91	87-92		91
16	Mechanic (machines)	214	92	90-95		92
17	Pipelayer	200	91	85-95		91
18	Mechanic	192	92	82-96		92
19	Pile driver	145	96		80-103	86
20	Destructor	140	89		81-109	96

* Noise exposure levels are expressed as equivalent 8-h, A-weighted sound-pressure levels, calcualted using and exchange rate of 3dB

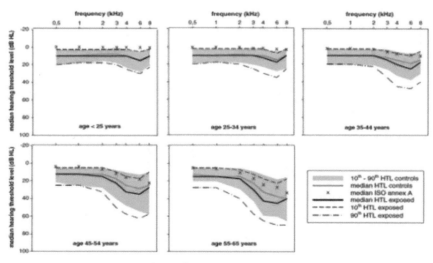

그림 120. 소음 비노출 대조군과 비교한 연령대별 청력역치

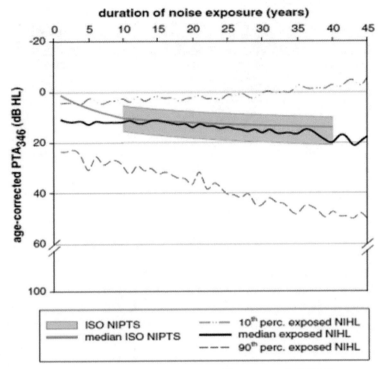

그림 121. 소음 노출기간에 따른 연령보정한 3, 4, 6kHz의 청력역치

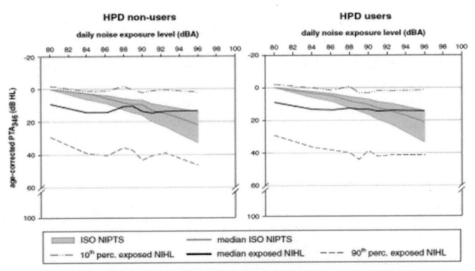

그림 122. 청력보호구 착용 및 소음 노출기간에 따른 연령보정한 3, 4, 6kHz의 청력역치

표 74. 건설 근로자의 청력역치 변화율

Model terms	Coefficient	95% CI
HTL change right at 0.5K	−0.08	−0.16 to −0.01
HTL change right at 1K	−0.05	−0.13 to 0.03
HTL change right at 2K	0.19	0.11 to 0.27
HTL change right at 3K	0.58	0.51 to 0.66
HTL change right at 4K	0.87	0.79 to 0.95
HTL change right at 6K	0.38	0.30 to 0.46
HTL change right at 8K	0.99	0.91 to 1.07
HTL change left	0.03	−0.01 to 0.08

The coefficients reflect mean annual change in HTL for each frequency in the right ear, and the overall difference in the left ear relative to the right. Since this term is not significant, mean annual changes displayed are similar in the left ear

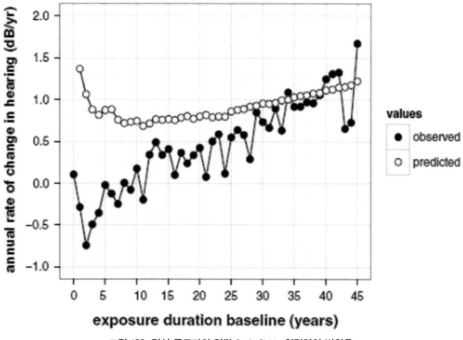

그림 123. 건설 근로자의 연간 3, 4, 6kHz 청력역치 변화율

6

...

청력보호구

소음 대책을 세우려면 소음을 분석하고 또 노출 시간을 측정하여야 한다. 그리고 측정치로부터 어떠한 방법으로 대책을 세울 것인가에 대하여 검토한다. 즉 소음수준의 감소, 노출 시간의 단축, 소음으로부터 작업자를 격리 또는 차단, 소리가 적은 기기나 공정으로의 대치, 청력보호구(귀마개, 귀덮개)의 지급 중에서 가장 적절하다고 생각되는 대책을 선택하여 단독으로 또는 두 가지 이상을 혼용한다.

소음수준을 감소시키는 방법은 크게 소음원에서 소음을 감소시키는 방법과 발생된 소음을 감소시키는 방법을 들 수 있다. 소음원에서 소음을 감소시키는 방법은 설계단계에서 행하는 것이 경제적이다. 각 기기나 기계의 운전조작 시의 소음 특성을 알아 공장의 공학적 설계, 공정의 개발, 공장의 공정배치를 정하고 격리의 필요성 여부를 결정한다. 보다 덜 시끄러운 기구, 공정, 재료를 대치하고 보다 조용한 조작법으로 바꾸고 소음을 발생하는 기계장치나 소음 발생 부분은 차단하거나 완전히 덮어 가리고 소음 증가를 막기 위하여 정기적으로 수리 보존한다. 이러한 예로 팬은 가능하면 원심력 팬을 사용하고, 병타공정은 용접으로 바꾸고, 궤도차의 바퀴를 고무제품으로 교체하고, 비교적 면적이 넓은 진동표면은 소음원이 되기 쉬우므로 그 부분을 누르든가 지지방식을 개량하거나 또는 중량을 무겁게 하는 대책 등이 있다.

발생원에서 음의 세기를 줄인다는 것은 어려운 경우가 많아서 결국은 사람의 귀에 도달하는 경로에서 소리를 차단하거나 감소시키는 방법이 쓰인다. 천장, 벽, 기계 덮개는 흡음제를 사용하며, 소음의 전파를 막기 위해 적당한 막을 설치한다. 청력에 지장을 주는 소음에 대하여는 기술적으로 대처하여야 한다. 그러나 만약 이것이 가능하지 않다면 소음 작업장에서 일하는 근로자는 장기간의 노출을 피하기 위하여 교대하고 개인용 보호구를 반드시 사용한다. 대체로 소음수준이 85~90dB(A) 이상이면 청력보호구를 사용하여야 한다. 청력보호구는 정기적으로 성능을 충분히 검사해야 한다. 헐렁한 귀마개나 닳아 빠진 귀덮개는 청력을 제대로 보호하지 못한다. 그리고 사업장의 근로자와 관리자는 청력보호구의 사용에 대하여 긴밀히 협조하며 또한 정기적으로 교환하여 주도록 한다.

가. 청력보호구의 종류와 특성

청력보호구는 실제로 청각기에 들어가는 소음량을 줄여준다. 미국 OSHA에서는 허용 소음 노출량의 50%라는 것은 하루 8시간 동안 85dB(A)의 소음 수준에 노출되는 것을 의미하며 또한 이것을 어떠한 행동을 취해야만 하는 기준인 "Action Level"로 정하고 있다.

8시간 평균 소음 노출수준이 85dB(A) 이상의 모든 근로자에게 청력보호구를 지급하고 필요시 새것으로 교체할 의무가 있다. 또 최초 노출 이후 6개월 이상 청력검사를 하지 않았거나 표준역치변동(STS)이 있었던 근로자도 청력보호구 착용 대상에 포함된다. 사업주는 근로자에게 여러 개의 청력보호구 중에서 선택할 기회를 제공하고 청력보호구의 사용 및 관리에 대한 교육 제공의 의무가 있다. 그리고 청력보호구의 올바른 사용의 지휘 감독 의무와 실내 작업장 내 소음환경에서 청력보호구의 차음 성능을 평가하여야 한다. 평가방법은 EPA, NIOSH, OSHA의 청력보호구 차음의 적합성 평가방법을 이용한다. 지급 중인 청력보호구가 더 이상 차음을 못할 정도로 소음 노출수준이 크면, 청력보호구의 차음 성능을 재평가하여야 한다.

청력보호구(hearing protection devices)는 귀마개(earplug), 귀덮개(earmuff), 헬멧으로 구분할 수 있다(그림 124). 귀마개는 가장 간단한 형태로 외이도에 삽입하여 사용하는 작업장에서 가장 흔히 볼 수 있는 형태이다. 대표적인 귀마개로 폼형(foam type) 귀마개를 들 수 있는데, 염화폴리비닐(PVC)이나 폴리우레탄으로 구성되어 있고, 외이도 길이보다 약 0.5cm 길게

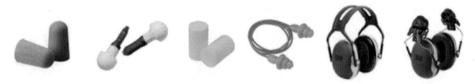

그림 124. 청력보호구의 종류

설계되어 있다. 폼형 귀마개의 장점으로 1) 폼형은 부드러워서 귀가 아프지 않고, 2) 장발, 턱수염이나 상처 있는 사람도 사용 가능하고, 3) 귓구멍의 모든 크기에 맞고, 4) 다른 보호구와 함께 사용할 수 있으며, 5) 일회용이며 작아서 가지고 다니거나 보관하기 편하고, 6) 더운 날씨에도 비교적 편하며, 7) 좁은 장소에서도 움직임을 제한하지 않으며, 8) 귀에 밀착성이 아주 좋다. 반면에 단점으로 1) 말하거나 껌을 씹을 때 귀마개의 위치가 잘못될 수 있고, 2) 교육과 훈련이 필요하고, 3) 올바른 착용 시에만 차음 효과가 유지되며, 4) 더러운 손으로 만지면 안 되며, 5) 귀가 건강한 사람만 착용할 수 있으며, 6) 분실하기 쉽다.

귀마개의 사용 시 주의 사항은 1) 더러운 손으로 귀마개를 만지지 말 것, 2) 작업 중엔 항상 귀마개를 착용할 것, 3) 착용 후 잘 싸서 보관할 것, 4) 귀마개를 뺄 때에는 끈을 잡아당기지 말고 귀에서 끝을 잡고 뺄 것, 5) 귀마개가 더러워지면 교체할 것, 6) 폼 타입 귀마개는 물 세척을 하지 말고, 재사용 귀마개는 물과 비누로 정기적으로 세척할 것이 요구된다.

귀덮개는 외부의 단단한 재질로 성형된 플라스틱(ABS, PP, PVC)으로 귀를 덮는 컵 모양과 내부의 스펀지 형태의 쿠션 폴리우레탄 폼 재질 또는 액체로 구성되어 있다. 두 개의 컵은 금속이나 플라스틱 밴드로 연결되어 있거나 또는 안전모나 헬멧 등에 달려 있다. 귀덮개의 장점은 1) 단일 크기이며, 2) 빨리 착용이 가능하고, 3) 귀에 질병이 있는 경우에도 사용이 가능하며, 4) 양쪽 귀에 동일한 차음 효과를 갖고, 5) 부품 교체가 가능하며, 6) 다양한 형태, 7) 귀마개보다 일관된 차음 효과를 얻을 수 있고, 8) 멀리서도 볼 수 있으므로 사용 여부를 확인하기 쉽고, 9) 크기가 커서 보관 장소가 바뀌거나 잃어버릴 염려가 적다. 반면에 귀덮개의 단점으로 1) 고온에서 착용이 불편하고, 2) 운반 및 보관이 쉽지 않고, 3) 기타 보호구 착용에 불편을 주고, 4) 밴드에 의해 차음 효과가 감소될 수 있으며, 5) 작은 공간에서의 머리 움직임이 제한을 받으며, 6) 하루 8시간 작업에 사용하기에는 어려

표 75. 청력보호구(귀마개/귀덮개)의 사용 환경과 장/단점

종류	사용 환경	장점	단점
귀마개	- 덥고 습한 환경에 좋음 - 장시간 사용할 때 - 다른 보호구와 동시 사용할 때	- 작아서 휴대에 간편 - 안경이나 머리카락 등에 방해받지 않음 - 저렴함	- 착용 여부 파악 곤란 - 착용 시 주의점 많음 - 많은 시간과 노력이 필요 - 귀마개 오염 시 감염될 가능성 있음
귀덮개	- 간헐적 소음 노출 시 - 귀마개를 쓸 수 없을 때	- 착용 여부 확인 용이 - 귀에 이상이 있어도 착용 가능	- 장시간 사용 시 내부가 덥고, 무겁고, 둔탁함 - 보안경 사용 시 차음효과 감소 - 고가
머리띠형	- 간헐적 소음 노출 시	- 세척용, 휴대 시 용이 - 보안경 착용 시도 문제없음	- 성능 평가

움이 있고, 7) 장발, 턱수염, 안경과 함께 착용하기 어려우며, 8) 가격이 귀마개보다 비싸다(표 75).

귀덮개 사용 시 주의 사항으로 1) 작업 중엔 항상 귀덮개를 착용할 것, 2) 착용 후 잘 싸서 보관할 것, 3) 물과 비누로 정기적인 세척, 4) 매일 3% 과산화수소로 닦아줄 것, 5) 머리밴드로 인해 압박이 느껴지지 않게 되면 교체, 6) 부품이 뻣뻣해지거나 부러진 경우 교체를 들 수 있다.

특수 청력보호구로 머리의 일부를 덮는 형태인 헬멧이 있으나, 일반적으로 사업장에서는 사용되지 않지만 공군 및 탱크 조종 시 착용한다.

나. 청력보호구의 차음 기전과 차음 수준

귀마개와 귀덮개의 착용효과는 그것을 어떻게 맞게, 세심하게 쓰느냐에 달려 있다. 청력보호구 착용에 따른 내이로의 음의 전달로를 보면 다음 그림과 같다. 밀폐되지 않은 귀에서의 외부음은 외이도를 통해 고막에 이르는 음 전달경로를 거치나 청력보호구로 밀폐된 귀는 1) 공기 누출(air leak), 2) 청력보호구의 진동(hearing protection vibration), 3) 재질을 통한 전달(structural transmission), 4) 뼈 및 근육조직을 통한 전도(bone and tissue conduction)를 통

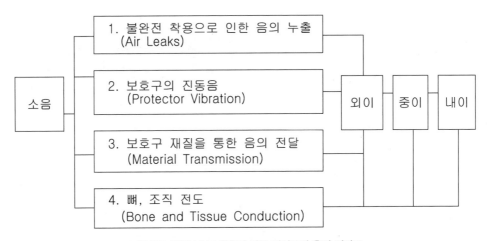

그림 125. 청력보호구 착용에 따른 내이로의 음의 전달로

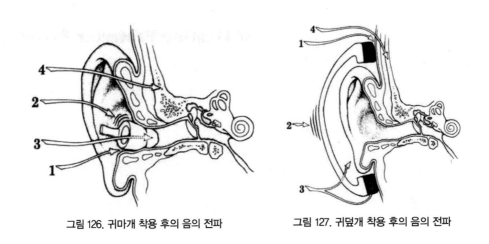

그림 126. 귀마개 착용 후의 음의 전파   그림 127. 귀덮개 착용 후의 음의 전파

해 전달된다(그림 125, 126, 127).

음의 차단을 위해 보호구 착용 시 종류에 따라 적합한 것을 채택하는 것도 중요한 일이다. 청력보호구가 최대효과를 가지려면 완전한 공기밀폐를 이루어야 한다. 귀마개는 외이도의 모양에 정확히 맞아야 하고 귀덮개의 쿠션이 외이도 주변부에 완벽히 맞아야 한다.

공기 누출과 관련하여 완전한 보호를 위해서 청력보호구는 외이도의 벽이나 이개 주위의 귀 부분을 완전하게 밀폐시켜야 한다(그림 128). 공기누출로 인해 전 주파수에 걸쳐 5~15dB까지 감쇠가 줄어들 수 있다. 특히 저주파수에서의 감소가 심하다. 그리고 이도의 구조는 S형으로 완곡하고 외이도 부분의 피부조직의 유연성 때문에 귀마개는 외부의 소

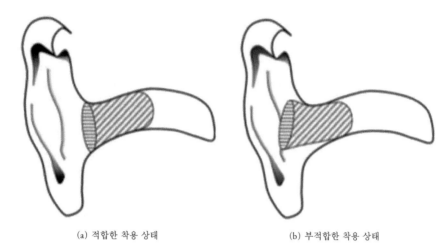

(a) 적합한 착용 상태　　　　　　　　(b) 부적합한 착용 상태

그림 128. 귀마개의 착용 상태

음에 의해 이도 내에서 피스톤 방식의 진동으로 앞뒤로 조금씩 진동할 수 있어 저주파음의 차음효과는 다소 감소한다.

　　마찬가지로 귀덮개도 완전히 확고하게 머리에 부착되지 않을 수 있으며 귀덮개의 덮개 부위도 외부의 소음에 의하여 진동을 일으켜 차음효과를 감소시킬 수 있으며 25~40dB에 이른다(그림 129). 이러한 작용들이 저주파수의 감쇠를 제한한다. 125Hz에서 대표적인 최대 감쇠값은 귀덮개가 20dB, premolded 귀마개가 30dB, 폼형 귀마개는 40dB이다. 또한 청력보호구의 외면은 음파충격에 반응 진동하여 보호구의 물질을 통해 내면에 전달되어 착용자의 보호구와 고막 사이의 밀폐된 공간에 이른다. 이러한 음의 감소 정도는 청력보호구 내의 내면 소재에 따라 다르다. 노출면이 훨씬 작은 삽입형 보호구(귀마개)에서는 이러한 물질을 통한 전달이 그리 중요하지 않다. 귀덮개의 컵과 쿠션 조성을 통한 재질을 통한 전달은 중요한데 일반적으로 1kHz 이상의 주파수에서 음 감쇠를 제한한다. 청력보호구의 세 가지 소리 경로가 완전하게 효과적으로 제어되더라도 보호구를 우회하여 골 및 조직을 통한 내이로의 소리 전달로 인해 보호구의 차음효과를 감소시키는 요인이 있다. 그러나 골과 조직을 통하여 귀에 전달된 소리 수준은 개방상태로 통과된 공기 중 소리 수준보다 약 50dB 낮다.

　　귀마개의 감음률은 고주파에서 보통 25~35dB이고, 귀덮개는 35~40dB 정도이므로 귀마개는 115~125dB에서 귀덮개는 130~135dB에서 작업이 가능하다는 결론이 나온다.

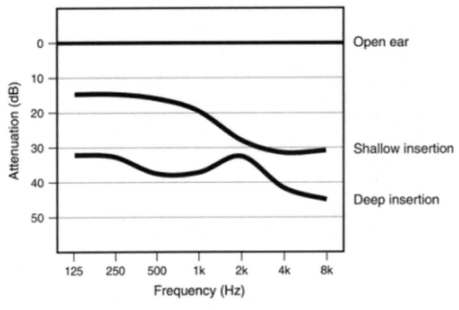

그림 129. 착용 상태에 따른 보호구의 차음효과

또한 귀마개와 귀덮개를 동시에 착용하면 추가로 3~5dB까지 감음을 시킬 수 있으나 어떠한 경우도 50dB 이상 차음시킨다는 것은 불가능하다(표76, 그림 130, 131).

그러나 청력보호구가 실제로 사용되는 현장에서는 실험실에서 측정한 차음효과보다 유의하게 작다는 것은 이미 잘 알려져 있다. 왜냐하면 숙련된 사람이 5분 정도 가만히 앉아, 검사지침서에 쓰인 대로 꽉 조이는 청력보호구를 사용한 경우의 차음효과 결과는 매일 연장 시간도 포함하여 보호구를 착용해야 하며 불편감을 호소하는 활동성 있는 근로자에서 측정한 결과와 매우 다르기 때문이다. 그림 132, 133은 청력보호구의 유형과 종류(상품)별로 실제로 현장에서 실시한 보호구의 성능에 대한 연구 결과를 그래프로 정리한 것이다.

청력보호구의 차음효과(Noise Reduction Rating, NRR)는 실험실에서 측정하여 예측된 감쇠의 절반 미만을 보이며, 실험실 데이터의 표준편차보다도 2배 이상 크게 나타났다. 이의 연구를 통해 미국 산업안전보건청(OSHA)은 NRR의 50% 적용을 권장하였으며, 또한 시간이 지남에 따른 감소 권장도 하였다.

지금까지의 자료를 종합해 보면, 현재 북미에서 판매되는 청력보호구 제작회사에서 제시한 평균 소음차단 값은 거의 24dB 정도인데, 실제 대부분의 사용자에게 제공할 수 있는

표 76. 각종 청력보호구 평균 소음 차음효과

Type of Hearing Protector	Octave–Band Center Frequency (Hz)						
	125	250	500	1,000	2000	4000	8000
Foam earplugs*	20-40	20-40	25-45	25-45	30-40	40-45	35-45
Premolded earplugs	20-30	20-30	20-30	20-35	25-35	30-45	30-45
Foamable (fiberglass)	20-30	20-30	20-30	25-30	25-30	35-40	35-40
Foamable (wax or silicone)	20-25	20-25	20-25	25-30	30-35	40-45	40-45
Custom-molded earplugs	15-35	15-35	15-35	20-35	30-40	35-45	30-45
Semi-insert earplugs	15-30	15-30	10-30	15-30	25-35	25-45	30-45
Earmuffs**	5-20	10-25	15-40	25-45	30-40	30-40	25-40
Military helmets	0-15	5-15	15-25	15-30	25-40	30-50	20-50
Dual protection (ear plugs + earmuffs)	20-40	25-45	25-50	30-50	35-45	40-50	40-50
Active noise reduction***	15-25	15-30	20-45	25-40	30-40	30-40	25-40
Cotton balls	0-5	0-10	5-10	5-10	10-15	10-20	10-20
Motorcycle helmets	0-5	0-5	0-10	0-15	5-20	10-30	15-35
Air-fed shotblsting helmets	0-5	0-5	0-5	0-15	15-25	15-30	15-25
Finger tips earcanals	25-30	25-30	25-30	25-30	25-30	30-35	30-35

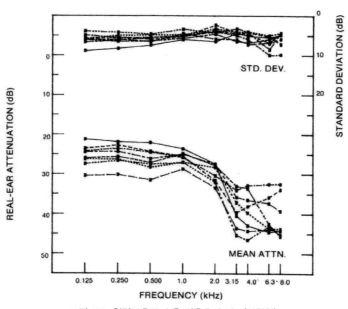

그림 130. 청력보호구 소음 차음효과 비교(변형형)

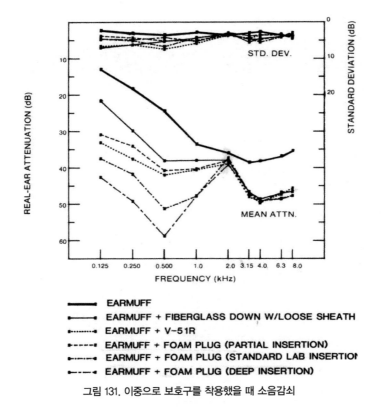

EARMUFF
EARMUFF + FIBERGLASS DOWN W/LOOSE SHEATH
EARMUFF + V-51R
EARMUFF + FOAM PLUG (PARTIAL INSERTION)
EARMUFF + FOAM PLUG (STANDARD LAB INSERTION
EARMUFF + FOAM PLUG (DEEP INSERTION)

그림 131. 이중으로 보호구를 착용했을 때 소음감쇠

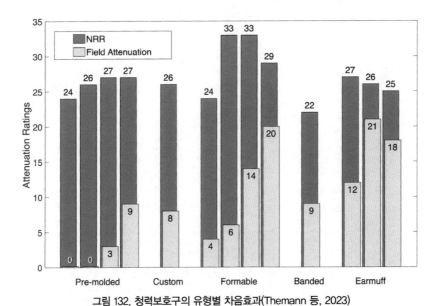

그림 132. 청력보호구의 유형별 차음효과(Themann 등, 2023)

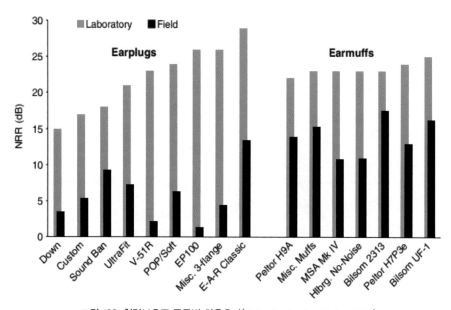

그림 133. 청력보호구 종류별 차음효과(Noise Reduction Rating, NRR)

보호적 측면을 고려할 때 귀덮개는 10~12dB의 보호효과를 제공할 수 있는 반면, 귀마개는 폼형을 제외하고는 10dB 이하를 제공할 수 있다고 하였다.

그리고 청력보호구의 소음 차음효과에 영향을 미치는 중요한 변수 중 하나는 착용자가 얼마나 오랫동안 착용하고 있었는지 그 시간이다. 그림 134는 착용 시간과 차음률(noise reduction rating, NRR)과의 관계를 도식화한 결과이다. 한 예로 8시간 지속적으로 착용했을 때 NRR이 25인 청력보호구를 15분간 착용하지 않았다면 이것은 전체 착용 시간의 3% 밖에 되지 않으나 NRR이 20dB 정도로 낮아지게 되어 소음감쇠 효과가 매우 떨어진다. 그러므로 청력보호구는 소음에 노출되는 시간 동안 지속적으로 사용하여야 소기의 목적을 달성할 수 있다.

다. 청력보호구의 성능: 밀착검사

청력보호구는 최선의 청력보존의 방법이 아닌 최후의 차선책으로 청력보호구의 한계(착용률이 낮음, 낮은 차음률, 착용방법, 착용 시간)가 있다. 그럼에도 소음성 난청의 예방 효과가 있

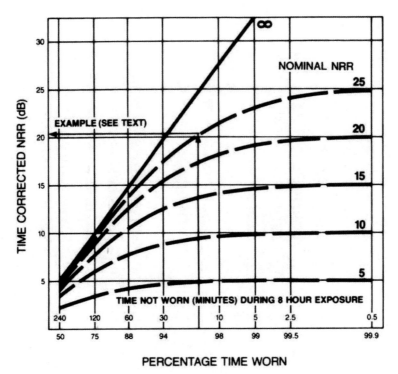

그림 134. 청력보호구 NRR과 착용 시간과의 관계(Berger, 2003)

어 소음 노출 근로자에 대한 청력보존 프로그램의 시행으로 청력보호구의 착용을 통한 참여자의 청력보호를 적극적으로 할 필요가 있다. 특히 소음성 난청의 예방을 위한 청력보호구 유의 사항으로 소음성 난청 요관찰 또는 유소견자에 대한 사후관리로서 청력보호구 착용보다 오히려 건강자(정상, A)의 경우 사전예방적인 측면에서 청력보호구 착용의 효과가 크며, 착용 순응도도 높다.

청력보호구 착용은 소음 노출에 의한 청력역치 변화 또는 난청 예방에 큰 영향을 미치고 있다. 90dBA 이상의 소음하에서 근무하는 여성 기직공의 이전장용의 여부에 따른 대조군과 실험군 간의 좌·우이 역치 모두 통계적으로 유의한 차이(최소가청치 40dB 초과: 대조군 좌이 44.6%, 우이 40.9%/실험군 좌이 8.0%, 우이 6.6%)를 보이고 있다(김영환 등, 1984). 중소규모 조선업체와 소음에 노출되더라도 청력보호구의 착용 등 청력보존 프로그램을 운영하는 D 금속제품 제조업체 사이의 청력 예측치의 차이를 볼 때, 소음에 노출되는 집단이라 하더라도 적정한 소음관리(청력보존 프로그램의 운영)에 따른 청력의 차이, 즉 동일한 수준의 소음 노출군보다 낮은 청력역치를 뚜렷이 보여주고 있었다(김규상 등, 2005). Kim 등(2021)의 군인의 귀마개 착용으로 인한 청력보호 효과를 살펴본 연구에서 귀마개를 항상 착용하는 군에 비해 가끔 착용하는 군의 청력손실률 비차비는 1.48(95% CI 1.07~2.05), 전혀 착용하지 않는 군은 1.53(1.12~2.10)을 보여 상당한 차이를 보였다.

청력보호구는 현재의 체계적인 검토와 메타분석에서 소음원에서 위치를 찾고 작업자 간의 대화를 방해하지 않고 원래의 기능, 즉 소음 감쇠를 잘 수행하며, 특정 상황 및 개인에게 큰 이점을 제공한다는 것은 분명하다. 군인과 직업 근로자에게 고강도 소음이 있는 곳에서 청력보호구의 착용으로 소리 위치 파악 및 음성 인식 성능에 부정적인 영향을 미치지 않았다(Kwak과 Han, 2021). 물론 사업장에서 청력보호구의 사용과 효능을 높이기 위해서는 사용자의 특성, 적절한 청력보호구 유형의 선택, 착용방법 등 다양한 요소를 고려하는 것이 필요하다.

NRR(Noise Reduction Rating)은 청력보호구가 얼마나 소음을 감쇠해 주는지를 나타내는 지표로 실험실에서 수행한 기술적인 값에 기초하여 이상적인 조건에서 측정한 값으로 개인에게 정확한 차음률을 예측할 수 없다. 이에 청력보호구 밀착검사를 통하여 작업자의 현장의 노출되는 소음 수준을 고려하여 실제로 어느 정도의 소음 감쇠가 되는지를 의미하는 개인차음률(personal attenuation rating, PAR)을 알 수 있다. 청력보호구 밀착검사란 근로자가 실제 착용하는 청력보호구의 밀착테스트를 통해 청력보호와 규정 적합 여부를 검증할 수 있다. 검사 결과 작업자가 착용한 청력보호구의 소음 감쇠 수준을 측정한 값인 개인차음률이 도출되고, 이러한 객관적이고 정량적인 데이터를 바탕으로 실제 청력보호구를 착용하였을 때의 청력보호 정도를 측정할 수 있다. 밀착검사를 통해 개인차음률을 산출할 뿐만 아니라, 데이터 추적관리를 통한 기존 테스트 이력과 비교 가능하고, 근로자들에게 정확한 청력보호구 착용 교육 제공이 가능하다. 특히 청력보호구 밀착검사는 1일 소음 노출 시간과 소음 수준을 초과하는 작업장에 종사하는 근로자, 귀마개와 귀덮개를 동시에 착용하고 작업하는 근로자, 소음성 난청 유소견 이력이 있는 근로자, 청력보존 프로그램 적용 근로자에게 권장된다.

그림 135에서 근로자의 개인차음률이 광범위하게 분포되어 있음을 알 수 있다. 일부 근로자는 NRR이 예상하는 것보다 더 높은 차음률을 보이는 반면, 다른 근로자는 훨씬 낮

은 차음률을 보인다. NRR로 차음 성능 예측(NIOSH 방법)은 NRR에 7을 제하고 안전계수(귀마개의 경우 50%, 귀덮개는 75%)를 곱하는 방식으로 계산한다. 27dB의 NRR을 보인 귀마개의 차음 성능은 (27-7) x 50% = 10dBA이다.

NRR에 대한 PAR의 차이를 보이는 이유는 청력보호구의 착용방법에 많이 기인한다(그림 136). 그림 137은 125Hz에서 8,000Hz까지 전체 스펙트럼에 걸쳐 절단된 감쇠 데이터에 대한 연구이다. 감쇠 데이터를 살펴보면 청력보호구가 외이도에 80~100% 삽입되는 경우 이를 깊은 삽입이라고 하는데, 전체 스펙트럼에서 감쇠 절단이 약 5~20%인 부분삽입에 비해 더 큰 것을 볼 수 있다. 동일한 청력보호구가 제공하는 감쇠율의 차이가 크다. 청력보호구 사용자의 개인 차음률은 청력보호구가 외이도 내부에 얼마나 잘 맞는지에 따라 크게 달라지는 것을 알 수 있다.

청력보호구의 착용 효과가 있음에도 불구하고 우선 청력보호구를 사용하지 않는 경우가 많으며, 업종/직종에 따라 차이를 보이나 특히 소음에 노출되는 근로자가 적은 업종/직종 내에서 미사용 비율이 높다. 또한 2007년과 2014년 사이에 업종 간 청력보호구 사용의 유의한 변화도 없었다(Green 등, 2021).

그러나 청력보호구를 착용하였다고 하여 난청 예방 효과가 있다고 볼 수 없다. Gong 등(2021)은 중국의 한 자동차 부품공장의 소음 노출군 385명과 소음 비노출군 1,268명을 대상으로 개인별 8시간 A-가중 등가소음수준(LAeq, 8h)과 청력보호구 개인차음률(PAR) 및 순음청력검사를 시행하여 평가하였다. 소음 노출군의 소음수준은 87dB(A)이었으며 평균 PAR은 7dB이었다. 소음 노출군의 고주파 청력손실 유병률은 65%, 소음 비노출군은 33%로 귀마개 사용이 고주파 청력손실 유병률에 유의한 영향을 미치지 않았다(OR 0.964, 95% CI 0.925-1.005, p=0.085). 귀마개 사용과 3, 4, 6kHz의 고주파수 청력역치 사이에는 유의한 관련성이 없었다(t=-1.54, p=0.125). 즉, 청력보호구를 올바르게 착용하는 방법에 대한 개별화된 교육 없이 귀마개 사용을 의무화한 것으로 자동차 부품공장의 청력손실 예방의 감지할 수 있는 효과를 담보하지 않아 조사 대상 공장의 청력보존 프로그램이 효과적이라 볼 수 없다.

Ullman 등(2021)은 미국 중서부의 10개 지상 광산 현장에 근무하는 200명의 청력보호구 개인차음률(PAR) 사이의 연관성에 초점을 맞춰 귀마개 착용 불량에 대한 위험 요인을 조사하였다. 근로자들은 소음이 심한 환경에서 평균 73.9%의 시간 동안 청력보호구

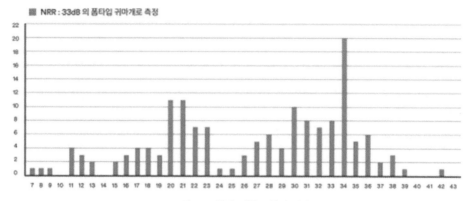
그림 135. 실제 밀착도 측정 결과

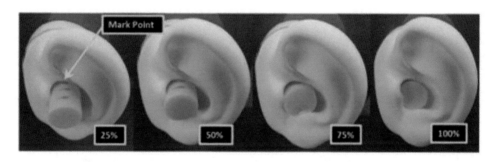
그림 136. 귀마개의 착용 상태(Hall 등, 2005)

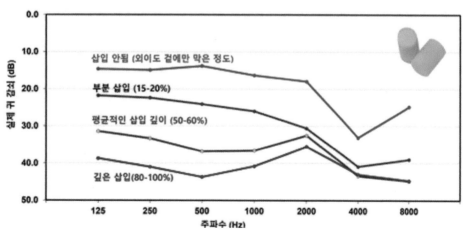
그림 137. 귀마개(폼 타입)의 착용 상태에 따른 감쇠(Berger, 2013)

를 착용하였으며(평균 8시간 시간가중평균 소음 노출은 85.5dBA, 범위 65-103dBA), 근로자의 4분의 1(26.7%)이 청력손실(1~4kHz에 걸쳐 청력역치 ≥ 25dB)과 42%의 이명 증상을 보고하였다. 청력손실이 있는 근로자는 청력손실이 없는 근로자에 비해 PAR이 유의하게 낮았다(β=-5.1, SE=1.7). 청력손실과 청력보호구 착용 사이의 이러한 연관성은 청력보존 프로그램에 포함되는 적합검사의 잠재적 이점에 초점을 맞추고 있다. 청력손실은 불량한 청력보호구 착용과 관련될 수 있어 청력손실 근로자는 우선적으로 적합성 테스트를 받아야 한다.

청력보호구의 적합성 테스트를 통한 교육으로 개인차음률을 높일 수 있다. 잘 맞지 않는 귀마개의 착용은 소음 노출과 PAR 사이의 양의 관련성이 있음을 알 수 있다. 적합성 테스트를 통해 PAR의 상당한 증가를 기할 수 있으며, 후속 적합성 테스트 결과 청력보호구 착용으로 인한 소음 감쇠가 점점 더 높아져 청력보존 프로그램에서 PAR을 평가하기 위한 적합성 테스트를 하는 것은 소음 노출로부터 과잉보호를 피하는 동시에 감쇠가 부족한 사례를 최소화하는 데 권장된다(그림 138)(Sayler 등, 2019).

이와 같이 소음에 노출되는 근로자는 청력보호구 사용 및 교육을 요구해야 하며, 사업

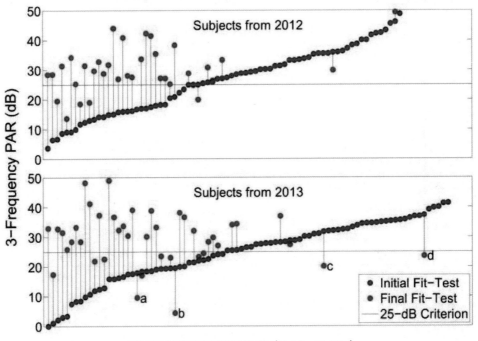

그림 138. 청력보호구의 밀착도 검사(Murphy 등, 2015)

주는 소음 수준 및 유형, 작업장 환경, 의사소통 및 청취 요구 사항, 개인의 편안함과 편의성에 맞는 다양한 청력보호구를 제공해야 한다. 또한 정기적인 청력검사, 다양한 유형의 청력보호구 제공 확대, 청력보호의 중요성에 대한 교육, 청력보호구 밀착검사 등이 청력보존 프로그램에서 중요하게 고려되어야 한다.

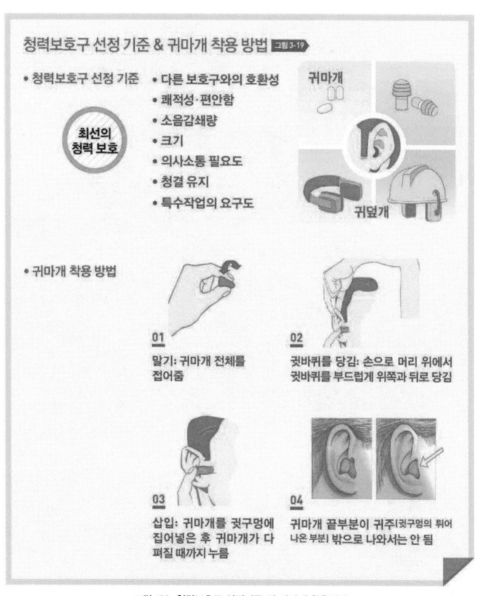

그림 139. 청력보호구 선정기준 및 귀마개 착용방법

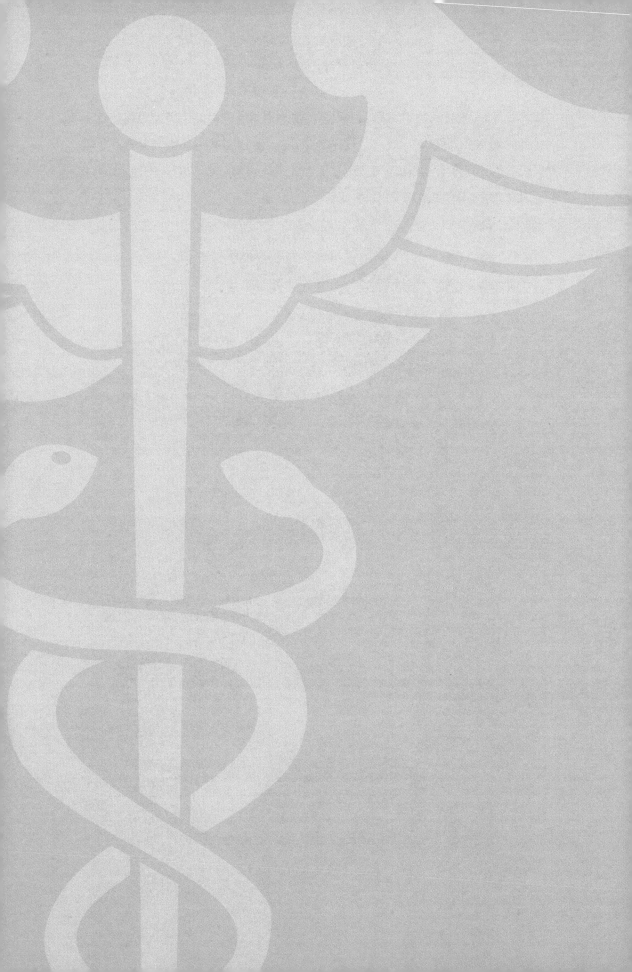

7장

난청의 원인으로서
연령/노화

1

...

연령 증가에 따른 청력 영향

생의학과 과학기술의 발달로 연결된 인구통계학적 변천은 인구 노령화 측면에서 현저하게 나타나 OECD 주요국의 65세 이상 인구비율은 2018년 현재 미국 16.0%, 일본 28.2%, 독일 21.4%, 영국 18.2%이며 OECD 평균 17.6%였다(의료정책연구원, 2020). 우리나라도 예외가 아니어서 인구 노령화는 해를 거듭할수록 그 정도가 심화되고 65세 이상 고령인구는 2018년에 우리나라 인구의 14.3%에서 2023년 현재 18.4%로, 향후 계속 증가하여 '25년에는 20.6%로 초고령사회로 진입할 것으로 전망된다(2023 고령자 통계. 2023, 통계청).

노령화 사회에서 노인성 난청은 미국의 경우 관절염, 고혈압, 심장질환에 이어 네 번째로 많은 노인 만성질환 중 하나이며, 연령에 따라 난청의 발생비율이 증가하는 경향을 보이고 있다(NCHS, 1984). 우리나라의 경우 보건복지부 통계에 따르면 청력손실 원인별 분포를 볼 때 노인성 난청이 40%로 가장 큰 원인으로 나타났고, 후천적 사고 등 기타 원인(23.2%), 이(耳)질환(17.6%), 원인불명(8.9%), 소음 노출(5%), 선천성(4.8%) 등의 순으로 나타났다.

난청은 연령, 건강행태, 귀질환, 두부 손상, 유전적 요인, 약물, 메니에르병 등 여러 원인에 의해 발생한다. 노인성 난청은 난청이 연령과 관련이 있는 것을 의미하지만 최근의 보고에서 노인성 난청을 소음 노출로 인한 청력손실, 이독성 약물에 의한 청력손실, 의과 치료와 같은 의과적 장애로 인한 손실을 포함하는 여러 종류의 생리학적인 변성의 결과로 나타나는 총체적인 청력손실로 정의하고 있다(CHBAB, 1988). 즉, 노령화 자체만이 원인이 아니고 젊을 때의 소음 노출, 혈관 혹은 전신질환, 주위 환경의 악영향, 이독성 약물 등이 복합적으로 작용한다. 노인성 난청의 환경 위험요인으로 소음과 진동, 두부손상, 화학물질, 중금속, 이독성 약물, 흡연과 알코올을 들고 있다(Fransen 등, 2003)(표 77). 혈관조(stria vascularis), 나선인대(spiral ligament)에 병변이 있을 때는 감각신경성 난청을 나타내나, 진행하여 청신경, 뇌간, 대뇌피질의 변성이 오면, 중추성 난청의 양상을 보이게 된다.

연령 증가에 따른 난청(age-related hearing loss, ARHL)의 유병률에 대한 수많은 역학연구가 순음 평균청력역치(pure-tone average) 기반 정의를 사용하여 수행되었다. 그러나 난청의 기준 및 기타 세부 사항은 다르다(표 78). 미국 인구집단의 표본인 국민건강영양조사(NHANES)에서 25~74세 성인의 8%, 65~74세 성인의 29%가 더 좋은 쪽 귀에서 청각장애를 갖고 있었다(Ries, 1985). Framingham 심장연구에서는 57~89세 성인 중 0.5~4kHz 평균 청력역치가 25dBHL 이상의 유병률이 47%였다(Moscicki 등, 1985). 48~92세 성인을 대상으로 한 인구 기반 청력손실 역학연구(Epidemiology of Hearing Loss Study, EHLS)에서 청력손실 유병률은 45.9%(Cruickshanks 등, 1998), 호주 블루마운틴 청력연구는 EHLS와 유사하

표 77. 노인성 난청의 환경 위험 요인

요인		출처
화학물질	톨루엔, 트리클로로에틸렌, 스타이렌, 자일렌	Johnson과 Nylen, 1995
	소음 복합노출에 의한 비선형적인 청력 영향	Rybak, 1992
중금속, 일산화탄소		Rybak, 1992
진동	진동에 의한 혈관수축	Pekkarinen, 1995
두부손상	와우의 개막파열과 미세혈관 순환장애 및 출혈의 와우	Rosenhall 등, 1993
	함입	Fitzgerald, 1996
레저 소음	사격, 사냥	Clark, 1991
	아미노글리코사이드(Aminoglycoside)	Aran 등, 1992
이독성 약물	시스플라틴(Cisplatin)	Boettcher 등, 1992
	살리실레이트(Salicylate)	Stypulkowski, 1990
	이뇨제(Loop diuretics; furosemide, ethacrynic acid)	Aran 등, 1992
		Rosenhall 등, 1993
흡연		Mellstrom 등, 1982
		Pearson 등, 1995
		Gates 등, 1993
알코올	알코올 중독과는 관련성이 높지만 중등도의 음주와는	Rosenhall 등, 1993
	관련성이 없음	Pearson 등, 1995

게 49세 이상 성인 중 44.6%의 유병률을 보고하고 있으며(Chia 등, 2007), NHANES 1999-2004의 최근 보고서에 따르면 60~69세 성인의 청력손실 유병률은 49%였다(Agrawal 등, 2008). 이와 같이 ARHL이 노인들에게 흔한 장애임을 보여준다. 연령과 성별 분포의 차이를 포함한 방법론적 차이로 인해 지리적, 시간적 변화를 직접 비교하는 것은 어렵지만, 노인들 사이에서 ARHL의 높은 유병률을 일관되게 보고하고 있다.

ARHL의 유병률과 달리 ARHL의 발생률을 보기 위해 전향적으로 코호트를 추적한 연구는 거의 없다. Framingham 심장연구는 6년 후 청각장애 발생률이 왼쪽 귀에서 13.7%, 오른쪽 귀에서 8.4%라고 보고하였지만(Gates와 Cooper, 1991) 개인 수준의 추정치는 제공하지 않았다. 영국과 덴마크의 단기 예비연구에서는 2년 발병률이 12%라고 보고하였다(Davis 등, 1991). BLSA(Baltimore Longitudinal Study of Aging)는 소음 노출이나 중이 질환의 병력

표 78. 대규모 인구집단의 난청 장애 유병률 연구

Author/Study	Sample	Hearing Loss Definition	Prevalence
Ries 1985 National Health and Nutrition Examination Survey 1974-1975, USA	Nationwide probability sample, n=6,805, 25-74 years	Better ear $PTA_{0.5,1,2}$ $26\geq$ dBHL	8%
Moscicki et al. 1985 Framingham Heart Study 1978-1979, MA, USA	n=2,293, 57-89 years	Better ear $PTA_{0.5,1,2,4}$ $25\geq$dBHL	47%
Davis 1989 British National Study on Hearing 1980-1986, UK	n=2,708, 17-80 years	$PTA_{0.5,1,2,4}$ $25\geq$dBHL	16.1% better ear 26.1% worse ear
Cruickshanks et al. 1998 Epidemiology of Hearing Loss Study 1993-1995, WI, USA	Population-based n=3,753, 48-92 years	Either ear $PTA_{0.5,1,2,4}$ $25\geq$dBHL	45.9%
Borchgrevink et al. 2005 Nord-Trondelag(NT) Norway Audiometric Survey 1996-1998, NT, Norway	n=50,723, 20-101 years	$PTA_{0.5,1,2,4}$ $25\geq$dBHL	18.8% better ear 27.2% worse ear
Chia et al. 2007 Blue Mountains Hearing Study 1997-2000, Sydney, Australia	Population-based, n=2,431, 49+ years	$PTA_{0.5,1,2,4}$ $25\geq$dBHL	Unilateral: 13.3% Bilateral: 31.3% Combined: 44.6%
Agrawal et al. 2008 National Health and Nutrition Examination Survey 1999-2004, USA	Nationwide probability sample, n=5,742, 20-69 years	Either ear $PTA_{0.5,1,2,4}$ $25\geq$dBHL	15.7%

PTA, pure-tone average; HL, hearing loss

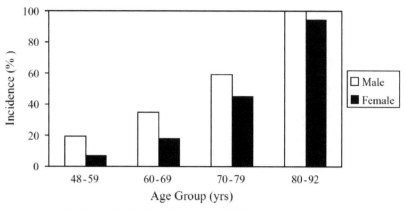

그림 140. 성/연령별 5년 기간 ARHL 발생률(Cruickshanks 등, 2003)

이 없는 남성의 청력을 반복적으로 측정하여 기준시점에서 60~69세 남성 중 13%에서 ARHL이 발생했으며 평균 추적기간은 7.8년이었다. 발생률은 노인 남성(70세 이상)에서 약간 더 높았다(17%)(Brant 등, 1996). EHLS 연구에서는 기준시점 48~92세 성인 중 5년 청력 손실 발생률은 21%, 10년 누적 발생률은 37.2%였다(Cruickshanks 등, 2003). EHLS 연구에 기반하여 미국 인구를 대상으로 예측하면 2030년까지 청각장애가 있는 45세 이상의 성인이 6,900만 명에 이를 것으로 추산된다. 청각장애가 있는 사람들의 15%가 현재 치료를 받고 있기 때문에 청력 건강관리에 대한 충족되지 않은 미래 수요가 크다는 것을 나타낸다. 현재의 추세가 계속된다면 이들 중 5,800만 명은 치료를 받지 못할 가능성이 높다 (Popelka 등, 1998; Cruickshanks 등, 2003).

연령과 남성 성별이 ARHL의 유병률과 관련이 있다는 것은 잘 알려져 있다. EHLS에서 ARHL 발병 위험은 나이가 들수록 증가했으며(ARHL 발병 확률은 5세마다 81% 더 높았음) 남성은 여성에 비해 ARHL 발병 가능성이 2배 이상 높았다(Cruickshanks 등, 2003). 그림 140은 기준 검사 시 연령과 성별에 따라 EHLS에서 5년 기간 동안의 ARHL의 발생률을 보여준다. 각 연령별로 남성이 여성보다 발생률이 높았다.

그림 141은 미국의 성인 48~92세 2,130명의 자료로서 연령군별 각 주파수별 60dB HL 이상의 기저 청력역치 비율을 보여준다(Wiley 등, 2008). 60세 이상 노령층(평균 연령: 남 71.7세, 여 69.8세)의 25dB HL 이상의 난청 유형과 양상을 보면, 80% 이상에서 감각신경성 난청(남자 91.9%, 여자 80.6%)과 하강형의 청각도 양상(남자 85.0%, 여자 53.7%)을 보여주고 있다

(do Carmo 등, 2008). 그림 142는 서울, 경기, 강원지역의 5,724명의 한국인의 연령군별 감각
신경성 난청(65세 이상 인구에서 500, 1,000, 2,000, 4,000Hz에서의 6분법 기도 청력역치를 기준으로 평균
27dB HL 이상 37.8%, 41dB HL 이상 8.3%) 발생률을 보여주고 있다(Kim 등, 2000).

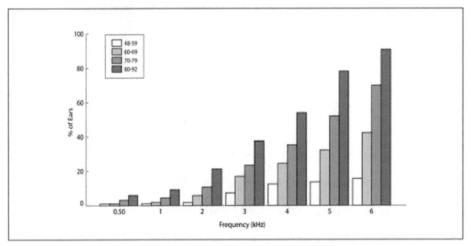

그림 141. 연령군별 각 주파수별 60dB HL 이상의 기저 청력역치 비율(Wiley 등, 2008)

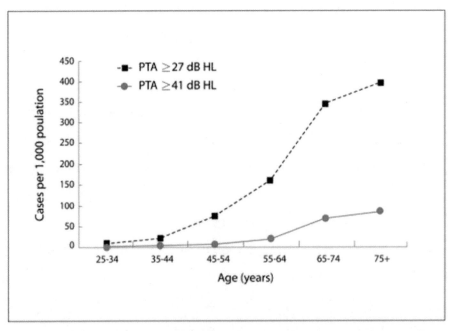

그림 142. 한국인의 연령군별 감각신경성 난청 발생률(Kim 등, 2000)

2

...

우리나라의 기준 청력과 연령에 따른 청력 영향

소음성 난청에 영향을 주는 요인으로는 소음에 노출된 기간이나 소음 수준의 정도가 가장 중요하겠지만 인구학적 특성인 성, 연령 등 내적인 요소도 적지 않은 영향을 미치는 것으로 알려져 있다(Henderson, 1993; Coren, 1994). 미국 등 선진국에서는 성별, 연령별 청력 역치 수준의 기준값을 이용하여 소음성 난청의 진단 시 연령보정 적용을 하고 있으나 우리나라에서는 아직 성별, 연령별 청력의 변화에 대한 기준치가 없어서 연령보정을 적용하지 않고 절대적인 역치값을 기준으로 소음성 난청의 직업병 판정과 장해 평가를 하고 있다. 물론 이들 선진국의 이러한 연령보정 청력손실값에 대한 자료는 인종과 성별에 따라 다르다고 보고하고 있다(Glorig와 Nixon, 1960; Julia, 1986). 그러므로 국내에서 연령별 청력보정값을 정하는 것이 시급한 상황이라 할 수 있다.

우리나라에서의 청력의 연령보정과 관련된 연구를 살펴보면 박경희 등(1971)의 조기손실지수(early loss index)를 이용하여 연령보정을 시도한 이후 이용환(1989), 김지용 등(1993) 다수가 연구 목적에 조기손실지수법을 이용해 연령보정을 시도하였다. 그러나 조기손실지수법은 4,000Hz에서의 보정만을 고려한 것이고, 우리나라의 노인성 난청에 대한 적합성 여부가 검토되지 못한 문제점이 있다. 원종욱 등(1995)은 1,617명을 대상으로 연령별 평균 청력손실을 조사하였는데 ISO 7029의 연령별 청력손실은 우리나라 정상인의 연령별 청력손실과는 적합하지 않다고 보고하였다. 그래서 20~29세 등 일부 연령에 대한 우리나라 정상인의 청력을 측정하고자 하는 연구를 시행하였다(이희용, 1974; 오혜경 등, 1982; 나

dB

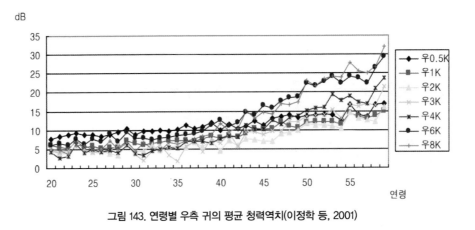

그림 143. 연령별 우측 귀의 평균 청력역치(이정학 등, 2001)

기양과 박찬일, 1982). 또한 50세 이상의 노인을 대상으로 노인성 난청에 대한 연구도 있었다
(나기양과 박찬일, 1982).

손부순 등(2000)에 따르면, 한국인 남성의 연령에 따른 청력 변화에서 남성은 1kHz에서
16세, 4kHz에서는 18세 때 최상의 청력역치를 나타내며 그 이후 연령의 증가에 따라 각
각 0.22dB/yr 및 0.88dB/yr의 속도로 청력이 감퇴되는 것으로 보고하고 있다. 또한 좌측의
청력이 우측보다 좋으며, ISO 7029(2000)의 결과와는 차이가 있는 것으로 보고하였다.

이정학 등(2001)은 피검자가 직업적으로 소음에 노출되지 않은 정상 성인 총 2,492
명(남성 1,250, 여성 1,242)을 대상으로 20세부터 59세까지 각 연령별로 약 60명(남성 30, 여
성 30)을 조사한 결과(그림 143), 남성의 경우 미국 산업안전보건청(OSHA) 기준과 비교 시
1,000Hz에서는 모든 연령대에서 전반적으로 청력역치가 낮았고 2,000Hz에서는 비슷
하였으며, 3,000Hz, 4,000Hz, 6,000Hz에서는 모든 연령대에서 전반적으로 OSHA의
기준 자료에 비해 높은 청력역치 수준을 보이고 있었다(표 79). 여성의 경우 1,000Hz와
2,000Hz의 저주파에서는 30세 이하의 연령대에서 OSHA의 기준 자료에 비해 청력역치
수준이 낮았으나 30세 이후부터는 OSHA의 기준 자료보다 큰 청력역치 수준을 나타내었
고, 3,000Hz, 4,000Hz, 6,000Hz에서는 모든 연령대에서 전반적으로 OSHA의 기준 자료
보다 낮은 청력역치 수준이 관찰되었다(표 80). OSHA의 기준 자료보다 4,000Hz를 제외
한 주파수 영역에서 전반적으로 이 연구 자료가 높은 청력역치 수준을 나타내었다(표 81).

Bahng과 Lee(2015)는 한국 노인 인구의 청력역치 수준을 제공하고, 한국 데이터를 국제

표 79. 우리나라 소음에 노출되지 않은 정상 성인 남자 청력역치(이정학 등, 2001)

주파수 연령	1000Hz 가	나	다	2000Hz 가	나	다	3000Hz 가	나	다	4000Hz 가	나	다	6000Hz 가	나	다
20세 이하	7	4.2	5.9	4	3.2	4.0	3	2.0	4.3	3	2.0	2.2	6	4.8	3.4
21세	7	4.8	6.1	4	2.8	4.2	4	1.1	4.6	3	1.4	2.7	6	7.2	4.0
22세	7	4.4	6.3	4	2.6	4.4	4	3.0	4.9	4	1.3	3.2	6	4.0	4.5
23세	7	6.1	6.4	5	4.1	4.6	4	4.1	5.2	4	3.2	3.6	7	6.3	5.1
24세	7	4.2	6.6	5	2.1	4.8	4	0.6	5.5	4	1.2	4.1	7	4.6	5.7
25세	8	3.8	6.8	5	2.8	4.9	4	0.4	5.9	4	1.0	4.6	7	4.1	6.3
26세	8	5.2	6.9	5	4.0	5.1	5	0.2	6.2	4	2.6	5.1	8	6.8	6.9
27세	8	4.3	7.1	5	4.3	5.3	5	.9	6.5	5	3.1	5.6	8	8.6	7.4
28세	8	5.0	7.3	5	4.0	5.5	5	-0.3	6.8	5	1.5	6.1	8	6.2	8.0
29세	8	6.8	7.5	5	7.2	5.7	5	6.2	7.1	5	6.3	6.6	8	8.5	8.6
30세	8	6.4	7.6	6	4.6	5.8	5	2.6	7.4	5	3.1	7.0	9	5.5	9.2
31세	8	5.3	7.8	6	4.8	6.0	6	2.1	7.7	5	3.1	7.5	9	8.5	9.7
32세	9	5.8	8.0	6	6.6	6.2	6	5.1	8.0	6	5.0	8.0	10	8.0	10.3
33세	9	7.4	8.1	6	6.9	6.4	6	5.8	8.3	6	5.0	8.5	10	9.2	10.9
34세	9	7.0	8.3	6	5.8	6.6	6	2.8	8.6	6	4.79	9.0	10	9.3	11.5
35세	9	7.3	8.5	6	6.1	6.7	7	3.4	9.0	7	5.2	9.5	11	11.0	12.1
36세	9	6.9	8.6	7	5.6	6.9	7	5.5	9.3	7	4.9	10.0	11	9.4	12.6
37세	9	5.9	8.8	7	6.4	7.1	7	6.3	9.6	7	5.2	10.4	12	8.8	13.2
38세	10	6.5	9.0	7	4.9	7.3	7	4.9	9.9	7	5.8	10.9	12	8.3	13.4
39세	10	9.0	9.2	7	7.5	7.5	8	8.8	10.2	8	5.5	11.4	12	11.7	14.4
40세	10	8.1	9.3	7	6.5	7.6	8	7.3	10.5	8	7.1	11.9	13	11.1	15.0
41세	10	9.6	9.5	8	8.8	7.8	8	9.1	10.8	8	7.4	12.4	13	10.7	15.5
42세	10	8.4	9.7	8	5.8	8.0	9	5.8	11.1	9	6.1	12.9	13	12.8	16.1
43세	11	10.5	9.8	8	9.0	8.2	9	10.5	11.4	9	9.6	13.4	14	13.5	16.7
44세	11	10.6	10.0	8	8.5	8.4	9	9.0	11.7	9	9.4	13.9	14	12.8	17.3
45세	11	10.3	10.2	8	7.9	8.5	10	8.5	12.1	10	8.2	14.3	15	14.3	17.8
46세	11	10.5	10.4	9	7.1	8.7	10	8.9	12.4	10	10.6	14.8	15	15.2	18.4
47세	11	14.7	10.5	9	11.1	8.9	10	11.8	12.7	11	10.9	15.3	16	16.8	19
48세	12	10.9	10.7	9	9.2	9.1	11	11.0	13.0	11	11.1	15.6	16	17.8	19.6
49세	12	10.4	10.9	9	9.6	9.3	11	11.4	13.3	11	11.4	16.3	16	15.2	20.2
50세	12	13.4	11.0	10	11.6	9.4	11	10.1	13.6	12	10.6	16.8	17	18.8	20.7
51세	12	12.1	11.2	10	13.2	9.6	12	14.2	13.9	12	15.4	17.3	17	20.4	21.3
52세	12	12.4	11.4	10	12.4	9.8	12	13.7	14.2	13	15.6	17.7	18	20.3	21.9
53세	12	12.0	11.6	10	11.0	10.0	13	13.4	14.5	13	16.5	18.2	18	20.6	22.5
54세	13	12.2	11.7	11	12.9	10.2	13	15.2	14.8	14	18.1	18.7	19	20.7	23.0
55세	13	15.2	11.9	11	15.3	10.3	14	16.4	15.2	14	17.1	19.2	19	22.2	23.6
56세	13	13.8	12.1	11	13.2	10.5	14	15.4	15.5	15	15.4	19.7	20	22.6	24.2
57세	13	13.6	12.2	11	13.8	10.7	15	16.5	15.8	15	17.5	20.2	20	25.1	24.8
58세	14	13.3	12.4	12	13.8	10.9	15	14.8	16.1	16	17.5	20.7	21	22.8	25.4
59세	14	13.8	12.6	12	15.7	11.1	16	19.1	16.4	16	21.0	21.1	21	25.3	25.9

가. 미국 OSHA 자료

나. 우리나라 성인 남녀의 조사 자료

다. 성별, 주파수별 연령에 따른 회귀방정식에 의한 보정치

표 80. 우리나라 소음에 노출되지 않은 정상 성인 여자 청력역치(이정학 등, 2001)

주파수 연령	1000Hz			2000Hz			3000Hz			4000Hz			6000Hz		
	가	나	다	가	나	다	가	나	다	가	나	다	가	나	다
20세 이하	5	8.7	2.7	3	7.0	1.2	4	6.3	-0.5	5	7.4	-1.2	8	6.3	2.2
21세	5	8.7	3.0	3	7.0	1.5	4	7.6	-0.1	5	6.2	-0.7	8	5.9	2.7
22세	5	6.5	3.3	3	5.8	1.8	4	5.6	0.4	5	6.2	-0.3	8	6.5	3.3
23세	5	9.0	3.6	3	7.6	2.1	4	8.0	0.8	6	8.8	0.2	9	7.4	3.8
24세	5	7.2	3.9	3	6.3	2.5	5	6.5	1.2	6	6.9	0.6	9	8.8	4.4
25세	5	7.9	4.2	3	6.3	2.8	5	6.5	1.6	7	8.1	1.1	10	10	4.9
26세	5	5.6	4.5	4	5.6	3.1	5	5.5	2.0	7	5.6	1.5	10	8.7	5.5
27세	5	7.4	4.8	4	4.7	3.4	6	5.9	2.5	7	7.1	2.0	11	8.5	6.0
28세	6	6.4	5.1	4	2.8	3.8	6	7.1	2.9	8	7.3	2.5	11	8.1	6.5
29세	6	7.3	5.4	4	5.6	4.1	6	5.1	3.3	8	5.7	2.9	12	8.7	7.1
30세	6	7.1	5.7	4	4.5	4.4	6	5.6	3.7	9	5.9	3.4	12	9.0	7.6
31세	6	6.8	6.0	4	5.3	4.7	7	4.1	4.2	9	6.3	3.8	13	7.6	8.2
32세	6	6.8	6.3	5	6.3	5.0	7	4.6	4.6	10	5.8	4.3	14	7.4	8.7
33세	6	6.8	6.6	5	5.0	5.4	7	4.9	5.0	10	7.1	4.7	14	7.2	9.2
34세	6	7.5	6.9	5	5.7	5.7	8	7.3	5.4	11	6.8	5.2	15	9.0	9.8
35세	7	7.8	7.2	5	6.3	6.0	8	2.4	5.8	11	7.1	5.6	15	8.6	10.3
36세	7	8.4	7.5	5	6.6	6.3	9	7.7	6.3	12	9.1	6.1	16	8.5	10.9
37세	7	8.2	7.8	6	7.4	6.7	9	7.3	6.7	12	9.7	6.5	17	10.2	11.4
38세	7	8.6	8.1	6	7.4	7.0	9	9.0	7.1	13	8.5	7.0	17	11.0	11.9
39세	7	8.5	8.4	6	7.1	7.3	10	5.8	7.5	14	8.8	7.4	18	11.2	12.5
40세	7	7.8	8.7	6	4.5	7.6	10	6.7	8.0	14	10.9	7.9	19	15.2	13.0
41세	7	7.9	9.0	6	6.7	8.0	10	9.9	8.4	14	12.0	8.3	20	12.1	13.6
42세	8	9.4	9.3	6	6.9	8.3	11	9.5	8.8	16	12.3	8.8	20	13.1	14.4
43세	8	7.0	9.6	7	5.8	8.6	12	7.4	9.2	16	12.3	9.2	21	25.2	14.6
44세	8	9.7	9.9	7	7.2	8.9	12	10.0	9.7	17	12.8	9.7	22	16.1	15.2
45세	8	9.3	10.2	7	6.8	9.2	13	9.2	10.1	18	12.5	10.1	23	17.0	15.7
46세	8	10.5	10.5	8	8.2	9.6	13	9.1	10.5	19	14.8	10.6	24	16.9	16.3
47세	8	10.3	10.8	8	7.6	9.9	14	8.4	10.9	19	13.4	11.0	24	17.1	16.8
48세	9	10.2	11.1	8	8.4	10.2	14	12.5	11.3	20	17.0	11.5	25	18.8	17.4
49세	9	11.3	11.4	9	11.1	10.5	15	13.6	11.8	21	17.7	11.9	26	20.5	17.9
50세	9	11.2	11.7	9	12.0	10.9	16	17.3	12.2	22	20.1	12.4	27	25.3	18.4
51세	9	11.4	12.0	9	10.2	11.2	16	14.2	12.6	23	17.8	12.8	28	21.9	19.0
52세	9	12.4	12.3	10	10.9	11.5	17	15.8	13.0	24	19.4	13.3	29	25.4	19.5
53세	9	11.4	12.6	10	11.3	11.8	18	18.5	13.5	25	24.6	13.7	30	27.2	20.1
54세	10	10.3	12.9	10	8.8	12.2	18	12.1	13.9	26	17.7	14.2	31	22.7	20.6
55세	10	14.5	13.2	11	14.4	12.5	19	18.4	14.3	27	23.9	14.7	32	27.3	21.1
56세	10	13.0	13.5	11	13.8	12.8	20	19.2	14.7	28	22.6	15.1	34	21.3	21.7
57세	10	13.6	13.8	11	12.2	13.1	21	18.1	15.2	29	22.2	15.6	35	23.3	22.2
58세	10	13.7	14.1	12	13.4	13.4	22	20.5	15.6	31	27.7	16.0	36	31.2	22.8
59세	11	15.1	14.4	12	16.1	13.8	22	24.6	16.0	32	29.8	16.5	37	33.0	23.3

가. 미국 OSHA 자료
나. 우리나라 성인 남녀의 조사 자료
다. 성별, 주파수별 연령에 따른 회귀방정식에 의한 보정치

표 81. 국가별 정상 성인 남자 청력역치 비교(이정학 등, 2001)

연령	500Hz				1000Hz				2000Hz				4000Hz			
	가	나	다	라	가	나	다	라	가	나	다	라	가	나	다	라
20-24	9.4	5.9		2.2	8.1		5	1.1	6.6	5.0	3	0.4	7.3	6.6	5.8	1.7
25-29	9.5	8.1		2.8	6.8	6.9	5.6	2.3	4.9	6.9	4	1.7	6.8	9.6	7.4	3.2
30-34	10.1	8.8		3.5	7.0	6.9	6	0.8	6.0	7.2	4.6	1.6	7.4	10.7	9.8	3.0
35-39	11.9	10.0		3.9	8.4	8.7	7	3.2	7.1	9.4	5.6	3.3	9.0	14.9	12.4	5.3
40-44	11.1	11.9		7.6	8.1	10.4	7.6	2.8	6.1	11.7	6.4	2.8	13.1	22.1	15.4	5.4
45-49	12.6	11.2		6.3	10.2	9.2	8.4	5.1	8.6	10.1	8	5.7	15.4	18.5	18.4	9.8
50-54	13.8	12.1		6.7	11.1	11.1	9.2	4.8	11.2	12.4	9.6	6.8	20.8	23.0	24	9.2
55-59	15.7	14.5		7.1	14.3	13.0	10.2	7.4	14.8	15.3	11.4	7.3	27.2	25.2	29.4	16.7

가: 본 연구(이정학 등, 2003)에서 조사된 우측 귀의 평균 청력치
나: 원종욱 등의 연구(1995)
다: OSHA 자료(노동부 제공)-500Hz 없음
라: 일본 요꼬나이치(노동부 제공)

표준화기구(ISO) 7029(2000)의 데이터와 비교하고자 60~84세 남성 112명과 여성 151명의 총 526개 귀에서 데이터를 수집하고 ISO 8253-1(2010)에 제공된 절차에 따라 이학적 검사를 받은 결과, 나이가 들수록 기도 청력역치가 점차 높아지는 결과를 보였다. 난청은 여성보다 남성이 더 많았고, 남성과 여성의 고주파 청력역치는 저주파 청력역치보다 나빴다. 청력역치 수준은 ISO 7029(2000)의 표준보다 남성은 낮은 주파수에서 여성은 모든 주파수에서 더 높았다(표 82, 83, 그림 144).

Kim 등(2020)은 노인성 난청으로도 알려진 연령 관련 청력손실(age-related hearing loss, ARHL)을 보기 위하여 2009년부터 2012년까지 국민건강영양조사(KNHANES) 자료를 이용한 16,799명의 성인 한국인을 대상으로 ARHL의 유병률과 인구통계학적 특성을 분석하였다. 16,799명 중 일측성 난청의 유병률은 8%(1,349명), 양측성 난청의 유병률은 5.9%(989명)였다. 남성은 여성보다 청력손실을 겪을 확률이 53.4% 더 높았다. 연령과 고혈압, 당뇨병, 복부 비만 등의 기저질환은 청력손실과 유의한 연관이 있었다(P < 0.0001). 청력손실의 유병률은 나이가 들수록 증가했으며, 특히 6kHz의 고주파수에서 65세 이상의 환자가 급격히 증가했다. 연령에 따른 좋은 쪽 귀의 주파수별 25dB 이상의 청력장애 유병률(표 84, 그림 145)과 0.5, 1, 2, 4kHz 평균 청력 40dB 이상의 중등도 청력장애 유병률은 그림 146과 같다.

청력장애를 평가할 때, 특히 노인의 경우 연령 및 성별 관련 감각신경성 난청의 분포를 우선적으로 고려하여야 한다. Park 등(2016)도 한국인의 연령 및 성별 관련 평균 청력역치와 특성을 파악하였다. 이 연구는 2010년부터 2012년까지 국민건강영양조사 자료를 바

표 82. 한국 노인 인구의 청력역치(Bahng과 Lee, 2015)

Age band (yr)		Male (Hz)								Female (Hz)							
		250	500	1000	2000	3000	4000	6000	8000	250	500	1000	2000	3000	4000	6000	8000
60-64	P5	5.0	5.0	5.0	5.0	5.0	5.0	15.0	10.0	10.0	10.0	10.0	0.0	5.0	5.0	10.0	15.0
	P10	5.0	5.0	5.0	10.0	10.0	10.0	20.0	20.0	15.0	10.0	10.0	5.0	10.0	10.0	15.0	20.0
	P25	15.0	10.0	10.0	15.0	15.0	20.0	25.0	35.0	15.0	15.0	15.0	10.0	15.0	15.0	20.0	30.0
	Med	20.0	15.0	20.0	20.0	25.0	30.0	45.0	45.0	20.0	20.0	15.0	15.0	20.0	20.0	35.0	40.0
	P75	25.0	25.0	25.0	30.0	35.0	45.0	55.0	55.0	25.0	25.0	20.0	25.0	30.0	30.0	45.0	55.0
	P90	30.0	35.0	35.0	35.0	50.0	60.0	70.0	70.0	30.0	30.0	25.0	30.0	35.0	40.0	55.0	70.0
	P95	35.0	35.0	40.0	35.0	65.0	70.0	80.0	80.0	30.0	30.0	30.0	35.0	35.0	40.0	60.0	75.0
	Mean	19.0	17.7	19.2	21.8	27.9	33.7	42.2	45.3	20.0	18.6	17.5	18.3	20.8	23.6	34.6	42.8
	SD	9.0	10.0	9.6	9.4	15.5	18.3	19.0	18.5	5.7	7.2	6.6	10.2	9.6	11.8	15.4	18.2
65-69	P5	5.0	5.0	5.0	5.0	10.0	10.0	20.0	25.0	10.0	10.0	5.0	5.0	10.0	10.0	20.0	15.0
	P10	10.0	5.0	5.0	10.0	10.0	15.0	20.0	30.0	10.0	10.0	10.0	10.0	10.0	10.0	20.0	20.0
	P25	10.0	10.0	10.0	10.0	15.0	25.0	30.0	40.0	15.0	15.0	10.0	15.0	15.0	15.0	25.0	30.0
	Med	20.0	15.0	15.0	20.0	30.0	40.0	45.0	55.0	20.0	20.0	20.0	20.0	20.0	25.0	35.0	45.0
	P75	25.0	25.0	25.0	30.0	40.0	55.0	55.0	65.0	25.0	25.0	25.0	25.0	30.0	35.0	45.0	55.0
	P90	30.0	30.0	30.0	35.0	55.0	60.0	65.0	75.0	30.0	30.0	30.0	35.0	40.0	45.0	65.0	70.0
	P95	30.0	30.0	35.0	40.0	55.0	60.0	70.0	80.0	30.0	35.0	35.0	40.0	45.0	50.0	70.0	80.0
	Mean	18.0	18.0	18.5	21.2	29.9	38.3	45.5	53.4	19.3	19.7	19.6	21.1	23.6	26.6	38.5	44.9
	SD	8.2	9.0	9.8	11.1	14.5	17.5	16.4	17.0	7.4	8.1	8.9	10.4	12.8	12.5	16.2	18.2
70-74	P5	10.0	5.0	5.0	10.0	10.0	25.0	30.0	40.0	10.0	15.0	10.0	5.0	5.0	10.0	15.0	25.0
	P10	10.0	10.0	10.0	15.0	20.0	25.0	40.0	45.0	15.0	15.0	10.0	10.0	10.0	10.0	15.0	25.0
	P25	20.0	15.0	20.0	20.0	25.0	35.0	45.0	55.0	20.0	15.0	15.0	15.0	20.0	15.0	25.0	35.0
	Med	25.0	25.0	25.0	25.0	35.0	50.0	55.0	65.0	25.0	25.0	20.0	22.5	25.0	30.0	40.0	45.0
	P75	30.0	30.0	30.0	35.0	45.0	60.0	70.0	75.0	30.0	30.0	30.0	30.0	35.0	45.0	60.0	65.0
	P90	35.0	35.0	40.0	45.0	65.0	65.0	80.0	85.0	35.0	35.0	30.0	40.0	50.0	55.0	70.0	85.0
	P95	40.0	40.0	45.0	55.0	70.0	85.0	90.0	90.0	40.0	40.0	45.0	50.0	55.0	60.0	75.0	90.0
	Mean	23.9	23.2	25.0	28.4	37.2	48.2	58.2	64.4	24.4	23.9	23.2	24.5	26.6	31.1	42.1	51.4
	SD	8.9	10.1	11.1	12.8	16.3	17.0	17.1	15.8	8.6	8.2	10.6	12.9	14.9	17.4	20.0	21.8
75-79	P5	10.0	10.0	10.0	10.0	15.0	20.0	35.0	40.0	10.0	5.0	15.0	10.0	15.0	15.0	20.0	20.0
	P10	10.0	10.0	10.0	15.0	20.0	25.0	40.0	45.0	15.0	15.0	15.0	15.0	15.0	20.0	25.0	35.0
	P25	20.0	15.0	20.0	20.0	30.0	35.0	45.0	55.0	20.0	20.0	20.0	20.0	20.0	25.0	40.0	50.0
	Med	25.0	25.0	25.0	30.0	40.0	50.0	60.0	65.0	25.0	25.0	25.0	25.0	30.0	35.0	50.0	60.0
	P75	35.0	35.0	35.0	40.0	60.0	65.0	70.0	85.0	30.0	35.0	35.0	40.0	45.0	50.0	65.0	70.0
	P90	40.0	40.0	50.0	55.0	65.0	75.0	80.0	85.0	35.0	40.0	40.0	45.0	55.0	60.0	70.0	80.0
	P95	45.0	45.0	55.0	60.0	70.0	75.0	80.0	90.0	35.0	40.0	45.0	50.0	55.0	65.0	75.0	85.0
	Mean	26.3	25.0	28.7	32.7	42.6	49.9	59.4	65.6	24.9	26.9	26.7	28.8	32.5	36.1	50.2	57.8
	SD	10.9	11.8	13.5	15.5	17.4	18.2	15.1	18.3	8.4	10.3	11.3	12.9	14.8	16.2	17.0	18.2
80-84	P5	15.0	10.0	5.0	10.0	20.0	30.0	35.0	40.0	15.0	15.0	10.0	15.0	20.0	20.0	25.0	30.0
	P10	15.0	10.0	15.0	10.0	25.0	30.0	35.0	50.0	20.0	20.0	10.0	20.0	20.0	20.0	30.0	30.0
	P25	20.0	20.0	20.0	25.0	35.0	40.0	50.0	55.0	25.0	20.0	20.0	25.0	25.0	30.0	45.0	57.5
	Med	30.0	35.0	40.0	35.0	47.5	50.0	60.0	62.5	30.0	25.0	30.0	35.0	37.5	45.0	55.0	70.0
	P75	35.0	40.0	45.0	50.0	55.0	60.0	70.0	75.0	40.0	37.5	37.5	45.0	50.0	57.5	65.0	75.0
	P90	40.0	45.0	45.0	55.0	65.0	65.0	75.0	85.0	45.0	45.0	45.0	50.0	55.0	60.0	75.0	80.0
	P95	40.0	45.0	50.0	70.0	75.0	75.0	75.0	85.0	45.0	45.0	45.0	50.0	60.0	65.0	75.0	85.0
	Mean	28.5	29.8	33.7	35.8	45.8	50.4	58.1	64.6	31.1	28.6	27.9	34.1	37.0	42.1	53.8	63.9
	SD	9.4	12.1	13.3	17.3	16.4	15.0	13.0	13.3	8.8	10.2	12.1	11.2	13.5	15.9	15.2	17.2

표 83. 한국 노인 인구 청력역치 연구 남녀 비교(Bahng과 Lee, 2015)

Sex	Frequency(Hz)	α(mean)	SD	95% CI	α(ISO 7029)
Male	250	0.0081	0.0035	0.0046-0.0055	0.0030
	500	0.0079	0.0038	0.0039-0.0049	0.0035
	1000	0.0086	0.0041	0.0040-0.0051	0.0040
	2000	0.0096	0.0045	0.0020-0.0032	0.0070
	3000	0.0127	0.0059	0.0004-0.0020	0.0115
	4000	0.0156	0.0067	-0.0013-0.005	0.0160
	6000	0.0187	0.0066	-0.0001-0.0016	0.0180
	8000	0.0209	0.0067	-0.0020--0.0002	0.0220
Female	250	0.0083	0.0030	0.0050-0.0056	0.0030
	500	0.0082	0.0032	0.0044-0.0051	0.0035
	1000	0.0080	0.0035	0.0036-0.0044	0.0040
	2000	0.0086	0.0043	0.0022-0.0031	0.0060
	3000	0.0096	0.0048	0.0016-0.0027	0.0075
	4000	0.0109	0.0053	0.0013-0.0025	0.0090
	6000	0.0154	0.0065	0.0027-0.0042	0.0120
	8000	0.0183	0.0074	0.0025-0.0042	0.0150

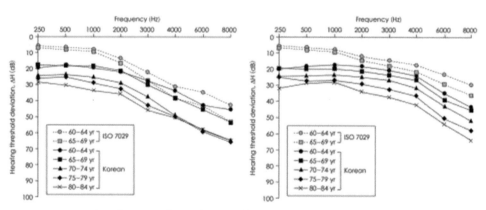

그림 144. 한국 노인 인구(남성, 우측; 여성, 좌측) 청력역치 주파수별 비교(Bahng과 Lee, 2015)

탕으로 정상적인 고막을 갖고 규칙적 또는 직업적 소음 노출 이력이 없는 한국인(가중치 적용) 33,011,778명을 대표하는 총 15,606명의 참가자(비가중치)를 선택하여 분석하였다. 연령이 증가함에 따라 모든 주파수에서 청력역치가 증가하였다. 30세 이상에서는 3kHz, 4kHz, 6kHz의 청력역치가 남녀 모두 통계적으로 차이가 있었고, 4kHz 주파수에서 가장 큰 차이를 보였다(그림 147, 148, 149, 표 85).

표 84. 연령에 따른 좋은 쪽 귀의 주파수별 25dB 이상 청력장애 유병률(Kim 등, 2020)

	Age	Prevalence(%)					
		500Hz	1000Hz	2000Hz	3000Hz	4000Hz	6000Hz
Total	10-29	0.7(0.2)	0.4(0.2)	0.4(0.2)	0.8(0.2)	1.3(0.3)	4(0.5)
	30-39	0.9(0.2)	0.6(0.2)	0.9(0.2)	1.5(0.3)	4.3(0.4)	10.7(0.7)
	40-49	1.9(0.3)	1.8(0.3)	3.1(0.4)	8.7(0.6)	16.5(0.7)	30.8(0.9)
	50-59	5.2(0.4)	5.4(0.5)	9.2(0.6)	18.9(0.9)	29.9(0.9)	51.3(1.1)
	60-69	15.2(0.9)	16(0.8)	27.4(1)	42.7(1.1)	54.3(1.1)	79.5(0.9)
	70≥	35.3(1.2)	38.2(1.3)	53.7(1.2)	70.7(1.3)	78.4(1)	93.2(0.6)
	P-value	〈.001	〈.001	〈.001	〈.001	〈.001	〈.001
Male	10-29	0.9(0.4)	0.5(0.3)	0.4(0.2)	1(0.4)	1.5(0.4)	4.8(0.9)
	30-39	0.8(0.3)	0.5(0.2)	1.1(0.3)	2.9(0.5)	7.2(0.8)	14.9(1)
	40-49	1.7(0.4)	2(0.4)	3.9(0.6)	14.1(1)	28.5(1.3)	39.8(1.4)
	50-59	4.7(0.6)	5(0.7)	10.4(10	27.4(1.5)	45(1.6)	59.8(1.6)
	60-69	13.7(1.2)	15(1.2)	29.5(1.6)	51.7(1.6)	69.8(1.4)	85.2(1.1)
	70≥	31.5(1.6)	35.3(1.8)	54.2(1.7)	75.3(1.5)	86.6(1.3)	94.7(0.8)
	P-value	〈.001	〈.001	〈.001	〈.001	〈.001	〈.001
Female	10-29	0.4(0.2)	0.3(0.2)	0.5(0.3)	0.6(0.3)	1(0.4)	3(0.6)
	30-39	1(0.3)	0.8(0.3)	0.6(0.2)	0.8(0.2)	1.2(0.3)	6.3(0.7)
	40-49	2.2(0.4)	1.6(0.3)	2.4(0.4)	3(0.5)	4(0.5)	21.4(1.1)
	50-59	5.6(0.6)	5.7(0.7)	8.1(0.7)	10.7(0.8)	15.1(1)	42.9(1.4)
	60-69	16.6(1.2)	16.9(1.2)	25.3(1.3)	34.2(1.4)	39.7(1.5)	74(1.4)
	70≥	37.9(1.6)	40.3(1.7)	53.4(1.6)	67.5(1.6)	72.7(1.4)	92.2(0.8)
	P-value	〈.001	〈.001	〈.001	〈.001	〈.001	〈.001

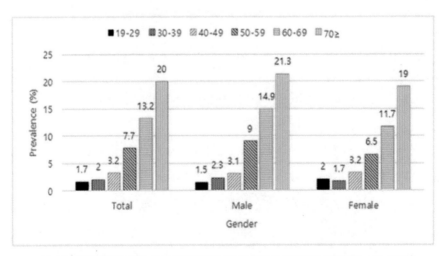

그림 145. 연령에 따른 좋은 쪽 귀의 주파수별 25dB 이상의 청력장애 유병률(Kim 등, 2020)

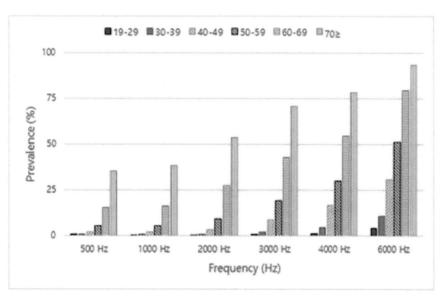

그림 146. 연령에 따른 좋은 쪽 귀의 0.5, 1, 2, 4kHz 평균 청력 40dB 이상의 중등도 청력장애 유병률(Kim 등, 2020)

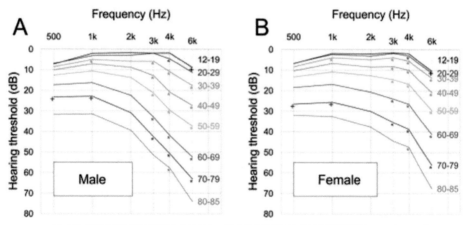

그림 147. 한국 일반 인구집단(A: 남성/ B: 여성)의 연령별 주파수별 청력역치(Park 등, 2016)

Park 등(2017)은 2010년부터 2012년까지 국민건강영양조사 자료를 이용하여 정상 고막을 가진 한국인의 청력역치 수준과 청력손실 및 난청장해의 유병률을 조사하였다. 청력검사를 완료한 정상 고막을 가진 12세 이상의 참가자 16,673명으로부터 얻은 자료로 청력손실을 500, 1,000, 2,000 및 3,000Hz에서 순음 평균(PTA) 〉 25dB 청력 수준으로 정의하고, PTA 〉 40dB 청력을 난청 장해로 정의했다. 일부 주파수(0.5, 3, 6kHz)에서는 10대와

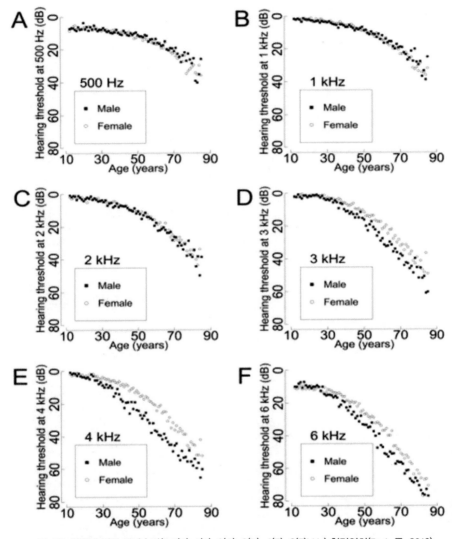

그림 148. 연령에 따른 주파수별(0.5(A), 1(B), 2(C), 3(D), 4(E), 6(F)kHz) 청력역치(Park 등, 2016)

20대에서 청력역치의 차이가 없었으나, 30대부터 모든 주파수에서 청력역치가 점차 증가하였다. 30대 이상에서는 고주파수(3, 4, 6kHz)에서 청력역치가 남성에 비해 여성에 비해 높게 나타났다. 양쪽 귀의 청력손실 유병률은 16.5%(590만 명으로 추산)로, 10대의 2.4%에서 70대 이상에서는 75.4%로 나타났다. 어느 한쪽 귀의 난청 장해 유병률은 6.8%(추정 250만 명)였으며 양측의 난청 장해 유병률은 2.5%(추정 90만 명)였다. 30대부터 모든 주파수에서 청력손실이 악화되었으며, 남성이 여성에 비해 고주파수에서 청력이 떨어지는 것으로 나

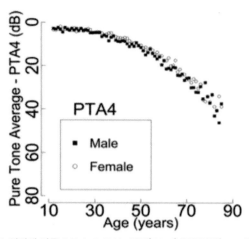

그림 149. 연령에 따른 0.5, 1, 2, 3kHz 평균(PTA4) 청력역치(Park 등, 2016)

표 85. 한국 일반 인구집단의 성/연령별 주파수별 청력역치(평균, 표준편차)(Park 등, 2016)

Age group	No. Part-icipants Male: Female	No. Representing population Male: Female	Mean Hearing Thresholds (dB)						
			0.5kHz Male: Female	1kHz Male: Female	2kHz Male: Female	3kHz Male: Female	4kHz Male: Female	6kHz Male: Female	PTA4 Male: Female
12-19	992:904	2,431,315:2,192,738	7.2:6.9	2.0:1.9	1.7:2.1	1.9:1.6	1.9:2.0	9.0:10.6†	3.2:3.1
20-29	602:960	2,709,851:2,715,782	7.0:6.8	3.1:2.4	2.9:3.3	2.0:1.8	4.7:3.1*	11.3:11.5	3.7:3.6
30-39	991:1696	2,885,434:3,289,781	8.6:8.5	5.0:4.1*	5.9:5.0	5.9:4.0*	11.0:5.6*	17.7:14.0*	6.4:5.4*
40-49	996:1515	2,933,533:3,341,372	10.2:10.5	7.1:6.8	8.9:8.5	12.9:8.3*	20.9:10.0*	27.4:20.9*	9.8:8.5*
50-59	1004:1633	2,329,503:2,749,101	12.7:13.4	10.7:10.9	13.8:12.8	21.4:14.7*	29.7:16.8*	37.4:29.6*	14.6:13.0*
60-69	983:1327	1,352,52:1,618,758	17.4:18.5	16.3:17.0	22.5:20.7	33.1:24.1*	41.9:26.5*	52.5:41.3*	22.3:20.1*
70-79	726:1020	796,380:1,295,721	23.3:26.6†	22.9:25.7†	30.9:30.0	42.6:35.4*	50.8:38.8*	63.1:56.2*	29.9:29.4
80-85	105:152	136,659:233,319	31.8:32.0	31.5:32.6	39.5:37.7	516:44.5	57.8:47.4*	74.1:67.6	38.6:36.7
			Standard Deviation (dB)						
12-19			±7.0: ±6.7	±6.7: ±5.8	±7.2: ±7.2	±7.9: ±7.9	±8.6: ±9.7	±10.0 ±12.4	±5.6: ±5.3
20-29			±7.6: ±8.2	±6.5: ±7.6	±7.7: ±9.9	±10.0: ±13.7	±12.9: ±17.7	±14.6 ±19.0	±6.1: ±7.3
30-39			±9.8: ±12.1	±10.2: ±13.3	±1.4: ±16.4	±17.7 ±20.7	±19.4: ±21.6	±21.1: ±22.0	±10.3: ±13.2
40-49			±13.7: ±17.9	±15.0: ±19.5	±18.4: ±20.4	±20.8: ±21.9	±20.8: ±20.5	±21.6: ±20.6	±14.4: ±17.8
50-59			±7.4: ±6.6	±6.8: ±6.3	±7.8: ±6.8	±8.2: ±7.3	±8.5: ±8.8	±10.4 ±10.8	±6.1: ±5.1
60-69			±7.3: ±8.0	±6.8: ±8.0	±6.8: ±8.8	±7.3: ±9.0	±8.9: ±10.4	±10.8: ±12.8	±5.2: ±6.8
70-79			±10.1: ±12.6	±10.2: ±13.0	±11.4: ±13.9	±12.2: ±14.8	±13.5: ±16.4	±16.9: ±19.9	±9.2: ±11.8
80-85			±15.8: ±16.0	±16.4: ±17.0	±16.5: ±16.4	±17.3: ±18.2	±18.0: ±19.7	±19.9: ±19.3	±14.7: ±15.0

타났다. 청력손실은 흔한 질환이었으며, 사회적 의사소통을 돕기 위해 청력 재활이 필요한 한쪽 귀를 사용할 수 없는 난청 유병률은 6.8%였다. 각 주파수의 표준 순음 청력역치는 청력손실을 호소하는 환자를 상담할 때 참조 값으로 사용할 수 있다(표 86).

Jun 등(2015)은 2010년부터 2012년까지 국민건강영양조사에서 수집한 총 18,650명의 자료 분석을 통해 우리나라 인구의 청력손실 유병률을 파악하고, 연령, 성별 청력손실 유병률의 상관관계를 살펴보았다. 조사된 주파수는 0.5, 1, 2, 3, 4 및 6kHz였다. 한국인의 언어 관련 주파수 난청 유병률은 일측성 난청의 경우 9.31%, 양측성 난청의 경우 13.42%였다. 전체 청력손실(단측 또는 양측)은 22.73%였다. 남성 및 노인은 여성 및 젊은 연령군보다 청력손실의 영향을 더 자주 받았다. 고주파수 청력손실은 어음 관련 주파수의 청력손실보다 먼저 나타났으며, 일측성 청력손실은 양측성 청력손실보다 노화와 약한 상관관계를 보였다.

Hong 등(2015)은 2010~2012년 국민건강영양조사 자료의 한국 성인 인구 16,040명을 대상으로 청각장애의 가중치 유병률과 관련 요인을 조사하였다. 이 연구에서 한국 성인 인구 중 경도 청력장애의 전체 가중치(n = 33,762,584) 유병률은 20.5%(95% CI, 19.6-21.6)인 반면 중등도 내지 심도 청력장애는 9.2%(95% CI, 8.6-9.9)였다. 경도 청력장애 가중 유병률은 젊은 성인(19~39세)이 4.4%(3.5~5.5), 중년(40~64세)이 21.1%(19.8~22.5)로 나타났다. 노인(65세 이상)에서는 69.7%(67.8~71.6)였다. 연령, 성별, 흡연, 과도한 음주, 교육 배경, 직업적 소음 노출, 비만, 고혈압, 당뇨병, 총 혈청 콜레스테롤 및 사구체 여과율에 따른 저/중 주파수 또는 고주파 경도 청력장애에 대해 로지스틱 회귀분석을 수행한 결과, 공변량으로서 연령 증가, 흡연, 교육, 고혈압, 사구체여과율(eGFR) 〈 60mL/min/1.73m^{2}이 저/중 주파수 및 고주파 경도 청력장애와 독립적인 상관관계를 보였다. 고주파 경도 청력손실은 남성, 당뇨병, 총 혈청 콜레스테롤 증가와 양의 상관관계가 있었다. 한국인의 청각장애는 매우 널리 퍼져 있으며 한국 성인의 약 5분의 1이 경도 청각장애를 보고하고 있다. 이 연구는 고혈압, 당뇨병, 흡연, 혈청 콜레스테롤 증가 또는 eGFR 감소와 같은 심혈관 위험요인이 있는 개인이 청력손실이 발생할 위험이 특히 높다는 것을 시사한다. 따라서 이와 같은 심혈관 위험군은 일반적으로 노인, 낮은 사회경제적 지위 및 상당한 직업적 소음 노출이 있는 군 등의 위험이 높은 군으로 간주되는 집단 외에도 청력손실 감시의 필요가 있다.

표 86. 한국인 남녀의 연령에 따른 청력역치(Park 등, 2017)

Frequency	Centile	Men (yr)							Women (yr)						
		12-19	20-29	30-39	40-49	50-59	60-69	≥70	12-19	20-29	30-39	40-49	50-59	60-69	≥70
500	5	-7.25	-6.97	-5.35	-5.17	-3.80	-1.14	2.03	-7.00	-6.17	-4.72	-3.87	-3.21	-0.43	5.33
	10	-4.43	-4.30	-3.63	-3.32	-1.17	1.15	5.22	-4.43	-4.17	-3.37	-1.29	0.16	2.01	7.79
	25	-0.53	-0.44	0.41	0.96	2.97	5.56	9.88	-0.77	-0.85	0.40	2.17	3.81	6.84	12.92
	Median	3.27	3.48	4.32	5.39	7.76	11.23	17.45	3.13	3.09	4.30	6.32	8.56	12.59	20.39
	75	7.74	7.76	9.15	10.16	13.15	18.64	26.73	7.40	7.36	8.77	10.25	13.63	19.31	30.86
	90	12.16	11.65	13.99	16.62	19.05	27.86	38.38	11.18	10.98	13.52	14.68	19.55	28.73	43.46
	95	14.60	14.45	17.28	19.56	23.13	34.12	48.09	13.93	13.95	16.45	18.54	24.62	35.89	53.29
1,000	5	-9.61	-9.04	-8.24	-6.87	-4.94	-2.91	0.33	-9.60	-9.49	-8.26	-7.36	-4.71	-2.55	1.61
	10	-8.38	-7.50	-5.82	-4.48	-3.37	0.12	3.17	-8.36	-8.12	-6.15	-4.74	-3.08	0.43	5.22
	25	-4.85	-4.03	-2.98	-1.31	0.82	4.16	9.08	-4.84	-4.56	-3.38	-1.49	0.96	4.43	10.74
	Median	-1.75	-0.47	0.82	2.79	5.62	9.99	18.11	-2.07	-1.47	-0.09	2.69	5.38	11.28	20.53
	75	2.01	3.28	4.65	7.44	11.46	19.20	28.40	1.37	2.40	3.64	7.20	11.55	19.67	32.18
	90	4.77	6.82	9.56	12.47	18.13	28.69	40.15	4.60	5.48	7.83	11.89	18.70	29.58	43.65
	95	8.41	9.32	13.18	15.88	22.82	37.54	47.49	7.60	8.61	10.62	14.97	23.69	37.34	51.78
2,000	5	-10.00	-9.58	-7.79	-6.54	-4.65	-0.12	3.93	-10.00	-9.70	-8.53	-6.70	-4.57	-0.75	5.19
	10	-9.14	-8.18	-4.98	-4.18	-2.35	2.05	8.04	-8.87	-8.36	-6.53	-4.20	-2.35	2.00	8.19
	25	-6.21	-4.53	-2.52	-0.36	2.41	7.58	15.73	-5.46	-4.63	-3.17	-0.43	1.94	7.77	15.93
	Median	-2.32	-1.34	1.54	4.14	8.40	16.03	25.85	-1.91	-0.88	0.88	3.91	7.22	15.14	25.67
	75	2.07	2.94	6.01	9.46	15.80	27.82	39.65	2.17	3.58	4.77	9.27	14.40	24.22	36.98
	90	6.54	7.57	11.14	15.32	24.59	42.65	54.02	5.57	7.84	9.45	14.75	21.83	34.15	48.33
	95	9.38	10.69	14.67	19.75	34.40	53.16	61.10	8.91	9.75	12.95	19.56	27.54	40.04	55.61
3,000	5	-10.00	-10.00	-9.10	-5.37	-2.09	2.82	10.83	-10.00	-10.00	-9.53	-7.60	-3.84	0.51	8.74
	10	-9.06	-8.94	-7.24	-3.38	1.00	6.70	14.67	-9.88	-9.43	-7.87	-4.86	-1.30	4.02	12.17
	25	-6.02	-5.76	-3.36	1.25	6.11	15.01	25.45	-6.98	-6.51	-4.04	-1.13	3.21	10.20	20.54
	Median	-2.23	-2.12	1.30	7.29	14.49	25.88	39.84	-2.63	-2.42	-0.22	3.90	9.27	18.26	31.92
	75	2.03	2.25	7.01	15.74	27.42	46.49	55.25	1.99	2.09	4.15	9.68	16.26	28.58	44.53
	90	6.21	7.17	13.57	29.97	45.38	61.05	67.98	6.08	6.53	8.98	16.18	24.48	40.66	55.52
	95	9.27	10.18	18.76	44.25	57.25	67.83	74.79	8.73	9.31	12.68	19.84	33.10	49.46	62.44
4,000	5	-10.00	-10.00	-7.95	-4.07	1.18	8.05	14.54	-10.00	-10.00	-9.66	-8.17	-4.20	0.21	9.09
	10	-6.94	-9.54	-4.77	0.15	5.45	12.70	21.81	-10.00	-9.54	-7.94	-5.15	-1.20	5.15	13.14
	25	-2.64	-0.19	4.66	14.20	23.13	37.88	48.87	-2.64	-1.25	0.92	5.03	10.53	20.29	36.01
	Median	1.86	5.28	11.65	27.70	40.16	56.31	61.38	2.01	3.38	5.97	11.35	18.27	32.50	48.51
	75	6.60	11.51	21.16	46.93	56.17	67.88	73.01	6.47	7.81	10.36	17.92	28.85	44.57	59.40
	90	9.62	15.49	29.64	59.14	64.17	75.09	79.91	9.31	10.40	13.99	22.69	36.69	51.44	67.00
	95	18.41	24.11	39.08	64.30	73.79	85.62	95.27	21.00	22.08	26.07	37.56	52.38	71.92	85.36
6,000	5	-8.21	-8.07	-4.26	0.49	6.52	15.49	26.03	-8.06	-6.71	-4.49	0.44	4.62	10.51	20.66
	10	-5.37	-4.93	-1.09	4.95	11.30	21.06	33.44	-4.74	-3.90	-1.53	3.03	8.52	14.49	27.44
	25	-1.47	-0.04	4.35	10.06	19.01	32.99	46.80	0.48	0.88	3.29	8.19	15.34	23.38	40.14
	Median	3.43	4.83	10.75	19.78	29.01	48.69	60.84	5.96	5.81	8.84	15.22	22.27	34.51	54.88
	75	9.48	11.03	18.52	33.27	45.36	63.92	75.36	11.52	12.10	14.76	23.26	31.71	48.42	67.42
	90	14.39	18.97	28.84	51.80	63.52	76.51	87.17	17.68	18.15	21.11	31.71	44.01	61.85	78.66
	95	18.41	24.11	39.08	64.30	73.79	85.62	95.27	21.00	22.08	26.07	37.56	52.38	71.92	85.36

3

...

국제표준기구(ISO)가 제시한 기도 청력

가. 정상 건청인의 기도 청력역치

국제표준기구(International Organization for Standardization, ISO)에서는 정상인들의 기도 청력 역치를 연령과 성을 이용하여 함수로 제시하였다(ISO 7029, 2012). 이에 따르면 18세 이후 연령에 의한 청력 악화를 성별에 따라 아래와 같이 제시하고 있다(표 87).

표 87. Values of α_{md} and β_{md} in Equation(1)

Frequency Hz	Value of α_{md} dB/year$^{\beta md}$		Value of βmd	
	Males	Female	Males	Females
125	5.54×10^{-6}	5.64×10^{-5}	3.66	3.04
250	1.02×10^{-5}	1.25×10^{-4}	3.46	2.86
500	2.76×10^{-5}	1.71×10^{-4}	3.22	2.82
750	5.83×10^{-5}	1.85×10^{-4}	2.07	2.83
1000	1.01×10^{-4}	1.97×10^{-4}	2.97	2.84
1500	2.00×10^{-4}	2.30×10^{-4}	2.86	2.84
2000	3.19×10^{-4}	2.59×10^{-4}	2.79	2.84
3000	5.97×10^{-4}	3.49×10^{-4}	2.70	2.81
4000	8.79×10^{-4}	4.29×10^{-4}	2.65	2.79
6000	1.50×10^{-3}	6.04×10^{-4}	2.58	2.75
8000	2.09×10^{-3}	8.07×10^{-4}	2.54	2.71

$$\Delta H_{md,Y} = \alpha_{md}(Y-18)^{\beta md}$$

계수 α, 지수 β 및 상수 γ는 중앙값을 기준으로 상위 25%, 하위 25% 값을 표준편차를 적용하여 제시하고 있다(표 88, 89).

표 88. Values of α_{su}, β_{su} and γ_{su} in Equation(2)

Frequency Hz	Value of α_{su} dB		Value of β_{su}		Value of γ_{su} dB	
	Males	Female	Males	Female	Male	Females
125	7.61×10^{-10}	1.23×10^{-11}	5.61	6.69	5.40	5.29
250	1.64×10^{-8}	1.63×10^{-10}	4.86	6.02	5.02	5.63
500	8.11×10^{-6}	4.57×10^{-8}	3.38	4.62	4.92	5.54
750	2.38×10^{-4}	2.51×10^{-6}	2.58	3.65	4.88	5.36
1000	1.47×10^{-3}	3.35×10^{-5}	2.16	3.02	4.82	5.21
1500	4.47×10^{-3}	7.76×10^{-4}	1.94	2.27	4.82	4.93
2000	1.57×10^{-2}	3.08×10^{-3}	1.67	1.96	4.70	4.80
3000	5.35×10^{-2}	3.10×10^{-3}	1.41	2.02	4.56	5.09
4000	1.33×10^{-1}	5.25×10^{-3}	1.21	1.91	4.44	5.40
6000	2.85×10^{-1}	1.90×10^{-2}	1.05	1.63	4.53	5.85
8000	4.47×10^{-1}	2.64×10^{-2}	0.959	1.57	4.78	6.61

표 89. Values of α_{si}, β_{si} and γ_{si} in Equation(3)

Frequency Hz	Value of α_{si} dB		Value of β_{si}		Value of γ_{si} dB	
	Males	Female	Males	Female	Male	Females
125	1.87×10^{-4}	9.44×10^{-15}	2.37	8.11	3.87	4.58
250	1.64×10^{-3}	5.00×10^{-10}	1.73	5.53	4.31	4.92
500	6.89×10^{-4}	2.16×10^{-8}	1.99	4.65	4.56	4.90
750	1.38×10^{-3}	8.47×10^{-8}	1.89	4.34	4.50	4.85
1000	5.36×10^{-3}	3.68×10^{-7}	1.61	4.00	4.27	4.83
1500	3.56×10^{-3}	8.47×10^{-7}	1.79	3.83	4.25	4.93
2000	3.38×10^{-3}	3.46×10^{-6}	1.86	3.52	4.23	4.99
3000	6.66×10^{-4}	2.46×10^{-6}	2.36	3.68	4.47	5.36
4000	7.40×10^{-4}	2.18×10^{-6}	2.38	3.18	4.54	5.54
6000	6.78×10^{-4}	1.22×10^{-4}	2.47	2.83	4.84	5.95
8000	1.13×10^{-3}	7.52×10^{-4}	2.37	2.43	5.15	6.05

$$s_u = \alpha_{su}(Y-18)^{\beta_{su}} + \gamma_{su} \ (2)$$

$$sl = \alpha sl(Y-18)^{\beta_{sl}} + \gamma_{sl} \ (3)$$

특정 연령 Y 및 특정 성별의 이학적으로 정상인 모집단의 특정 부분(Q)만큼 초과될 것으로 예상될 수 있는 청력역치 편차 $\Delta H_{Q,Y}$는 방정식 (4) 또는 (5)로 제공되고 있다.

$$\triangle H_{Q,Y} = \triangle H_{md,Y} + ks_u \ (4)$$

$$\triangle H_{Q,Y} = \triangle H_{md,Y} - ks_l \ (5)$$

표 90. Values of multiplier *k* corresponding to the Gaussian distribution

Q		*k*	Q		*k*
0.05	0.95	1.64	0.26	0.74	0.643
0.06	0.94	1.55	0.27	0.73	0.613
0.07		1.48	0.28	0.72	0.583
0.08	0.92	1.41	0.29	0.71	0.553
0.09	0.91	1.34	0.30	0.70	0.524
0.10	0.90	1.28	0.31	0.69	0.496
0.11	0.89	1.23	0.32	0.68	0.468
0.12	0.88	1.17	0.33	0.67	0.440
0.13	0.87	1.13	0.34	0.66	0.412
0.14	0.86	1.08	0.35	0.65	0.385
0.15	0.85	1.04	0.36	0.64	0.358
0.16	0.84	0.994	0.37	0.63	0.332
0.17	0.83	0.954	0.38	0.62	0.305
0.18	0.82	0.915	0.39	0.61	0.279
0.19	0.81	0.878	0.40	0.60	0.253
0.20	0.80	0.842	0.41	0.59	0.228
0.21	0.79	0.806	0.42	0.58	0.202
0.22	0.78	0.772	0.43	0.57	0.176
0.23	0.77	0.739	0.44	0.56	0.151
0.24	0.76	0.706	0.45	0.55	0.126
0.25	0.75	0.674	0.46	0.54	0.100
			0.47	0.53	0.0753
			0.48	0.52	0.0502
			0.49	0.51	0.0251
				0.50	0.000

방정식 (4)는 0,05 ≤ Q ≤ 0.50일 때 적용되고, 방정식 (5)는 0.50 〈 Q ≤ 0,95일 때 적용된다. 승수 k의 값은 가우스 분포에 해당한다. 자세한 내용은 표 90에 나와 있다.

그리고 이학적으로 정상인 인구집단의 주어진 비율의 예상되는 청력역치를 제시하고 있다(표 91, 그림 150, 151).

예를 들어, 청력측정 주파수 4,000Hz에서 이학적으로 정상적인 60세 남성 인구의 25%를 초과하는 청력역치를 다음과 같이 계산한다.

Step 1: Table 1, males, 4000Hz, gives $\alpha = 8.79 \times 10^{-4}$ dB/year$^{\beta md}$ and $\beta_{md} = 2.65$.

Step 2: Equation (1), Y = 60years, $\alpha = 8.79 \times 10^{-4}$ dB/year$^{\beta md}$, gives $\triangle H_{md,60} = 17.6$ dB.

Step 3: Table 2, males, 4000Hz, gives $\alpha_{su} = 1.33 \times 10^{-1}$ dB, $\beta_{su} = 1.21$ and $y_{su} = 4.44$ dB.

NOTE The example concerns 25% of the population(upper quartile), hence the required parameters are those for the distribution above the median, i.e. α_{su}, β_{su} and y_{su}.

Step 4: Equation (2), $\alpha_{su} = 1.33 \times 10^{-1}$ dB, $\beta_{su} = 1.21$, $y_{su} = 4.44$ dB, $\triangle H_{md,60} = 26.5$ dB gives $s_u = 16.7$ dB.

Step 5: Table A.1, Q = 0,25(25%), gives $k = 0.675$.

Step 6: Equation (4), $\triangle H_{md,60} = 17.6$ dB, $k = 0.675$, $s_u = 16.7$ dB, gives the required hearing threshold deviation, $\triangle H_{25,60} = 28.8$ dB.

Step 7: The result should be rounded to the nearest integer, i.e. 29dB.

ISO 1999(2013)에서는 ISO 7029 기반으로 한 성/연령별 $H_{md,Y} = \alpha(Y - 18)^2 + H_{md:18}$를 적용한 정상 건청인(highly screened database A)의 30대에서 70대까지의 남녀 성별 주파수별 청력역치를 제시하고 있다(표 92).

나. 소음 노출 시의 추정되는 청력역치

ISO(ISO 1999, 2013)에서는 소음 노출 시의 추정되는 청력역치를 다음 표로 제시하고 있다. 모집단에 대한 소음 노출의 위험 측정으로 주어진 노출기간(년)에 대해 8h/작업일로 소음 노출 레벨 $L_{EX,8h}$에 따른 청력검사 주파수 범위에서 청력역치의 통계적 분포를 보

표 91. Hearing threshold deviation ΔH which can be expected to be exceeded by a given fraction Q of an ontologically normal population[a]

Frequency Hz	Age Years	Males, dB					Females, dB				
		0,9	0,75	0,5	0,25	0,1	0,9	0,75	0,5	0,25	0,1
125	20	−5	−3	0	4	7	−6	−3	0	4	7
	30	−5	−3	0	4	7	−6	−3	0	4	7
	40	−5	−2	0	4	7	−5	−2	1	4	7
	50	−4	−1	2	6	9	−4	−1	2	6	9
	60	−2	1	5	9	13	−1	2	5	9	13
	70	3	7	11	16	22	2	6	9	15	21
	80	11	15	20	30	38	6	11	16	27	38
250	20	−6	−3	0	3	6	−6	−3	0	4	7
	30	−6	−3	0	3	6	−6	−3	0	4	7
	40	−6	−3	2	4	7	−5	−2	1	5	8
	50	−5	−2	3	5	9	−4	−1	3	6	10
	60	−3	1	4	8	12	−1	2	6	10	14
	70	1	5	9	15	20	2	6	10	16	22
	80	8	12	16	25	34	5	11	17	27	37
500	20	−6	−3	0	3	6	−6	−3	0	4	7
	30	−6	−3	0	3	6	−6	−3	0	4	7
	40	−6	−3	1	4	7	−5	−2	1	5	8
	50	−5	−2	2	6	10	−4	0	3	7	11
	60	−3	1	5	10	14	−1	3	6	11	15
	70	1	5	9	16	22	3	7	12	18	24
	80	7	12	16	26	35	7	13	19	29	38
750	20	−6	−3	0	3	6	−6	−3	0	4	7
	30	−6	−3	0	4	7	−6	−3	0	4	7
	40	−6	−3	1	5	8	−5	−2	1	5	8
	50	−5	−1	2	7	11	−3	0	3	8	11
	60	−2	1	6	11	17	0	3	7	12	17
	70	2	6	11	18	25	4	8	13	20	26
	80	9	13	19	29	38	9	15	22	31	40
1000	20	−5	−3	0	3	6	−6	−3	0	4	7
	30	−6	−3	0	4	7	−6	−3	0	4	7
	40	−5	−2	1	5	9	−5	−2	1	5	8
	50	−4	−1	3	8	12	−3	0	4	8	12
	60	−2	2	7	13	19	0	4	8	13	18
	70	3	8	13	21	28	5	10	15	22	28
	80	10	16	21	32	41	11	17	24	34	42
1500	20	−5	−3	0	3	6	−6	−3	0	3	6
	30	−6	−3	0	4	7	−6	−3	0	4	7
	40	−5	−2	1	6	10	−5	−2	1	5	9
	50	−4	0	4	10	15	−3	1	4	9	13
	60	0	4	9	16	23	1	5	9	15	21
	70	5	10	16	26	35	7	12	17	25	31
	80	14	20	27	39	50	14	21	28	38	46

표 91. Hearing threshold deviation ΔH which can be expected to be exceeded by a given fraction Q of an ontologically normal population[a]

Frequency	Age	Males, dB					Females, dB				
Hz	Years	0,9	0,75	0,5	0,25	0,1	0,9	0,75	0,5	0,25	0,1
2000	20	−5	−3	0	3	6	−6	−3	0	3	6
	30	−6	−3	0	4	8	−6	−3	0	4	7
	40	−5	−2	2	7	11	−5	−2	2	6	10
	50	−3	1	5	12	18	−2	1	5	10	15
	60	1	6	11	19	27	2	6	11	17	23
	70	7	13	20	30	40	8	13	19	27	35
	80	17	24	32	45	57	16	24	32	42	51
3000	20	−6	−3	0	3	6	−7	−4	0	3	7
	30	−6	−3	0	5	9	−7	−3	0	4	7
	40	−4	−1	3	8	14	−5	−2	2	7	11
	50	−2	2	7	15	22	−2	2	6	12	17
	60	3	8	14	25	34	3	8	13	20	27
	70	10	18	26	38	50	10	16	23	33	41
	80[b]	(21)	(31)	(41)	(56)	(70)	(19)	(28)	(38)	(50)	(61)
4000	20	−6	−3	0	3	6	−7	−4	0	4	7
	30	−6	−3	1	5	10	−7	−3	0	4	8
	40	−4	−1	3	10	16	−5	−2	2	7	12
	50	−1	4	9	17	25	−2	2	7	13	19
	60	5	11	18	29	39	3	9	15	23	30
	70	14	22	31	44	57	11	18	26	37	46
	80[b]	(26)	(37)	(49)	(65)	(80)	(22)	(32)	(43)	(56)	(68)
6000	20	−6	−3	0	3	7	−8	−4	0	4	8
	30	−6	−3	1	7	12	−7	−4	1	5	9
	40	−4	0	4	12	20	−6	−2	3	9	14
	50	1	6	11	22	31	−2	3	8	16	23
	60	8	15	23	36	48	4	10	18	27	36
	70	19	29	40	55	69	13	22	32	44	54
	80[b]	(34)	(48)	(63)	(81)	(97)	(25)	(38)	(51)	(66)	(79)
8000	20	−7	−3	0	4	7	−8	−4	0	5	9
	30	−6	−3	1	8	13	−7	−4	1	6	11
	40	−3	1	5	14	23	−6	−1	4	10	16
	50	2	8	14	26	36	−2	3	10	18	26
	60	11	19	28	42	55	4	12	20	31	41
	70	24	35	48	64	79	14	25	36	49	61
	80[b]	(42)	(58)	(75)	(94)	(111)	(29)	(43)	(58)	(74)	(89)

[a]Values are rounded to the nearest decibel

[b]Values in parenthesis are for information only

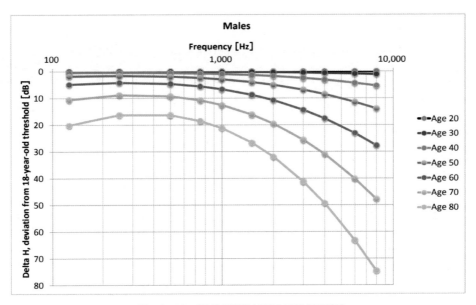

그림 150. ISO 기준상 연령별 남성의 평균 청력역치

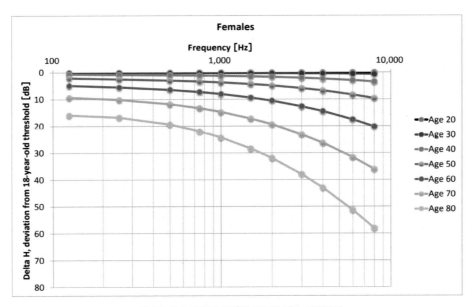

그림 151. ISO 기준상 연령별 여성의 평균 청력역치

표 92. ISO Database A에 근거한 연령별 청력역치

Frequency (Hz)	Hearing threshold level (dB)														
	Age (years)														
	30			40			50			60			70		
	Persentages														
	90	50	10	90	50	10	90	50	10	90	50	10	90	50	10
Males															
500	-6	1	9	-5	2	11	-4	4	14	-3	6	18	-1	9	23
1000	-6	1	9	-5	2	11	-4	4	14	-2	7	19	0	11	25
2000	-7	1	11	-6	3	15	-3	7	21	-1	12	29	3	19	39
3000	-7	2	13	-5	6	19	-2	12	29	3	20	42	9	31	59
4000	-7	2	14	-4	8	23	0	16	36	7	28	55	15	43	79
6000	-8	3	16	-5	9	26	0	18	41	8	32	62	17	49	⟩80
8000	-9	3	19	-5	11	30	1	23	49	10	39	75	22	60	⟩80
Females															
500	-6	1	9	-5	2	11	-4	4	14	-3	6	18	-1	9	23
1000	-6	1	9	-5	2	11	-4	4	14	-2	7	19	0	11	25
2000	-6	1	10	-5	3	13	-3	6	18	-1	11	25	2	26	34
3000	-7	1	11	-5	4	15	-3	8	21	0	13	30	4	20	41
4000	-7	1	12	-6	4	17	-3	9	24	1	16	35	5	24	48
6000	-8	2	14	-6	6	21	-2	12	31	2	21	45	9	32	62
8000	-10	2	17	-7	7	25	3	15	38	4	27	55	11	41	77

여주고 있다. 노출기간(10년, 20년, 30년 및 40년), 6개 주파수(0.5kHz, 1kHz, 2kHz, 3kHz, 4kHz 및 6kHz)에 대한 1일 8시간 A가중 등가 연속 음압레벨(85dB, 90dB, 95dB 및 100dB) 및 3개 백분율(10%, 50% 및 90%)의 함수로서 NIPTS(noise-induced permanent threshold shift; 모집단의 특정 비율에 대해 다른 원인 없이 오직 소음 노출만으로 추정되는 가청역치)이다(표 93, 94, 95, 96).

소음에 노출된 모집단의 나이와 소음에 따른 가청역치레벨(HTLAN, 단위: dB) H^1은

$$H^1 = H + N - [(H \times N)/120]$$

H: 나이에 따른 가청역치레벨(HTLA, 단위: dB)

N: 현재 또는 잠재적 소음성 영구 역치변이(NIPTS, 단위: dB)

$(H \times N)/120$은 $H + N$이 약 40dB 이상일 때만 결과를 의미 있게 수정한다.

표 93. NIPTS의 예($L_{EX,8h}$ = 85dB($E_{A,8h}$ = 3.64 x 10³Pa²s)(ISO 1999, 2013)

주파수 Hz	NIPTS, dB											
	노출기간, 년											
	10			20			30			40		
	백분율											
	90	50	10	90	50	10	90	50	10	90	50	10
500	0	0	0	0	0	0	0	0	0	0	0	0
1000	0	0	0	0	0	0	0	0	0	0	0	0
2000	0	1	1	1	1	2	1	1	2	1	2	2
3000	2	3	5	3	4	6	3	4	7	3	5	7
4000	3	5	7	4	6	8	5	6	9	5	7	9
6000	1	3	4	2	3	5	2	3	6	2	4	6

표 94. NIPTS의 예($L_{EX,8h}$ = 90dB($E_{A,8h}$ = 3.64 x 10³Pa²s))(ISO 1999, 2013)

주파수 Hz	NIPTS, dB											
	노출기간, 년											
	10			20			30			40		
	백분율											
	90	50	10	90	50	10	90	50	10	90	50	10
500	0	0	0	0	0	0	0	0	0	0	0	0
1000	0	0	0	0	0	0	0	0	0	0	0	0
2000	0	2	6	2	4	8	3	5	9	4	6	10
3000	4	8	13	7	10	16	8	11	18	9	12	19
4000	7	11	15	9	13	18	10	14	19	11	15	20
6000	3	7	12	4	8	14	5	9	15	6	10	15

표 95. NIPTS의 예($L_{EX,8h}$ = 95dB($E_{A,8h}$ = 3.64 x 10³Pa²s))(ISO 1999, 2013)

주파수 Hz	NIPTS, dB											
	노출기간, 년											
	10			20			30			40		
	백분율											
	90	50	10	90	50	10	90	50	10	90	50	10
500	0	0	1	0	0	1	0	1	1	0	1	1
1000	1	2	4	2	3	5	2	3	5	2	3	6
2000	0	5	13	5	9	17	7	12	20	9	14	22
3000	8	16	25	13	19	31	16	22	34	18	23	37
4000	13	20	27	16	23	32	18	25	34	19	26	36
6000	5	14	23	8	16	26	10	18	28	12	19	29

표 96. NIPTS의 예($L_{EX,8h}$ = 100dB($E_{A,8h}$ = 3.64 x 10³Pa²s))(ISO 1999, 2013)

주파수 Hz	NIPTS, dB											
	노출기간, 년											
	10			20			30			40		
	백분율											
	90	50	10	90	50	10	90	50	10	90	50	10
500	2	4	8	3	5	9	4	6	11	5	7	11
1000	3	6	12	6	9	15	7	10	17	8	11	19
2000	0	8	23	8	16	31	13	21	35	16	24	39
3000	13	26	41	21	32	51	26	35	56	29	38	60
4000	20	31	42	25	36	49	28	39	53	30	41	56
6000	9	23	37	14	27	42	17	29	46	19	30	48

4

...

소음과 연령의 영향에 따른 청력평가
– OSHA의 연령보정 적용

소음성 난청에 연령이 미치는 영향에 대해서는 소음과 연령에 의한 노화의 (1) 합산 모델(additive model), (2) 합산 미달(less-than-additive) 모델, (3) 합산 초과(super-additive) 모델이 있다. (1) 합산 모델(additive model)이란 '최종 난청 = 소음성 난청 + 노인성 난청'을 가정한 모델이며, (2) 합산 미달 모델은 Albera 등(2010)의 '최종 청력 ≤ 소음성 난청 + 노인성 난청'을 가정한 모델로 소음성 난청에 의해 이미 손상된 주파수에서는 노인성 난청의 영향이 줄어든다는 주장이다. (3) 합산 초과 모델은 Miler 등(1998)의 '최종 청력 ≥ 소음성 난청 + 노인성 난청'을 가정한 모델로 소음에 노출된 귀는 소음에 노출되지 않은 경우보다 노인성 난청의 영향을 더 심각하게 받는다는 가설이다(이지호, 2017).

합산 미달 모델이나 초과 모델은 연령보정 효과수치를 구체적으로 제시한 데이터가 없기 때문에 배상 기준으로 삼기가 어려우며 ISO-1999, 미국 산업안전보건청(Occupational Safety and Health Administration, OSHA) 등은 합산모델을 사용하여 연령보정을 하고 있다.

OSHA에서는 남녀별로 20세(혹은 그 이하)부터 60세(혹은 그 이상)에 적용할 수 있는 연령보정 수치를 1세 간격의 각 나이별로 제시하고 있다. 더욱이 제시된 표준역치이동(standard threshold shift)과 사용지침서를 소음 노출 근로자들의 관리에 적용할 수 있으므로 성과 연령별 청력역치 변화를 적절하게 고려해 청력보존 프로그램 운영과 전체적인 난청 예방사업을 추진할 수 있는 기틀을 마련하였다.

예를 들어 남성 근로자가 30세부터 50세까지 소음 작업장에서 근무한 뒤 2,000, 3,000,

4,000Hz의 고주파 역치(PTA-234)가 30세 때 25dB이었다가 50세 때 40dB로 나빠진 경우 얼마까지가 소음성 난청의 영향일까? 표를 참조하면 30세의 PTA-234 정중값은 5dB, 50세의 PTA-234 정중값은 15.67dB이므로 10.67dB의 차이는 연령 증가에 따른 난청 효과로 보아야 한다. 연령 효과를 고려하면 20년간 노출된 소음성 난청의 효과는 15dB에서 10.67dB을 뺀 값, 즉 4.33dB이라는 것이다. 소음 노출에 따른 역치 변화가 10dB 이상인 경우에만 의미 있는 결과로 받아들이기 때문에 4.33dB은 의미 있는 소음성 난청으로 인정하기 어렵다.

ISO-1999가 10년 단위로 연령보정값을 명시한 반면 OSHA는 20세부터 60세 이상까지 1년 단위의 연령보정표를 제시하고 있다(Appendix F of OSHA 29CFR 1910.95.).

OSHA의 표준역치이동 여부를 결정하기 위해서는 가장 최근 오디오그램에서 연령보정을 한다. 적용방법은 남성은 표 97, 여성은 표 98에서 근로자의 연령보정치를 결정하는데, ① 가장 최근의 오디오그램을 취하여 해당 연령에서 1,000Hz부터 6,000Hz까지 연령보정치를 찾아 기록, ② 가장 양호한 기준 오디오그램을 취하여 해당 연령에서 1,000Hz부터 6,000Hz까지 연령 보정치를 찾아 기록하여 ①에서 ②를 뺀다. 이 값이 연령에 의한 청력손실 부분이다(김규상 등, 2015).

32세 남성의 우측 귀에 대한 청력검사 소견이 다음과 같다면,

Employee's age	Audiometric test frequency (Hz)				
	1,000	2,000	3,000	4,000	6,000
26	10	5	5	10	5
*27	0	0	0	5	5
28	0	0	0	10	5
29	5	0	5	15	5
30	0	5	10	20	10
31	5	10	20	15	15
*32	5	10	10	25	20

32세에 실시한 것이 가장 최근의 오디오그램이며 27세에 실시한 청력검사가 가장 양호한 기준 오디오그램이 된다. 그러므로 27세와 32세에서의 연령보정치는 다음과 같다.

표 97. Age correction values in decibels for males

Years	Audiometric Test Frequency (Hz)				
	1,000	2,000	3,000	4,000	6,000
20 or Younger	5	3	4	5	8
21	5	3	4	5	8
22	5	3	4	5	8
23	5	3	4	6	9
24	5	3	5	6	9
25	5	3	5	7	10
26	5	4	5	7	10
27	5	4	6	7	11
28	6	4	6	8	11
29	6	4	6	8	12
30	6	4	6	9	12
31	6	4	7	9	13
32	6	5	7	10	14
33	6	5	7	10	14
34	6	5	8	11	15
35	7	5	8	11	15
36	7	5	9	12	16
37	7	6	9	12	17
38	7	6	9	13	17
39	7	6	10	14	18
40	7	6	10	14	19
41	7	6	10	14	20
42	8	7	11	16	20
43	8	7	12	16	21
44	8	7	12	17	22
45	8	7	13	18	23
46	8	8	13	19	24
47	8	8	14	19	24
48	9	8	14	20	25
49	9	9	15	21	26
50	9	9	16	22	27
51	9	9	16	23	28
52	9	10	17	24	29
53	9	10	18	25	30
54	10	10	18	26	31
55	10	11	19	27	32
56	10	11	20	28	34
57	10	11	21	29	35
58	10	12	22	31	36
59	11	12	22	32	37
60 or older	11	13	23	33	38

표 98. Age correction values in decibels for females

Years	Audiometric Test Frequency (Hz)				
	1,000	2,000	3,000	4,000	6,000
22	7	4	4	4	6
23	7	5	4	4	7
24	7	5	4	4	7
25	8	5	4	4	7
26	8	5	5	4	8
27	8	5	5	5	8
28	8	5	5	5	8
29	8	5	5	5	9
30	8	6	5	5	9
31	8	6	6	5	9
32	9	6	6	6	10
33	9	6	6	6	10
34	9	6	6	6	10
35	9	6	7	7	11
36	9	7	7	7	11
37	9	7	7	7	12
38	10	7	7	7	12
39	10	7	8	8	12
40	10	7	8	8	13
41	10	8	8	8	13
42	10	8	9	9	13
43	11	8	9	9	14
44	11	8	9	9	14
45	11	8	10	10	15
46	11	9	10	10	15
47	11	9	10	11	16
48	12	9	11	11	16
49	12	9	11	11	16
50	12	10	11	12	17
51	12	10	12	12	17
52	12	10	12	13	18
53	13	10	13	13	18
54	13	11	13	14	19
55	13	11	14	14	19
56	13	11	14	15	20
57	13	11	15	15	20
58	14	12	15	16	21
59	14	12	16	16	21
60 or older	14	12	16	17	22

	Frequency (Hz)				
	1,000	2,000	3,000	4,000	6,000
Age 32	6	5	7	10	14
Age 27	5	4	6	7	11
Difference	1	1	1	3	3

4,000Hz에서 연령에 의한 청력소실의 영향은 3dB이다. 그러므로 가장 최근의 오디오 그램에서 연령을 보정한 청력역치는 25 - 3 = 22dB이고 연령 보정에 의한 청력역치 이동은 22 - 5 = 17dB이다.

Dobie와 Wojcik(2015)는 OSHA 자료를 보완하기 위하여 미국 국립건강영양조사(NHANES)를 통한 대규모 자료를 바탕으로 20~75세까지 1년 단위의 2, 3, 4kHz 청력 평균을 보고하였다. Dobie가 제시한 자료는 아래와 같다(표 99).

Dobie 연령보정표의 오른쪽 열 hybrid data는 60세까지는 OSHA 연령 보정표를 이용하고 이후는 연령별 변화 폭을 부드럽게 조정한 것이다. 예를 들어 20세 PTA234 평균이 13dB이던 남성 근로자가 20년 소음 노출 후 40세에 25dB로 12dB의 역치 변화가 발생하였다. 연령보정을 무시하면 10dB 이상의 역치 변화가 생겼으므로 의미 있는 표준역치이동(standard threshold shift)이 발생하였다고 볼 수 있다. 만약 Dobie의 hybrid data를 이용하여 연령보정을 시행하면 20세에서는 4dB에서 40세에서는 10dB로, 총 역치변화 12dB에서 연령 증가에 따른 6dB을 빼야 한다. 결과적으로 소음 노출에 의한 역치 변화는 6dB에 해당하므로 의미 있는 표준역치이동으로 보기 어렵다. 연령별 청력역치 변화와 소음성 난청에 의한 역치 변화를 Dobie(2015)는 Excel spreadsheet를 통해 자동 계산할 수 있는 프로그램을 다음과 같이 공개하였다(그림 152).

상기 excel spreadsheet에서는 5~12행(초록색)에 최초 혹은 기준 청력검사 나이(initial age), 의미 있는 표준역치 변화가 기록된 나이(final age), 성별, 평균 소음노출 강도(dB(A) TWA), 소음 노출기간(years exposed), 이전 근무지에서 소음에 노출된 기간(prior years exposed) 등을 기재하게 되어 있다. 또한 결과를 나타내는 16~18행(노란색)에서 소음성 역치변화 예측값(predicted ⊿ NIPTS (dB)), 노화성 역치변화 예측값(predicted ⊿ ARPTS (dB)), 소음성 난청이 전체 청력 변화에 차지하는 예측 비율(predicted % contribution)이 자동으로 계산된다.

표 99. 미국 국립건강영양조사(NHANES)에 근거한 연령별 청력역치(Dobie와 Wojcik, 2015)

Age(yr)	(Only NHANES data) M	(Only NHANES data) F	(Hybrid data: 2nd choice) M	(Hybrid data: 2nd choice) F	Age(yr)	(Only NHANES data) M	(Only NHANES data) F	(Hybrid data: 2nd choice) M	(Hybrid data: 2nd choice) F
20	03	1	4	3	48	14	7	14	10
21	3	1	4	4	49	15	8	15	10
22	3	1	4	4	50	16	8	16	11
23	3	2	4	4	51	16	8	16	11
24	4	2	5	4	52	17	9	17	12
25	4	2	5	4	53	18	9	18	12
26	4	2	5	5	54	19	10	18	13
27	4	3	6	5	55	20	10	19	13
28	4	3	6	5	56	21	11	20	13
29	5	3	6	5	57	22	11	20	14
30	5	3	6	5	58	23	12	22	14
31	5	4	7	6	59	24	12	22	15
32	6	4	7	6	60	24	13	23	15
33	6	4	7	6	61	25	14	24	16
34	6	4	8	6	62	27	14	26	16
35	7	4	8	7	63	28	15	27	17
36	7	5	9	7	64	29	16	28	18
37	8	5	9	7	65	30	17	29	19
38	8	5	9	7	66	31	18	30	20
39	9	5	10	8	67	32	18	31	20
40	9	5	10	8	68	33	19	32	21
41	10	6	10	8	69	34	20	33	22
42	10	6	11	9	70	36	21	35	23
43	11	6	12	9	71	37	22	36	24
44	12	6	12	9	72	38	24	37	26
45	12	7	13	9	73	39	25	38	27
46	13	7	13	10	74	41	26	40	28
47	14	7	14	10	75	42	27	41	29

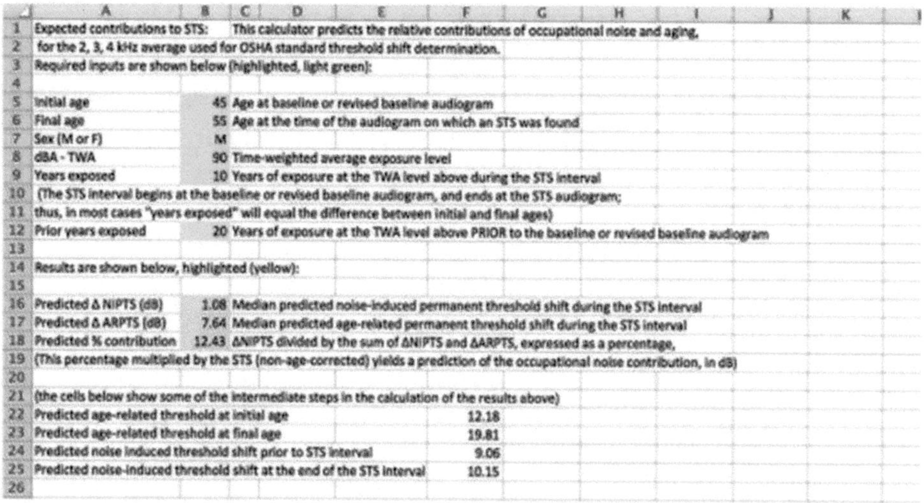

	A	B	C	F
1	Expected contributions to STS:		This calculator predicts the relative contributions of occupational noise and aging,	
2	for the 2, 3, 4 kHz average used for OSHA standard threshold shift determination.			
3	Required inputs are shown below (highlighted, light green):			
4				
5	Initial age	45	Age at baseline or revised baseline audiogram	
6	Final age	55	Age at the time of the audiogram on which an STS was found	
7	Sex (M or F)	M		
8	dBA - TWA	90	Time-weighted average exposure level	
9	Years exposed	10	Years of exposure at the TWA level above during the STS interval	
10	(The STS interval begins at the baseline or revised baseline audiogram, and ends at the STS audiogram;			
11	thus, in most cases "years exposed" will equal the difference between initial and final ages)			
12	Prior years exposed	20	Years of exposure at the TWA level above PRIOR to the baseline or revised baseline audiogram	
13				
14	Results are shown below, highlighted (yellow):			
15				
16	Predicted Δ NIPTS (dB)	1.08	Median predicted noise-induced permanent threshold shift during the STS interval	
17	Predicted Δ ARPTS (dB)	7.64	Median predicted age-related permanent threshold shift during the STS interval	
18	Predicted % contribution	12.43	ΔNIPTS divided by the sum of ΔNIPTS and ΔARPTS, expressed as a percentage,	
19	(This percentage multiplied by the STS (non-age-corrected) yields a prediction of the occupational noise contribution, in dB)			
20				
21	(the cells below show some of the intermediate steps in the calculation of the results above)			
22	Predicted age-related threshold at initial age			12.18
23	Predicted age-related threshold at final age			19.81
24	Predicted noise induced threshold shift prior to STS interval			9.06
25	Predicted noise-induced threshold shift at the end of the STS interval			10.15
26				

그림 152. 연령별 청력역치와 소음성 난청 자동계산 프로그램 화면(Dobie, 2015)

5

...

소음성 난청의 장해보상

가. 외국의 소음성 난청 장해보상

일반적으로 소음성 난청을 평가할 때 노인성 난청 영향을 배제하기 위하여 3가지 방법을 이용하고 있다. 첫째로 일정 수준 이상의 청력역치를 갖는 경우에만 업무상 소음성 난청 청구가 가능하게 하는 것으로 다른 원인, 즉 노인성 난청에 따른 영향을 제외할 수 있는 정도의 난청의 최소 기준을 설정하는 것이다. 영국이 이러한 방법을 이용하고 있으며, 소음성 난청 청구 최소기준이 50dB을 초과하여야 한다. 두 번째로 소음 노출에 의한 난청과 이에 따른 청구 시점을 가까이하여, 노화 또는 질병 등 다른 원인에 의한 난청이 개입될 가능성을 배제하는 것으로 소음성 난청에 대한 장해등급 청구 시한 또는 연령을 제한하는 방법이다. 대부분의 국가에서 일정 수준 이상의 최소 난청기준과 청구 소멸시한 제도를 갖고 있으며, 대표적으로 홍콩과 싱가포르로서 소음 노출 이후 12개월 이내에만 청구가 가능하다. 마지막으로 연령에 따른 청력역치를 보정하는 방법으로 ISO에서 권장하는 방법이며, 호주의 여러 주에서 이를 적용하고 있다. 그 외에도 난청에서 노인성 난청의 영향이 동일하고, 이외의 변화는 모두 소음성 난청에 의한 것이라고 가정하는 방법이 있으며, 이 방법은 미국 아이오와주에서 1998년 이후 적용되고 있다. 이 방법은 심한 난청이 있는 경우 소음에 의한 영향을 과도하게 평가하고, 노화에 대한 영향을 과소평가하게 되는 문제점이 있고, 개별 소음 노출력을 고려하지 않는 단점이 있다. 다른 방법으로는 소음과 노화가 합산된 자료값을 근거로 개별 난청이 자료값의 어느 백분위수에 해당되는지를 확인하여 난청에 대한 소음의 역할을 평가하는 방법이 있으며, 이는 노화와 소음에 대한 개인감수성이 동일하다는 것에 근거하는 장점이 있다. 개인감수성이란 다른 사람보다 노인성 난청, 소음성 난청이 더 많이, 아니면 더 적게 발생하는 것을 말한다. 이는 유전적 영향에 의한 것으로 소음 노출과는 관계가 없다. 따라서 백분위수에 따른 장해를 평가해야 한다. 앞서 밝힌 3가지 방법을 혼합하여 사용하는 것이 일반적이다.

가장 편리한 방법은 소음성 난청 청구 시점을 제한하는 것이며, 이러한 경우 소음성 난청 발생 원인과 결과 사이 시간이 경과함에 따른 문제점이 원천적으로 차단되어 가장 유용하다. 미국, 프랑스, 영국, 독일의 경우에 이러한 방법을 적용하고 있다(표 100).

우리나라는 소음성 난청에 대해 **40dB** 최소 청력역치 수준과 장해등급 청구 기간 3년의 기준이 있었으나, 2014년 대법원 판례 이후에는 청구소멸 시효기준이 없어지고, 40dB 이상의 최소 청력역치 기준만을 갖고 있어, 연령이 증가함에 따라 자연히 당연하게 발생하는 노화에 의한 영향을 배제하지 못하고 있다. 따라서 소음성 난청과 노인성 난청이 복합된 경우에 한국형 연령보정 방법을 개발하여 이를 적용할 필요성이 대두되었다(송재준 등, 2024).

표 100. 외국의 소음성 난청의 장해보상 적용방법(송재준 등, 2024)

| Country/state | Method | | | Threshold | Age correction method |
	High threshold	Restriction time or age	Age correction		
USA in general	(−)	(+) 30 days−5yrs	(+)	〉25dB	ISO data
Washington State	(−)	(+) within 2 yrs	(−)	〉25dB	
France	(−)	(+) within 1 yr	(−)	〉35dB	
Taiwan	(+)	(−)	(−)	〉70dB	
UK	(+)	(+) within 5 yrs	(−)	〉50dB	
Germany	(−)	(+) only working	(−)		
Hong Kong	(−)	(−)	(+)	〉40dB	Lump sum payment
Singapore	(+)	(−)	(+)	〉50dB	〉50 yrs
Ontario/Canade	(−)	(−)	(+)	〉22.5dB	〉60 yrs, 05dB/yr

나. 미국의 소음성 난청 장해보상

미국에서 난청 장해평가는 미국 이비인후과학회(AAO)의 방법에 의하는데, 이 방법은 500, 1,000, 2,000, 3,000Hz의 청력을 4분법으로 계산하여 얻은 평균청력을 이용한다. 평균청력 25dB을 장해가 없는 0%로 하고 92dB을 최고 장해인 100% 손실로 한다. 4분법에 의해 얻은 평균청력에서 25dB을 빼고 여기에 1.5를 곱해 주어 얻은 양 귀의 청력을 좋은 쪽에 5를 곱하고 다른 쪽을 더해 6으로 나눈 수를 장해 정도(%)로 한다. 장해도에서 100%로 나온 경우 이는 전체 신체 손상의 35%에 해당되고 이 기준에 의해 보상을 하고 있다. 인체 장해 100%에 대한 평균임금 손실 산정은 주마다 차이가 있다. 양 귀의 청력이 완전히 손실되었을 때를 기준으로 한 귀/양 귀 최대 보상액이 규정되어 있다.

미국에서도 1920년대에는 6분법을 사용하고 있었다. 이때 가중치를 적용했는데, 500Hz(15%) 1,000Hz(30%) 2,000Hz(40%) 4,000Hz(15%)으로 사용하였다. 이후 3분법 등 다양한 방법에 의한 장해평가가 제시되다가 AAO에서 제시한 4분법이 미국의학협회(AMA) 방법으로 사용된 이후로는 모두 이 방법을 이용하고 있다. 미국에서 4,000Hz를 제외한 것은 이 주파수는 실제 생활에 지장이 없으므로 생활에 지장을 주는 장애에 대해 보상을 한다는 취지에 맞지 않아 제외하였다. 오히려, 3,000Hz의 청력손실이 있으며 전화를 받는 데 장애를 느끼거나, 대화 중 상대방의 말을 정확히 알아듣는 데 어려움이 있다는 것이 알려진 후에 이 주파수를 장해 판정에 사용하게 되었다.

미국에서는 소음성 난청 판정에 이용되는 주파수는 0.5kHz, 1kHz, 2kHz 그리고 3kHz로 제시하고 있으며, 소음성 난청의 보상은 연령, 성별, 노출 수준, 노출 기간에 따른 기대 수준을 고려하는 것으로 규정하고 있다. 보상기준의 역치는 판정 시 활용되는 주파수인 0.5, 1, 2, 3kHz에 대한 청력 손실값 평균이 25dB(일부 30~35dB)을 초과하는 것을 그 기준으로 하는 'low fence' 판정을 활용하고 있다. 직업성 난청의 장해보상을 위해서 제한을 두지 않는 경우도 있으나 3일부터 2~5년 소음작업을 피하도록 하고(waiting period) 마지막 날의 청력상태를 장해보상에 이용하고 있으며, 청력손실 청구에 대한 소멸시효(공소시효)를 30일에서 5년 사이로 제시하고 있다.

장해보상에서 연령에 의한 청력손실의 보정은 장해 정도를 구하기 전에 40, 45, 60세 이상은 1년에 1/2dB씩 평균 청력손실을 공제하는 방법을 사용하고 있다(40세 적용: Maine, Missouri, Montana, 45세 적용: South Dakota, 60세 적용: Manitoba, Nova Scotia, Ontario, Prince Edward Island). 노인성 난청에 대한 이와 같은 차감은 미국 일부 주(Colorado, Indiana, Iowa, Kansas, Maine, Massachusetts, Missouri, Montana, Oregon, Rhode Island, South Dakota, Tennessee, West Virginia Guam, Manitoba, Nova Scotia, Ontario, Prince Edward Island, Quebec, Yukon 적용; Arkansas, Connecticut, District of Columbia, Maryland, Nevada, North Dakota 적용 가능)에서 적용하고 있다.

미국은 주별로 최소 소음 노출수준, 최대 보상액, 청력장해 산정방법, Waiting period, 노인성 난청과 관련하여 연령을 고려한 감산, 이명보상, 청력보장구제공, 직업 이전 청력손실 고려, 청력장해 소멸시효, 청력보호구 미착용에 대한 페널티 등 사항을 개별적으로 검토하여 난청 장해 보상에 적용하고 있다(표 101).

표 101. 미국과 캐나다의 난청 장애 평가 고려 사항(일부 주 작용 예시)

Jurisdiction	1. Is occupational hearing loss compensable?	2. Is minimum noise exposure required for filing?	3. Schedule in weeks (one ear).	4. Schedule in weeks (both ears).	5. Maximum compensation (one ear).	6. Maximum compensation (both ears).	7. Hearing impairment formula.	8. Waiting period.	9. Is deduction made for presbycusis?	10. Is award made for tinnitus?	11. Provision for hearing aid?	12. Credit for improvement with hearing aid?	13. Is hearing loss prior to employment considered in compensation claim?	14. Statute of limitations for hearing-loss claim.	15. Penalty for not wearing hearing protection devices?	16. Self-assessment of hearing impairment considered in rating/award?	Comments
New Brunswick	Yes	No	NA	NA	*	*	ME	No	No	Yes-I	Yes	No	Yes	Yes*	No	No	5-6: depends on percent of disability; 14: prior to retirement.
NW Territories	Yes	Yes*	*	*	$147/ month	$887/ month	Other*	Yes*	No	No	Yes	No	Yes	1 yr.	No	No	2: 90 dB for 8 hrs/day for 2 yrs.; 3-4: no maximum time period; 7: avg ≥ 30 dB at 500, 1000, 2000, and 3000 Hz; 8: when removed from exposure.
Nova Scotia	Yes	Yes*	Yes*	*	*	*	Other*		Yes*	Yes*	Yes	No	Yes	5 yrs.	No	No	2: 85 dB for 8 hrs/day for 5 yrs.; 3-6: awards based on pre-injury wages and % impairment with no maximums; 7: avg ≥ 35 at 500, 1000, 2000 and 3000 Hz; 9: 1/2 dB per year over age 60 yrs.; 10: 2-5% awarded if specific criteria are met.
Ontario	Yes	Yes*	NA	NA	*	*	AAO-79	No	Yes*	Yes	Yes	No	Yes	6 mo.	No	No	2: 90 dB for 5 yrs.; 5-6: lump sum awards based on % impairment, age at date of accident and maximum medical recovery; 9: 1/2 dB per year over age 60 yrs.
Prince Edward Island	Yes	Yes*		*	*		ME	No	Yes*	Yes*	Yes	No	Yes	No	No	No	2: 2 yrs. minimum; 3-6: lump sum awards based on % impairment; 9: 1/2 dB per year over age 60 yrs.; 10: 2% maximum.
Quebec	Yes	Yes*	*	*	*	*	ME	No	Yes	No	Yes	No	Yes	No	No	NR	2: 90 dB for 8 hrs/day for 2 yrs.; 3-6: lump sum award based on % impairment and age at time of injury.
Saskatchewan	Yes	No	*	*	$1,130	$13,560	Other*	2-5 yrs.	No	Yes-I	Yes	No	Yes	No	No	No	3-4: lump sum pension and hearing aid costs; 7: avg ≥ 30 dB at 500, 1000, 2000, and 3000 Hz.
Yukon	Yes	Yes*	*	*	*	*	AAO-79		Yes*	Yes-I	Yes	No	Yes	No	No	No	2: 85 dB for 8 hrs/day; 3-6: awards based on % impairment and ability to return to work; 9: maximum 2% for each year over age 45 yrs.

6

...

업무상질병으로서 소음성 난청에서
노인성 난청의 검토와 고찰

소음성 난청은 단지 직업성 소음과 관련된 청력손실만을 의미하지는 않는다. 소음성 난청을 초래하는 청력손실은 직업성 청력손실 이외에 보편적으로 세 가지를 더 추가할 수 있다. 첫째는 노인성 난청(presbycusis)으로 나이가 들어감에 따라 자연적으로 발생하는 난청이다. 둘째는 Glorig에 의해 처음 사용된 용어인 사회성 난청(socioacusis)으로 현대의 문명사회에서 비직업적 원인으로 발생한 난청을 뜻한다. 셋째는 매우 포괄적인 의미로 귀의 해부적 구조 및 병태생리학적 이상으로 발생하는 난청을 들 수 있다.

병인적인 난청은 의학적 진단으로 비교적 분리가 용이하지만 사회성 난청과 노인성 난청의 분리는 청력평가의 결과만으로는 거의 현실적으로 불가능하며, 비록 피검자의 배경정보가 첨부되어도 추측의 한계를 벗어나기는 어렵다(Lee 등, 2003). 특히 연령의 증가에 따른 역치의 증가 현상은 비록 연구대상과 방법에 차이가 있지만 여러 연구자에 의해 횡단적(Hinchcliff, 1958; Corso, 1963; Robinson 과 Sutton, 1979), 종단적(Bergman 등, 1976; Brant와 Fozard, 1990) 연구 결과를 통하여 증명된 사실이다. 그러나 소음에 노출되지 않은 정상 건청인의 자료로 감산하면 소음의 원인으로 발생한 난청만을 추산할 수도 있을 것이다.

청력손실 정도는 와우의 기저 상태, 다른 상호작용 요소, 유전적 요인, 나이 등에 따라 달라지지만 가장 중요한 요소는 노출기간 동안의 소음 수준과 노출 소음의 특성이라고 볼 수 있다. 영구적 청력손실에 대한 주요 요인은 소음 수준과 노출기간으로 표현되는 소음노출량(noise dose)이다. 소음 수준의 경우 중등도의 노출인 경우에는 상가적인 영향이 있고, 고도의 노출일 경우에는 보다 복잡한 상호관계가 있다. 노출기간의 경우도 짧은 기간에서는 상호작용이 적으나 일생 동안의 긴 기간으로 노출될 경우 상가적인 영향이 있는 것으로 보고되고 있다. 또한 연령과의 관련성에 대해서도 아직 논란은 있으나 대체적으로 ISO의 기준을 용인하고 있는 수준이지만 인종, 성별에 따라 영향력 정도가 다르므로 적용에 신중을 기해야 한다. 각 나라마다 적절한 보정치를 개발하거나 건청인의 청력역치 수준에 대한 자료를 필요로 한다.

가. 연령 관련 청력손실: 노인성 난청

연령 관련 청력손실(age-related hearing loss, ARHL), 즉 노인성 난청은 내인성 및 외인성 요소를 포함한 복합적 원인이 있다. 외인성 요소들 가운데서 소음 노출이 가장 중요하다. 난청 영역에서 소음의 영향은 거의 한 세기 동안 수많은 논문으로 증명되어 왔으나 청력손실의 원인을 장기간의 소음 노출과 같은 한 가지 요소로 한정시키기는 어렵다. 특정 대상에서 청력손실이 있을 때 간혹 소음의 영향은 명확하지 않을 수도 있으며, 소음성 청력손실(소음성 난청)과 연령에 의한 청력손실(노인성 난청)의 상호관계는 그 설명과 이해가 쉽지 않다. 중요한 문제는 노인성 난청이 매우 다중요소적이라는 사실이며 소음성 난청과 같이 양쪽 귀에 영향을 주는 감각신경성 난청이라는 점이다.

연령과 청력역치에 관한 역학적 연구들에서 75세 혹은 70~80세 나이의 경우 소음 노출뿐 아니라 다른 외인적 및 내인적 요소들도 노인성 난청의 발생을 설명하는 데 중요한 요소라는 것을 지적하고 있다. 일반적으로 직업적 소음 노출이 없었던 사람보다는 소음 노출력이 있는 경우의 청력 상태가 나쁘다는 사실은 부인할 수 없으나 노인에서 얼마나 많은 영향을 미치는지에 대한 합의는 없는 실정이다. 노인에서도 소음의 영향은 중요한 부분이다. 그러나 대부분의 역학연구는 직업적 소음 노출을 고려한 것이며 매일의 일상적 소음 노출이 청력에 미치는 영향에 대해서는 알려진 바가 없다.

지금까지 가장 일반적으로 받아들여지는 가정은 소음의 축적효과 그리고 청력의 노화에 대한 상가적 모델(additive model)이다. 이는 ISO 1999에 따른 것으로 총 청력손실은 노인성 난청과 소음성 난청의 합에 중복요인(compression factor)을 뺀 것이며 이는 역치이동(threshold shift)이 20~25dB을 넘지 않을 경우 사용될 수 있다. 그러나 상가적 이하 모델(subadditive effect)과 상가적 이상 모델(superadditive effect)도 제시되고 있으며 상황에 따라 어떠한 모델이 타당할지는 미지수다(이지호, 2017).

그림 153은 Corso(1980)가 제시한 2,000Hz에서의 청력 변화에 대한 소음 노출과 연령에 의한 영향을 나타낸 것이다. 초기에는 소음에 의한 영향이 현저하지만 시간이 지날수록 연령에 의한 영향이 높아지는 것을 알 수 있다. 연령적으로 보자면, 35세 미만에서는 소음의 영향이 두드러지며, 35~40세의 경우 연령효과와 소음에 의한 청력손실 구분이 어려워지고, 45~50세경에는 연령의 효과가 뚜렷한 것으로 보고하고 있다.

그림 154는 연령이 증가함에 따라 선형으로 청력역치가 증가하지 않고, 기하급수적으로 증가함을 보여주고 있다.

Schuknecht는 와우와 후미로성 구조의 사후 조직학적 소견을 기초로 하여 노인성 난청의 4가지 독자적인 유형을 가정하였다. 병리학적 기초에 의거하여 감각성(sensory), 신경성(neural), 대사성(metabolic or strial), 와우 전도성(cochlear conductive)으로 구분하였다.

감각성 노인성 난청(sensory presbycusis)은 와우 내의 청각세포, 특히 노화와 더불어 증가하는 외유모세포의 전반적인 소실에 의한 것으로, 와우의 기저부 말단에서 발생하며 고령이 되어도 어음역까지 진행되는 경우는 매우 드물다. 그러나 감각세포 소실은 와우 기저부의 8~12mm에서 발생하여 4kHz 음역에서 심한 청력손실을 보이며, 청각도상 저음역

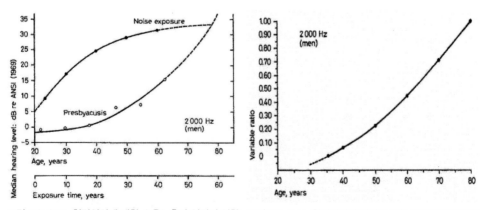

그림 153. 2kHz 청력역치에 대한 소음노출과 연령의 영향 그림 154. 2kHz 청력역치의 변화에 대한 연령의 기여 비율

에서는 비교적 정상이나 고음역에서 급격히 감소하는 급하강형(abrupt drop)을 보인다.

신경성 노인성 난청(neural presbycusis)은 와우의 신경원이나 중추신경세포의 소실로 발생하며 와우신경세포의 수가 정상 신생아의 50% 이하로 감소할 때 발생한다. 와우의 신경세포는 비교적 젊은 나이에 소실이 지속적으로 발생하는데 와우의 기저 부위에 조금 더 심한 소실을 보이는 경향이 있어 고음역의 소실이 뚜렷한 하강형(descending) 청각도를 보인다. 신경세포의 90% 이상의 소실이 발생하면 뚜렷한 난청 양상을 보이며, 순음청력검사로 예상할 수 있는 어음판별치보다 더 낮은 어음판별치를 보이는 음운감퇴(phonemic regression) 현상이 나타난다.

대사성 노인성 난청(metabolic, strial presbycusis)은 혈관조(stria vascularis)의 위축으로 인한 내림프액의 감소에 의해 감각기관의 물리적, 화학적 과정의 변화로 발생하며 청각도의 특징은 수평이거나 미약하게 하강하는 양상을 보이며 어음명료도는 좋은 편이다.

와우전도성 노인성 난청(cochlear, mechanical conductive presbycusis)은 와우기저막의 유리질화와 칼슘이온의 축적으로 인한 와우기저막의 강직 때문에 발생하며, 저음역의 청력감소는 적으나 고음역으로 가면서 각 옥타브 사이에 동일한 정도의 청력 소실이 있는 완만한 하강형(gradual descent)의 청각도를 보인다(진단기준으로 최소 다섯 주파수에 걸쳐 점진적인 청력소실이 있고, 첫 주파수와 마지막 주파수의 청력 차이가 50dB 이상이나, 이웃하는 두 주파수의 차이는 25dB 미만이어야 함).

그러나 이런 고전적인 4가지 유형의 단일 양상의 노인성 난청에 속하지 않고 두 가지 이상이 복합적으로 작용하여 생기는 청력손실이 상당수에 이른데, 이를 혼합성 노인성 난청(mixed presbycusis)으로 분류한다. 혼합형은 병리조직 소견으로 구분하기 어려우므로 청력도로 추정하는데, 이러한 혼합형이 51% 정도로 많은 부분을 차지한다. 그러나 Schuknecht가 주장하는 노인성 난청의 유형에 대한 정확한 구조적 분석은 아직도 학자들 사이에 심각한 논쟁의 주제로 되어 있다.

최근에 과거 소음 노출력과 관련하여 연령에 의한 노화성 청력손실을 청력검사상 저/고음역의 청력역치와 경사도 4~8kHz의 notch 등에 기반하여 표현형을 제시하고 있다. 표 102와 그림 155와 같이 '정상(older-normal)' 또는 '전-대사성(premetabolic)'으로 분류된 노인은 소음 노출력이 없는 상태에서 0.25~1.0kHz에서 10dBHL 이하의 청력,

1.0~8.0kHz의 고음역에서 25dBHL 이하의 청력역치를 보인다. '대사성(metabolic)'으로 분류된 경우는 소음 노출력이 없는 상태에서 저음역 10~40dBHL 범위의 편평한 청력손실과 고음역에서 30~60dBHL의 청력역치와 옥타브별 10~20dB 범위의 기울기를 갖는 점진적으로 경사진 청력손실을 보인다. '감각성(sensory)' 청력손실로 분류된 경우는 과거 소음 노출력과 4~8kHz의 노치, 낮은 어음역에서 10dBHL 이하의 정상 청력과 고음역에서 20dB/octave의 급격한 경사도의 청력손실을 보이며, '대사-감각성(metabolic-sensory)'으

표 102. 노인성 난청의 청각도 표현형에 따른 특성(Lee 등, 2005; Dubno 등, 2008)

Category	Noise History	Notch (4–8kHz)	Low frequency (0.25–1.0kHz)		High Frequency (1.0–8.0kHz)	
			Range (dBHL)	Slope (dB/octave)	Range (dBHL)	Slope (dB/octave)
Older-Normal	No	No	≤10	-5 to 5	0-20	-5 to 5
Premetabolic	No	No	≤10	-5 to 5	25	0-10
Metabolic	No	No	10-40	-5 to 5	30-60	10-20
Sensory	Yes	Yes	≤10	>5	>40	≥20
Metabolic+Sensory	Yes	Yes	10-40	-5 to 5	>40	≥20

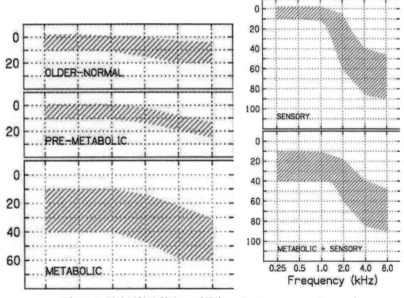

그림 155. 노인성 난청의 청각도 표현형(Lee 등, 2005; Dubno 등, 2008)

로 분류된 경우는 소음 노출력, 저음역에서 대사성 청력손실(10~40dBHL 범위의 편평한 청력손실), 고음역에서 감각성 청력손실의 특징(20dB/octave 이상의 급격한 경사도)을 보인다(표 102, 그림 155)(Lee 등, 2005; Dubno 등, 2008).

나. 소음성 난청과 노인성 난청의 특성

소음성 난청은 일반적으로 3, 4, 6kHz의 높은 음역대에서 청력손실이 시작되며, 500Hz와 1kHz(낮은 음역대) 및 8kHz의 역치가 3, 4, 6kHz보다 낮게 나타나고(Beckett, 2003; Rabinowitz 등, 2006), 이를 일컬어 noise notch로 V자형 순음 청각도로 나타나며 8kHz 청력은 상대적으로 양호한 반면(그림 156), 노인성 난청의 경우는 전형적인 노치를 보이지 않고 높은 음역대로 갈수록 청력이 급격히 나빠져 이른바 경사형의 청각도를 보인다(Beckett,

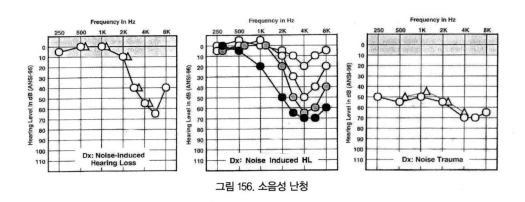

그림 156. 소음성 난청

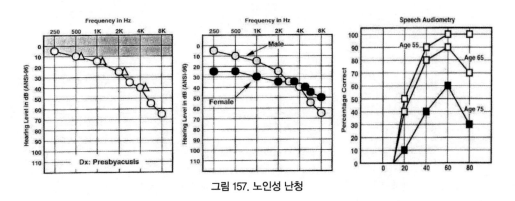

그림 157. 노인성 난청

2003; Coles 등, 2000)(그림 157).

노인성 난청이 없는 소음성 난청은 저주파역에서는 40dB HL 이하의 경도 난청을 보이며, 고주파역에서 심한 난청 소견을 보이며, 기간 경과에 따라 소음성 난청의 진행은 느려지고 노인성 난청의 진행은 가속화한다.

매일 85dB(A) 이상의 소음에 노출될 경우 노출 강도가 클수록 소음성 난청의 위험도가 증가하며, 영구적인 청력역치 변화에 앞서 일시적인 역치 변화가 선행한다(ACOEM, 2012).

소음성 난청으로 생각하기 어려운 순음 청각도의 유형으로는 주파수와 관계없이 편평한 형태의 난청, 고주파보다 저주파 청력이 더 나쁜 경우, 특히 50세 미만의 근로자가 70dB HL 이상의 고도 난청 혹은 농일 경우, 청력역치 변화가 매우 심할 때, 좌·우측 난청의 정도 차이가 매우 클 때를 제시하고 있다(National Hearing Conservation Association, 2011).

Noise notch는 난청에 있어서 소음의 영향을 받았다는 것을, 즉 소음성 난청이 일부 혹

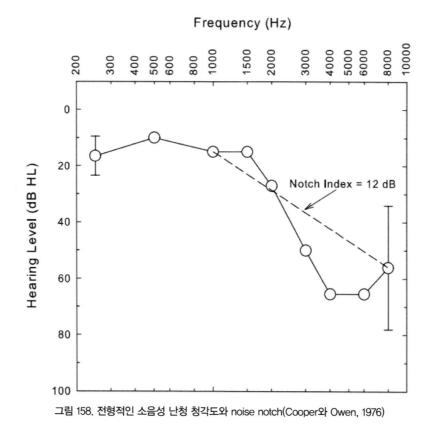

그림 158. 전형적인 소음성 난청 청각도와 noise notch(Cooper와 Owen, 1976)

은 전부 있다는 것을 확인하는 지표로(그림158), Noise notch 계산은 3, 4kHz와 또는 6kHz 에서의 역치가 1 또는 2kHz보다 10dB 이상 크며 동시에 3, 4kHz와 또는 6kHz에서의 역치가 6 또는 8kHz보다 10dB 이상 클 때 Noise notch가 있다고 판독하며(Coles 등, 2000: Rabinowitz 등, 2006), 소음성 난청이 있다고 진단한다.

다. 소음과 연령에 따른 청력손실

나이 자체는 직업적인 소음 노출에 의한 청력손실 정도에 직접적으로 영향을 미치는 요소는 아니나, 노인성 난청(presbycusis)과 사회성 난청(sociacuisis)의 영향은 나이에 따라 증가하기 때문에 나이도 청력에 간접적인 영향을 미친다.

청력역치 변화는 초기청력 상태에 의존하며 나이는 중요한 요소로 작용하며, 소음 노출기간에 따른 청력역치의 증가는 선형적이다.

그러나 인간의 연구에서 소음에 의한 청력역치의 증가는 초기에 빠르고 그다음에는 느려지며 연령 증가에 따른 청력역치도 증가하며, 고주파역의 역치손실이 저주파역보다 더 크게 나타난다(Corso, 1980; Lee 등, 2005).

남녀의 10세 간격의 연령별 주파수별 연간 청력손실률(change in HL, dB/yr)을 살펴본 Pearson 등(1995)의 연구를 보면, 저음역에 비해 고음역이(주파수가 커질수록) 나이가 증가할수록 연간 청력손실률이 더 증가하며 대략 1dB을 초과함을 알 수 있다(그림 159).

그림 160의 좌측 그림은 남성의 연령에 따른 청력손실(ISO-1999, database A)이며, 우측 그림은 소음 노출 기간의 증가에 따른 소음성 난청으로, 이 두 그림(연령과 소음에 의한 청력영향)을 ISO-1999/ANSI S3.44 모델을 이용하여 합친 것이 그림 161이다.

연령과 소음 노출 사이의 관계가 가산적인지 상호작용이 있는지에 대해서는 많은 논란이 있으나, 제한적이지만 가산적이라는 의견이 많다.

소음 노출과 연령 증가 중 어느 한 요인만 작용하더라도 어느 정도 청력기관의 병태생리학적인 또는 조직병리학적인 이상을 초래하기에는 충분하다고 한다. 특히 연령 증가와 관련된 소음성 난청은 동물실험 결과에서도 소음성 난청의 민감도를 높이는데, 이는 스트레스에 대한 민감도 증가와 스트레스 후 저하된 조직 회복 속도의 기초가 되는 대사장애와 관련이 있다.

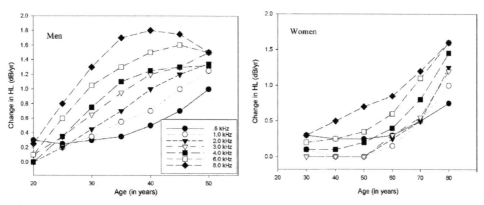

그림 159. 남녀 10세 간격 청력손실률(Pearson 등, 1995)

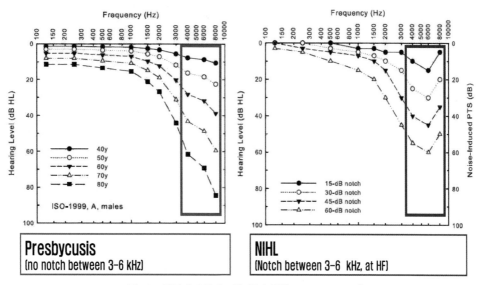

그림 160. 연령과 소음에 의한 청력영향(Humes 등, 2006)

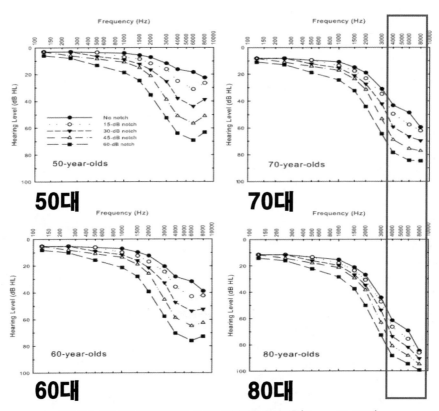

그림 161. 연령대에 따른 연령과 소음의 복합적인 청력영향(Humes 등, 2006)

라. 노인성 난청의 소음성 난청 업무상질병 인정 판단

업무상질병으로서의 소음성 난청은 감각신경성 난청으로서 비소음성 난청과 먼저 구분하여야 한다. 난청은 청각도를 통해 소음성 난청과 비소음성 난청(특히, 노인성 난청)으로 구별할 수 있다(Coles 등, 2000; Rabinowitz 등, 2006).

그러나 일반적으로 난청은 노인들에게서 흔히 일어나는 질환이기 때문에 고연령에서는 순음청력검사상 청각도로 소음성 난청과 비소음성 난청(노인성 난청)을 구분하기는 불가능하고, 소음에 노출되었다 하더라도 연령에 의한 역치 변화에 소음에 의한 noise notch를 적용하였을 때, 70세 이상 군의 청각도는 소음성 난청의 특성을 보여주지 못한다.

소음의 장기적 영향에 대해서는 일반적으로 소음 노출 기간이 끝나면 난청은 더 이상 진행되지 않고 지연성 난청을 초래하지 않는데, 70세 이상 고령자의 청력에서는 소음

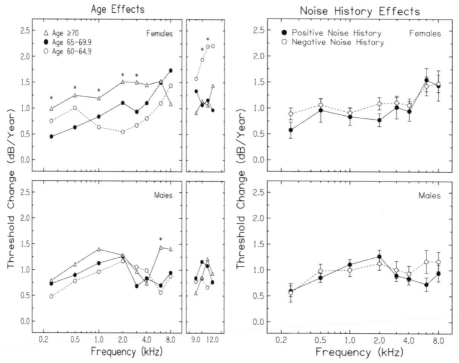

그림 162. 각 주파수별 연간 청력손실률의 연령효과   그림 163. 각 주파수별 소음 노출력에 따른 연간 청력손실률

성 난청보다는 노인성 난청이 더욱 중요한 역할을 하여 소음성 난청의 역할이 미미하다
(Hederstierna와 Rosenhall, 2016).

그러나 소음 노출력이 길고 직업적 영향이 연령보다 클 경우 업무 관련성 판단은 가능
하고, 실제 소음에 의해 손상을 받은 귀는 정상인에 비해 연령 수준보다 빠르게 손상이 나
타나며(Gates 등, 2000), 특히 젊었을 때 충격음 노출은 4, 6, 8kHz에서의 연령에 따른 청력
손실을 가속화한다(Xiong 등, 2014).

고연령의 노인에 있어 남녀 차이가 있으나 연간 청력손실의 변화율은 0.25kHz에서
0.7dB, 8kHz에서 1.2dB로 고주파수의 변화율이 더 크게 나타나며 60세 이상의 경우 연
간 약 1dB의 평균역치 증가를 보이며 연령이 증가할수록 청력손실의 변화율이 저-중음
역대에서는 더 증가하는 연령효과(age effect)를 보였다(그림 162). 과거 소음 노출력을 갖고
있었다고 하더라도 소음 노출력을 가지지 않은 대상과 통계적으로 차이를 보이지 않아
소음 노출력이 있는 귀의 가속화하는 청력역치의 변화는 없었다(그림 163). 물론 연령, 성

별 및 초기 청력 수준은 청력역치 변화율에 영향을 미칠 수 있다(Lee 등, 2005).

소음성 난청과 더불어 부가적인 연령에 의한 청력손실의 보상기준의 적용에 있어 소음 노출 후 청구시한 제한(1, 2, 3, 5년 등)이나 연령 제한, 노화에 의한 청력손실 효과를 고려하여 25~30dB을 보정하는 'low fence' 판정 활용, 특정 연령 시점에서 연령 보정을 적용하고 있다.

연령의 증가에 따른 청력역치의 상승은 불가피하며, 소음성 난청의 업무상질병의 판단과 장해심사 시 당해 근로자의 재직 중 직업적으로 소음에 노출되었는가의 여부를 조사하여야 함과 더불어 소음 노출로부터 경과 또는 정년(이직/전직) 후 연령 증가에 따른 청력의 저하는 필수적으로 고려하여야 할 요소이다.

이에 장해 고정 이후 오랜 기간이 경과된 상태에서 장해심사 시 연령대별 보정 또는 일정한 연간 손실률을 감산하여 연령 증가에 따른 청력역치의 변화량을 고려해 평가하여야 한다.

마. 소음과 노화가 복합된 난청의 청력손실 평가 적용

소음성 난청과 노인성 난청은 동시에 발생할 수 있으며, 이를 구분할 수 없어 동일 범주로 보아야 한다. 미국의 많은 주에서 사용하는 방식으로 업무상 소음성 난청 배상 시 전체 난청 청력역치에서 해당 연령의 청력역치의 중앙값을 제외하는 방식으로 연령 증가에 따라 발생하는 청력역치의 노화 부분을 제외하여 소음에 의한 난청만을 확인한다. 간혹 노화에 의한 연령보정을 시행하면 산출된 난청 정도가 소음성 난청 최소 기준에 미달되는 경우가 발생할 수도 있다. 이러한 방식은 연령보정 방법이 편리하나, 소음이 전체 난청에 끼친 역할(소음노출 강도 또는 기간)은 전혀 고려하지 않고, 전체 난청에서 노화에 의한 난청 부분만을 제외하는 소극적 방법이다. 소음성 난청이 인정되는 경우이면서 전체 난청 정도가 심할 때에는 소음 노출력이 경미하여도 높은 장해율을 받게 되는 불합리한 제한점이 있다.

다른 방법으로는 ISO에서 추천하는 연령보정 방법이 있다. 중앙값 비율 방식(medianratio method)으로 소음성 난청과 노인성 난청 비율을 계산하는 방식이다. 소음에 의한 난청 dB 중앙값과 노화에 의한 난청 dB 중앙값을 자료값에서 찾고, 이후 양쪽 중앙값에서 소음에 의한 난청 비율을 구한 다음에 현재 확인된 개별 청력역치에 이 비율을 적용하여 전체 청력역치 상승 중에서 소음에 의한 난청 비율을 계산하는 방법이다. 검사에서 확인된 전체 청력역치가 소음과 노화에 의한 중앙값의 합산보다 더 나쁜 청력역치를 갖는 경우에는 난청을 유발하는 원인이 소음과 노화가 동시에 동일하게 영향을 주었다는 가정에 근거한다. 중앙값을 사용한다는 것은 50%의 대상자는 중앙값보다는 양호한 청력역치를 갖는다는 것을 의미한다. ISO와 ANSI 모델에서 청력 분포는 중앙값(median)의 위, 아래로 나누어지며, 중앙값보다 위로 많이 분포하고, 아래로는 적게 분포하여, 평균값(mean)은 중앙값보다 높다. 소음성 난청의 중앙값과 노인성 난청의 중앙값이 모두 각각의 평균값보다 높으므로 중앙값의 비율은 평균값의 비율과 매우 유사하게 된다. 그러나 이 방식은 소음의 비율을 노화보다 높게 판정하게 되며, 계산 방법이 복잡한 단점이 있다.

전체 난청에서 노화에 따른 영향을 제외하여 소음에 의한 난청을 산출하기 위해서는 ISO 기준이 아닌, 우리나라 연령별 노인성 난청의 중앙값이 필요하다. 또한 ISO 기준상 청력역치 기준은 우리나라에서 이용하는 청력역치 평균에 사용하는 주파수가 다르다. 우

표 103. 우리나라 60~85세 구간의 성/연령별 청력역치 중앙값

Age	Median hearing threshold		Age	Median hearing threshold	
	Male	Female		Male	Female
60	19.7	15.6	73	30.9	27.9
61	20.4	16.3	74	32.0	29.1
62	21.1	17.0	75	33.1	30.5
63	21.8	17.8	76	34.3	31.9
64	22.6	18.6	77	35.5	33.3
65	23.4	19.5	78	36.8	34.9
66	24.2	20.4	79	38.1	36.5
67	25.1	21.3	80	39.4	38.1
68	26.0	22.3	81	40.8	39.9
69	26.9	23.3	82	42.2	41.7
70	27.8	24.4	83	43.7	43.6
71	28.8	25.5	84	45.3	45.6
72	29.9	26.6	85	46.9	47.7

리나라 청각장해 판정은 0.5kHz, 1kHz, 2kHz, 4kHz의 청력역치를 가중6분법하여 판단하므로 8기 국민건강영양조사 결과를 소음성 난청에서 사용하는 양호한 쪽 청력을 가중6분법으로 계산하여, 남자와 여자에서 40~80세까지의 청력역치를 구하였다. 각 연령별 평균 청력역치(가중6분법)의 이동평균을 구하고, 이동평균의 이동평균을 구하여 연령에 따라 평균 청력역치가 일정하게 증가함을 확인하고, 60~80세까지 청력역치에 대한 회귀식을 구하였다. 그리고 60~76세 평균 청력역치에 근거한 회귀식으로 81~85세까지의 예측값을 구하여, 우리나라 60~85세까지의 노인성 난청의 연령별 청력역치 중앙값을 제시하였다(표 103).

이와 같이 한국 노인성 난청 영향에 대한 중앙값을 적용하여, 노화가 난청에 미치는 영향을 배제하면 소음성 난청과 노인성 난청이 복합된 경우의 문제점을 해결할 수 있을 것으로 생각된다.

7

···

소음성 난청의 인정/장해 평가의 문제[1]

소음성 난청 보상신청의 급증

전체 사업장의 15.7%, 종사자의 16.0%에서 소음에 노출되는 것으로 추정된다. 소음 노출수준이 90dB(A) 이상 초과하는 사업장은 여전히 15% 내외를 유지하고 있고, 과반의 근로자가 85dB(A) 이상의 소음에 노출되고 있다.

소음성 난청은 1990년대부터 2015년까지 매년 200~300명 정도가 산재로 인정되어 왔다. 그러다가 2016년 472명, 2017년 1,051명, 2018년 1,399명으로 증가 추세를 보이더니, 2022년에는 5,429명으로 증가하고, 장해보상 지급액도 2017년 348억 원에서 2022년에는 2,126억 원으로 늘었다. 소음성 난청 장해급여 청구(접수) 건수는 2023년 한 해 1만 7,000건을 넘고 있다.

소음성 난청 인정의 기본 원칙

산업재해보상보험법에서 소음성 난청은 85dB 이상의 연속음에 3년 이상 노출되어 한

---

1 이 글은 대한직업환경의학회의 직업건강탐구생활 오이레터 36호(2023.11.9.)와 38호(2023.11.21.)의 「소음성 난청 장해 판정, 어떻게 할 것인가」(김규상)의 내용을 정리한 글임.

귀의 청력손실이 40dB 이상인 감각신경성 난청을 말한다. 물론 노인성 난청 등 명백하게 다른 원인으로 발생된 경우는 제외하나, 최근 법원 판결에 따라 업무상 요인과 업무 외 요인이 함께 영향을 미친 경우 소음 노출로 인하여 업무 외 요인에 따른 청력손실(노인성 난청 등)을 가속화시켰다면 업무상질병으로 인정한다.

최근 소음성 난청의 급증 배경

최근 소음성 난청이 이렇게 증가하게 된 이유는 무엇일까? 첫 번째는 소음 노출 수준과 기간을 좀 더 유연하게 해석하였기 때문이다. 두 번째는 비대칭 난청, 일측성 난청, 혼합성 난청, 노인성 난청의 경우도 소음성 난청이 아니라는 반증이 없는 한 업무상질병으로 인정하였기 때문이다. 그러나 최근 소음성 난청 청구와 인정 건수의 증가가 가속화된 이유는 이것만으로 설명되지 않는다. 결정적인 세 번째 이유는 "장해급여 청구권의 발생이 난청이 유발되는 작업장을 떠난 때가 아닌 치료의 효과를 기대할 수 없다는 확진을 받은 때부터 기산된다"는 대법원의 판결에 있다. 이 판결(대법원 2014두7374, 서울고등법원 2012누21248)의 논거는 다음과 같다.

· 소음성 난청은 소음으로부터 벗어난다고 해서 치료되지 않고 단지 악화를 방지할 뿐이다.
· 소음성 난청은 현재의 의료수준으로는 치료할 방법이 없다.
· 치료의 효과를 더 이상 기대할 수 없는 상병의 증상이 있음을 확진받은 시점이 증상이 고정된 상태라고 볼 수 있다.
· 따라서, 이를 '치유 시점'으로 보고, 이때 장해급여 청구권이 발생하고, 소멸시효가 진행된다.

퇴직한 고령자들이 장해급여 청구의 대부분을 차지

소음성 난청 장해급여 청구권의 시효 기산점이 '소음성 난청을 진단받은 날'로 변경되

자, 퇴직 이후 수년에서 수십 년이 경과한 60~80대 이상 고령자들의 장해급여 청구가 증가하였다. 그 결과 2022년 소음성 난청 통합심사 대상자 중 60세 이상이 93.8%(5,094명)를 차지하게 되었다. 따라서 현재 소음성 난청의 급격한 증가는 청구권 시점의 변화가 가장 큰 영향을 미치고 있다.

소음노출이 중단되면 청력손실은 진행되지 않아

발암성 물질에 노출되면 작업을 떠난 후 수년, 석면의 경우 수십 년이 경과한 후에도 암 발생의 위험이 있다. 반면, 소음 사업장을 떠나면 더 이상 소음으로 인한 청력손실은 진행되지 않는다. 물론 현재의 난청은 과거의 소음 노출로 인해 영향을 받을 수 있다. 그러나 소음에 노출된 기간까지의 영향으로 초래된 청력손실이 좋아지지 않은 상태로 있는 것일 뿐이며, 이후에는 연령의 증가에 따라 청력손실이 진행된다.

시간 경과에 따른 추가적인 장해로 과대보상의 가능성이 증가

일반적인 업무상질병에서는 치료를 위해 요양을 한다. 더 이상의 치료가 필요치 않다면 요양이 종결된다. 그 이후 잔존하는 고정된 장해에 대해서 장해급여를 지급한다. 소음성 난청은 비가역적인 청력손실이므로 치료가 가능하지 않다. 따라서, 더 이상 소음에 노출되지 않는 시점에 장해 정도를 평가하는 것이 적절하다. 그런데 진단 시점이 지연된다면, 연령에 따른 장해가 더해져 장해의 정도는 커질 수밖에 없다. 특히 60세 이후의 청력손실은 자연경과적으로 급격하게 진행되는 경향을 보인다. 85dB 이상의 소음에 3년 이상만 노출되면 소음에 노출되었다고 보는데, 여기에 신청 시점의 연령이 60세에서 90세에 이른다면 과대보상 및 과대배상의 가능성은 커질 수밖에 없다.

퇴직 후 노화에 의한 청력손실 효과를 통제할 수단은?

외국에서는 이 문제에 대해 어떻게 대처할까? 아래의 방법들이 있다.

· 소음 노출 중단 후 장해 신청기간을 제한(1년, 2년, 3년, 5년 등)한다.

· 적용 연령을 제한한다.

· 노화에 의한 청력손실 효과를 고려하여 25~30dB을 보정하는 'low fence' 판정을 활용한다.

· 특정 연령 시점에서 연령 보정한다.

그러나 우리나라는 소음성 난청이 인정되면 아무런 제한 없이 특별진찰을 통한 진단 시점의 절대 청력역치로 장해급여를 산정하고 있다. 이 문제를 합리적으로 해결할 수 있는 방법은 무엇일까?

노인성 난청과 소음성 난청의 차이

소음 노출 정도와 기간에 따라 청력역치는 선형적으로 증가한다. 청력손실 정도는 초기에 빠르고 그다음에는 느려진다. 그리고 고음역의 역치손실이 저음역보다 더 크게 나타나는 것도 특징이다. 소음성 난청은 전형적으로 양측성 난청의 양상을 보이며, 초기에는 3, 4, 6kHz의 높은 음역대에서 청력손실이 시작되고 0.5와 1kHz(낮은 음역대)와 8kHz의 청력역치는 3, 4, 6kHz보다 낮게 나타나는 V자형 청력역치, 즉 소음에 의한 노치(noise notch)를 보인다. 그러나 노인성 난청의 경우는 높은 음역대로 갈수록 점점 높은 청력역치의 이른바 경사형의 청각도를 보인다. 노인성 난청이 없는 소음성 난청은 저음역에서는 40dB 이하의 경도 난청을 보이며, 고음역에서 심한 난청 소견을 보인다. 그러나, 기간 경과에 따라 소음성 난청의 진행은 느려지고 노인성 난청의 진행은 가속화된다.

연령의 증가가 소음성 난청에 미치는 영향

나이 자체는 직업적인 소음 노출에 의한 청력손실 정도에 직접적으로 영향을 미치는 요소는 아니다. 그러나, 노인성 난청(presbycusis)과 사회성 난청(sociacuisis)의 영향은 나이에 따라 증가한다. 청력역치 변화는 초기 청력 상태에 의존하지만, 나이는 중요한 요소로 작용하게 된다. 연령과 소음 노출 사이의 관계가 가산적인지 상승 또는 상호작용이 있는지에 대해서는 많은 논란이 있다. 그러나, 가산적이라는 의견이 더 많다.

소음성 난청과 노인성 난청은 구분할 수 있는가?

일반적으로 난청은 노인들에게서 흔히 보이는 질환이다. 65세 인구의 25~40%가 어느 정도의 난청을, 90세 이상에서는 90%에서 난청을 가지고 있다. 그래서 고연령에서는 순음청력검사로 소음성 난청과 비소음성 난청(노인성 난청)을 구분하는 것은 불가능하다. 소음에 노출되었다 하더라도 연령에 의한 역치변화와 소음에 의한 noise notch를 적용하면 70세 이상 인구집단의 청력도는 소음성 난청의 특성이 나타나기 어렵다. 일반적으로 소음 노출기간이 끝나면 난청은 더 이상 진행되지 않고 지연성 난청을 초래하지 않는다. 그래서 70세 이상의 고령자의 청력에서는 소음성 난청보다는 노인성 난청이 더욱 중요한 역할을 하여 소음에 의한 청력손실의 역할이 미미하다.

연령에 의한 청력손실

연령에 의한 청력손실을 성별로 비교하면, 고음역에서 남성의 경우 35세 이상에서, 여성의 경우 40세 이상에서 연령의 영향이 두드러지며 50대 이후 더 뚜렷할 것이라고 짐작할 수 있다. 60세 이후에는 매년 평균적으로 1dB의 청력 저하가 초래될 것으로 제시된다. 물론 소음에 의해 손상을 받은 귀는 정상인에 비해 연령 수준보다 빠르게 손상이 나타난다. 특히 젊었을 때 충격소음에 노출되면 4~8kHz에서의 연령에 따른 청력손실을 가속화하기도 한다.

연령 증가에 따른 청력 감소의 표준

ISO 7029에서 정상인들의 기도청력 역치를 연령과 성별로 함수로 제시하고 있다. ISO 1999에서는 자연적인 청력손실과 소음에 노출되었을 경우 연령이 증가할수록 나타날 수 있는 청력손실의 정도를 모델로 제시하고 있다. 미국은 OSHA Table(Appendix F of OSHA 29CFR 1910.95.)의 업데이트된 NHANES 청력자료를 이용한 연령보정 값을 제공하여 소음성 난청의 진단과 장해평가에 적용하고 있다.

난청의 장해보상에서 연령효과를 고려한 사례

미국의 경우는 어떨까? 미국에서도 우리나라처럼 난청의 장해보상을 위해서 제한을 두지 않는 경우도 있다. 반면에 3일부터 최대 2~5년 소음작업을 피하도록 하기도 하고 (waiting period), 청력손실 청구에 대한 소멸시효(공소시효)를 30일에서 5년까지 제시하기도 한다. 장해보상에서 연령에 의한 청력손실의 보정방법은 여러 주에서 각기 다르나, 간략하게 40, 45, 60세 이상부터 1년에 1/2dB씩 평균청력손실에서 공제하는 방법을 사용하기도 한다. 즉 소음성 난청의 장해 심사 시 소음 노출 종료 이후 시간이 경과하였다면, 연령 증가에 따른 청력손실이 생기는 점을 고려하는 것이다.

우리나라에서 적용할 수 있는 대안은?

과거 3년 이상의 소음 노출력과 함께 난청을 진단받았으나, 현시점에서 소음 노출력이 없는 고령자에 대해 현시점의 청력역치를 그대로 반영하여 장해급여기준을 정하는 것은 타당하지 않다. 그렇다면 어떤 대안이 가능할까? 이미 대법원에서는 장해급여 신청 시 적용연령 제한이 없다고 판단하였다. 그렇다면, 유일한 방법은 연령보정 방법을 적용하는 것뿐이다. 물론 이 원칙을 적용하기 위해서는 외국의 기준이 아닌 우리나라 인구집단의 표준 청력에 근거해야 할 것이다.

현행 소음성 난청의 인정과 장해 결정 방법은 사회보험으로서 산재보험뿐 아니라 타법에서 적용되는 공무상·직무상 질병에도 그 영향이 큰 만큼 장해의 적정한 평가는 공정한 보상을 하는 데 기본이 된다. 산재보험의 업무상질병 적용 확대는 바람직하지만 기금의 건전한 운영을 위해 질병의 특성에 따른 신청 기간 제한 또는 연령을 고려한 장해 평가의 제도적 개선이 시급히 마련되어야 할 것이다.

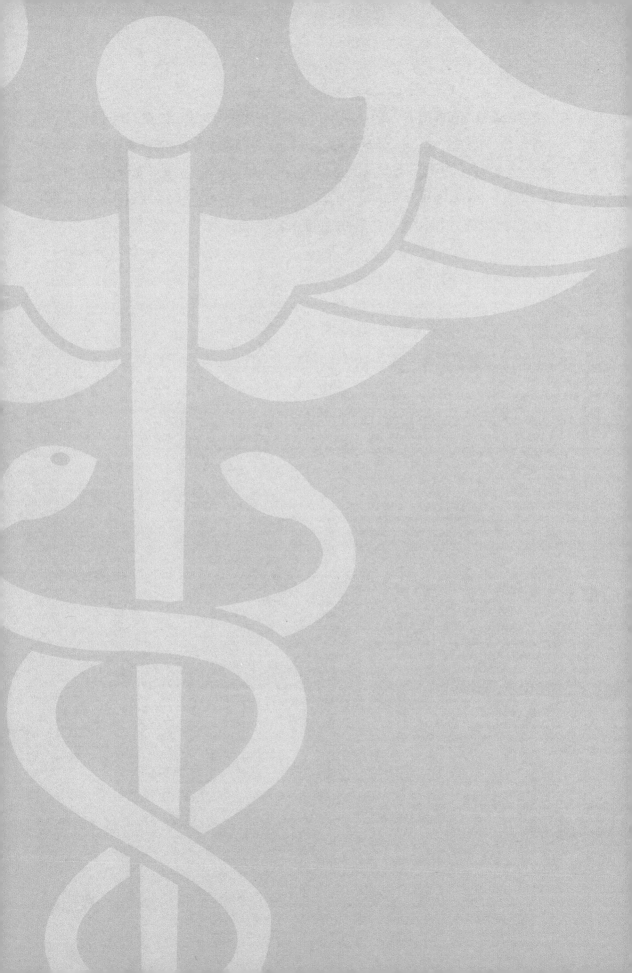

부록

1. 건강진단주기

1-1. 기본 주기 및 대상자

소음에 노출되는 작업부서 전체 근로자에 대한 특수건강진단 주기는 2년에 1회 이상으로 한다.

1-2. 집단적 주기단축 조건

다음의 어느 하나에 해당하는 경우 소음에 노출되는 모든 근로자에 대하여 특수건강진단 기본주기를 다음 회에 한하여 1/2로 단축하여야 한다.

(1) 당해 건강진단 직전의 작업환경 측정결과 소음이 노출기준 이상인 경우

(2) 소음에 의한 직업병 유소견자가 발견된 경우

(3) 건강진단 결과 소음에 대한 특수건강진단 실시주기를 단축하여야 한다는 의사의 판정을 받은 근로자

1-3. 배치 전 건강진단 후 첫 번째 특수건강진단

1년 이내에 해당 근로자에 대하여 실시하되, 배치 전 건강진단 실시 후 1년 이내에 사업장의 특수건강진단이 실시될 예정이면 그것으로 대신할 수 있다.

---

[*] 근로자 건강진단 실무지침(2022-산업안전보건연구원-778)

2. 건강진단항목

2-1. 1차 검사항목

⑴ 직업력 · 노출력 조사

⑵ 과거병력조사: 주요 표적장기와 관련된 질병력 조사

⑶ 자각증상조사: 문진표 작성내용 확인 포함

⑷ 임상진찰: 귀 · 혈압에 유의하여 진찰

　　　이비인후: 순음 청력검사(양측 기도), 정밀 진찰(이경검사)

※ 순음 청력검사

* 검사 영역

- 일반건강진단: 1,000Hz의 주파수에서 기도 청력검사를 실시

- 특수건강진단: 2,000, 3,000 및 4,000Hz의 주파수에서 기도 청력검사를 실시

- 배치 전 건강진단: 500, 1,000, 2,000, 3,000, 4,000 및 6,000Hz의 주파수에서 기도 청력검사를 실시

* 2차 검사 실시 기준

- 특수건강진단에서 2,000Hz에서 30dB, 3,000Hz에서 40dB, 4,000Hz에서 40dB 이상의 청력손실을 어느 하나라도 보이는 경우에 양쪽 귀에 대한 정밀청력검사(2차)를 실시

2-2. 2차 검사항목

　　　이비인후: 순음청력검사(양측 기도 및 골도), 중이검사(고막운동성검사)

* 순음 청력검사(양측 귀의 기도 및 골도: 500, 1,000, 2,000, 3,000, 4,000, 6,000Hz 순음검사)

- 기도의 청력역치가 20dB 이상인 해당 개별 주파수에 대하여 골도 청력검사를 함께 실시하여야 한다(6,000Hz는 제외).

3. 직업환경의학적 평가

3-1. 건강관리구분

건강관리구분		판정기준
A		정상 청력이면서 고음역에서 청력손실을 보이지 않는 자* * ① 기도청력 수준이 2차검사 대상 미만인 자, 또는 ② 기도역치 삼분법에 대한 청력손실 정도가 정상(25dB 미만)이고 3~4kHz의 고음역 기도역치가 모두 40dB 미만인 자
C	C_1	직업성 질병으로 진행될 우려가 있어 추적검사 등 관찰이 필요한 자(직업병 요관찰자) 1) 청력손실이 있고 2) 직업력상 소음 노출에 의한 것으로 추정되며 3) D_1에 해당되지 않고 관찰이 필요한 경우
	C_2	일반 질병으로 진행될 우려가 있어 추적관찰이 필요한 자(일반 질병 요관찰자) 1) 일반 질환에 의한 난청이 의심되며 2) D_2에 해당되지 않고 관찰이 필요한 경우
D	D_1	직업성 질병의 소견이 있는 자(직업병 유소견자) 1) 순음청력검사상 3~6kHz의 고음역 중 어느 하나라도 기도역치가 50dB HL 이상이고, 기도역치 삼분법(500(a), 1,000(b), 2,000(c))에 대한 청력손실 정도로서 (a+b+c)/3 평균) 30dB HL 이상의 청력손실이 있으며 2) 직업력상 소음 노출에 의한 것으로 추정되는 경우
	D_2	일반 질병의 소견이 있는 자(일반 질병 유소견자) 1) 일반 질환에 의한 난청이 발견되고 2) 기도역치 삼분법(500(a), 1,000(b), 2,000(c))에 대한 청력손실 정도로서 (a+b+c)/3 평균) 40dB HL 이상(어음청취에 불편을 초래하는 수준)의 청력손실이 있는 경우
R		일반건강진단에서 질환 의심자(제2차 건강진단 대상)

3-2. 업무수행 적합 여부 평가

※ 산업의학 전문의가 소음에 대한 업무 적합 여부 평가 시 근로자의 연간 청력역치 변화, 연령에 따른 자연적인 청력손실(연령보정) 등을 참고하여 평가를 시행할 수 있다.

※ 업무수행 적합 여부 평가 시 고려해야 될 건강상태

· 소음성 난청

· 심각한 소화기 궤양

· 심각한 이명

· 중이 및 내이질환(치료 안 되는 만성질환, 이경화증, 메니에르씨병 등)

· 두부외상에 의한 내이 및 청각신경의 청력손실이 있을 때

- 비직업적 원인의 청력감퇴

- 심각한 노인성 난청

- 이도와 외이에 염증으로 청력보호기구를 사용할 수 없을 때

- 청력보호기구를 사용할 수 없을 정도의 외이도 변형

- 알코올 중독

3-3. 사후관리내용

※ 실무지침 1권 사후관리내용을 참조하여 실시한다.

4. 수시건강진단을 위한 참고사항

근로자가 이명, 대화장해, 청력손실 등의 증상 및 징후를 보여, 사업주가 수시건강진단의 필요성에 대하여 자문을 요청한 경우 건강진단기관의 의사는 자문에 응하여야 하며, 수시건강진단의 필요성 여부에 대하여 사업주에게 자문결과서를 통보하여야 한다.

소음성 난청

85데시벨[dB(A)] 이상의 연속음에 3년 이상 노출되어 한 귀의 청력손실이 40데시벨 이상으로, 다음 요건 모두를 충족하는 감각신경성 난청. 다만, 내이염, 약물중독, 열성질병, 메니에르증후군, 매독, 머리 외상, 돌발성 난청, 유전성 난청, 가족성 난청, 노인성 난청 또는 재해성 폭발음 등 다른 원인으로 발생한 난청은 제외한다.

1) 고막 또는 중이에 뚜렷한 손상이나 다른 원인에 의한 변화가 없을 것
2) 순음청력검사결과 기도청력역치(氣導聽力閾値)와 골도청력역치(骨導聽力閾値) 사이에 뚜렷한 차이가 없어야 하며, 청력장해가 저음역보다 고음역에서 클 것. 이 경우 난청의 측정방법은 다음과 같다.

　가) 24시간 이상 소음작업을 중단한 후 ISO 기준으로 보정된 순음청력계기를 사용하여 청력검사를 하여야 하며, 500헤르츠(Hz)(a)·1,000헤르츠(b)·2,000헤르츠(c) 및 4,000헤르츠(d)의 주파수음에 대한 기도청력역치를 측정하여 6분법 [(a+2b+2c+d)/6]으로 판정한다. 이 경우 난청에 대한 검사항목 및 검사를 담당할 의료기관의 인력·시설 기준은 공단이 정한다.

　나) 순음청력검사는 의사의 판단에 따라 48시간 이상 간격으로 3회 이상(음향외상성 난청의 경우에는 요양이 끝난 후 30일 간격으로 3회 이상을 말한다) 실시하여 해당 검사에 의미 있는 차이가 없는 경우에는 그중 최소가청역치를 청력장해로 인정하되, 순음청력검사의 결과가 다음의 요건을 모두 충족하지 않는 경우에는 1개월 후 재검사를 한다. 다만, 다음의 요건을 충족하지 못하는 경우라도 청성뇌간반응검사(소리자극을 들려주고 그에 대한 청각계로부터의 전기반응을 두피에 위치한 전극을 통해 기

---

* 산업재해보상보험법 시행령(제34조제3항관련) 별표 3

록하는 검사를 말한다), **어음청력검사**(일상적인 의사소통 과정에서 흔히 사용되는 어음을 사용하여 언어의 청취능력과 이해의 정도를 파악하는 검사를 말한다) 또는 임피던스청력검사[외이도(外耳道)를 밀폐한 상태에서 외이도 내의 압력을 변화시키면서 특정 주파수와 강도의 음향을 줄 때 고막에서 반사되는 음향 에너지를 측정하여 중이강(中耳腔)의 상태를 간접적으로 평가하는 검사를 말한다] 등의 결과를 종합적으로 고려하여 순음청력검사의 최소가청역치를 신뢰할 수 있다는 의학적 소견이 있으면 재검사를 생략할 수 있다.

⑴ 기도청력역치와 골도청력역치의 차이가 각 주파수마다 10데시벨 이내일 것

⑵ 반복검사 간 청력역치의 최대치와 최소치의 차이가 각 주파수마다 10데시벨 이내일 것

⑶ 순음청력도상 어음역(語音域) 500헤르츠, 1,000헤르츠, 2,000헤르츠에서의 주파수 간 역치 변동이 20데시벨 이내이면 순음청력역치의 3분법 평균치와 어음청취역치의 차이가 10데시벨 이내일 것

2. 귀의 장해

가. 청력의 장해

1) 청력의 측정

가) 난청의 장해정도 평가는 영 별표 3 제7호차목에 규정된 측정방법에 따른 순음청력검사의 기도청력역치를 기준으로 6분법{(a+2b+2c+d)/6}으로 판정하되, 가장 좋은 역치를 사용한다. 이 경우 소수점 이하는 버리고 각 주파수에서 청력역치가 100데시벨(dB) 이상이거나 0데시벨 이하이면 100데시벨 또는 0데시벨로 본다.

나) 급성으로 생기는 재해성 난청에 대하여는 급성 음향성 청기장해(急性 音響性 聽器障害)로 하여 직업성 난청과 구분한다.

다) 음향성 난청(재해성 난청)에 대한 장해등급의 판정은 요양종결 후 30일의 간격으로 3회 이상 청력검사를 실시하여 유의미한 차이가 없는 경우 그 검사치를 기초로 한다.

라) 삭제 〈2016.3.28.〉

2) 장해등급 판정 기준

영 별표 6에 따른 장해등급의 판정은 아래 기준에 따르되, 청력역치는 ISO (International Standard Organization) 기준으로 한다.

가) 두 귀의 평균 청력손실치가 각각 90데시벨 이상인 사람 또는 두 귀의 평균

---

* 산업재해보상보험법 시행규칙(제48조관련) 별표 5

청력손실치가 각각 80데시벨 이상이고 최고 명료도가 30퍼센트 이하인 사람은 영 별표 6의 제4급제3호를 인정한다.

나) 두 귀의 평균 청력손실치가 각각 80데시벨 이상인 사람 또는 두 귀의 평균 청력손실치가 각각 50데시벨 이상 80데시벨 미만이고 최고 명료도가 30퍼센트 이하인 사람은 영 별표 6의 제6급제3호를 인정한다.

다) 한쪽 귀의 평균 청력손실치가 90데시벨 이상이고 동시에 다른 한쪽 귀의 평균청력손실치가 70데시벨 이상인 사람은 영 별표 6의 제6급제4호를 인정한다.

라) 두 귀의 평균 청력손실치가 각각 70데시벨 이상인 사람 또는 두 귀의 평균 청력손실치가 각각 50데시벨 이상이고 최고 명료도가 50퍼센트 이하인 사람은 영 별표 6의 제7급제2호를 인정한다.

마) 한쪽 귀의 평균 청력손실치가 90데시벨 이상이고 동시에 다른 한쪽 귀의 평균청력손실치가 60데시벨 이상인 사람은 영 별표 6의 제7급제3호를 인정한다.

바) 두 귀의 평균 청력손실치가 각각 60데시벨 이상인 사람 또는 두 귀의 평균 청력손실치가 각각 50데시벨 이상이고 최고 명료도가 70퍼센트 이하인 사람은 영 별표 6의 제9급제7호를 인정한다.

사) 한쪽 귀의 평균 청력손실치가 80데시벨 이상이고 동시에 다른 한쪽 귀의 평균청력손실치가 50데시벨 이상인 사람은 영 별표 6의 제9급제8호를 인정한다.

아) 한쪽 귀의 평균 청력손실치가 90데시벨 이상인 사람은 영 별표 6의 제9급제9호를 인정한다.

자) 한쪽 귀의 평균 청력손실치가 80데시벨 이상 90데시벨 미만인 사람은 영 별표 6의 제10급제6호를 인정한다.

차) 두 귀의 평균 청력손실치가 각각 50데시벨 이상인 사람 또는 두 귀의 평균 청력손실치가 각각 40데시벨 이상이고 최고 명료도가 70퍼센트 이하인 사람은 영 별표 6의 제10급제7호를 인정한다.

카) 한쪽 귀의 평균 청력손실치가 70데시벨 이상 80데시벨 미만인 사람 또는 한 귀의 평균 청력손실치가 50데시벨 이상이고 최고 명료도가 50퍼센트 이하인 사람은 영 별표 6의 제11급제4호를 인정한다.

타) 두 귀의 평균 청력손실치가 각각 40데시벨 이상인 사람은 영 별표 6의 제11급제5호를 인정한다.

파) 한쪽 귀의 평균 청력손실치가 40데시벨 이상 70데시벨 미만인 사람은 영 별표 6의 제14급제1호를 인정한다.

나. 귓바퀴의 장해

1) 영 별표 6에서 "귓바퀴가 고도로 상실된 사람"이란 귓바퀴의 3분의 2 이상을 잃은 사람을 말한다.

2) 영 별표 6에서 "귓바퀴가 중등도로 상실된 사람"이란 귓바퀴의 2분의 1 이상 3분의 2 미만을 잃은 사람을 말한다.

3) 영 별표 6에서 "귓바퀴가 경도로 상실된 사람"이란 귓바퀴의 3분의 1 이상 2분의 1 미만을 잃은 사람을 말한다.

다. 준용등급 결정

1) 고막의 외상성 천공(穿孔)과 그에 따른 이루(耳漏)는 수술적 처치 후 청력장해가 남으면 그 장해의 정도에 따라 등급을 결정한다. 이 경우 청력장해가 장해등급에 해당되지 않지만 항상 이루가 있는 경우에는 제12급을 인정한다.

2) 난청이 있고 뚜렷한 이명(耳鳴)이 항상 있는 경우에는 그 증상이 객관적 검사로 증명되는 경우에 제12급을 인정한다.

3) 내이의 손상으로 발생한 평형기능(平衡機能)장해에 대하여는 신경계통의 기능장해에 준하여 등급을 결정한다.

4) 내이의 기능장해로 평형기능장해와 청력장해가 남은 경우에는 조정의 방법을 이용하여 준용등급을 결정한다.

1. 목적

이 지침은 산업안전보건법(이하 "법"이라 한다) 제130조(특수건강진단) 및 같은 법 시행규칙 (이하 "규칙"이라 한다) 제206조(특수건강진단 등의 검사항목 및 실시방법 등) 별표 24, 산업안전보건기준에 관한 규칙(이하 "안전보건규칙"이라 한다) 제4장(소음 및 진동에 의한 건강장해의 예방), 고용노동부고시 제2020-60호(근로자 건강진단 실시기준)에 따라 소음발생장소에서 업무를 행하는 근로자에 대한 순음청력검사(이하 "청력검사"라 한다) 및 고용노동부 고시 제2020-61호(특수건강진단기관의 정도관리에 관한 고시) 중 청력정도관리에 필요한 지침을 정함을 목적으로 한다.

2. 적용범위

이 지침은 소음에 대한 근로자 건강진단을 실시함에 있어 청력검사기의 보정방법, 청력검사실의 환경 그리고 검사자가 기도전도 및 골도전도 순음청력검사를 실시하는 방법에 대하여 적용한다.

3. 용어의 정의

(1) 이 지침에서 사용되는 용어의 정의는 다음과 같다.

(가) 순음청력검사는 순음을 통해 주파수별 청력역치레벨(hearing threshold level)을 측정하는 것이다. 이하 "청력검사"라 한다.

(나) "기도전도(이하 "기도"라 한다)"란 음이 공기를 통하여 외이도를 거쳐 내이에 전달

되는 과정을 말한다.

(다) "골도전도(이하 "골도"라 한다)"란 음이 두개골을 통해 내이에 전달되는 과정을 말한다.

(라) "청력역치레벨(이하 "역치"라 한다)"이란 제시한 자극음을 들을 수 있는 가장 작은 순음의 강도를 말한다.

(마) "청력검사기(audiometer)"란 대상자에게 제시하는 명시한 주파수의 자극음, 잡음 등을 발생하는 전기음향기기를 말한다.

(바) "보정청력검사기(calibrated audiometer)"란 지정한 헤드폰으로 검사 신호를 보낼 때 청력검사기에서 제시한 주파수 및 강도가 검사기에서 실제로 내보내고 있는 주파수 및 강도와 동일하고, 외부의 잡음이 없으며, 검사에 필요하지 않은 신호 는 발생하지 않는 검사기를 말한다.

(사) "차폐(masking)"란 청력이 나쁜 쪽 귀를 검사할 때 청력이 좋은 쪽 귀가 반응하 지 않도록 차폐잡음(masking noise)을 제시하여 좋은 쪽 귀가 반응하지 않게 하는 것을 말한다.

(아) "이간감쇠(interaural attenuation)"란 청력검사 시 검사 측 귀에 음자극을 주면 두개 골을 통해서 반대 측 내이의 달팽이관에서도 듣게 되는데 이러한 전달과정에서 음이 약해지는 현상을 말한다.

(자) "폐쇄효과(occlusion effect)"란 골도 청력검사 시 반대 측 귀(비검사 귀)를 차폐할 때 착용한 헤드폰으로 인해 음압이 증가되어 더 잘 듣게 되는 현상을 말한다.

(차) "청력도(audiogram)"란 주파수별 기도와 골도 역치의 결과를 그림으로 나타낸 것 을 말한다.

(2) 그 밖에 이 지침에서 사용하는 용어의 정의는 특별한 규정이 있는 경우를 제외하 고는 산업안전보건법, 같은 법 시행령, 같은 법 시행규칙 및 산업안전보건기준에 관한 규칙에서 정하는 바에 따른다.

4. 청력검사기와 보정 방법

4.1 청력검사기

(1) 청력검사기는 수동식, 자기기록식(Bekesy라고 알려져 있음) 및 자동식이 있다. 임상에서의 표준 청력검사 방법은 수동식 청력검사기이다.

(2) 청력검사기는 기본적으로 순음, 차폐잡음을 발생하는 신호음발생기와 귀에 얹는 헤드폰(supra-aural headphone), 골진동체(bone vibrator) 등의 변환기로 구성되어 있다. 자극음은 주파수, 강도, 연속음 또는 정지음을 선택할 수 있고, 차폐잡음은 협대역잡음(narrow-band noise)으로 제시한다.

(3) 청력검사기의 주파수는 적어도 500Hz에서 8,000Hz까지, 그리고 헤드폰을 사용할 때의 음압은 -10dB HL에서 90dB HL 이상의 범위에서 검사할 수 있어야 한다.

(4) 각 변환기는 해당 청력검사기와 연결한 후 교정하여야 하며, 다른 검사기에는 사용할 수 없다.

4.2 보정 방법

청력검사기의 보정은 기능점검, 음향보정, 정밀교정 점검으로 구분하여 시행한다.

4.2.1 기능점검

(1) 기능점검은 사용하는 모든 장비에 대해서 일상적(매일 또는 사용 당일)으로 간략하게 장비의 성능을 확인하는 과정으로 일일점검이라고도 한다.

(2) 오디오미터와 부속품을 깨끗이 하고 점검한다. 헤드폰 쿠션과 플러그, 주 연결선과 부속 연결선이 마모되거나 손상을 입지 않았는지를 확인한다.

(3) 장치를 켜고, 예열한다. 제조사가 권고한 예열시간이 없다면 회로를 안정화하기 위해 10분 정도 그대로 둔다. 헤드폰과 골진동자, 장비의 제조 번호를 확인한다.

(4) 모든 주파수에서 신호음이 적절하게 출력되는지 들어 보며 왜곡, 잡음 등을

확인한다. 플러그나 연결선이 단락되지 않았는지, 모든 스위치, 반응을 나타내는 램프가 제대로 작동하는지 확인한다.

(5) 피시험자의 반응시스템이 제대로 작동하는지 확인한다.

(6) 헤드셋의 머리띠와 골진동자의 머리띠가 죄는 정도를 확인한다.

(7) 청력역치 수준이 안정된 사람의 역치수준을 기준으로 하여 좌우 귀에서 1,000Hz, 4,000Hz의 순음에 대한 역치변화를 관찰한다. 역치변화가 10dB 이상일 경우에는 음향보정을 실시하여야 한다.

(8) 기능점검에는 [별지 서식]의 청력검사기 일일점검표 양식을 활용할 수 있다.

4.2.2 음향보정

(1) 청력검사기의 정기 음향보정은 연 1회 이상 시행하며 수시 음향보정은 기능점검 값이 10dB 이상의 오차가 있을 때 실시한다.

(2) 청력검사기의 음향보정은 IEC 61672-1 또는 그 이상의 성능을 가진 소음측정기로 실시한다.

(3) 청력검사기의 음향보정은 출력음압레벨을 점검한다. 출력음압레벨의 허용오차는 500~3,000Hz에서 3dB, 4,000Hz에서 4dB, 6,000Hz와 8,000Hz에서 5dB 이내이어야 한다.

(4) 허용오차를 벗어날 경우는 정밀교정을 실시한다.

4.2.3 정밀교정

(1) 정밀교정은 기능점검과 음향보정을 제대로 시행하였다면 반드시 필요한 것은 아니다. 정밀교정은 청력검사기 내부의 조절기를 조절하거나 부품을 교체해야 하는 경우가 있을 수 있으므로 장비의 심각한 결함, 헤드폰이나 골진동자의 출력음압레벨이 허용오차를 벗어난 경우 또는 오랜 시간이 지났을 때 장비가 명세서대로 작동하지 않는다는 의심이 있을 때 실시한다.

(2) 검사기관에 의뢰하여 음압레벨과 직선성 검사, 주파수의 정확성과 검사음의 변조평가, 헤드폰의 잡음과 채널 혼선의 측정 등을 실시한다.

(3) 검사기관에서 발행한 정밀교정 기록은 당해 청력검사기를 폐기할 때까지 보존한다.

4.3 보정 기록

(1) 기능점검과 음향보정에 대한 결과는 기록용지에 작성하고 서명날인 하여야 하며, 정밀교정 기록은 검사 기관에서 받아 보관한다.

(2) 모든 기록은 당해 청력검사기가 폐기될 때까지 보존한다.

5. 검사실 환경

5.1 최대 허용소음레벨

(1) 청력검사를 실시하는 장소는 조용하여 심리적으로 안정될 수 있는 곳이어야 한다.

(2) 검사실 환경의 소음레벨은 정확한 청력역치 측정을 위한 검사에 방해가 되지 않을 정도로 낮아야 한다.

(3) 선별청력검사로서 단일 주파수나 몇 개의 주파수를 사용할 경우(출장 검진의 경우에 해당)의 주변 환경의 허용소음레벨은 〈표 1〉을, 역치검사를 500~8,000Hz의 범위에서 측정하는 정밀청력검사를 할 때(원내 청력부스 안에서의 검진의 경우에 해당)의 청력검사실 내의 최대 허용 소음레벨은 〈표 2〉를 각각 적용한다.

5.2 소음측정기

소음수준의 측정에 사용하는 소음측정기(sound level meter)는 옥타브 필터 측정력을 갖춘 IEC 61672-1 기준 또는 그 이상의 성능을 가진 것이어야 한다.

5.3 소음 측정방법

(1) 청력검사실 내 소음레벨의 측정은 청력검사를 받을 피검자의 귀 위치에서 실시하여야 하며 측정 시 측정자의 신체가 소음레벨 측정에 영향을 주어서는 안 된다.

⟨표 1⟩ 선별청력검사시 주변 환경 허용소음레벨 기준

OSHA's HCA	Maximum Permissible Octave–Band SPL (dB)						
	Maximum Permissible Octave–Band SPL (dB)						
	Octave–Band Center Frequency (Hz)						
	125	250	500	1000	2000	4000	8000
	–	–	40	40	47	57	62

OSHA: Occupational Safety and Health Administration, HCA: Hearing Conservation Amendment

⟨표 2⟩ 정밀청력검사시 청력부스 내 허용소음레벨 기준(ISO 8253-1)

1/3 옥타브밴드중심 주파수 Hz	최대허용대기음압레벨 Lmax(기준 : 20µPa) dB	
	기도 청력검사	골도 청력검사
125	51	28
250	37	13
500	18	8
1,000	23	7
2,000	30	8
4,000	36	2
8,000	33	15

※ **측정조건 설정** Frequency weighting : Z(Linear): Time weighting(response time) : Slow : Mode : SPL; 추정시간 : 1분 이상; 청력검사를 진행할 때와 동일한 환경에서 측정

(2) 소음레벨 측정은 청력검사 시 소음이 발생할 것으로 예상되는 모든 기기, 예를 들면 공기정화기, 조명, 전원, 청력검사기 등을 모두 가동한 상태에서 실시한다.

5.4 측정 주기

청력검사실 내 소음레벨의 측정은 출장 건강진단의 경우는 해당일, 내원 건강진단의 경우에는 장소, 환경 및 소음원의 변동이 없는 경우 연 1회 이상 측정한다.

5.5 기록의 보존

청력검사 실내의 소음레벨을 측정한 결과는 기록하여 보존한다.

6. 청력검사 방법

6.1 청력검사 방법의 개요

(1) 피검자가 헤드폰을 통해 소리를 감지하면 손을 들거나 반응스위치를 누르게 한다.

(2) 검사자는 양쪽 귀에서, 각 주파수에서 역치를 결정할 때까지 정해진 방법에 의하여 순음 강도를 변화시켜 나간다.

6.2 청력검사를 하기 위한 사전 준비

(1) 당일 첫 검사를 하기 전에 10분 이상 청력검사기를 가동시켜 예열한다.

(2) 10분 이상 가동된 청력검사기의 작동상태(기능)를 완전하게 점검한다.

(3) 기능점검을 실시한 후 그 결과를 기록 · 보존한다.

6.3 청력검사를 위한 유의사항

(1) 청력검사는 소음 노출이 중단된 후 14시간 이상 경과한 피검자에 대해서만 실시한다.

(2) 피검자에게 청력검사의 목적과 반응방법에 대해 설명한다.

(3) 검사 도중 일련의 음을 듣게 될 것이라고 알려주며, 음을 들었거나 들었다고 생각할 때 즉시 반응하도록 지시한다.

(4) 피검자의 반응은 반응스위치를 누르거나 손을 들게 한다.

(5) 피검자는 검사자가 청력검사기를 조작하는 것을 보지 못하게 한다.

(6) 검사 전에 귓바퀴에 헤드폰을 정확하게 장착하기 위하여 안경, 머리핀, 헤어밴드, 클립, 껌 등은 검사 전에 제거한다. 그리고 헤드폰 아래 귓바퀴가 접히지 않도록 주의하며 헤드폰과 귓바퀴 사이에 머리카락이 끼지 않게 한다.

6.4 기도 청력검사 방법

6.4.1 선별청력검사

일반건강진단에서 1,000Hz, 특수건강진단에서 2,000Hz, 3,000Hz, 4,000Hz에서 청력을 확인한다.

6.4.2 정밀청력검사

(1) 헤드폰은 음원의 중심부가 외이도 중심축과 직각이 되도록 잘 착용시킨다
   (적색: 오른쪽 귀, 청색: 왼쪽 귀).

(2) 헤드폰은 검사자가 씌워주어야 하며 피검자가 되도록 만지지 않게 한다.

(3) 청력검사는 청력이 더 좋은 쪽부터 시작하며 어느 쪽이 더 청력이 좋은지
   모르는 경우에는 오른쪽 귀부터 실시한다.

(4) 주파수는 1,000Hz부터 시작해서 2,000Hz, 3,000Hz, 4,000Hz, 6,000Hz의
   순으로 검사하고 1,000Hz에서 재검사를 한 후 500Hz를 검사한다.

(5) 신호의 제시 방법에는 상승법, 하강법, 수정상승법이 있으며 이 중 수정상승
   법을 표준청력검사로 사용한다.

(6) 수정상승법은 30dB HL에서 시작하여, 피검자가 들을 수 있을 때까지 20dB
   씩 상승시킨다.

(7) 검사자가 보낸 신호에 피검자가 일단 반응한 후에는, 피검자가 음을 들을 수
   없어서 반응을 하지 않을 때까지 다시 10dB씩 강도를 줄여 나간다.

(8) 피검자가 신호음에 반응하지 않는 강도에 도달했을 때, 검사신호에 대한 반
   응이 관찰될 때까지 강도를 다시 5dB씩 높인다.

(9) 피검자가 신호음에 다시 반응하면 신호음의 강도를 10dB씩 줄인다(5dB 증가,
   10dB 감소의 규칙을 따른다).

(10) 역치가 결정될 때까지 10dB 하강, 5dB 상승과정을 반복한다.

(11) 역치는 수정상승법의 일련의 과정 중에서 피검자가 동일한 주파수에서 3
   회의 신호를 보낸 것 중 적어도 2회 이상의 반응을 보이는 가장 낮은 수준
   으로 정의한다.

(12) 자극지속시간으로 음을 1~2초간 주어야 하며 자극간격은 불규칙적으로
   한다.

(13) 1,000Hz에서 행한 재검사 결과가 이전 검사결과와 ±10dB 이상이면, 다
   시 설명하고 재검사를 실시한다.

(14) 같은 방법으로 다른 귀에 대해 검사한다.

(15) 청력도에 역치를 기록한다. 우측 귀의 기도 역치는 빨간색 '○'으로 표기하며, 좌측 귀의 기도 역치는 파란색 '×'로 표기한다〈그림 1〉.

(16) 검사자는 피검자의 이름, 검사 날짜를 기입한 후 청력도에 서명한다.

6.5 골도 청력검사 방법

(1) 기도 청력검사 역치가 20dB 이상인 경우 난청의 종류(전음성, 감각신경성, 혼합성)를 확인하기 위해 골도 청력검사를 실시한다.

(2) 골진동자를 유양돌기 부분에 고정시키고 500, 1,000, 2,000, 3,000, 4,000Hz 중 기도역치가 20dB 이상인 주파수에서 역치를 측정한다.

(3) 골진동자의 착용 부위만 제외하고는 검사 방법에 있어서 기도 청력검사 방법과 동일하다.

(4) 청력도에 역치를 기록한다. 우측 귀의 골도역치는 빨간색 '〈'으로 표기하며, 좌측 귀의 골도 역치는 파란색 '〉'으로 표기한다〈그림 1〉.

6.6 차폐 방법

6.6.1 기도 청력검사 차폐

(1) 기도 청력검사 시 난청이 심한 쪽을 검사할 때 자극음이 반대쪽 귀로 교차하여 좋은 쪽 귀가 반응하지 않도록 차폐잡음을 주어 차단한다.

(2) 임상현장에서 전 주파수에 평균적으로 적용되는 헤드폰의 양 귀 사이의 이간감쇠(interaural attenuation) 레벨은 40dB이며, 삽입이어폰의 경우 60dB이다.

(3) 기도 청력검사 차폐가 필요한지 판단은 다음과 같다. 기도 청력검사에서 검사 귀(청력이 나쁜 귀, TE)에 제시한 큰 소리가 반대 측 귀로 전달되어 비검사 귀(청력이 좋은 귀, NTE)의 기도 혹은 골도로 이를 들을 수 있다면 차폐가 필요하다. 즉 검사 귀의 기도 역치에서 이간감쇠를 뺀 값이 비검사 귀의 기도 역치 혹은 골도역치와 같거나 큰 경우, 기도 청력검사 차폐가 필요하다.

(4) 최소 유효차폐수준을 결정한다. 검사 귀에 제시한 소리가 비검사 귀로 전달된 경우 전달된 소리에 5~10dB 안전값(safety value)을 더한 큰 소리를 차폐소

음으로 제시하면서 동시에 검사 귀에는 검사 신호음을 제시한다. 최대차폐수준은 안전값을 뺀다. 그러나 일반적으로 검사를 진행할 수 없을 만큼 차폐범위가 크지 않으면, 최대 유효차폐수준은 안전값을 계산하지 않아도 된다.

(5) 순음과 유사한 주파수 특성을 보이는 협대역잡음을 차폐소음으로 사용한다. 피검자의 양측 귀에 서로 다른 종류의 소리를 제시하게 되므로 검사자는 피검자에게 "쉬~"하는 차폐소음을 무시하고 이제까지 들었던 "삐~"하는 소리를 듣고 반응을 해줄 것을 설명한다.

(6) 차폐소음을 들으면서도 검사 귀에 제시한 신호음을 들으면 차폐소음의 강도는 5~10dB 상승한다. 이렇게 차폐소음을 5~10dB씩 연속적으로 2~3회 증가하여도 검사 귀에 제시한 신호음을 같은 강도에서 계속 들으면 참 역치로 결정한다. 만약 차폐소음을 제시할 때 검사 귀로 신호음을 듣지 못하면 검사 신호음을 5dB씩 들을 때까지 상승한다. 기도 차폐의 경우, 최소와 최대 차폐범위는 -40dB과 +40dB이므로 언제나 80dB이 확보되어 넉넉하다. 따라서 차폐소음을 10dB씩 3회 증가시켜 참 역치를 구할 수 있다.

(7) 차폐 후 역치 표기는 다음과 같다. 청력도에 차폐 후 기도 역치를 차폐 전 기도 역치와 함께 기입한다. 차폐 시행 후 우측 귀의 기도 역치는 빨간색 '△'로 표기하며, 차폐 시행 후 좌측 귀의 기도 역치는 파란색 ']'로 표기한다〈그림 1〉.

(8) 차폐음 범위 표기는 다음과 같다. 검사 귀의 반응 여부에 따라 차폐음의 범위가 함께 변화하므로 어느 정도의 차폐음을 제시하였는지 차폐범위를 기록해야 한다. 차폐음의 최소 레벨부터 최대 레벨을 모두 적는 것이 아니라 차폐소음을 연속 증가하였을 때 검사 귀에서 연속 반응한 범위를 써야 함에 주의한다. 기도차폐에서 우측 귀가 청력이 나쁜 귀(검사 귀)였고 좌측 귀가 청력이 좋은 비검사 귀였다면 실제로 차폐음을 제시한 좌측 귀, 즉 차폐 귀에 차폐범위를 기입한다.

6.6.2 골도 청력검사 차폐

(1) 좌측 귀의 골도 청력검사를 위해 좌측 유양돌기에 골진동자를 위치시키고 소리를 제시하면 좌측 내이뿐 아니라 우측 내이에도 소리에너지가 전달된다. 어느 쪽 귀에 골진동자를 위치하였든 상관없이 양이에 모두 소리가 전달되므로 골도 검사 시 적용하는 이간감쇠 값은 0dB이다.

(2) 골도차폐가 필요한지 판단은 다음과 같이 한다. 검사 귀의 기도와 골도역치를 확인한 결과 검사 귀의 차폐 후 기도역치보다 골도역치가 15dB 이상 더 좋다면 검사 귀의 반응인지 비검사 귀가 대신 들은 반응인지 알 수 없으므로 비검사 귀를 차폐하여야 한다. 즉, 검사 귀 청력역치의 기도골도차(ABG)가 15dB 이상이면 검사 귀의 골도역치가 검사 귀의 참 역치인지 확인하기 위해 골도차폐를 시행해야 한다.

(3) 최소 유효차폐수준을 결정한다. 골진동체를 사용할 경우 이간감쇠가 없으므로(IA=0) 기도 청력검사와 다른 방법으로 차폐를 실시해야 한다. 골도차폐를 위해 비검사 귀에 차폐음을 제시하기 위해 헤드폰이나 삽입이어폰을 착용하게 된다. 이와 같이 헤드폰 혹은 삽입이어폰으로 외이도를 막을 경우 저주파수 소리가 더 잘 들리는 현상인 폐쇄효과(occlusion effect, OE)가 발생한다〈표 3〉. 따라서 더 잘 들리게 된 값만큼 차폐소음의 강도를 더 크게 하여 최소 유효차폐레벨을 구한다〈표 4〉.

(4) 기도 청력검사 차폐와 마찬가지로 협대역잡음을 차폐소음으로 사용한다. 비검사 귀에 헤드폰 혹은 삽입이어폰을 착용하여 기도로 차폐소음을 제시하고, 검사 귀에 골진동체를 착용하여 골도로 검사 신호음을 제시한다.

(5) 골도 청력검사 차폐 시 헤드폰과 골진동체를 함께 착용하여야 하므로 대상자가 불편할 수 있음을 미리 알려주는 것이 좋다. 피검자에게 "쉬~" 하는 차폐소음은 무시하고 이제까지 들었던 "삐~" 하는 검사 신호음을 듣고 반응을 해줄 것을 설명한다.

(6) 차폐소음을 들으면서도 검사 귀에 제시한 신호음을 들으면 차폐소음의 강도를 5~10dB 상승한다. 이렇게 차폐소음을 5~10dB씩 연속적으로 2~3회

증가하여도 검사 귀에 제시한 신호음을 같은 강도에서 계속 들으면 참 역치로 결정한다. 만약 차폐소음을 제시할 때 검사 귀로 신호음을 듣지 못하면 검사 신호음을 5dB씩 들을 때까지 상승한다. 최소와 최대 차폐의 범위가 매우 좁을 수 있는 골도차폐의 경우는 단 한 번의 5~10dB 차폐소음 상승으로 플래토우 구간을 얻어 참 역치를 구할 수 있다.

(7) 차폐 후 역치 표기는 다음과 같다. 차폐 전 골도역치를 기입한 청력도에 차폐 후 골도역치를 함께 기입한다. 차폐 시행 후 우측 귀의 골도역치는 '[', 차폐 후 좌측 귀의 골도역치는 ']'로 표기한다〈그림 1〉.

(8) 차폐음 범위 표기는 위의 기도 청력검사차폐를 위한 방법과 같다.

6.6.3 차폐공식

(1) 폐쇄 효과는 골도검사 시 반대 측 귀를 차폐할 때 헤드폰 때문에 음압이 증가되어 더 잘 듣게 되는 현상으로 주파수별 증가하는 음압은 다음 〈표 3〉과 같다.

(2) 저차폐(undermasking)는 차폐음 강도가 너무 낮아 검사 귀(청력이 나쁜 귀)에 제시한 소리가 여전히 비검사 귀(청력이 좋은 귀)에 전달되어 차폐가 되지 않는 경우이다. 보통 차폐소음을 제시하면서 신호음을 제시할 때 소리를 듣지 못해 신호음 제시 강도(presentation level, PL)만 3회 정도 상승하면 변화된 신호음 제시 강도는 저차폐 수준의 경계값, 즉 반대편 좋은 귀를 자극할 수 있는 값이 되므로 변화된 신호음 제시 강도로 최소와 최대 차폐수준을 다시 계산하여야 한다.

(3) 과차폐(overmasking)는 차폐소음을 계속 상승시킬 경우 나타나는 현상이다.

〈표 3〉 주파수별 폐쇄 효과에 의해 증가하는 음압 수준

주파수(Hz)	250	500	1,000	2,000 이상
헤드폰	15	15	10	0

차폐소음이 반대쪽 검사 귀의 골도역치보다 IA값 이상으로 커져서 차폐소음이 역으로 검사 귀에 신호음으로 전달되어 반응을 하게 하는 것이다. 이렇게 차폐소음 강도가 커지는 현상은 차폐가 불가능할 정도로 청력이 나쁜 경우에 주로 나타난다.

(4) 차폐딜레마는 청력손실 정도가 50~60dB 이상인 양측성 전음성 난청을 가진 경우 골도 차폐 시 폐쇄효과(OE)로 더 잘 듣게 되는 10~15dB 값보다 비검사 귀의 기도골도 역치차이(nontest ear air bone gap, NTEABG)가 더 클 때 나타날 수 있다.

6.7 청력도 작성 방법

(1) 청력역치는 청력도에 기호로 기입하여 그래픽 형식으로 나타낸다.

(2) 표준청력도는 다음과 같다〈그림 1〉.

  (가) 청력도에서 가로축은 소리의 주파수(단위: Hz)를 표시하며 125~8,000Hz를 포함한다. 세로축은 소리의 강도(단위: dB HL)를 표시하며 -10~120dB HL을 포함한다.

  (나) 가로축의 1옥타브 길이와 세로축의 20dB HL 길이는 서로 상응하여 정사각형을 이룬다.

〈표 4〉 차폐가 필요한 경우와 최소 및 최대 차폐강도수준

	차폐가 필요한 경우	최소 및 최대 차폐강도 수준
기도 차폐 검사	① 양귀의 기도 역치 차이가 40 dB이상 ② 검사귀 기도 역치와 비검사귀의 골도 역치가 40 dB 이상	○ 최소차폐수준: PL − IA ○ 최대차폐수준: PL + IA
골도 차폐 검사	○ 검사귀의 기도-골도 역치 차이가 15dB 이상	○ 최소차폐수준: PL + OE ○ 최대차폐수준: PL + IA

* PL(presentation level): 검사귀(test ear, TE) 즉, 청력이 나쁜 귀에 제시하는 기도전도나 골도전도신호음 제시 강도, IA(interaural attenuation): 이간감쇠, OE(occlusion effect): 폐쇄효과.
* 최소차폐값에 안전값(safety value, SV) 5~10 dB 을 더하여 진행한다. 최대차폐값이 과차폐경계선으로 불안한 경우 최대차폐값에 안전값(safety value, SV) 5-10 dB 을 빼고 진행한다. 안전값을 적용한 범위를 유효차폐범위(effective masking, EM)이라 한다.

(다) 1옥타브 주파수 간격선(500, 1,000, 2,000, 4,000, 8,000Hz)과 10dB HL 간격선은 실선으로 그리며, 반 옥타브(750, 1,500, 3,000, 6,000Hz)는 점선으로 그린다.[1]

(라) 0dB HL은 굵은 선으로 눈에 띄게 표시한다.

(3) 청력역치는 기호로 다음과 같이 표시한다〈그림 1〉.

(가) 오른쪽 귀의 청력역치는 적색, 왼쪽 귀는 청색으로 표시한다.

(나) 기도역치 기호는 기호의 중간점이 검사 주파수(Hz) 수직축과 청력수준(dB HL) 수평축의 교차점을 중심으로 위치한다. 동일 주파수에 대한 좌우 기도역치가 동일하다면 각 기호는 같은 위치에 겹쳐서 위치한다. 차폐를 하지 않은 기도역치는 오른쪽 '○', 왼쪽 '×'로 표시하며, 기도 차폐역치는 오른쪽 '△', 왼쪽 'ㅁ'로 표시한다.

(다) 골도역치 기호는 청력수준 수평축을 중심으로 오른쪽 기호는 검사 주파수 수직축 왼쪽에, 왼쪽 기호는 검사 주파수 수직축 오른쪽에 위치한다. 골도역치 기호는 검사 주파수 수직축에 가깝지만 주파수 수직축 및 기도역치 기호와 접촉하지 않게 위치한다. 차폐를 하지 않은 골도역치는 오른쪽 '〈', 왼쪽 '〉'로 표시하며, 골도 차폐역치는 오른쪽 '[', 왼쪽 ']'로 표시한다.

(라) 청력검사기의 최대출력에 해당하는 소리를 제시하였는데도 검사 귀에서 들었다고 반응이 없으면 (무반응), 해당하는 기호 아래에 화살표를 붙여 반응이 없었음을 표기한다. 오른쪽 기호의 화살표는 왼쪽 45도 각도로 그리고, 왼쪽 기호의 화살표는 오른쪽 45도 각도로 그린다.

(4) 기도역치 기호는 직선으로 연결한다. 골도역치 기호는 선으로 연결하지 않으나, 기도-골도 역치 차이가 있을 경우 점선으로 연결할 수 있다. 선은 역치 기호에 인접하게 그리되 닿거나 통과하지 않는다. 무반응 기호는 선으로 연결하지 않는다.

(5) 청력검사지에는 검사일시, 수검자 · 검사자 정보, 차폐 범위 등을 기재하고 판정

---

1 옥타브란 주파수 간격을 나타내는 하나의 척도로서, 2개의 주파수 비가 1:2일 때 양 주파수 간의 간격을 의미한다. 1,000Hz를 기준으로 하여 500, 1,000, 2,000, 4,000, 8,000Hz가 1옥타브에 해당하며, 750, 1,500, 3,000, 6,000Hz가 반 옥타브에 해당한다.

에 도움이 되는 이경 검사·고막운동성검사 결과, 과거 귀질환 관련정보, 소음 노출 시기와 기간 정보 등을 포함할 수 있다. 청력검사지 작성은 [부록]의 예시를 참고한다.

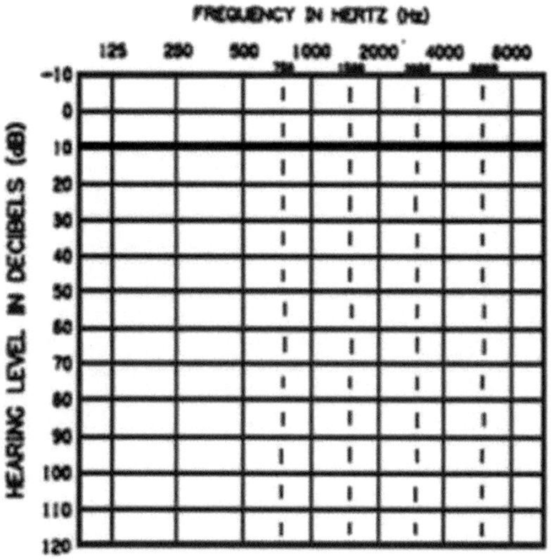

종류		반응		무반응	
		우	좌	우	좌
기도	비차폐	O	X	O	X
	차폐	△	□	△	□
골도	비차폐	<	>	<	>
	차폐	[	]		

<그림 1> 표준 청력도2) 및 청력도 상에서의 기도, 골도역치 표시 방법

[별지 서식] 청력검사기 일일 점검표

청력검사기 일일 점검표
(Daily Calibration Checklist)

◎ 청력검사기명 : _____ S/N _____

◎ 점검일시 : _____ 년 _____ 월 _____ 일

번호	항목	점검 방법	1	2	3	4	5	6	7	8	9	10	11	12	13	14	15	16	17	18	19	20	21	22	23	24	25	26	27	28	29	30	31
1	이어폰 코드 (Earphone cords)	2000 Hz 순음을 50 dB HL에서 청취. 코드의 연결부근을 흔들면서 지직거리는 소리 또는 끊어지는 소리가 없는지 확인.																															
2	강도 (Output levels)	각 주파수에서 30 dB HL로 두 이어폰의 강도가 동일함을 확인.																															
3	주파수 (Frequencies)	60 dB HL에서 250부터 8000 Hz까지 주파수를 변화시킬 때 일정한 변화음을 확인.																															
4	강도변화 (Attenuator)	2000 Hz에서 0~90 dB HL까지 강도를 올려 시킬 때 지직거리는 소리 또는 긁히는 소리가 없는지 확인.																															
5	Interruptor 스위치	2000 Hz 60 dB HL에서 스위치를 켜고 끌 때 부드럽고 지직거리는 소리가 없는지 확인.																															
6	골 진동체 (Bone Oscillator)	2000 Hz 순음 50 dB HL에서 음질 이상유무 확인.																															
7	청력역치 수준의 안정된 사람의 역치 수준을 기준으로, 좌우 귀에서 1000 Hz, 4000 Hz 순음에 대한 역치검사 결과(110 dB 이내) (수검자:)	1000 Hz	오른쪽 귀																															
			왼쪽 귀																															
8		4000 Hz	오른쪽 귀																															
			왼쪽 귀																															
	서명(Sign)																																	

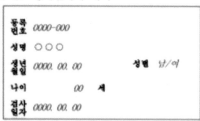

청 력 검 사 지(예시)

검사자 : ___△△△ (확인)
Audiometer : ___0000-000___

I. Pure Tone Audiogram

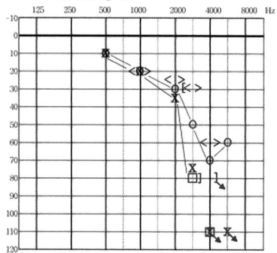

		Air		Bone	
Unmasked	R	○	♀	<	⌐
	L	×	↗	>	⌐
Masked	R	△	♪	{	{
	L	□	⌐	}	}
Rel.	R				
	L				

II. Otoscopy

R	정상
L	정상

III. Tympanometry

	Type	비고
R	A	
L	A	

Masking	250	500	1000	2000	3000	4000	6000	8000
RA					80-95	90		
RB					100-110▸	95		
LA								
LB					50-65			

* 차폐소음 최대 110

IV. Pure Tone Average

	3분법	3kHz	4kHz	6kHz
R	20	50	70	60
L	21.7	80	110	110

◎ 최종 결과판정

	판정등급*	조치사항
R	C1	보호구 착용
L	C1	보호구 착용

판정의사   □ □ □   (확인)

◎ 기타 특이사항 :

예시) 과거 이과적 질환 관련 병력사항 : 고막천공, 중이염, 이경화증, 청각장애 ○급, 기타 등
      군대 주특기 : 보병, 포병, 통신병, 행정병, 기타 등
      소음노출후 (   ) 시간, 소음작업장 근무경력 (   ) 년 등
*판정 예시이며, 정확한 판정은 근로자의 소음 노출력, 이과적 질환력에 따라 달라질 수 있음

제1절 통칙

제58조(정의) 이 장에서 사용하는 용어의 정의는 다음 각호와 같다.

1. "소음작업"이라 함은 1일 8시간 작업을 기준으로 85데시벨 이상의 소음이 발생하는 작업을 말한다.

2. "강렬한 소음작업"이라 함은 다음 각목의 1에 해당하는 작업을 말한다.

　가. 90데시벨 이상의 소음이 1일 8시간 이상 발생되는 작업

　나. 95데시벨 이상의 소음이 1일 4시간 이상 발생되는 작업

　다. 100데시벨 이상의 소음이 1일 2시간 이상 발생되는 작업

　라. 105데시벨 이상의 소음이 1일 1시간 이상 발생되는 작업

　마. 110데시벨 이상의 소음이 1일 30분 이상 발생되는 작업

　바. 115데시벨 이상의 소음이 1일 15분 이상 발생되는 작업

3. "충격소음작업"이라 함은 소음이 1초 이상의 간격으로 발생하는 작업으로서 다음 각목의 1에 해당하는 작업을 말한다.

　가. 120데시벨을 초과하는 소음이 1일 1만 회 이상 발생되는 작업

　나. 130데시벨을 초과하는 소음이 1일 1천 회 이상 발생되는 작업

　다. 140데시벨을 초과하는 소음이 1일 1백 회 이상 발생되는 작업

---

* 산업보건기준에관한규칙(노동부령 제399호)

4. "진동작업"이라 함은 다음 각목의 1에 해당하는 기계 · 기구를 사용하는 작업을 말한다.

　가. 착암기

　나. 동력을 이용한 해머

　다. 체인톱

　라. 엔진 컷터

　마. 동력을 이용한 연삭기

　바. 임팩트 렌치

　사. 그 밖에 진동으로 인하여 건강장해를 유발할 수 있는 기계 · 기구

5. "청력보존 프로그램"이라 함은 소음노출평가, 노출기준 초과에 따른 공학적 대책, 청력보호구의 지급 및 착용, 소음의 유해성과 예방에 관한 교육, 정기적 청력검사, 기록 · 관리 등이 포함된 소음성 난청을 예방관리하기 위한 종합적인 계획을 말한다.

제2절 강렬한 소음작업 등의 관리기준

제59조(소음감소 조치) 사업주는 강렬한 소음작업 또는 충격소음작업 장소에 대하여는 기계 · 기구 등의 대체, 시설의 밀폐 · 흡음 또는 격리 등 소음감소를 위한 조치를 하여야 한다. 다만, 작업의 성질상 기술적 · 경제적으로 현저히 곤란하다는 관계 전문가의 의견이 있는 때에는 그러하지 아니하다.

제60조(소음수준의 주지 등) 사업주는 소음작업 · 강렬한 소음작업 또는 충격소음 작업에 근로자를 종사하도록 하는 때에는 다음 각호에 관한 사항을 근로자에게 널리 알려야 한다.

1. 당해 작업장소의 소음 수준

2. 인체에 미치는 영향 및 증상

3. 보호구의 선정 및 착용방법

4. 그 밖에 소음건강장해 방지에 필요한 사항

제61조(난청발생에 따른 조치) 사업주는 소음으로 인하여 근로자에게 소음성 난청 등의 건강장해가 발생하였거나 발생할 우려가 있는 경우에는 다음 각호의 조치를 하여야 한다.

1. 당해 작업장의 소음성 난청 발생 원인조사
2. 청력손실감소 및 재발방지 대책 마련
3. 제2호의 규정에 의한 대책의 이행 여부 확인
4. 작업전환 등 의사의 소견에 따른 조치

제3절 보호구 등

제62조(청력보호구의 지급 등)

① 사업주는 소음작업, 강렬한 소음작업 또는 충격소음작업에 근로자를 종사하도록 하는 때에는 청력보호구를 지급하고 착용하도록 하여야 한다.

② 제1항의 규정에 의한 청력보호구는 근로자 개인에게 전용의 것으로 지급하여야 한다.

제63조(보호구의 관리) 사업주는 지급한 청력보호구에 대하여는 상시 점검하여 이상이 있는 경우 이를 보수하거나 다른 것으로 교환하여 주어야 한다.

제64조(청력보존 프로그램 시행 등) 사업주는 다음 각호의 1에 해당하는 경우에는 청력보존 프로그램을 수립·시행하여야 한다.

1. 법 제42조의 규정에 의한 소음의 작업환경측정결과 소음수준이 90데시벨을 초과하는 사업장
2. 소음으로 인하여 근로자에게 건강장해가 발생한 사업장

제4절 진동작업 관리

제65조(진동보호구의 지급 등) 사업주는 진동작업에 근로자를 종사하도록 하는 때에는 방진장갑 등 진동보호구를 지급하여 착용하도록 하여야 한다.

제66조(유해성 등의 주지) 사업주는 진동작업에 근로자를 종사하도록 하는 때에는 다음 각호의 사항에 관한 내용을 근로자에게 널리 알려야 한다.

1. 인체에 미치는 영향 및 증상
2. 보호구의 선정 및 착용방법
3. 진동기계 · 기구 관리방법
4. 진동장해 예방방법

제67조(진동기계 · 기구 사용설명서의 비치 등) 사업주는 진동작업에 근로자를 종사하도록 하는 때에는 당해 진동기계 · 기구의 사용설명서 등을 작업장 내에 비치하여야 한다.

제68조(진동기계 · 기구의 관리) 사업주는 진동기계 · 기구에 대하여는 상시 점검하여 보수하는 등 정상적인 상태로 유지 · 관리하여야 한다.

1. 목적

이 지침은 산업안전보건기준에 관한 규칙(이하 '안전보건규칙'이라 한다) 제3편(보건기준) 제
4장(소음 및 진동에 의한 건강장해의 예방) 제517조(청력보존 프로그램 시행 등)의 규정에 의한 청
력보존 프로그램의 수립 · 시행에 관한 지침을 정함을 목적으로 한다.

2. 적용범위

이 지침은 소음성 난청을 예방하기 위해 청력보존 프로그램을 시행하거나 시행하려고
하는 사업장에 적용한다.

3. 용어의 정의

(1) 이 지침에서 사용하는 용어의 정의는 다음과 같다.

(가) "청력보존 프로그램"이란 소음성 난청을 예방하고 관리하기 위하여 소음노출
평가, 노출기준 초과에 따른 공학적 대책, 청력보호구의 지급 및 착용, 소음의
유해성과 예방에 관한 교육, 정기적 청력검사 · 평가 및 사후관리, 문서 및 기
록 · 관리 등을 포함하여 수립한 종합적인 계획을 말한다.

(나) "소음작업"이란 1일 8시간 작업을 기준으로 85dB(A) 이상의 소음이 발생하는
작업을 말한다.

(다) "연속음"이란 소음발생 간격이 1초 미만을 유지하면서 계속적으로 발생되는
소음을 말하고, "충격음"이라 함은 소음이 1초 이상의 간격을 유지하면서 최대

---

* 청력보존 프로그램의 수립 · 시행지침(H-61-2012)

음압수준이 120dB(A) 이상의 소음을 말한다.

　(라) "청력보호구"란 청력을 보호하기 위하여 사용하는 귀마개와 귀덮개를 말한다.

　(마) "청력검사"란 순음청력검사기로 기도 및 골도 청력역치를 측정하는 것을 말한다.

(2) 그 밖의 용어의 정의는 이 지침에서 특별한 규정이 있는 경우를 제외하고는 산업 안전보건법, 동법 시행규칙 및 안전보건규칙이 정하는 바에 따른다.

4. 청력보존 프로그램의 목표

(1) 작업환경측정과 특수건강진단 등의 청력손실 방지를 위한 활동을 확장하여 보다 적극적인 소음성 난청의 예방과 청력보호를 목표로 한다.

(2) 근로자의 청력을 보호함으로써 의료 · 보상비용의 절감, 근로일수의 손실방지 및 필요한 인적자원의 확보를 목표로 한다.

5. 청력보존 프로그램의 내용

청력보존 프로그램의 기본 내용은 다음과 같다. 〈그림 1〉 참조

(1) 소음성 난청의 예방과 청력보호를 위한 교육의 제공

(2) 작업장 소음 수준의 정기적인 측정과 평가

(3) 소음을 제어하기 위한 공학적인 관리와 소음노출을 줄이기 위한 작업관리

(4) 청력보호구의 제공과 착용지도

(5) 소음작업 근로자에 대한 배치 시 및 정기적 청력검사 · 평가와 사후관리

(6) 청력보존 프로그램의 수립 · 시행의 문서 및 기록 · 관리

(7) 청력보존 프로그램의 수립 · 시행 결과에 대한 정기적인 평가와 보완

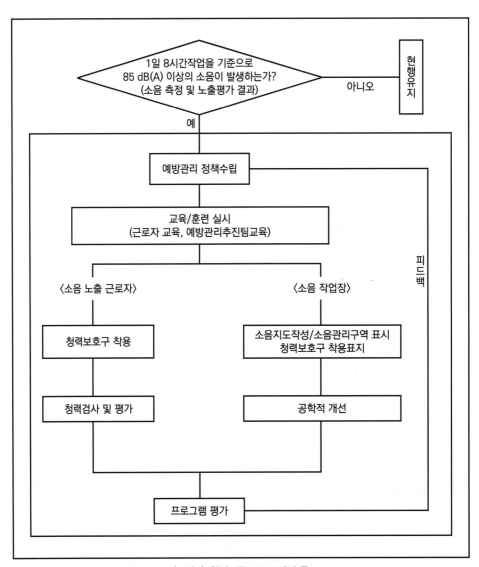

〈그림 1〉 청력보존 프로그램의 틀

6. 청력보존 프로그램의 운영체계

(1) 청력보존 프로그램을 시행하기 위하여 사업장의 업종, 규모 등 사업장의 특성에 따라 추진팀을 구성한다. 추진팀은 보건관리자 또는 보건관리 담당자와 근로자대표 또는 명예산업안전감독관, 관리자(예산결정권자), 정비보수담당자, 구매담당자 등의 인력으로 구성한다.

(2) 청력보존 프로그램의 시행에 따라 해당 근로자에게 결과 고지, 안내, 지도, 교육, 감독 등의 활동을 정기적으로 실시한다.

(3) 청력보존 프로그램의 시행에 필요한 외부전문기관 또는 전문가의 지원, 자문 등의 협조 체계를 구축한다.

(4) 사업장 청력보존 프로그램의 시행에 근로자는 적극적으로 참여하고 협조한다.

7. 소음성 난청 예방 교육

(1) 사업주는 소음의 유해성 등 소음에 관한 지식을 보유한 자로 하여금 매년 정기적으로 근로자에게 교육을 실시한다.

(2) 소음의 유해성 등에 관한 근로자 교육에는 다음과 같은 내용을 포함한다.

(가) 소음의 유해성과 인체에 미치는 영향

(나) 소음 측정과 평가, 소음의 초과 정도 및 소음 노출 저감방법

(다) 청력보호구의 착용 목적, 장단점, 형태별 차음효과, 보호구 선정·착용방법 및 주의사항

(라) 청력검사의 목적, 방법, 결과의 이해와 사후관리

(마) 현재 시행되고 있는 당해 사업장의 청력보존 프로그램의 내용 및 향후 대책

(바) 소음성 난청의 예방과 청력보호를 위하여 근로자가 취하여야 할 조치

8. 소음측정 및 노출 평가

(1) 소음측정 및 노출 평가의 목적은 다음과 같다.

　(가) 청력보존 프로그램에 포함시켜야 되는 대상 근로자의 확인

　(나) 소음이 발생하는지 여부 확인

　(다) 공학적인 개선대책 수립

　(라) 소음감소 방안의 우선순위 결정

　(마) 공학적 개선대책의 효과 평가

(2) 법에 정한 작업환경측정 이외의 소음 측정 및 노출평가는 산업위생전문가가 실시하거나 산업위생전문가의 지도를 받아 추진팀이 실시한다.

(3) 소음작업 근로자에 대한 소음노출 평가는 개인용 청력보호구의 사용과 무관하게 평가하여야 한다. 즉, 청력보호구의 사용에 따른 차음효과를 고려하지 않는다.

(4) 청력보존 프로그램을 운영하는 사업장은 80dB(A) 이상의 모든 연속음과 120dB(A) 이상의 충격음에 대하여 소음측정과 평가를 수행한다.

(5) 사업주는 8시간 시간 가중평균 90dB(A) 이상 노출된 근로자에게 그 결과를 통보한다.

(6) 지역 소음 측정 결과에 따라 소음지도를 작성하거나 소음 수준에 따라 소음관리 구역을 설정하고 표시한다. 소음 수준은 85dB(A) 미만(녹색지역), 85-90dB(A)(황색지역), 90-100dB(A)(주황색지역), 100dB(A) 이상(적색지역) 등으로 구분한다.

9. 공학적 대책

(1) 소음 노출기준을 초과할 가능성이 있는 경우에는 시설 · 설비, 작업방법 등을 점검한 후 개선하고, 소음 노출기준을 초과한 경우에는 시설 · 설비, 작업방법 등에 대한 개선대책을 수립하여 시행한다.

(2) 기계 · 기구 등의 대체, 시설의 밀폐, 흡음 또는 격리 등 공학적 대책을 적용한다.

(3) 공장의 설계, 시공단계 및 도입 시설 장비의 설치 시 저소음 공정, 저소음 장비, 저소음의 자재를 사용한다.

(4) 기존의 작업소음에 대한 공학적 대책은 소음원의 수정, 소음 전파 경로의 수정 및

소음 노출 근로자에 대한 대책으로 구분한다.

(가) 소음원의 수정 방법으로는 저소음 기계로의 교체를 통한 저소음화 및 마모된 부품의 교체 등 발생원인의 제거, 방음장치로서 방음실·방음 스크린·소음기·흡음 덕트의 활용, 방진고무·스프링·제진재 활용을 통한 방진·제진, 공장 자동화 및 배치 변경 등의 운전방법의 개선을 적용한다.

(나) 소음 전파 경로의 수정 방법으로는 배치 변경을 통한 거리 감쇠효과, 차폐물·방음벽의 차폐효과, 실내흡음처리를 통한 흡음 대책, 음원의 방향조정의 지향성 대책을 적용한다.

(다) 소음 노출 근로자에 대한 대책으로는 방음감시실(Control room)을 통한 차음방법을 적용한다.

(5) 공학적 대책을 적용하기 곤란한 경우 근로자 노출 시간의 저감, 순환근무의 실시 또는 개인 청력보호구의 착용 등 작업관리적 대책을 시행한다.

10. 청력보호구의 지급 및 착용

(1) 사업주는 소음작업 근로자에 대해 다양한 청력보호구를 제공하여 선택하도록 하고, 당해 근로자는 반드시 청력보호구를 착용한다.

(2) 소음측정 평가 결과 노출기준을 초과하는 작업장에는 청력보호구 착용에 관한 안전·보건표지를 설치하거나 부착한다.

(3) 청력보호구의 선택과 착용 및 효과에 대한 유의사항은 다음과 같다.

(가) 여러 가지 청력보호구를 제공한 후 편안하고 착용하기 쉬운 청력보호구를 선택하여 착용하도록 지도하는 것이 청력보호구의 착용 순응도와 효과를 높일 수 있는 방법이다.

(나) 청력보호구의 실제 차음효과는 제조회사에서 제시하는 수치보다는 작을 수 있다.

(다) 소음작업장에서 작업하는 동안 청력보호구를 지속적으로 착용하지 않으면 소음 감소 효과가 떨어지므로 작업 시 계속 착용하여야 한다.

<표 1> 청력보호구의 사용 환경과 장·단점

종류	귀마개	귀덮개
사용 환경	- 덥고 습한 환경에 좋음 - 장시간 사용할 때 - 다른 보호구와 동시 사용할 때	- 간헐적 소음 노출시 - 귀마개를 쓸 수 없을 때
장점	- 작아서 휴대에 간편 - 안경이나 머리카락 등에 방해받지 않음 - 저렴함	- 착용여부 확인 용이 - 귀에 이상이 있어도 착용 가능
단점	- 착용여부 파악 곤란 - 착용시 주의할 점이 많음 - 많은 시간과 노력이 필요 - 귀마개 오염 시 감염될 가능성있음	- 장시간 사용시 내부가 덥고, 무겁고, 둔탁함 - 보안경 사용 시 차음효과 감소값이 비쌈

(4) 청력보호구는 근로자가 노출되고 있는 소음의 특성과 작업특성을 고려하여 선정·제공한다. 〈표 1〉 참조

　(가) 청력보호구는 보호구의 착용으로 8시간 시간가중평균 90dB(A) 이하의 소음노출수준이 되도록 차음효과가 있어야 한다. 단, 소음성 난청 유소견자나 유의한 역치변동이 있는 근로자에 대해서는 청력보호구의 착용 효과로 소음노출 수준이 최소한 8시간 시간가중평균 85dB(A) 이하가 되어야 한다.

　(나) 작업장의 소음 수준이 증가하였을 때에는 이전보다 차음 효과가 큰 청력보호구를 지급한다.

　(다) 한 종류의 청력보호구로 충분한 감쇠효과를 가질 수 없는 고소음 작업장에서는 귀마개와 귀덮개를 동시에 착용하여 차음효과를 높여 준다.

(5) 근로자에게 청력보호구를 지급하는 때에는 올바른 선택과 착용 및 관리 방법에 대한 교육을 실시한다.

　(가) 귀마개는 개인의 신체적 조건에 맞는 모양과 크기의 것을 선택해야 하며 깨끗한 손으로 외이도의 형태에 맞게 형태를 갖추어 삽입한다.

　(나) 폼(Foam)형의 귀마개는 가급적 일회용으로 자주 교체하여 주어 항상 청결을 유지하여야만 귀의 염증을 예방할 수 있다.

　(다) 귀덮개는 귀 전체가 완전히 덮일 수 있도록 높낮이 조절을 적당히 한 후 착용

한다.

　(라) 귀마개를 삽입하는 동안 착용하는 반대쪽 손을 머리 뒤로 하여 귓바퀴를 상외
　　　측으로 당기면 착용하기가 편리하다.

　(마) 귀마개를 재빨리 빼면 고막에 통증과 손상을 줄 수 있다. 따라서 귀마개를 뺄
　　　때에는 끈을 잡아당기지 말고 귀에서 끝을 잡고 완만하게 비틀어서 빼낸다.

⑹ 지급한 청력보호구에 대하여는 상시 점검하여 이상이 있는 경우 이를 보수하거나
　다른 것으로 교환하여 준다.

⑺ 경고나 알림 신호를 소리로 들어야 하는 청력보호구 착용 작업자에게는 사전 교육
　을 통해 경고음을 숙지하게 하되 가급적이면 시각적 경고 또는 알림 신호를 사용
　한다.

11. 청력검사 · 평가 및 사후관리

⑴ 청력검사는 KOSHA GUIDE의 '순음청력검사지침'에 따른다.

⑵ 청력보존 프로그램을 시행하는 사업장의 소음작업에 첫 배치되는 근로자에 대해
　서는 배치 전에 기초청력검사를 시행하고, 이후 청력역치의 변동을 비교하기 위해
　매년 정기적으로 청력검사를 실시한다.

⑶ 소음성 난청 유소견자나 요주의자에 대해서는 다음과 같이 적극적인 관리 조치를
　한다.

　(가) 청력보호구를 사용하고 있지 않은 소음성 난청 유소견자나 요주의자에 대하여
　　　서는 적정한 청력보호구를 지급하고, 그 사용과 관리에 대하여 교육을 시킨 후
　　　사용하게 한다.

　(나) 이미 청력보호구를 사용하고 있는 소음성 난청 유소견자나 요주의자에 대하여
　　　서는 청력보호구 착용상태를 재점검하고, 필요한 경우 더 큰 차음력을 가지는
　　　청력보호구를 제공한다.

　(다) 추가 검사가 필요한 경우, 산업의학적인 청력평가나 이비인후과 검사를 실시한다.

　(라) 작업과 무관한 청각장애의 경우, 사업주는 당해 근로자에게 이비인후과 검사,

치료 및 재활 필요가 있음을 통보한다.

12. 청력보존 프로그램의 평가

청력보존 프로그램의 적정성을 정기적으로 평가하고 필요시 적절한 조치를 수행한다.

(1) 소음노출 평가방법 및 결과의 적정성

(2) 공학적 및 작업관리적 대책 수립의 적합성

(3) 작업특성에 따른 청력보호구의 선정, 사용 및 유지관리의 적정성

(4) 청력검사와 평가 시스템의 적정성

(5) 근로자에 대한 교육 · 훈련의 적정성 등

13. 문서 및 기록 · 관리

(1) 청력보존 프로그램을 수립 · 시행한 경우에는 해당 프로그램의 내용을 문서로 작성하여 보관한다.

(2) 문서로 작성하여 보관하여야 할 프로그램의 내용에는 최소한 다음과 같은 항목을 포함한다.

(가) 청력보존 프로그램 수립 · 시행 계획서

(나) 소음노출 평가 결과

(다) 청력검사 자료(청력역치 결과, 청각도-오디오그램 등) 및 평가 결과

(라) 공학적 및 관리적 대책 수립의 세부 내용

(마) 청력보호구 지급 · 착용실태

(사) 청력보존 프로그램의 평가와 평가 결과에 따른 대책

(3) 소음노출 평가결과는 최소한 5년 이상 보관하며, 청력검사 자료는 퇴직 시까지 보관한다.

제4절 소음

제26조(측정방법) 규칙 별표 21에 따른 소음수준의 측정은 다음 각호에 따른다.

1. 소음측정에 사용되는 기기(이하 "소음계"라 한다)는 누적소음 노출량측정기, 적분형 소음계 또는 이와 동등 이상의 성능이 있는 것으로 하되 개인 시료채취 방법이 불가능한 경우에는 지시소음계를 사용할 수 있으며, 발생시간을 고려한 등가소음레벨 방법으로 측정할 것. 다만, 소음발생 간격이 1초 미만을 유지하면서 계속 적으로 발생되는 소음(이하 "연속음"이라 한다)을 지시소음계 또는 이와 동등 이상의 성능이 있는 기기로 측정할 경우에는 그러하지 아니할 수 있다.

2. 소음계의 청감보정회로는 A특성으로 할 것

3. 제1호 단서규정에 따른 소음측정은 다음과 같이 할 것

   가. 소음계 지시침의 동작은 느린(Slow) 상태로 한다.

   나. 소음계의 지시치가 변동하지 않는 경우에는 해당 지시치를 그 측정점에서의 소음수준으로 한다.

4. 누적소음노출량 측정기로 소음을 측정하는 경우에는 Criteria는 90dB, Exchange Rate는 5dB, Threshold는 80dB로 기기를 설정할 것

5. 소음이 1초 이상의 간격을 유지하면서 최대음압수준이 120dB(A) 이상의 소음인 경우에는 소음수준에 따른 1분 동안의 발생횟수를 측정할 것

제27조(측정위치) ① 개인 시료채취 방법으로 측정하는 경우에는 소음측정기의 센서 부분을 작업 근로자의 귀 위치(귀를 중심으로 반경 30cm인 반구)에 장착하여야 한다.

---

[*] 고용노동부고시 제2020-44호

② 지역 시료채취 방법으로 측정하는 경우에는 소음측정기를 측정대상이 되는 근로자의 주 작업행동 범위 내에서 작업근로자 귀 높이에 설치하여야 한다.

제28조(측정시간 등) ① 단위작업 장소에서 소음수준은 규정된 측정위치 및 지점에서 1일 작업시간 동안 6시간 이상 연속 측정하거나 작업시간을 1시간 간격으로 나누어 6회 이상 측정하여야 한다. 다만, 소음의 발생특성이 연속음으로서 측정치가 변동이 없다고 자격자 또는 지정측정기관이 판단한 경우에는 1시간 동안을 등간격으로 나누어 3회 이상 측정할 수 있다.

② 단위작업 장소에서의 소음발생시간이 6시간 이내인 경우나 소음발생원에서의 발생시간이 간헐적인 경우에는 발생시간 동안 연속 측정하거나 등간격으로 나누어 4회 이상 측정하여야 한다.

제36조(소음수준의 평가) ① 제28조제1항에 따라 1일 작업시간 동안 연속 측정하거나 작업시간을 1시간 간격으로 나누어 6회 이상 소음수준을 측정한 경우에는 이를 평균하여 8시간 작업 시의 평균소음수준으로 한다(제34조제1항 단서의 규정은 소음수준의 평가에도 준용한다). 다만, 제28조제1항 단서에 따라 측정한 경우에는 이를 평균하여 8시간 작업 시의 평균소음 수준으로 한다.

② 제28조제2항에 측정한 경우에는 이를 평균하여 그 기간 동안의 평균소음수준으로 하고 이를 1일 노출 시간과 소음강도를 측정하여 등가소음레벨방법으로 평가한다.

③ 지시소음계로 측정하여 등가소음레벨방법을 적용할 경우에는 다음 계산식 5에 따라 산출한 값을 기준으로 평가한다.

(계산식 5)

$$\text{leq[dB(A)]} = 16.61 \log \frac{n_1 \times 10^{\frac{LA}{16.61}} + n_2 \times 10^{\frac{LA}{16.61}} + n_N \times 10^{\frac{LA_N}{16.61}}}{\text{각 소음레벨측정치의 발생기간 합}}$$

LA: 각 소음레벨의 측정치[dB(A)]

n: 각 소음레벨측정치의 발생시간(분)

④ 단위작업 장소에서 소음의 강도가 불규칙적으로 변동하는 소음 등을 누적소음 노출량측정기로 측정하여 노출량으로 산출되었을 경우에는 별표 1을 이용하여 시간가중평균 소음수준으로 환산하여야 한다. 다만, 누적소음 노출량측정기에 따른 노출량 산출치가 별표 1에 주어진 값보다 작거나 크면 시간가중평균소음 은 다음 계산식 6에 따라 산출한 값을 기준으로 평가할 수 있다.

(계산식 6)

$$\text{TWA} = 16.61 \log\left(\frac{D}{100}\right) + 90$$

TWA: 시간가중평균소음수준[dB(A)]

D: 누적소음노출량(%)

⑤ 1일 작업시간이 8시간을 초과하는 경우에는 다음 계산식 7에 따라 보정노출기 준을 산출한 후 측정치와 비교하여 평가하여야 한다.

(계산식 7)

$$\text{소음의 보정노출기준[dB(A)]} = 16.61 \log\left(\frac{100}{12.5 \times h}\right) + 90$$

h: 노출 시간/일

제13장 방음용 귀마개 또는 귀덮개

제1절 통칙

제32조(정의) 이 장에서 사용하는 용어의 뜻은 다음 각호와 같다.

1. "방음용 귀마개(ear-plugs)"(이하 "귀마개"라 한다)란 외이도에 삽입 또는 외이 내부·
   외이도 입구에 반 삽입함으로써 차음효과를 나타내는 일회용 또는 재사용 가능
   한 방음용 귀마개를 말한다.

2. "방음용 귀덮개(ear-muff)"(이하 "귀덮개"라 한다)란 양쪽 귀 전체를 덮을 수 있는 컵
   (머리띠 또는 안전모에 부착된 부품을 사용하여 머리에 압착할 수 있는 것)을 말한다.

3. "음압수준"이란 음압을 다음 식에 따라 데시벨(dB)로 나타낸 것을 말하며 적분평
   균소음계(KS C 1505) 또는 소음계(KS C 1502)에 규정하는 소음계의 "C" 특성을 기
   준으로 한다.

$$음압수준(dB) \ = \ 20 \log_{10} \frac{P}{P_0}$$

(주) P: 측정음압으로서 파스텔(Pa) 단위를 사용

   P_0: 기준음압으로서 20μPa 사용

4. "최소가청치"란 음압수준을 감지할 수 있는 최저 음압수준을 말한다.

5. "상승법"이란 최소가청치를 측정함에 있어 충분히 낮은 음압수준으로부터 2.5데
   시벨 또는 그 이하의 비율로 일정하게 순차적으로 음압수준을 상승시켜 최소가
   청치로 하는 방법을 말한다.

---

* 보호구 안전인증 고시(고용노동부고시 제2023-64호)

〈표 13-1〉 1/3 옥타브대역

중심주파수(Hz)	주파수 범위(Hz)
125	112~140
250	224~280
500	450~560
1000	900~1120
2000	1800~2240
4000	3550~4500
8000	7100~9000

6. "백색소음"이란 20헤르츠(Hz) 이상 20,000헤르츠(Hz) 이하의 가청범위 전체에 걸쳐 연속적으로 균일하게 분포된 주파수를 갖는 소음을 말한다.

7. "중심주파수"란 가청범위 대역에서 125헤르츠 · 250헤르츠 · 500헤르츠 · 1,000헤르츠 · 2,000헤르츠 · 4,000헤르츠 및 8,000헤르츠의 주파수를 말한다.

8. "1/3 옥타브대역"이란 제7호의 주파수를 중심으로 〈표 13-1〉과 같은 주파수의 범위를 말한다.

9. "1/3 옥타브대역 소음"이란 백색소음을 1/3 옥타브대역 필터(1/3 옥타브대역 이외의 대역은 모두 제거시키는 것)에 통과시킨 소음을 말한다.

10. "시험음"이란 차음 성능시험에 사용하는 음을 말한다.

11. "환경소음"이란 시험장소에서 시험음이 없을 때의 소음을 말한다.

제2절 성능기준 및 시험방법

제33조(성능기준 및 시험방법) 귀마개 또는 귀덮개의 성능기준은 별표 12, 그 시험방법은 별표 12의2의 규정에 따른다.

[별표 12] 방음용 귀마개 또는 귀덮개의 성능기준(제33조 관련)

번호	구분	내용
1	종류 및 등급 등	방음용 귀마개 또는 귀덮개의 종류와 등급 등은 표 1과 같이 한다. 〈표 1〉 방음용 귀마개 또는 귀덮개의 종류 · 등급 등 {{TABLE1}}
2	일반 구조	가. 귀마개는 다음 각 세목과 같이 한다. 　1) 귀마개는 사용수명 동안 피부자극, 피부질환, 알레르기 반응 혹은 그 밖에 다른 건강상의 부작용을 일으키지 않을 것 　2) 귀마개 사용 중 재료에 변형이 생기지 않을 것 　3) 귀마개를 착용할 때 귀마개의 모든 부분이 착용자에게 물리적인 손상을 유발시키지 않을 것 　4) 귀마개를 착용할 때 밖으로 돌출되는 부분이 외부의 접촉에 의하여 귀에 손상이 발생하지 않을 것 　5) 귀(외이도)에 잘 맞을 것 　6) 사용 중 심한 불쾌함이 없을 것 　7) 사용 중에 쉽게 빠지지 않을 것 나. 귀덮개는 다음 각 세목과 같이 한다. 　1) 인체에 접촉되는 부분에 사용하는 재료는 해로운 영향을 주지 않을 것 　2) 귀덮개 사용 중 재료에 변형이 생기지 않을 것 　3) 제조자가 지정한 방법으로 세척 및 소독을 한 후 육안상 손상이 없을 것 　4) 금속으로 된 재료는 부식방지 처리가 된 것으로 할 것 　5) 귀덮개의 모든 부분은 날카로운 부분이 없도록 처리할 것 　6) 제조자는 귀덮개의 쿠션 및 라이너를 전용 도구로 사용하지 않고 착용자가 교체할 수 있을 것 　7) 귀덮개는 귀 전체를 덮을 수 있는 크기로 하고, 발포 플라스틱 등의 흡음재료로 감쌀 것 　8) 귀 주위를 덮는 덮개의 안쪽 부위는 발포 플라스틱 공기 혹은 액체를 봉입한 플라스틱 튜브 등에 의해 귀 주위에 완전하게 밀착되는 구조일 것 　9) 길이조절을 할 수 있는 금속재질의 머리띠 또는 걸고리 등은 적당한 탄성을 가져 착용자에게 압박감 또는 불쾌함을 주지 않을 것

표 1의 내용:

종류	등급	기호	성능	비고
귀마개	1종	EP-1	저음부터 고음까지 차음하는 것	귀마개의 경우 재사용 여부를 제조특성으로 표기
귀마개	2종	EP-2	주로 고음을 차음하고 저음(회화음 영역)은 차음하지 않는 것	귀마개의 경우 재사용 여부를 제조특성으로 표기
귀덮개	-	EM		

440　　　소음성 난청

번호	구분	내용
3	시험 성능기준	가. 귀마개 또는 귀덮개의 차음성능기준은 표 2에 따른다. 〈표 2〉 귀마개 · 귀덮개 차음성능 기준 나. 귀덮개의 충격성능(저온포함)시험 시 깨지거나 분리되지 않을 것(다만, 탈부착 가능한 쿠션부분은 제외한다)
4	추가표시	안전인증 귀마개 또는 귀덮개에는 규칙 제114조(안전인증의 표시)에 따른 표시 외에 다음 각 목의 내용을 추가로 표시해야 한다. 가. 일회용 또는 재사용 여부 나. 세척 및 소독방법 등 사용상의 주의사항(다만, 재사용 귀마개에 한한다)

〈표 2〉 귀마개 · 귀덮개 차음성능 기준

차음성능	중심주파수(Hz)	차음치(dB)		
		EP-1	EP-2	EM
	125	10 이상	10 미만	5 이상
	250	15 이상	10 미만	10 이상
	500	15 이상	10 미만	20 이상
	1,000	20 이상	20 미만	25 이상
	2,000	25 이상	20 이상	30 이상
	4,000	25 이상	25 이상	35 이상
	8,000	20 이상	20 이상	20 이상

참고문헌

1장 난청: 소음성 난청과 직업성 난청

김규상. 산업청각학과 직업성 난청. Korean J Audiol 2003;7(1):3-14.

김규상. 소음성 난청에 대한 주요 논점. Korean J Audiol 2004; 8(2):89-97.

김규상. 우리나라의 산업청각학적 연구 고찰 – 산업의학적 관점에서. 산업보건 2003;177:32-67.

김규상, 김진숙, 박기현. 강력한 소음의 노출로 인해 발생한 것으로 추정되는 돌발성 난청 2예. 대한산업
    의학회지 1998;10(4):618-626.

김규상, 정태기. 용접 불꽃에 의한 고막 천공 증례. 대한산업의학회지 1999;11(1):113-118.

김상민, 박구진, 이원용, 김종애. 돌발성 난청 환자에 대한 임상적 고찰. 한이인지 1994;37(2):231-239.

신혜련, 이종영, 우극현, 김진석. 비디오테이프 제조업체 근로자에서의 유기용제 폭로가 청력에 미치는
    영향. 예방의학회지 1997;30(1):61-68.

이승주, 박동우, 장혁순, 강주원. 외상성 고막천공의 임상 통계적 고찰. 한이인지 1990;33(5):853-862.

이재행, 김주현, 이근평, 홍사용, 채세용, 서병도. 돌발성 난청의 임상적 분석. 한이인지 1990;33(4): 690-
    697.

이종담, 전경명, 윤명인. 돌발성 난청의 임상적 고찰. 한이인지 1982;25:460-8.

임권수, 정입진, 조용범, 허웅, 김정규, 장인원. 돌발성 난청의 임상적 고찰. 한이인지 1988;31:5-12.

임귀채, 박경윤, 이건일, 김진용, 천경두. 돌발성 난청의 임상적 분석. 한이인지 1995;38(6):834-841.

임호성, 김희남, 김기령, 정명현, 심윤주. 원인불명의 돌발성 난청에 대한 임상적 고찰. 한이인지
    1986;29:191-200.

장철호, 강금위. 외상성 전도성 난청의 임상적 고찰. 한이인지 1997;40(8):1191-1196.

전경명, 노환중. 돌발성 난청의 예후 추정에 관한 연구. 한이인지 1988;31(2):250-258.

ACGIH. 2005-2006 Threshold Limit Values for chemical substances and physical agents and biological exposure indices (BEIs): Noise. 2006.

ACOEM Task Force on Occupational Hearing Loss; Kirchner DB, Evenson E, Dobie RA, Rabinowitz P, Crawford J, Kopke R, Hudson TW. Occupational noise-induced hearing loss: ACOEM Task Force on Occupational Hearing Loss. J Occup Environ Med. 2012;54(1):106-108.

Akin FW, Murnane OD, Tampas JW, Clinard C, Byrd S, Kelly JK. The effect of noise exposure on the cervical vestibular evoked myogenic potential. Ear Hear. 2012;33:458-465.

Alberti PW. Tinnitus in occupational hearing loss: nosological aspects. J Otolaryngol 1987;16(1):34-35.

Anderson RG, Meyerhoff WL. Sudden sensorineural hearing loss. Otolaryngol Clin North Am 1983;16:189-195.

ANSI. American National Standard: Determination of occupational noise exposure and estimation of noise-induced hearing impairment (S3.44-1996). 1996.

Axelsson A, Sandh A. Tinnitus in noise-induced hearing loss. Br J Audiol 1985;19:271-276.

Bencko V, Symon K. Test of environmental exposure to arsenic and hearing changes in exposed children. Environ Health Perspect 1977;19:95-101.

Bove AA, Davis JC. Diving medicine. 2nd Ed. Philadephia, WB Saunders Company, pp.9-18, 1990.

Burns W, Robinson DW. Hearing and noise in industry. Her Majesty's Stationery Office, London, Enhland; 1970.

Byl FM. Seventy-six cases of presumed sudden hearing loss occurring in 1973: prognosis and incidence. Laryngoscope 1977;85:817-825.

Cole RR, Jahrsdoerfer RA. Sudden hearing loss: an update. Am J Oyol 1988;9:211-215.

Corso JF. Age correction factor in noise-induced hearing loss: A quantitative model. Audiology 1980;19:221-232.

D'Alonzo BJ, Cantor A. Ototoxicity: etiology and issues. J Fam Prac 1983;16(3):489-494.

De Raedemaeker K, Foulon I, Vella Azzopardi R, Lichtert E, Buyl R, Topsakal V, Beyer I, Bautmans I, Michel O, Gordts F. Audiometric Findings in Senior Adults of 80 Years and Older. Front Psychol. 2022 Jul 20;13:861555.

Edmonds C. Hearing loss with frequent diving. Undersea Biomedical Research 1985;12:315-319.

Environmental Protection Agency. Public health and welfare criteria for noise. Washington, DC: U.S. Environmental Protection Agency, EPA Report No. 550/9-73-002. 1973.

European Parliament and the Council of the European Union. Directive 2003/10/EC on the minimum health and safety requirements regarding the exposure of workers to the risks arising from physical agents (noise). 2003.

Fetterman BL, Luxford WM. Saunders JE. Sudden bilateral sensorineural hearing loss. Laryngoscope 1996;106:1347-1350.

Forst LS, Freels S, Persky V. Occupational lead exposure and hearing loss. J Occup Environ Med 1997;39(7): 658-660.

Frenkiel S, Alberti PW. Traumatic thermal injuries of the middle ear. J Otolaryngol 1977;6(1):17-22.

Friedrich G. Etiology and pathogenesis of sudden deafness. Laryngol Rhinol Otol 1985;64:62-66.

Fujitani S. Clinical study of noise-induced deafness. Part 12: Results of tests on cases of tinnitus and evaluation. Nippon Jbiinkoka Gakkai Kaiho 1990;93:543-553.

Golz A, Westerman ST, Westerman LM, Goldenberg D, Netzer A, Wiedmyer T, Fradis M, Joachims HZ. The effects of noise on the vestibular system. Am J Otolaryngol. 2001;22:190-196.

Griffin WL. A retrospective study of traumatic membrane perforations in a clinical practice. Laryngoscope 1979;89:261-282.

Guignard JC, Coles RRA. Effects of infrasonic vibration on the hearing. Fifth Int Congr of Acoustics, Liège, 1965.

Hallberg DE. Sudden deafness of obscure origin. Laryngoscope 1956;66:1237-1267.

Hamernik RP, Handerson D, Coling D, Salvi R. Influence of vibration on symptomatic threshold shift produced by impulse noise. Audiol 1981;20:259-269.

Handerson D, Subramanian M, Boettcher FA. Individual susceptability to noise-induced hearing loss: an old topic revisited. Ear Hearing 1993;14(3):152-168.

Henderson D, Hamernik RP. Biologic bases of noise-induced hearing loss. Occup Med. 1995;10(3):513-534.

Hood JD. Studies in auditory fatigue and adaptation. Acta Otolaryng(Stockh), Supp 92, 1950.

Hough JVD. Otologic trauma. Welding injuries: in Paparelia, Shumrick, Otolaryngology, vol. II. Ear. Philadephia: Saunders, 1973.

Hughes GB, Freedman MA, Haberkamp TJ, Guay ME. Sudden sensorineural hearing loss. Otolaryngol Clin North Am 1996;29:393-405.

International Organization for Standardization. Acoustics—assessment of occupational noise exposure for hearing conservation purposes. Reference No. ISO/R-1999. 1st ed. Geneva, Switzerland: 1971.

International Organization for Standardization. Acoustics: Determination of occupational noise exposure and estimation of noise-induced hearing impairment, ISO-1999. Geneva, Switzerland: 1990.

Irle H, Rosenthal C, Strasser H. Influence of a reduced wearing time on the attenuation of hearing protectors assessed via temporary threshold shifts. Int J Ind Ergon 1999;23:573-584.

Jaffe BF. Sudden deafness. An otologic emergency. Arch Otolaryngol 1967;86:81-6.

Jaffe BF. Viral causes of sudden inner ear deafness. Otolaryngol Clin North Am 1978;11:63-69.

Johnson AC, Juntunen L, Nylen P, Borg E, Hoglund G. Effect of interaction between noise and toluene on auditory function in the rat. Acta Otolaryngol 1988;105:56-63.

Johnsson LG, Hawkins JE. Degeneration pattern in human ears exposed to noise. Ann Otol Rhinol Laryngol 1976;85:725-739.

Kaimio M, Jauhiainen T, Kohonen A, Tarkkanen J. Whole body infrasonic vibration effects on the cochlea. Environ Res 1970;3:425-429.

Kaufman RS. Health hazards in industrial welding. JAMA 1971;216(4)677-678.

Kawata S, Suga F. Industrial sudden deafness. Ann Otol Rhinol Laryngl 1967;76:895-903.

Labarere J, Lemardeley P, Vincey P, Desjeux G, Pascal B. Acute acoustic trauma in military personnel. Evaluation of 1 year epidemiologic surveillance. Presse Med 2000;29(24):1341-1344.

Laird N, Wilson WR. Predicting recovery from idiopathic sudden hearing loss. Am J Otolaryngol 1983;4:161-164.

Lataye R, Campo P. Combined effects of a simultaneous exposure to noise and toluene on hearing function. Neurotoxicol Teratol. 1997;19(5):373-382.

Lenarz T, Gzow J. Acoustic inner ear trauma by impedance measurement. Acute acoustic trauma? Larngol Rhinol Otol 1983;62:58-61.

Le Prell CG, Brewer CC, Campbell KCM. The audiogram: Detection of pure-tone stimuli in ototoxicity monitoring and assessments of investigational medicines for the inner ear. J Acoust Soc Am. 2022;152(1):470.

Leong HK, Loh KK. Prognostic factors in idiopathic sudden hearing loss. Ann Acad Med Singapore 1991;20:624-7.

Lie A, Skogstad M, Johannessen HA, Tynes T, Mehlum IS, Nordby KC, Engdahl B, Tambs K. Occupational noise exposure and hearing: a systematic review. Int Arch Occup Environ Health. 2016;89(3):351-372.

Linssen O, Schultz-Coulon HJ. Prognostic criteria in sudden deafness. HNO 1997;45:22-29.

Lukan N. Burn injuries of the middle ear. ORL J Otorhinolaryngol Relat Spec 1991;53(3):140-142.

Lyons GD, Dodson ML, Casey DA, Melancon BB. Round window rupture secondary to acoustic trauma. South Med J 1978;71:71-73.

Mattox DE, Simmons FB. Natural history of sudden sensorineural heaing loss. Ann Otol 1977;86:463-480.

McIntire C, Benitz JT. Spontaneous repair of the tympanic membrane. Histological studies in the cat. Ann Otol Rhinol Lar 1970;79:1129-1131.

Megighian D, Bolzan M, Barion U, Nicolai P. Epidemiological considerations in sudden hearin loss: a study of 183 cases. Arch Otorhinolaryngol 1986;243:250-253.

Mertens J, Bubmann M, Reker U. Welding spark injuries of the ear. Observation of personal case material. Laryngorhinootologie 1991;70(8):405-408.

Miller JD. Effects of noise on people. J Acoust Soc Am 1974;56(3):729-764.

Miller JM, Dolan DF, Raphael Y, Altschuler RA. Interactive effects of aging with noise induced hearing loss. Scand Audiol Suppl 1998;48:53-61.

Morata TC, Fiorini AC, Fischer FM, Colacioppo S, Wallingford KM, Krieg EF, et al. Toluene-induced hearing loss among rotogravure printing workers. Scand J Work Environ Health 1997;23(4):289-298.

Morata TC, Dunn DE, Kretschmer LW, Lemasters GK, Keith RW. Effects of occupational exposure to organic solvents and noise on hearing. Scand J Work Environ Health 1993;19(4):245-254.

Nakashima T, Tanabe T, Yanagita N, Awakai K, Ohno Y. Risk factors for sudden deafness: a case-control study. Auris Nasus Larynx 1997;24:265-270.

Natarajan N, Batts S, Stankovic KM. Noise-Induced Hearing Loss. J Clin Med. 2023;12(6):2347.

National Institute for Occupational Safety and Health. Criteria for a recommended standard: occupational noise exposure. Revised criteria, DHS (NIOSH) Publication No. 98-126 NIOSH, Cincinnati, OH. 1998.

Neblett LM. Otolaryngology and sport scuba diving. Update and guidelines. Ann Otol Rhinol Laryngol Suppl 1985;115:1-12.

Negri B, Schorn K. Noise-induced hearing loss and tinnitus. HNO 1991;39:192-194.

OSHA. Occupational Noise Exposure; Hearing Conservation Amendment. 29 CFR 1926. 52, 1983.

Panosian MS, Dutcher PO Jr. Transtympanic facial nerve injury in welders. Occup Med (Oxf) 1994;44(2):99-101.

Patuzzi R. Exponential onset and recovery of temporary threshold shift after loud sound: evidence for long-term inactivation of mechano-electrical transduction channels. Hear Res 1998;125:17-38.

Pinter I. Hearing loss of forest workers and of tracter operators. Proc Int Congr on noise as a public health problem. The USA Environmental Protection Agency, Office of Noise Abatement and Control, Washington, 1973;315-327.

Pryor GT, Dickinson J, Howd RA, Rebert CS. Neurobehavioral effect of subchronic exposure of weanling rats to toluene or hexane. Neurobehav Toxicol Teratol 1983;5:47-52.

Pryor GT, Rebert CS, Dickinson J, Feeney EM. Factors affecting toluene-induced ototoxicity in rats. Neurobehav Toxicol Teratol 1984;6:223-238.

Pullen FW 2d, Rosenberg GJ, Cabeza CH. Sudden hearing loss in divers and fliers. Laryngoscope 1979;89:1373-1377.

Pyykko I, Pekkarinen J, Starck J. Sensory-neural hearing loss during combined noise and vibration exposure. Int Arch Occup Environ Health 1987;59:439-454.

Rebert CS, Houghton PW, Howd RA, Pryor GT. Effects of hexane on the brainstem auditory response and caudal nerve action potential. Neurobehav Toxicol Teratol 1982;4:79-85.

Royster LH, Royster JD, Thomas WG. Representative hearing levels by race and sex in North Carolina industry. J Acoust Soc Am. 1980;68(2):551-566.

Rybak LP. Hearing: the effects of chemicals. Otolaryngol Head Neck Surg 1992;106(6):677-686.

Sataloff RT, Sataloff J. Occupational Hearing Loss, 2nd ed. New York, Marcel Dekker, 1993.

Saunders JC, Dear SP, Schneider ME. The anatomical consequences of acoustic injury: a review and tutorial. J Acous Soc Am 1985;78:833-860.

Savolainen S, Lehtomaki KM. Impulse noise and acute acoustic trauma in Finnish conscripts. Number of shots fired and safe distances. Scand Audiol 1997;26(2):122-126.

Schwartz J, Otto D. Blood lead, hearing thresholds, and neurobehavioral development in children and youth. Arch Environ Health 1987;42(3):153-160.

Shaia FT, Sheehy JL. Sudden sensori-neural hearing impairment: a report of 1,220 cases. Laryngoscope 1976;86:389-398.

Siegel LG. The treatment of idiopathic sudden sensorineural hearing loss. Otolaryngol Clin North Am 1975;8(2):467-473.

Simmons FB. Theory of membrane breaks in sudden hearing loss. Arch Otol 1968;88:41-48.

Singh D, Ahluwalia KS. Blast injuries of the ear. J Laryngol Otol 1968;82:1017-1028.

Smallman LA, Johnson AP, Kent SE. The role of the different layers in healing of perforations of guinea-pigs tympanic membrane: in Tos, Thomsen, Peitersen, Cholesteatoma and mastoid surgery, Amsterdam: Kugler & Ghedini, 1989.

Soylemez E, Mujdeci B. Dual-task performance and vestibular functions in individuals with noise induced hearing loss. Am J Otolaryngol. 2020;41:102665.

Stage J, Vinding T. Metal spark perforation of the tympanic membrane with deafness and facial paralysis. J Laryngol Otol 1986;100(6):699-700.

Staloff RT, Staloff J. Occupational hearing loss. 2nd ed. New York: Marcel Dekker Inc., 1993.

Starck J, Pekkarinen J, Pyykko I. Impulse noise and hand-arm vibration in relation to sensory neural hearing loss. Scand J Work Environ Health 1988;14(4):265-271.

Temmel AF, Kierner AC, Steurer M, Riedl S, Innitzer J. Hearing loss and tinnitus in acute acoustic trauma. Wien Klin Wochenschr 1999;111(21):891-893.

Toppila E. Pyykkö I, Starck J. Age and noise-induced hearing loss. Scand Audiol J 2001;30:236-244.

Turcot A, Girard SA, Courteau M, Baril J, Larocque R. Noise-induced hearing loss and combined noise and vibration exposure. Occup Med (Lond). 2015;65(3):238-244.

Wang Q, Qian M, Yang L, Shi J, Hong Y, Han K, Li C, Lin J, Huang Z, Wu H. Audiometric Phenotypes of Noise-Induced Hearing Loss by Data-Driven Cluster Analysis and Their Relevant Characteristics. Front Med (Lausanne). 2021;8:662045.

Ward WD. Endogenous factors related to susceptibility to damage from noise. Occup Med. 1995;10(3):561-575.

Ward WD, Glorig A, Sklar DL. Temporary threshold shift from octave-band noise: applications to damage-risk criteria. J Acoust Soc Am 1959;31:522.

Weinaug P. Inner ear hearing loss - predisposing factors in acute disorders of inner ear function(sudden deafness and vestibular loss)? HNO 1985;33:561-563.

Welleschik B, Rasinger GA, Brunner E. Does pure-tone audiometry provide inferences for a vascular cause of sudden deafness? HNO 1987;35:119-127.

Wilson WR, Byl FM, Laird N. The efficacy of steroids in the treatment of idiopathic sudden hearing loss. A doubl-blind clinical study. Arch Otolaryngol 1980;106:772-776.

Ylikoski J. Acute acoustic trauma in Finnish conscripts. Etiological factors and characteristics of hearing impairment. Scand Audiol 1989;18(3):161-165.

Ylikoski ME, Ylikoski JS. Hearing loss and handicap of professional soldiers exposed to gunfire noise.

Scand J Work Environ Health 1994;20(2):93-100.

Zhu S, Sakakibara H, Yamada S. Combined effects of handarm vibration and noise on temporary threshold shifts of hearing in healthy subjects. Int Arch Occup Environ Health 1997;69:433-436.

2장 소음성 난청의 현황

고용노동부. 고용형태별 근로실태조사. 2023.

고용노동부. 2022년도 근로자 건강진단 실시결과. 2023.

김규상, 김은아, 김건형, 김대성. 특수건강진단 대상자의 유해인자 노출과 질병과의 관련성 연구(I). - 소음 작업환경측정과 특수건강진단 결과를 중심으로. 한국산업안전보건공단 산업안전보건연구원. 2010.

김규상, 성정민, 김은아. 소음 노출 사업장의 소음 노출수준과 노출기준 초과율 현황. 한국산업보건학회지2020;30(2):185-195.

김규상, 정호근. 특수병과의 과거 군 소음 노출이 소음 노출 작업자의 청력에 미치는 영향. 예방의학회지 2003;36(2):137-146.

김승원, 양선희, 백용준, 정태진, 류향우, 김은아. 델파이 조사를 통한 직업적 소음 노출 규모의 추정. 한국산업보건학회지2018;28(4):416-424.

노영만, 피영규. 우리나라 소음 노출기준 초과업종의 특성. 한국산업위생학회지. 2003;13(1):53-61.

박동균, 배헌, 이용우. 탄광광부들의 직업성난청. 카톨릭대학 의학부 논문집. 1967;10:125-131.

박상용. C_5dip을 나타내는 탄광 종업원에 대한 임상통계적 고찰. 한이인지. 1967;10:1-5.

이종성, 김웅남, 최영태, 맹광호. 강원도지역 석탄광산의 작업환경에 관한 조사연구. 대한보건연구. 1977;3(1):106-107.

장재길, 정광재. 소음노출 저감을 위한 작업환경관리 및 측정방안. 산업안전보건연구원. 2007.

통계청.『생명표, 국가승인통계 제101035호』기대수명 및 건강수명 추이. 2023.

통계청. 장래인구추계. 2023.

한국노동연구원. 2023 KLI 노동통계. 2023.

Axelsson A, Hamernik RP. Acute acoustic trauma. Acta Otolaryngologica 1987;104(3-4):225-233.

Neitzel R, Seixas NS, Camp J, Yost M. An assessment of occupational noise exposures in four construction trades. Am Ind Hyg Assoc J. 1999;60(6):807-817.

Odess JS. Acoustic trauma of sportsman hunter due to gunfiring. Laryngoscope 1972;82(11):1971-1989.

OECD Data: Hours worked. OECD Employment Outlook. OECD. 2021.

Ringen K, Seegal J. Safety and health in the construction industry. Annual Rev Public Health. 1995;16:165-188.

Sharma O, Mohanan V, Singh M. Noise emission levels in coal industry. Applied Acoustics 1998;54(1):1-7.

Ylikoski J. Acute acoustic trauma in Finnish conscripts. Etiological factors and characteristics of hearing impairment. Scand Audiol 1989;18(3):161-165.

Ylikoski ME. Prolonged exposure to gunfire noise among professional soldiers. Scand J Work Environ Health 1994;20(2):87-92.

3장 청력평가: 순음청력검사

권용진, 전경명. 순음청력검사에 있어서 검사-재검사의 역치차에 관한 고찰. 대한이비인후과학회지 1986;29(5):589-595.

김규상. 순음청력검사 방법과 검사결과에 미치는 영향. 산업보건2003;179:4-15.

김규상. 순음청력검사에서 음차폐의 원리와 적용. 산업보건 2003;180:16-26.

김규상, 김소연, 조영숙, 정호근. 소음 특수건강진단에서의 순음청력검사 방법 및 평가의 적정성 - 청력 정도관리 순음청력검사 자료를 중심으로. 대한산업의학회지 2001;13(3):262-273.

박춘근, 이상철, 이건주. 순음청력검사의 상승법과 하강법에 의한 사청검사. 대한이비인후과학회지 1991;34(1):55-60.

American National Standards Institute. Specification for audiometers. ANSI S3.6, 1996, New York: American National Standards Institute. 1996.

American Speech-Language-Hearing Association. Guidelines for audiometric symbols. ASHA Supplement 1990;32:25-30.

American Speech-Language-Hearing Association. Guidelines for manual pure-tone threshold audiometry. ASHA 1978;19:236-240.

Berger EH. The noise manual. AIHA, 2000.

Clark JG, Martin FN. Introduction to audiology. Allyn & Bacon, 2002.

Hassal JR, Zaveri K. Acoustic noise measurement. Denmark; Bruel & Kjaer, 1988.

Hood JD. The principle and practice of bone-conduction audiometry: A review of the present position. Laryngoscope 1960;70:1211-1228.

Katz J. Handbook of clinical audiology. Baltimore: Lippincott Williams & Wilkins Publishers, 2001.

Liden G, Nilsson G, Anderson H. Masking in clinical audiometry. Acta Otolaryngologica 1959;50:125-136.

Lutaman ME, Cange MA, Smith PA. Comparison of manual and computer controlled self-recorded audiometric methods for serial monitoring of heraing. Br J Audio 1989;23:305-315.

Martin FN. A simplified method for clinical masking. Journal of Auditory Research 1967;7:59-62.

Martin FN. Clinical audiometry and masking. Indianapolis, IN: Bobbs-Merrill, 1972.

Martin FN. Minimum effective masking levels in threshold audiometry. Journal of Speech and Hearing Disorders 1974;39:280-285.

Martin FN. The masking plateau revisited. Ear and Hearing 1980;1:112-116.

Martin FN. Introduction to audiology (5th ed.). Needham Heights, MA: Allyn & Bacon, 1994.

Mineau SM, Schlauch RS. Threshold measurement for patients with tinnitus: pulsed or continuous tones. Am J Audiol 1997;6:52-56.

Newby HA, Popelka GR. Audiology. Englewood Cliffs, NJ: Prentice-Hall Inc., 1992.

Rodda M. Consistency of audiometric testing. Ann Otol Rhinol Laryngol 1965;74(3):673-681.

Roeser RJ, Ballachanda BB. Physiology, pathophysiology, and anthropology/epidemiology of human earcanal secretions. J Am Acad Audiol 1997;8(6):391-400.

Roeser RJ, Valente M, Hosford-Dunn H. Audiology: Diagnosis. New York: Thieme Medical Publishers, 2000.

Silman S, Silverman CA. Auditory diagnosis: Principles and applications. San Diego: Academic Press, 1991.

Skinner P. Effects of signal duration and rise time on the auditory evoked potential. J Speech Hear Res 1968;11(2):301-306.

Studebaker GA. Clinical masking of air- and bone-conducted stimuli. Jouranl of Speech and Hearing Disorder 1964;29:23-35.

Studebaker GA. Clinical masking. In: W.F. Rintelmann (Ed.), Hearing assessment (pp.51-100). Baltimore: University Park Press, 1979.

Studebaker GA. Clinical masking of the non-test ear. Jouranl of Speech and Hearing Disorder 1967;32:360-371.

Yacullo WS. Clinical masking procedures. Boston: Allyn & Bacon, 1996.

4장 소음성 난청의 청각학적 평가

김규상. 소음성 난청의 청각학적 평가1. 산업보건 2003;181:12-21.

김규상. 소음성 난청의 청각학적 평가2. 산업보건 2003;182:3-17.

김규상, 김소연, 조영숙, 정호근. 소음 특수건강진단에서의 순음청력검사 방법 및 평가의 적정성 - 청력 정도관리 순음청력검사 자료를 중심으로. 대한산업의학회지 2001;13(3):262-273.

김규상, 박문서, 강성규. 업무상 질병으로서 비전형적인 소음성 난청 3례. 대한산업의학회지 2002;14(3):334-345.

김규상, 정호근. 특수병과의 과거 군 소음 노출이 소음 노출 작업자의 청력에 미치는 영향. 예방의학회지 2003;36(2):137-146.

김진숙, 전승익, 진태준. 근로자건강진단 청력검사 부적합사례 분석 및 문제해결 가이드 개발. 안전보건 공단 산업안전보건연구원. 2022.

근로복지공단. 소음성 난청 장해판정 가이드라인. 2023

이지호, 채창호, 예병진, 권중근. 소음 노출 근로자 건강진단 평가기준 개발. 안전보건공단 산업안전보건 연구원. 2019.

채성원, 박철원, 김규상, 장기홍, 여승근, 변재용. 소음성 난청 장해판정 가이드라인 마련. 근로복지공단. 2023.

Alberti P. New tools for old tricks. Ann Otol Rhinol Laryngol 1970;79:900-907.

American Speech and Hearing Association. On the definition of hearing handicap. ASHA. 1981;23(4):293-297.

Barelli PA, Ruder L. Medico-legal evaluation of hearing problems. Eye Ear Nose Throat Mon 1970;49:398-405.

Berger EH. The noise manual. AIHA, 2000.

Bulstein GM. Audiologicheskaia karateristica khronicheskikh gnoinykh srednikh otitov. Vsetn Otolarinolaring 1983;25:64-72.

Clark JG, Martin FN. Introduction to audiology. Allyn & Bacon, 2002.

Dobie RA. Medical-legal evaluation of hearing loss. Singular, 2001.

Hall JW, Mueller HG. Audiologist's desk reference. vol. 1. Singular Publishing Group, Inc., 1997.

International Organization for Standardardization. Acoustics-Determination of occupational noise exposure and estimation of noise-induced hearing impairment (ISO 1999). Geneva: ISO, 1990.

Katz J. Handbook of clinical audiology. Baltimore: Lippincott Williams & Wilkins Publishers, 2001.

Labarere J, Lemardeley P, Vincey P, Desjeux G, Pascal B. Acute acoustic trauma in military personnel. Evaluation of 1 year epidemiologic surveillance. Presse Med 2000;29(24):1341-1344.

Newby HA, Popelka GR. Audiology. Englewood Cliffs, NJ: Prentice-Hall Inc., 1992.

Paparella MM. Pathology of sensorineural hearing loss in otitis media. Ann Otol Rhinol Laryngol 1972;81:632-647.

Roeser RJ, Valente M, Hosford-Dunn H. Audiology: Diagnosis. New York: Thieme Medical Publishers, 2000.

Royster JD, Royster LH. Hearing conservation programs: Practical guidelines for success. Lewis Publisher, Inc., Chelsea, MI. 1990.

Snyder JM. Characteristic patterns of etiologic significance from routine audiometric tests and case history. Maico Aud Lib Ser 1977;15:Rept.5.

Staloff RT, Staloff J. Occupational hearing loss. 2nd ed. New York: Marcel Dekker Inc., 1993:73-92.

Ventry IM, Chaiklin JB. Evaluation of pure tone audiogram configurations used in identifying adults with functional hearing loss. J Aud Res 1965;5:212-218.

5장 청력정도관리

김규상. 소음 특수건강진단 청력정도관리의 경과와 실태. 청능재활 2007;3:9-16.

김규상. 우리나라의 청력검사 정도관리 - 특수건강진단기관을 중심으로. Korean J Audiol 2009;13:91-107.

김규상. 적정한 순음청력검사를 위한 청력검사실 환경과 청력검사기. 산업보건 2003;178:24-35.

김규상. 특수건강진단기관 정도관리 규제 순응 실태조사. 안전보건 2004;1:64-73.

김규상, 김소연, 김진숙, 이정학, 정호근. 순음청력검사의 신뢰도와 정확도에 영향을 미치는 요인. 대한청각학회지 2000;4(2):154-162.

김규상, 김소연, 조영숙, 정호근. 소음 특수건강진단에서의 순음청력검사 방법 및 평가의 적정성 – 청력 정도관리 순음청력검사 자료를 중심으로. 대한산업의학회지 2001;13(2):262-273.

김규상, 김양호, 최정근, 박정선, 문영한. 소음 특수건강진단 자료를 이용한 순음청력검사 평가. 예방의학 회지 1999;32(1):30-39.

김규상, 김형렬, 노재훈. 산업장에서 실시하는 1차 순음청력검사 장소의 배경소음. 한국산업위생학회지 2004;14(3):311-318.

김규상, 원용림, 김소연, 이혜은. 청력정도관리에 따른 청력검사실의 배경소음과 청력검사기의 음향보정 의 개선. Korean J Audio 2009;13:17-23.

김규상, 원용림, 정수영, 강성규. 특수건강진단기관 청력검사기의 음향보정. 대한산업의학회지 2004;16(4):381-390.

김규상, 조영숙, 강성규. 검사실 배경음의 특성과 수준이 청력역치 결정에 미치는 영향. 대한청각학회지 2000;4(2):109-116.

김규상, 최용휴, 원용림, 강성규. 특수건강진단기관 청력 검사실의 배경소음. 대한산업의학회지 2004;16(3):316-328.

김현욱, 정치경, 김형아, 노영만, 장성실. 소음부서 근로자 특수건강진단 실태 및 문제점. 대한산업의학회 지 1994;6(2):276-288.

원종욱, 방문규, 송중호, 정선아, 송재석, 노재훈. 소음 특수건강진단 1차검사의 민감도와 특이도에 영향 을 미치는 일과성 역치 상승과 주변환경 소음의 영향. 대한산업의학회지 2000;12(2):269-276.

한국산업안전공단. 순음청력검사지침(KOSHA CODE H-56-2023). 한국산업안전공단. 2003.

American National Standards Institute. Standard reference for the calibrarion of pure-tone bone-conduction audiometers. ANSI S3.43, 1992. New York: American National Standards Institute, 1992.

American National Standards Institute. Maximum permissible ambient noise for audiometric testing. ANSI S3.1, 1991. New York: American National Standards Institute, 1991.

American National Standards Institute. Maximum permissible ambient noise levels for audiometric test rooms. ANSI S3.1-1999, New York: American National Standards Institute, 1999.

American National Standards Institute. Specification for audiometers. ANSI S3.6, 1989. New York: American National Standards Institute, 1989.

American National Standards Institute. Specification for audiometers. ANSI S3.6, 1996, New York: American National Standards Institute, 1996.

American Speech-Language-Hearing Association. Guidelines for audiometric symbols. ASHA 1990;20(Suppl 2):25-30.

Bienvenue GR, Michael PL. Noise attenuation characteristics of the MX-41/AR and the telephonics circumaural audiometric headsets. J Am Audiol Soc 1978;4(1):1-5.

Frank T, Williams DL. Ambient noise levels in test rooms used for clinical audiometry. Ear Hear 1993;14:414-422.

Haughton P. Audiometric Test Rooms. In: Acoustics for Audiologists. New York: Academic Press;2002. pp.333-351.

International Electrotechnical Commission. An IEC artificial ear of the wideband type for the calibration of earphones used in audiometry (IEC 318, 1970). Geneva: International Electrotechnical Commission, 1970.

International Electrotechnical Commission. Occluded-ear simulator for the measurement of earphones coupled to the ear by ear inserts (IEC 711, 1981). Geneva: International Electrotechnical Commission, 1981.

International Electrotechnical Commission. Mechanical coupler for measurements of bone vibrators (IEC 373, 1990). Geneva: International Electrotechnical Commission, 1990.

International Organization for Standardardization. Acoustics - Audiometric test methods - Part 1: Pure-tone air and bone conduction audiometry (ISO 8253-1). Geneva: ISO, 2010.

International Organization for Standardardization. Acoustics - Determination of occupational noise exposure and estimation of noise-induced hearing impairment (ISO 1999). Geneva: ISO, 1990.

International Organization for Standardardization. Acoustics - Reference zero for the calibration of audiometric equipment-Part 1: Reference equivalent threshold sound pressure levels for pure tones and supra-aural earphones (ISO 389-1). Geneva: ISO, 1994.

International Organization for Standardardization. Acoustics - Reference zero for the calibration of audiometric equipment-Part 3: Reference equivalent threshold force levels for pure tones and bone vibrators (ISO 389-3). Geneva: ISO, 1994.

Jacobson JT, Jacobson CA. The effects of noise in transient EOAE newborn hearing screening. Int J Pediatr Otorhinolaryngol 1994;29:235-248.

Kenyon EL, Leidenheim SE, Zwillenberg S. Speech discrimination in the sensorineural hearing loss patient: how is it affected by background noise? Mil Med 1998;163:647-650.

Lankford JE, Hopkins CM. Ambient noise levels in nursing homes: implications for audiometric assessment. Am J Audiol 2000;9:30-35.

Lee J, Kim J. The maximum permissible ambient noise and frequency-specific averaging time on the measurement of distortion product otoacoustic emissions. Audiology 1999;38:19-23.

Morrill JC. Hearing measurement. In: Noise and hearing conservation manual (ed. Berger EH, Ward WD, Morrill JC, Royster LH), 4th ed. American Industrial Hygiene Assoc., 1986:233-292.

National Institute for Occupational Safety and Health. Criteria for a recommended standard: Occupational noise exposure: Revised criteria. DHHS (NIOSH). Dept. Health and Human Services, Public Health Service, Cincinnati, OH, 1998.

Occupational Safety and Health Admistration. OSHA Regulations (Standards - 29 CFR): Occupatioanal noise exposure. - 1910.95. Appendix D - Audiometric test rooms. OSHA, 1996.

Occupational Safety and Health Administration. OSHA Noise regulations (Standards-29 CFR): Occupational noise exposure.-1910.95. Appendix E - Acoustic calibration of audiometers. OSHA, 1996.

Rhoades K, McPherson B, Smyth V, Kei J, Baglioni A. Effects of background noise on click-evoked otoacoustic emissions. Ear Hear 1998;19:450-462.

Staloff RT, Staloff J. Occupational hearing loss. 2nd ed. New York: Marcel Dekker Inc., 1993:73-92.

Wong TW, Yu TS, Chen WQ, Chiu YL, Wong CN, Wong AHS. Agreement between hearing thresholds measured in non-soundproof work environments and a soundproof booth. Occup Environ Med 2003;60:667-671.

Wright DC, Frank T. Attenuation values for a supra-aural earphone for children and insert earphone for children and adults. Ear Hear 1992;13(6):454-459.

6장 청력보존 프로그램

강대준, 이재원, 박준철. 고속철도소음 현황과 특성. 한국소음진동공학회논문집 2004;14(11):1161-1165.

김규상, 이지호, 조병만, 양승림, 김옥현, 이요원, 심창선. 소음 노출 수준과 특성에 따른 청력 영향과 예측치. 청능재활 2005;1(1):67-79.

김영환, 이종영, 김두희. 이전장용여부에 따른 난청도의 추이. 대한예방의학회지 1984;17(1):57-63.

안전보건공단. 안전보건공단 실무길잡이. 자동차 부분품제조업. 17. 소음 발생 작업에 대한 건강장애 관리. p.231.

은희준. 건설소음으로 인한 인체 및 가축피해 상관관계. 한국소음진동공학회 1998년도 춘계학술대회논문집. 710-721.

이정학, 김진숙, 오상용, 김규상, 조수진. 정상 성인의 연령에 따른 청력역치의 변화. 대한청각학회지 2003;7(1):15-23.

조창근, 김하근. 건설공사장 소음진동 국내현황 및 문제점. 한국소음진동공학회지 1997;7(4):561-565.

한국산업안전보건공단 산업안전보건연구원. 근로자의 표준역치이동과 연령보정의 근거 및 적용을 위한 기초연구. 연구보고서. 2001.

한국산업안전보건공단. 「순음청력검사에 관한 지침」. KOSHA GUIDE H-56-2012.

한국산업안전보건공단. 「청력보존 프로그램의 수립 · 시행 지침」. KOSHA GUIDE H-61-2012.

한국산업안전보건공단. 「청력보존 프로그램의 시행을 위한 청력평가 지침」. KOSHA GUIDE H-55-2012.

한국산업안전보건공단. 「청력보존 프로그램의 효과 평가지침」. KOSHA GUIDE H-7-2012.

한국산업안전보건공단 산업안전보건연구원. 근로자 건강진단 실무지침: 제2권 유해인자별 특수건강진단방법, 소음. 보건분야-기술자료 연구원 2009-1-2.

한국쓰리엠주식회사 산업안전사업팀. 소음성 난청 예방 매뉴얼. www.3msafety.co.kr/Hearing

Arndt V, Rothenbacher D, Brenner H, Fraisse E, Zschenderlein B, Daniel U, Schuberth S, Fliedner TM. Older workers in the construction industry: results of a routine health examination and a five year follow up. Occ Env Med 1996;53(10):686-691.

Berger EH. Calibrating the insertion depth of roll-down foam earplugs. Acoustical Society of America. Proceedings of Meetings on Acoustics, 2013, Vol. 19, 040002.

Berger EH. Hearing protection devices. In: Berger EH, Royster LH, Royster JD, Driscoll DP, Layne M, editors. The Noise Manual, revised 5th ed. Fairfax, VA: American Industrial Hygiene Association. 2003. pp.379-454.

Berger EH. The noise manual. Amer Ind Hyg Asso, 2000.

Berger EH, Ward WD, Morril JC, Royster LH. Noise and hearing conservation manual. 4th ed. Fairfax, AIHA; 1986.

Callahan G. Noise levels of common construction power tools. University of Florida, 2004.

Copelli F, Behar A, Ngoc Le T, Russo FA. Field Attenuation of Foam Earplugs. Saf Health Work. 2021;12(2):184-191.

Elancheliyan S. Noise effects of generator sets at construction sites. Int J Occup Safety Health 2013;3(2):12-17.

Fernández MD, Quintana S, Chavarria N, Ballesteros JA. Noise exposure of workers of the construction sector. Applied Acoustics 2009;70(5):753-760.

Gong W, Zhao L, Li L, Morata TC, Qiu W, Feng HA, Zhu B. Evaluating the Effectiveness of Earplugs in Preventing Noise-Induced Hearing Loss in an Auto Parts Factory in China. Int J Environ Res Public Health 2021;18(13):7190.

Green DR, Masterson EA, Themann CL. Prevalence of hearing protection device non-use among noise-exposed US workers in 2007 and 2014. Am J Ind Med 2021;64(12):1002-1017.

Hall J, Mobley F, McKinley R, Schley P. "New Directions for Custom Earplugs" in Proceedings of Inter Noise 05, Noise Control Foundation, Poughkeepsie, NY, p.89. 2005.

International Organization for Standardization. Acoustics-Determination of occupational noise exposure and estimation of noise-induced hearing impairment (ISO 1999). Geneva. ISO, 1990.

Kerr MJ, Brosseau L, Johnson CS. Noise levels of selected construction tasks. AIHA J 2002;63(3):334-339.

Kilburn KH, Warshaw RH, Hanscom B. Are hearing loss and balance dysfunction linked in construction iron workers? Br J Ind Med 1992;49(2):138-141.

Kim HJ, Oh SY, Won SY, Kim HJ, Kim TK, Ko BC, Woo SY, Park EC. Associations between earplug use and hearing loss in ROK military personnel. BMJ Mil Health. 2021;167(6):398-401.

Kwak C, Han W. The Effectiveness of Hearing Protection Devices: A Systematic Review and Meta-Analysis. Int J Environ Res Public Health 2021;18(21):11693.

Leensen M, Dreschler W. Longitudinal changes in hearing threshold levels of noise-exposed construction workers. Int Arch Occup Environ Health 2015;88:45-60.

Leensen MC, van Duivenbooden JC, Dreschler WA. A retrospective analysis of noise-induced hearing loss in the Dutch construction industry. Int Arch Occup Environ Health 2011;84(5):577-590.

Miyakita T, Ueda A. Estimates of workers with noise-induced hearing loss and population at risk. J Sound Vib 1997;205(4):441-449.

Murphy WJ, Themann CL, Murata TK. In-depth survey report. Field-testing NIOSH HPD well-fit: off-shore oil rig inspectors in Texas & Louisiana. EPHB Report No. 360-11a. NIOSH, 2015.

Neitzel R, Seixas NS, Camp J, Yost M. An assessment of occupational noise exposures in four construction trades. Am Ind Hyg Assoc J 1999;60(6):807-817.

Neitzel R, Stover B, Seixas N. Longitudinal assessment of noise exposure in a cohort of construction workers. Ann Occup Hyg 2011;55(8):906-916.

Occupational Safety and Health Administration. Occupational noise exposure: Hearing conservation amendment, OSHA, 29CFR1910.95, 1983.

Paakkonen R, Lehtomaki K. Protection efficiency of hearing protectors against military noise from handheld weapons and vehicles. Noise Health 2005;7(26):11-20.

Poulos A, Wasserman D, Doyle T. Occupational impact/impulse noise - an overview. Sound Vib 1980;14:8-12.

Ringen K, Seegal J. Safety and health in the construction industry. Annual Rev Public Health 1995;16:165-188.

Sayler SK, Rabinowitz PM, Galusha D, Sun K, Neitzel RL. Hearing Protector Attenuation and Noise Exposure Among Metal Manufacturing Workers. Ear Hear 2019;40(3):680-689.

Schneider S, Johanning E, Belard JL, Engholm G. Noise, vibration, heat, and cold. Occup Med 1995;10(2):362-383.

Sexias N, Neitzel R. Noise exposure and hearing protection use among construction workers in Washington state. University of Washington Final Report. Noise and Hearing Protection in Construction, 2004.

Shaikh GH. Occupational noise exposure limits for developing countries. Applied Acoustics 1999;57:89-92.

Sinclair J, Haflidson W. Construction noise in Ontario. Appl Occup Environ Hyg 1995;10(5):457-460.

Suter AH. Hearing conservation manual. CAOHC, 2002.

Themann CL, Masterson EA, Peterson JS, Murphy WJ. Preventing Occupational Hearing Loss: 50 Years of Research and Recommendations from the National Institute for Occupational Safety and Health. Semin Hear 2023;44(4):351-393.

Ullman ED, Smith LM, McCullagh MC, Neitzel RL. Hearing loss as a predictor for hearing protection attenuation among miners. Occup Environ Med 2021:oemed-2020-106838.

Welch L, Rota P. Medical surveillance programs for construction workers. Occup Med 1995;10(2):421-433.

Wu TN, Liou SH, Shen CY, Hsu CC, Chao SL, Wang JH, Chang SF, Ko KN, Chiang HC, Chang PY. Surveillance of noise-induced hearing loss in Taiwan, ROC: a report of the PRESS-NHL results. Prev Med 1998;27(1):65-69.

김규상, 정경숙, 이효정, 박재범, 방정화, 이재희. 군 이명피해 역학조사 설계 및 기반구축 연구. 국가보훈처. 2015.

김지용, 임현술, 정해관, 문옥륜. 철강공장 근로자를 대상으로 살펴본 소음성난청 진단기준에 관한 조사. 예방의학회지1993;26(3):371-386.

나기양, 박찬일. 노인성 난청의 청각학적 고찰. 대한이비인후과학회지 1982;25(4):632-640.

박경희, 맹광호. 소음으로 인한 직업성 난청에 관한 조사연구. 한국의 산업의학 1971;10(4):1-20.

손부순, 강문수, 박종안, 장봉기, 이종화. 한국인 남성의 연령별 청력 역치 수준. 대한보건협회지 2000;26(4):470-483.

송재준, 김동하, 채성원. 소음과 노화가 복합된 소음성난청. Korean J Otorhinolaryngol-Head Neck Surg 2024;67(4):197-205.

오혜경, 심형보, 이성은, 김희남, 김영명, 김기령, 서옥기, 권영화. 한국인 정상청력치와 그 상관관계에 관한 연구. 대한이비인후과학회지1982;25(2):267-284.

원종욱, 안연순, 노재훈. 소음성난청 진단에 있어 연령보정의 효과. 예방의학회지 1995;28(3):651-661.

이세훈, 김규상, 최윤형, 김진숙, 방정화. 주요 질병의 합리적 심사기준 정립 - 난청·이명. 국가보훈처 보훈심사위원회. 2011.

이용환. 산업장 소음환경과 근로자 청력손실 변동에 관한 조사. 예방의학회지 1989;22(3):337-354.

이정학, 김진숙, 오상용, 안형숙, 임현우. 근로자의 표준역치이동과 연령보정의 근거 및 적용을 위한 기초연구. 산업안전보건연구원. 2001.

이지호. 소음성난청 인정기준 명확화를 위한 연구. 2017.

이희용. 한국인의 기준청력치에 관한 연구. 연세의대논문집1974;7(1):181-191.

채성원, 박철원, 김규상, 여승근. 소음성난청 업무개선 방안 마련을 위한 연구. 고용노동부. 2023.

통계청. 2023 고령자 통계. 통계청. 2023.

ACOEM Task Force on Occupational Hearing Loss; Kirchner DB, Evenson E, Dobie RA, Rabinowitz P, Crawford J, Kopke R, Hudson TW. Occupational noise-induced hearing loss: ACOEM Task Force on Occupational Hearing Loss. J Occup Environ Med. 2012;54(1):106-108.

Agrawal Y, Platz EA, Niparko JK. Prevalence of hearing loss and differences by demographic characteristics among US adults. Arch Intern Med 2008;168:1522-1530.

Bahng J, Lee J. Hearing Thresholds for a Geriatric Population Composed of Korean Males and Females. J Audiol Otol. 2015;19(2):91-96.

Beckett WS. Noise induced hearing loss - evidence based statement. J Occup Environ Med 2003;45(10):1029.

Bergman M, Blumenfeld VG, Cascardo D, Dash B, Levitt H, Margulies MK. Age-related decrement in hearing for speech: Sampling and longitudinal studies. J Gerontol 1976;31:533-538.

Brant LJ, Fozard J L. Age changes in pure-tone hearing thresholds in a longitudinal study of normal human aging. J Acoust Soc Am 1990;88(2):813-820.

Brant LJ, Gordon-Salant S, Pearson JD, Klein LL, Morrell CH, Metter EJ, Fozard JL. Risk factors related to age-associated hearing loss in the speech frequencies. J Am Acad Audiol 1996;7:152-160.

Chia EM, Wang JJ, Rochtchina E, Cumming RR, Newall P, Mitchell P. Hearing impairment and health-related quality of life: the Blue Mountains Hearing Study. Ear Hear 2007;28:187-195.

Coles RR, Lutman ME, Buffin JT. Guidelines on the diagnosis of noise-induced hearing loss for medicolegal purposes. Clin Otolaryngol Allied Sci 2000;25(4):264-273.

Coren S. Eye color and pure-tone hearing threshold, Perceptual and Motro Skills 1994;79:1373-1374.

Corso JF. Age and sex differences in pure-tone thresholds. Survey of hearing levels from 18 to 65 years. Arch Otolaryngol 1963;77:385-405.

Corso JF. Age correction factor in noise-induced hearing loss: a quantitative model. Audiology 1980;19(3):221-232.

Cruickshanks KJ, Wiley TL, Tweed TS, Klein BE, Klein R, Mares-Perlman JA, Nondahl DM. Prevalence of hearing loss in older adults in Beaver Dam, Wisconsin. Am J Epidemiol 1998;148:879-886.

Cruickshanks KJ, Tweed TS, Wiley TL, Klein BE, Klein R, Chappell R, Nondahl DM, Dalton DS. The 5-year incidence and progression of hearing loss: the Epidemiology of Hearing Loss Study. Arch Otolaryngol Head Neck Surg 2003;129:1041-1046.

Davis AC, Ostri B, Parving A. Longitudinal study of hearing. Acta Otolaryngol Suppl 1991;476:12-22.

Dobie RA, Wojcik NC. Age correction in monitoring audiometry: method to update OSHA age-correction tables to include older workers. BMJ Open. 2015;5(7):e007561.

Dobie RA. Is this STS work-related? ISO 1999 predictions as an adjunct to clinical judgment. Am J Ind Med. 2015;58(12):1311-1318.

do Carmo LC, Médicis da Silveira JA, Marone SA, D'Ottaviano FG, Zagati LL, Dias von Söhsten Lins EM. Audiological study of an elderly Brazilian population. Braz J Otorhinolaryngol. 2008;74(3):342-349.

Dubno JR, Lee FS, Matthews LJ, Ahlstrom JB, Horwitz AR, Mills JH. Longitudinal changes in speech recognition in older persons. J Acoust Soc Am 2008;123:462-475.

Fransen E, Lemkens N, Van Laer L, Van Camp G. Age-related hearing impairment(ARHI): environmental risk factors and genetic prospects. Experimental Gerontology 2003;38:353-359.

Garstecki DC, Erler SF. Older women and hearing. Am J Audiol 1995;4:41-46.

Gates GA, Cooper JC. Incidence of hearing decline in the elderly. Acta Otolaryngol 1991;111:240-248.

Gates GA, Mills JA. Presbycusis. Lancet 2005;366:1111-1120.

Gates GA, Schmid P, Kujawa SG, Nam B, D'Agostino R. Longitudinal threshold changes in older men with audiometric notches. Hear Res 2000;141(1-2):220-228.

Glorig A, Nixon J. Distribution of hearing loss in various populations. Ann Otol Rhinol Laryngol 1960;69:497-516.

Handerson D, Subramaniam M, Boettcher FA. Individual susceptibility to noise-induced hearing loss: An old topic revisited. Ear & Hearing 1993;14(3):152-168.

Hederstierna C, Rosenhall U. Age-related hearing decline in individuals with and without occupational noise exposure. Noise Health. 2016;18(80):21-25.

Hinchcliff R. The pattern of the threshold of perception for hearing and other special senses as a function of age. Gerontologia 1958;2:311-320.

Hong JW, Jeon JH, Ku CR, Noh JH, Yoo HJ, Kim DJ. The prevalence and factors associated with hearing impairment in the Korean adults: the 2010-2012 Korea National Health and Nutrition Examination Survey (observational study). Medicine (Baltimore). 2015;94(10):e611.

Humes LE, Joellenbeck LM, Durch JS. Noise and Military Service: Implications for Hearing Loss and Tinnitus. Washington, DC: The National Academies Press. 2006.

International Organization for Standardization. Acoustics - Audiometric test methods - Part 1: Basic pure tone air and bone conduction threshold audiometry. Geneva: ISO 8253-1, 2010.

International Organization for Standardization. Acoustics - Determination of occupational noise exposure and estimation of noise-induced hearing impairment. ISO 1999, 2013.

International Organization for Standardization. Acoustics - Statistical distribution of hearing thresholds as a function of age. ISO 7029, 2000.

Julia DR, Larry HR. Using audiometric data base analysis. J Occup Med 1986;28(10):1055-1068.

Jun HJ, Hwang SY, Lee SH, Lee JE, Song JJ, Chae S. The prevalence of hearing loss in South Korea: data from a population-based study. Laryngoscope 2015;125(3):690-694.

Kim HN, Kim SG, Lee HK. et al. Incidence of presbycusis of Korean population in Seoul, Kyunggi and

Kangwon provinces. J Korean Med Sci 2000;15:580-584.

Kim S, Park JM, Han JS, Seo JH, Han KD, Joo YH, Park KH. Age-related hearing loss in the Korea National Health and Nutrition Examination Survey. PLoS One. 2020;15(12):e0243001.

Lee FS, Matthews LJ, Dubno JR, Mills JH. Longitudinal study of pure-tone thresholds in older persons. Ear Hear. 2005;26:1-11.

Lee JH, Kim JS, Oh SY, Kim KS, Cho SJ. Effects of age on hearing thresholds for normal adults. Korean J Audiol. 2003;7(1):15-23.

Mościcki EK, Elkins EF, Baum HM, McNamara PM. Hearing loss in the elderly: an epidemiologic study of the Framingham Heart Study cohort. Ear Hear 1985;6:184-190.

National Center for Health Statistics. Health Interview Survey. Washington DC: National Center for Health Statistics, 1984.

Occupational Safety and Health Administration. Occupational noise exposure: Hearing conservation amendment, OSHA, 29CFR 1910.95, 1996.

Park HJ, Yoo MH, Baek SY, Kim SW, Cho YS. Normative hearing threshold levels in Koreans with normal tympanic membranes and estimated prevalence of hearing loss. Clin Exp Otorhinolaryngol 2017;10(2):129-136.

Park YH, Shin SH, Byun SW, Kim JY. Age- and gender-related mean hearing threshold in a highly-screened population: The Korean National Health and Nutrition Examination Survey 2010-2012. PLoS One 2016;11(3):e0150783.

Pearson JD, Morrell CH, Gordon-Salant S, Brant LJ, Metter EJ, Klein LL, Fozard JL. Gender differences in a longitudinal study of age-associated hearing loss. J. Acoust Soc Am 1995;97:1196-1205.

Popelka MM, Cruickshanks KJ, Wiley TL, Tweed TS, Klein BEK, Klein R. Low prevalence of hearing aid use among older adults with hearing loss: the Epidemiology of Hearing Loss Study. J Am Geriatr Soc 1998;46:1075-1078.

Rabinowitz PM, Galusha D, Slade MD, Dixon-Ernst C, Sircar KD, Dobie RA. Audiogram notches in noise-exposed workers. Ear Hear 2006;27(6):742-750.

Ries PW. The demography of hearing loss. In: Orlans H (ed) Adjustments to Adult Hearing Loss. San Diego, CA: College Hill Press, 1985, pp.3-20.

Robinson DW, Sutton GJ. Age effect in hearing-a comparative analysis of published threshold data. Audiology 1979;18(4):320-334.

Schuknecht HF. Disorders of Aging. Pathology of the Ear, 2nd ed. Philadelphia: Lea & Febigr, 1993, pp.388-403.

Schuknecht HF, Gacek MR. Cochlear pathplogy in presbycusis. Ann Otol Rhinol Laryngol 1993;102:1-16.

Wiley TL, Chappell R, Carmichael L, Nondahl DM, Cuickshanks KJ. Changes in hearing thresholds over 10 years in older adults. J Am Acad Audiol 2008;19(4):281-292.

Xiong M, Yang C, Lai H, Wang J. Impulse noise exposure in early adulthood accelerates age-related hearing loss. Eur Arch Otorhinolaryngol. 2014;271(6):1351-1354.

김규상

보건학 박사, 예방의학/직업환경의학 전문의
현) 서울의료원 직업환경의학과장

한국청각언어재활학회 부회장/편집위원
대한직업환경의학회 이사
(사)한국산업보건학회 이사
한국환경산업기술원 소음분야 기술위원회 위원
국가건강조사 이비인후질환분과자문위원
「검진기준 및 질관리반」 성인 검진분야 청각 전문기술분과 위원
고용노동부 역학조사평가위원회 위원
산업재해보상보험심사위원회 전문위원
근로복지공단 수시 자문의사(이비인후과질환 통합심사위원)
공무원연금재해보상심의위원회 위원
ISO/TC 43/SC 1/WG 53(Acoustics – Measurement and Assessment of Exposure to Noise in a Working Environment) Member

소음성 난청 관련 주요 연구
「소음성 난청 업무개선 방안 마련을 위한 연구」(고용노동부)
「소음성 난청 장해판정 가이드라인 마련」(근로복지공단)
「난청 관련 공무상질병 인정기준 개선」(인사혁신처)
「소음성 난청 처리기간 단축을 위한 연구」(근로복지공단)
「난청·이명의 심사기준 정립 연구」(보훈심사위원회)
「군 이명피해 역학조사 설계 및 기반구축 연구」(국가보훈처)

소음/청각 관련 저서
『소음과 청각: 직업인의 난청』
『소음과 이명』
『청각학개론』

한국특수건강진단협회 직업병 총서 1

소음성 난청
Noise-induced Hearing Loss

청력정도관리와 청력보존 프로그램
**Audiometric Quality Control and
Hearing Conservation Program**

초판인쇄 2025년 01월 03일
초판발행 2025년 01월 03일

지은이 김규상
펴낸이 채종준
펴낸곳 한국학술정보(주)
주 소 경기도 파주시 회동길 230 (문발동)
전 화 031-908-3181(대표)
팩 스 031-908-3189
홈페이지 http://ebook.kstudy.com
E-mail 출판사업부 publish@kstudy.com
등 록 제일산-115호(2000. 6. 19)

ISBN 979-11-7318-135-1 93510

이담북스는 한국학술정보(주)의 학술/학습도서 출판 브랜드입니다.
이 시대 꼭 필요한 것만 담아 독자와 함께 공유한다는 의미를 나타냈습니다.
다양한 분야 전문가의 지식과 경험을 고스란히 전해 배움의 즐거움을 선물하는 책을 만들고자 합니다.